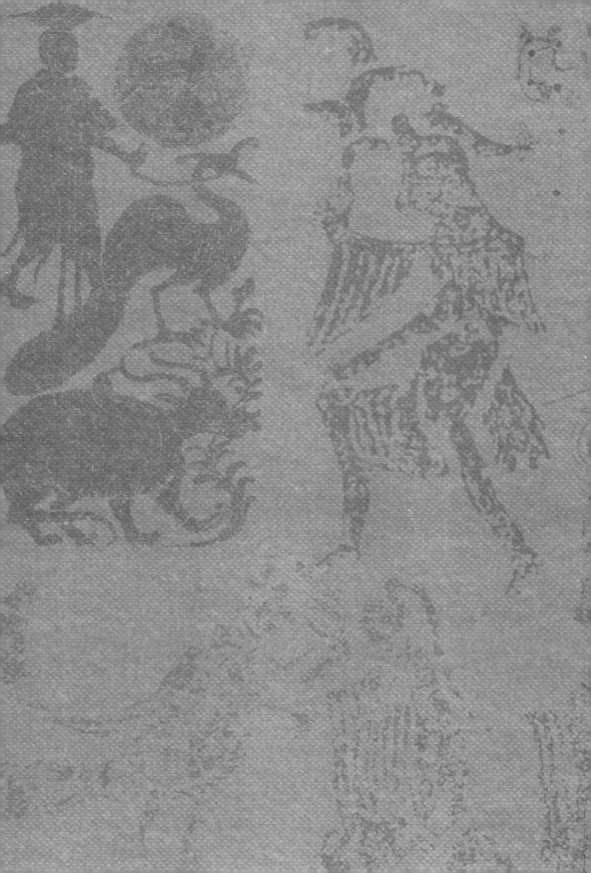

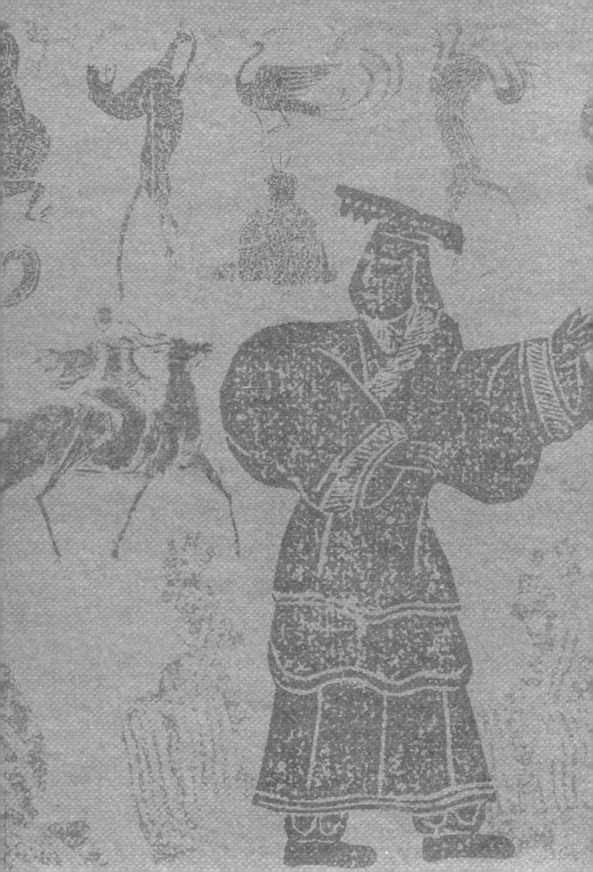

中国古医籍整理丛书

新刊医学集成

明·傅滋 辑

严季澜 张芳芳 赵 健 校注
刘 璐 李柳骥

中国中医药出版社

·北 京·

图书在版编目（CIP）数据

新刊医学集成／（明）傅滋辑；严季澜等校注 . —北京：中国中医药出版社，2016. 12

（中国古医籍整理丛书）

ISBN 978 - 7 - 5132 - 3657 - 7

Ⅰ . ①新… Ⅱ . ①傅… ②严… Ⅲ . ①中国医药学 - 中国 - 明代 Ⅳ . ①R2 - 52

中国版本图书馆 CIP 数据核字（2016）第 231246 号

中 国 中 医 药 出 版 社 出 版

北京市朝阳区北三环东路 28 号易亨大厦 16 层

邮政编码 100013

传真 010 64405750

保定市中画美凯印刷有限公司印刷

各地新华书店经销

*

开本 710 × 1000 1/16 印张 40 字数 352 千字

2016 年 12 月第 1 版 2016 年 12 月第 1 次印刷

书 号 ISBN 978 - 7 - 5132 - 3657 - 7

*

定价 115. 00 元

网址 www. cptcm. com

国家中医药管理局
中医药古籍保护与利用能力建设项目
组织工作委员会

主 任 委 员 王国强

副 主 任 委 员 王志勇　李大宁

执 行 主 任 委 员 曹洪欣　苏钢强　王国辰　欧阳兵

执行副主任委员 李　昱　武　东　李秀明　张成博

委　　　　员

各省市项目组分管领导和主要专家

（山东省）武继彪　欧阳兵　张成博　贾青顺

（江苏省）吴勉华　周仲瑛　段金廒　胡　烈

（上海市）张怀琼　季　光　严世芸　段逸山

（福建省）阮诗玮　陈立典　李灿东　纪立金

（浙江省）徐伟伟　范永升　柴可群　盛增秀

（陕西省）黄立勋　呼　燕　魏少阳　苏荣彪

（河南省）夏祖昌　刘文第　韩新峰　许敬生

（辽宁省）杨关林　康廷国　石　岩　李德新

（四川省）杨殿兴　梁繁荣　余曙光　张　毅

各项目组负责人

王振国（山东省）　王旭东（江苏省）　张如青（上海市）

李灿东（福建省）　陈勇毅（浙江省）　焦振廉（陕西省）

蔡永敏（河南省）　鞠宝兆（辽宁省）　和中浚（四川省）

项目专家组

顾　问　马继兴　张灿玾　李经纬

组　长　余瀛鳌

成　员　李致忠　钱超尘　段逸山　严世芸　鲁兆麟
　　　　郑金生　林端宜　欧阳兵　高文柱　柳长华
　　　　王振国　王旭东　崔　蒙　严季澜　黄龙祥
　　　　陈勇毅　张志清

项目办公室（组织工作委员会办公室）

主　任　王振国　王思成

副主任　王振宇　刘群峰　陈榕虎　杨振宁　朱毓梅
　　　　刘更生　华中健

成　员　陈丽娜　邱　岳　王　庆　王　鹏　王春燕
　　　　郭瑞华　宋咏梅　周　扬　范　磊　张永泰
　　　　罗海鹰　王　爽　王　捷　贺晓路　熊智波

秘　书　张丰聪

前 言

　　中医药古籍是传承中华优秀文化的重要载体，也是中医学传承数千年的知识宝库，凝聚着中华民族特有的精神价值、思维方法、生命理论和医疗经验，不仅对于传承中医学术具有重要的历史价值，更是现代中医药科技创新和学术进步的源头和根基。保护和利用好中医药古籍，是弘扬中国优秀传统文化、传承中医学术的必由之路，事关中医药事业发展全局。

　　1949 年以来，在政府的大力支持和推动下，开展了系统的中医药古籍整理研究。1958 年，国务院科学规划委员会古籍整理出版规划小组在北京成立，负责指导全国的古籍整理出版工作。1982 年，国务院古籍整理出版规划小组召开全国古籍整理出版规划会议，制定了《古籍整理出版规划（1982—1990）》，卫生部先后下达了两批 200 余种中医古籍整理任务，掀起了中医古籍整理研究的新高潮，对中医文化与学术的弘扬、传承和发展，发挥了极其重要的作用，产生了不可估量的深远影响。

　　2007 年《国务院办公厅关于进一步加强古籍保护工作的意见》明确提出进一步加强古籍整理、出版和研究利用，以及

"保护为主、抢救第一、合理利用、加强管理"的方针。2009年《国务院关于扶持和促进中医药事业发展的若干意见》指出，要"开展中医药古籍普查登记，建立综合信息数据库和珍贵古籍名录，加强整理、出版、研究和利用"。《中医药创新发展规划纲要（2006—2020）》强调继承与创新并重，推动中医药传承与创新发展。

2003~2010年，国家财政多次立项支持中国中医科学院开展针对性中医药古籍抢救保护工作，在中国中医科学院图书馆设立全国唯一的行业古籍保护中心，影印抢救濒危珍本、孤本中医古籍1640余种；整理发布《中国中医古籍总目》；遴选351种孤本收入《中医古籍孤本大全》影印出版；开展了海外中医古籍目录调研和孤本回归工作，收集了11个国家和2个地区137个图书馆的240余种书目，基本摸清流失海外的中医古籍现状，确定国内失传的中医药古籍共有220种，复制出版海外所藏中医药古籍133种。2010年，国家财政部、国家中医药管理局设立"中医药古籍保护与利用能力建设项目"，资助整理400余种中医药古籍，并着眼于加强中医药古籍保护和研究机构建设，培养中医古籍整理研究的后备人才，全面提高中医药古籍保护与利用能力。

在此，国家中医药管理局成立了中医药古籍保护和利用专家组和项目办公室，专家组负责项目指导、咨询、质量把关，项目办公室负责实施过程的统筹协调。专家组成员对古籍整理研究具有丰富的经验，有的专家从事古籍整理研究长达70余年，深知中医药古籍整理研究的重要性、艰巨性与复杂性，履行职责认真务实。专家组从书目确定、版本选择、点校、注释等各方面，为项目实施提供了强有力的专业指导。老一辈专家的学术水平和智慧，是项目成功的重要保证。项目承担单位山东中医药大学、南京中医药大学、上海中医药大学、福建中医药大学、浙江省中医药研究院、陕西省中医药研究院、河南省中医药研究院、辽宁中医药大学、成都中医药大学及所在省市中医药管理部门精心组织，充分发挥区域间互补协作的优势，并得到承担项目出版工作的中国中医药出版社大力配合，全面推进中医药古籍保护与利用网络体系的构建和人才队伍建设，使一批有志于中医学术传承与古籍整理工作的人才凝聚在一起，研究队伍日益壮大，研究水平不断提高。

本着"抢救、保护、发掘、利用"的理念，该项目重点选择近60年未曾出版的重要古医籍，综合考虑所选古籍的保护价值、学术价值和实用价值。400余种中医药古籍涵盖了医经、基础理论、诊法、伤寒金匮、温病、本草、方书、内科、外科、女科、儿科、伤科、眼科、咽喉口齿、针灸推拿、养生、医案医话医论、医史、临证综合等门类，跨越唐、宋、金元、明以迄清末。全部古籍均按照项目办公室组织完成的行业标准《中医古籍整理规范》及《中医药古籍整理细则》进行整理校注，绝大多数中医药古籍是第一次校注出版，一批孤本、稿本、抄本更是首次整理面世。对一些重要学术问题的研究成果，则集中收录于各书的"校注说明"或"校注后记"中。

"既出书又出人"是本项目追求的目标。近年来，中医药古籍整理工作形势严峻，老一辈逐渐退出，新一代普遍存在整理研究古籍的经验不足、专业思想不坚定等问题，使中医古籍整理面临人才流失严重、青黄不接的局面。通过本项目实施，搭建平台，完善机制，培养队伍，提升能力，经过近5年的建设，锻炼了一批优秀人才，老中青三代齐聚一堂，有效地稳定了研究队伍，为中医药古籍整理工作的开展和中医文化与学术的传承提供必备的知识和人才储备。

本项目的实施与《中国古医籍整理丛书》的出版，对于加强中医药古籍文献研究队伍建设、建立古籍研究平台，提高古籍整理水平均具有积极的推动作用，对弘扬我国优秀传统文化，推进中医药继承创新，进一步发挥中医药服务民众的养生保健与防病治病作用将产生深远影响。

第九届、第十届全国人大常委会副委员长许嘉璐先生，国家卫生计生委副主任、国家中医药管理局局长、中华中医药学会会长王国强先生，我国著名医史文献专家、中国中医科学院马继兴先生在百忙之中为丛书作序，我们深表敬意和感谢。

由于参与校注整理工作的人员较多，水平不一，诸多方面尚未臻完善，希望专家、读者不吝赐教。

国家中医药管理局中医药古籍保护与利用能力建设项目办公室
二〇一四年十二月

许 序

　　"中医"之名立，迄今不逾百年，所以冠以"中"字者，以别于"洋"与"西"也。慎思之，明辨之，斯名之出，无奈耳，或亦时人不甘泯没而特标其犹在之举也。

　　前此，祖传医术（今世方称为"学"）绵延数千载，救民无数；华夏屡遭时疫，皆仰之以度困厄。中华民族之未如印第安遭染殖民者所携疾病而族灭者，中医之功也。

　　医兴则国兴，国强则医强。百年运衰，岂但国土肢解，五千年文明亦不得全，非遭泯灭，即蒙冤扭曲。西方医学以其捷便速效，始则为传教之利器，继则以"科学"之冕畅行于中华。中医虽为内外所夹击，斥之为蒙昧，为伪医，然四亿同胞衣食不保，得获西医之益者甚寡，中医犹为人民之所赖。虽然，中国医学日益陵替，乃不可免，势使之然也。呜呼！覆巢之下安有完卵？

　　嗣后，国家新生，中医旋即得以重振，与西医并举，探寻结合之路。今也，中华诸多文化，自民俗、礼仪、工艺、戏曲、历史、文学，以至伦理、信仰，皆渐复起，中国医学之兴乃属必然。

迄今中医犹为国家医疗系统之辅，城市尤甚。何哉？盖一则西医赖声、光、电技术而于20世纪发展极速，中医则难见其进。二则国人惊羡西医之"立竿见影"，遂以为其事事胜于中医。然西医已自觉将入绝境：其若干医法正负效应相若，甚或负远逾于正；研究医理者，渐知人乃一整体，心、身非如中世纪所认定为二对立物，且人体亦非宇宙之中心，仅为其一小单位，与宇宙万象万物息息相关。认识至此，其已向中国医学之理念"靠拢"矣，虽彼未必知中国医学何如也。唯其不知中国医理何如，纯由其实践而有所悟，益以证中国之认识人体不为伪，亦不为玄虚。然国人知此趋向者，几人？

国医欲再现宋明清高峰，成国中主流医学，则一须继承，一须创新。继承则必深研原典，激清汰浊，复吸纳西医及我藏、蒙、维、回、苗、彝诸民族医术之精华；创新之道，在于今之科技，既用其器，亦参照其道，反思己之医理，审问之，笃行之，深化之，普及之，于普及中认知人体及环境古今之异，以建成当代国医理论。欲达于斯境，或需百年欤？予恐西医既已醒悟，若加力吸收中医精粹，促中医西医深度结合，形成21世纪之新医学，届时"制高点"将在何方？国人于此转折之机，能不忧虑而奋力乎？

予所谓深研之原典，非指一二习见之书、千古权威之作；就医界整体言之，所传所承自应为医籍之全部。盖后世名医所著，乃其秉诸前人所述，总结终生行医用药经验所得，自当已成今世、后世之要籍。

盛世修典，信然。盖典籍得修，方可言传言承。虽前此50余载已启医籍整理、出版之役，惜旋即中辍。阅20载再兴整理、出版之潮，世所罕见之要籍千余部陆续问世，洋洋大观。

今复有"中医药古籍保护与利用能力建设"之工程，集九省市专家，历经五载，董理出版自唐迄清医籍，都 400 余种，凡中医之基础医理、伤寒、温病及各科诊治、医案医话、推拿本草，俱涵盖之。

噫！璐既知此，能不胜其悦乎？汇集刻印医籍，自古有之，然孰与今世之盛且精也！自今而后，中国医家及患者，得览斯典，当于前人益敬而畏之矣。中华民族之屡经灾难而益蕃，乃至未来之永续，端赖之也，自今以往岂可不后出转精乎？典籍既蜂出矣，余则有望于来者。

谨序。

第九届、十届全国人大常委会副委员长

许嘉璐

二〇一四年冬

王 序

　　中医学是中华民族在长期生产生活实践中，在与疾病作斗争中逐步形成并不断丰富发展的医学科学，是中国古代科学的瑰宝，为中华民族的繁衍昌盛作出了巨大贡献，对世界文明进步产生了积极影响。时至今日，中医学作为我国医学的特色和重要医药卫生资源，与西医学相互补充、相互促进、协调发展，共同担负着维护和促进人民健康的任务，已成为我国医药卫生事业的重要特征和显著优势。

　　中医药古籍在存世的中华古籍中占有相当重要的比重，不仅是中医学术传承数千年最为重要的知识载体，也是中医为中华民族繁衍昌盛发挥重要作用的历史见证。中医药典籍不仅承载着中医的学术经验，而且蕴含着中华民族优秀的思想文化，凝聚着中华民族的聪明智慧，是祖先留给我们的宝贵物质财富和精神财富。加强对中医药古籍的保护与利用，既是中医学发展的需要，也是传承中华文化的迫切要求，更是历史赋予我们的责任。

　　2010 年，国家中医药管理局启动了中医药古籍保护与利用能力建设项目。这既是传承中医药的重要工程，也是弘扬优秀民族文化的重要举措，不仅能够全面推进中医药的有效继承和创新发展，为维护人民健康做出贡献，也能够彰显中华民族的璀璨文化，为实现中华民族伟大复兴的中国梦作出贡献。

相信这项工作一定能造福当今，嘉惠后世，福泽绵长。

国家卫生和计划生育委员会副主任

国家中医药管理局局长

中华中医药学会会长

王国强

二〇一四年十二月

马 序

　　新中国成立以来，党和国家高度重视中医药事业发展，重视古籍的保护、整理和研究工作。自 1958 年始，国务院先后成立了三届古籍整理出版规划小组，分别由齐燕铭、李一氓、匡亚明担任组长，主持制订了《整理和出版古籍十年规划（1962—1972）》《古籍整理出版规划（1982—1990）》《中国古籍整理出版十年规划和"八五"计划（1991—2000）》等，而第三次规划中医药古籍整理即纳入其中。1982 年 9 月，卫生部下发《1982—1990 年中医古籍整理出版规划》，1983 年 1 月，中医古籍整理出版办公室正式成立，保证了中医古籍整理出版规划的实施。2002 年 2 月，《国家古籍整理出版"十五"（2001—2005）重点规划》经新闻出版署和全国古籍整理出版规划领导小组批准，颁布实施。其后，又陆续制定了国家古籍整理出版"十一五"和"十二五"重点规划。国家财政多次立项支持中国中医科学院开展针对性中医药古籍抢救保护工作，文化部在中国中医科学院图书馆专门设立全国唯一的行业古籍保护中心，国家先后投入中医药古籍保护专项经费超过 3000 万元，影印抢救濒危珍、善、孤本中医古籍 1640 余种，开展了海外中医古籍目录调研和孤本回归工作。2010 年，国家财政部、国家中医药管理局安排国家公共卫生专项资金，设立了"中医药古籍保护与利用能力建设项目"，这是继 1982～1986 年第一批、第二批重要中医药古籍整理之后的又一次大规模古籍整理工程，重点整理新中国成立后未曾出版的重要古籍，目标是形成并普及规范的通行本、传世本。

为保证项目的顺利实施，项目组特别成立了专家组，承担咨询和技术指导，以及古籍出版之前的审定工作。专家组中的许多成员虽逾古稀之年，但老骥伏枥，孜孜不倦，不仅对项目进行宏观指导和质量把关，更重要的是通过古籍整理，以老带新，言传身教，培养一批中医药古籍整理研究的后备人才，促进了中医药古籍保护和研究机构建设，全面提升了我国中医药古籍保护与利用能力。

作为项目组顾问之一，我深感中医药古籍保护、抢救与整理工作的重要性和紧迫性，也深知传承中医药古籍整理经验任重而道远。令人欣慰的是，在项目实施过程中，我看到了老中青三代的紧密衔接，看到了大家的坚持和努力，看到了年轻一代的成长。相信中医药古籍整理工作的将来会越来越好，中医药学的发展会越来越好。

欣喜之余，以是为序。

中国中医科学院研究员

马继兴

二〇一四年十二月

校注说明

《新刊医学集成》系明·傅滋辑，刊于明正德十一年（1516）。本次整理以上海图书馆馆藏孤本明正德十一年刻本为底本，并就书中征引内容参校诸他校本。兹将本次校注整理工作的具体方法简要说明如下：

1. 采用现代标点方法，对原书进行标点。原书的圆圈符号，径予删除，改为分行处理。

2. 原书中的繁体字、异体字、俗体字径改为规范简化字，不出校记。通假字一律保留，必要时出校说明。对于个别冷僻字词加以注音和解释。

3. 底本中因抄写致误的明显错别字，予以径改，不出校。

4. 底本与校本不一致，显系底本脱讹衍倒，均予补改删乙，并出校说明。

5. 底本疑有脱讹衍倒，而无确实理据者，出校存疑。

6. 底本与校本异文纷纭，各有义理难以定论者，原文不动，出校列举有意义之异文。

7. 底本正文各卷首原有"后学义乌傅滋续注/编"，各卷末原有"新刊医学集成卷之×终"，目录后原有"医学集成目录毕"等字样，一并删去。

8. 本书采用横排版式，原书中所有表示上文的"右"字，一律径改为"上"字，不出注。

9. 原书中漫漶不清的文字，以虚阙号"□"按所脱字数补入；无法计算字数的，用不定虚阙号☑补入。

10. 凡底本中涉及的中医药名词字形与现代规范字形体有

明显出入者，予以径改，不出校。

11. 原书目录错误较多，有的篇目缺失，有的目录与正文不一，有的病证序数重复，有的病证序数颠倒，今按正文重新编定目录，不一一出校。

12. 原书目录中有部分方名，但书中很多方名并未在目录中列出，为统一体例，今将目录中的方名全部删去，并于书后附方剂索引，以便查检。

13. 本书各病证基本上按脉法（包括医论）、医案（按）、附方三项内容编写，个别病证有"针灸法"项，但原书编纂体例不规范，有许多病证有某项内容而无项名，今按其内容分别加上项名，不一一出注。原书将"脉法"与"医论"的内容合为一项，为使条理清晰，今按其内容分开，设立"医论"一项。原书"医案"项有作"医按"和"医案"之不同，今统一写作"医案"。此外，原书各项之间的内容互有混淆，为保存原书面貌，均不作调整。

14. 刘序，原作"医学集成序"，其后三个序无序名。今按作序者姓氏，分别题作"刘序""杨序""虞序"和"自序"。

15. 原书凡例在目录之后，今依据本套丛书体例，调整至目录之前。

刘　序

　　乌伤①傅医士滋持②所辑《医学集成》四册谒予曰：四十年学医，三十年集此，老矣，而不获流布，恐遂泯。今明公莅郡，爱人之政，靡不毕举，况活人之书当必见用，是以来谒尔。予告之曰：吾不谙医，恐误著本草，为害不浅。对曰：医之道甚玄，非一人之见所能底测。滋于此书，集先贤之格言，施对证之方药，意有未备，少加完足，非敢出揣摩于彀率③之外，所以题曰《医学集成》。予方病庸医之自是，且爱其言之谦而有理，盖求进于医者也，乃为备论之。夫医之用药，犹将之用兵，敌机之成，其实无穷，岂可执古兵法待之？故曰：运用之妙，存乎一心。天之生人，虚实强弱之异其牵④，丰赢厚薄之异其体，静躁缓急之异其性，富贵贫贱之异其居，东西南北之异其产，喜怒哀乐之异其情，风寒暑湿之异其感。故病之异候，如人之异面⑤，岂可泥古方以临之？泥古方以临之者，拙于医而贼夫人者也；离古方以求之者，凿于医而贼夫己者也。然则古方举不足用乎？曰：非不足用也，不可尽用也。子夏笃信圣人，

----

　　①　乌伤：今浙江省义乌市，旧名乌伤。

　　②　持：原作"特"，据文义改。

　　③　彀率（gòulǜ 够虑）：弓张开的程度。出《孟子·尽心上》："大匠不为拙工改废绳墨，羿不为拙射变其彀率。"朱熹集注："彀率，弯弓之限也。"后引申以喻事物的范围。

　　④　牵：文义不通，疑误。

　　⑤　病之异候如人之异面：指疾病有不同的证候，如同人的容貌各不相同一样。典出《左传·襄公三十一年》："人心之不同，如其面焉，吾岂敢谓子面如吾面乎？"

曾子反求诸己①，岂不足信？而曾子意谓：吾胸中自有一定之天，以印在我之天，此善用古方者也。若子夏未免泥方临病，其弊至于哭子丧明②，而未能自医其身心，岂圣人之罪哉？故曰：尽信书有不如无书，亦此意也。今夫东垣、丹溪诸君子之方书，俗医用之往往不效。今世士夫号称名医，著述不鲜，间有自戕，亦可鉴矣。昔许胤宗③善医，或劝之著书，答曰：医者意也，思虑精则得之。吾意所解，凡不能宣脉之妙处，不可虚著。由此观之，必有胸中之活法，然后范之以古人之方书，然则方书岂终可无也哉？滋再拜曰：吾今始闻之道矣，请弁诸篇端。

正德十年岁在丙子菊月望

赐进士出身中顺大夫前户科给事中金华府知府东川刘茝维馨识

---

① 子夏笃信圣人曾子反求诸己：指子夏完全相信孔子学说，而曾子追问自己的内心，从而了解世间百态。子夏、曾子均为孔子的学生。

② 哭子丧明：指子夏因儿子死去而哭瞎了眼睛。典出《礼记·檀弓》。

③ 许胤宗：隋唐间医家，曾任尚药奉御、散骑侍郎等职。

杨　序

　　此《医学集成》，成于义乌傅滋氏之所辑也，尹①义乌罗君愈坚寄予净稿，属序之，将为刻诸木，以图寿民之助，不独广医学之传也。闲阅其凡例、引证、注释，皆有理焉。乃叹曰：是书之有功于医，犹夫《蒙引》②也。滋用心之于医，犹蔡虚斋也。虚斋穷一生精力，作为《蒙引》，羽翼经传，发前贤所未发，有功于我紫阳夫子③也大矣。夫医自有《内经》之后，如仲景、东垣、河间、丹溪，著论立方，医道以章④，固也。然得此遗彼之悔，每未免于有识者之弗快焉，此《医学集成》之所以有作也。滋用心是书三十余年，主丹溪而以诸说参之，己意附之。俾得其脉者必得其论，得其论者必得其方，从容应酬，无复仓卒取辨之艰。若有名之师而大将左右之也，若驷马驾轻车就熟路，而王良、造父⑤为之先后也，有功于丹溪岂浅小哉？或者曰：儒能使愚者明，而亦能使仁者寿；医能使危者平，而不能使⑥恶者善，通塞偏全之弗类如此，子比而同之，过矣。予曰：是未可以通塞偏全论也。彼其所谓太极之药，王道之医，夫岂不义之论哉？儒、医其道同也。夫命，理、气而已。理之

---

　　①　尹：当为县尹，一县之首长。
　　②　《蒙引》：指《易经蒙引》《四书蒙引》，共12卷，明·蔡清撰。蔡清字介夫，号虚斋，晋江人。
　　③　紫阳夫子：南宋著名理学家、思想家朱熹自号"紫阳"，为后来学者称为"紫阳夫子"。
　　④　章：同"彰"。
　　⑤　王良、造父：古代二位善于驾车的人。
　　⑥　使：原脱，据文义补。

不明，斯愚矣；气之不平，斯疾矣。儒所以明其理也，医所以平其气也，其理明则天下善，其气平则天下安，是皆财成辅相之道也。故曰其道同也，不可以通塞偏全论也。或者曰：子之言然。于是书之，以复愈坚请云。

时正德丙子春三月望前一日

赐进士第南京贵州道监察御史杨必进抑之书

虞　序

医家肇自神农，上古之人不医而寿，后世以医鸣者半天下，而寿不古人若者，何也？古人无欲，而后人不免于多欲故也。人不免于多欲，而医者未必皆黄帝、岐伯，欲其寿如古人亦难矣。夫神农尝草之说不可尽信，而《内经》一编亦未必皆黄帝、岐伯之问答，然其书则天下后世之所不可无者也。嗣后若扁鹊、华佗、医和、医缓之流，其善用之而神于医者乎？秦汉而下至于今，医家无虑千百，求其有所著述以自见于世者，惟张仲景、张子和、李东垣、刘河间，及吾邑朱丹溪先生数人而已。丹溪之医尤粹然，一出于正，其殆超诸子而希望古人者乎？第其言多简约，其书散出，其方论或有未备。言简约则初学未易以知，书散出则医家不便于考订，方论未备则施治之际不免举此遗彼，此吾舅氏傅先生《医学集成》之所由作也。亦以丹溪为主而旁采他书以羽翼之，岂肯外丹溪而别有所著作耶？书之成已二载，未有遇。吉水罗君愈坚宰吾邑，乃请于太守刘君惟馨而刻之。二公以公天下为心，而吾舅氏平生之精力，亦或藉此以自见。若其书有未备，则付之专门名家，予固不得而知也。庸书以为序。

正德丙子季夏月

赐进士出身文林郎南京四川道监察御史外甥虞守随再拜书

自 序

予于弱冠时遘①疾，赖虞天民②先生疗而获痊。因悟医道所关甚大，遂拜受业。蒙授《素》《难》诸书，读之自惭质鲁，茫若望洋。于是潜心博访，积累三十余年，始得万分之一，乃知医之为道不易言也。夫医肇自神农尝百药，作《本草》，至于黄帝、岐伯，上穷天道，下极地理，远取诸物，近取诸身，更相问难，著为《内经》，犹儒道之六经，诚万世之所宗也。厥后如秦越人、张仲景、王太仆、刘守真、张子和、李明之、滑伯仁，诸贤迭兴，数发《内经》之阃奥③，阐医道之幽微，但觉发明一义而未得其全。迄我丹溪朱彦修先生复出，集群贤之大成而折衷之，然后《内经》之旨粲然复明于世。观其所论阳有余阴不足，湿热、相火、痰火、阴虚火动为病，制补阴丸等方，力救偏门之弊，以订千古之讹，皆发前人所未发，开后学之盲聩④，岂不大有功于世也哉。但其书之行于世者，虽皆先生手稿，他如《心法》《钩玄》之类未必，约后人附以己意者，且简帙散漫。得脉则忘其论，又失其方，难以取辨仓卒，兼之诸贤所长或未尽释。愚故不揣鄙陋，遂以丹溪所著诸书为主，参以诸家之说，精别校雠。诸证皆定脉于先，附论于次，医按与方则续其后，且加之以注释。书成计凡十二卷，拆二百余门，

---

① 遘（gòu 构）：遇，遭遇。

② 虞天民：虞抟，字天民，浙江义乌人，明代医家，著《医学正传》8卷。

③ 阃奥（kǔn'ào 捆傲）：比喻学问或事理的精微深奥所在。

④ 盲聩：眼瞎耳聋。比喻愚昧无知。

门分类列，因名之曰《医学集成》。俾学者一览而得其肯綮①，无俟于旁观曲引矣。虽然，予岂敢管蠡之见为是哉！尚蕲大方君子考而正之，不惟医道之幸，亦斯民之幸也。是为序。

正德庚午仲春吉旦乌伤浚川傅滋时泽书

---

① 肯綮（kěnqìng 恳庆）：筋骨结合处，比喻事物的关键。

凡 例

一、□□□□□□□□为主，参以《素》《难》及刘张李诸书要□□□□□□越其矩度而混以众说，若本《素》《难》□□□□□□溪及郡贤诸书者，则称郡贤姓氏□□□□□其或辞语不类则檃括①之间有不便于称□□□□而不发，以成一书之便也。

一、丹溪诸贤之言简奥难知，于是窃取诸书之旨，间或附以己意而注释之，惟务详明，虽文辞鄙陋、言语重复不顾焉。

一、治病必以诊脉为先，初学若无脉法，则寒热虚实无所适从矣。愚故采摭诸家要诀类于篇首，而不悉举其名，所以便观览也。

一、病有因、有名、有形、有相类，若不究其真切，误则杀人。故于篇下反复详论，必辨其因、正其名、察其形，其相类者则分别之。庶使条分缕析，俾学者知所向云。

一、伤寒、妇人、疮疡、小儿等篇各有专科，兹不详及。间有未备者，亦附益之，以补其略。其诸病篇门若附入者，则书于下。其所引诸论具载则繁，今撮其要以见大意，有志学者皆②宜博极。

一、诸③贤医按皆证之难治而试验者，故亦附焉。学者当以意求其的，引而伸之，则不可胜用矣。

---

① 檃（yǐn 引）括：也作"檃栝"，（就原有的文章、著作）剪裁改写。《文心雕龙·镕裁》："蹊要所司，职在镕裁，檃括情理，矫揉文采也。"
② 皆：原文漫漶，据文义改。
③ 诸：原作"请"，据文义改。

一、丹溪诸贤本传皆大书，愚之臆说皆分书。其诸方名具见自录，品味则仍诸书之旧。分两制度，亦照旧分书，以便检阅。

一、初学脉本难知，药性亦未易识，愚又别著《脉赋》《药性赋》二篇，总而名之曰《医学权舆》，又以便初学之诵习也。

目 录

卷之十二

卷之一

医　论

　　或问：此书明备，诚有补于后学，第恐世之医者各执一方以为切要，不亦厌子之迂耶？曰：医之为道，非精不能明其理，非博不能至其约，是故前人立教，必使之先读儒书，明《易》理，《素》《难》《本草》《脉经》而不少略者，何也？盖非《四书》无以穷义理之精微，非《易》无以知阴阳之消长，非《素问》无以识病，非《本草》无以识药，非《脉经》则无从诊候而知寒热虚实之证矣。故前此数者，缺一不可。且人之生命至重，病之变化无穷，年有老幼，禀有厚薄，治分五方①，令别四时，表里阴阳，寒热须辨，脏腑经络，气血宜分。与夫六气之交伤，七情之妄发，气运变迁不常，制方缓急尤异，更复合其色脉，问其起居，证有相似，治实不同，圣贤示人，略举其端而已。后学必须会群书之长，参所见而施治之，然后为可，不然终苟道②也，亦何嫌于此书之太备哉？或者唯唯。

　　或又问：人之夭寿穷通，皆赋命已定，岂医术所能易乎？曰：人之情欲无涯，七情交战于中，六淫迭侵于外，与夫饮食男女之类，焉能一一中节而无所损耶？譬诸木与水焉，木之本未揆③，善

---

　①　五方：指东、西、南、北、中五个方位。
　②　苟道：随便而不求上进之道。苟，随便。
　③　揆：《医门秘旨·却疾养生论》作"槁"，义胜。

艺者则能培而活之；水之源未涸，善导者则能浚而达之；人苟元气未绝，善医者亦能培而活之、浚而达之耳。故孟子所谓桎梏死者，非正命也；尽其道而死者，正命也。昔黄帝问于岐伯曰：上古之人，春秋皆度百岁；今人年半百皆衰，时势①异耶？人将失之耶？岐伯曰：上古之人，其知道者，法于阴阳，和于术数，饮食有节，起居有常，故能形与神俱，而尽终其天年，度百岁乃去。今人不然也，以酒为浆，以妄为常，醉以入房，欲竭其精，耗散其真，不知持满，不时御神，务快其心，逆于生乐，故年半百而衰也。是皆圣贤谆谆教戒却疾养生之法，其旨深矣，可不信哉！

东坡云：脉之难明，古今所病也，至虚有盛候，大实有羸状，疑似之间，便有生死之异。士大夫多秘所患，以验医能否，使索病于冥寞之中，辨虚实于疑似之间；医者不幸而有失，亦不肯自谓失也，巧饰遂非以全其名。间②有谨愿③者，虽合主人之言，亦参以所见，两存而杂治之。吾平生求医，盖于平时默验其工拙，有疾请疗必尽告以所患，使医了④然知患之所在，然后虚实冷热先定于中，脉之疑似不能惑也，故虽中医，治吾疾常愈，吾求疾愈而已，岂以困医为事哉。

仓公云⑤：病不可治者，必有六失。一失于不审，二失于不信，三失于过时，四失于不择医，五失于不识病，六失于不知药。又六不治者，骄恣不论于理一也，轻命重财二也，衣食不能适三

① 势：《素问·上古天真论》作"世"。
② 间：原作"问"，据宋·苏轼《仇池笔记·卷上·论医》改。
③ 谨愿：诚实。
④ 了：原作"子"，据宋·苏轼《仇池笔记·卷上·论医》改。
⑤ 仓公云：此段文字非仓公所云。"病不可治者"至"六失于不知药"出自《本草衍义·序例》。以下六不治见《史记·扁鹊仓公列传》。

也，阴阳并脏气不定四也，形羸不能服药五也，信巫不信医六也。凡此数者有一，于此即为难治，非止医家之罪，亦病家之罪也。

古人有云：用药如用刑，刑不可误，误则伤人命，用药亦然。然刑有鞫司鞫成①，然后议定，议定然后书罪。盖人命一伤不可复生，故虽如此详谨，医人才到病家，便以所见用药。若医之良者，识病明脉，药必中病，服之而愈；或庸下之流，孟浪乱投，即至困危，如此杀人何太容易。世间此事甚多，良由病不能择医，平日未尝留心于医行也，可不慎哉。

又云：世俗治妇人一科，然亦有不能尽圣人之法者。今富贵之家，居奥室之中，帷幔之内，复以帛幪其手，既不能行望色之神，又不能殚②切脉之巧，四者有二缺焉。若脉病不相应，既不能见其形，止据脉供药，其可得乎？如此言之，恶能尽其术也。此医家之公患，世不能革。医者不免尽理质问，病家见所问繁，遂为医业不精，往往得药亦慢而不肯服，似此者甚多，呜呼！可谓难也已。

又云：我但卧病，即于胸前不时手写死字，则百般思虑俱息，此心便得安静，胜于服药，此真无尚妙方也。盖病而不谨，则死必至，达此理者，必能清心克己，凡百谨慎，而病可痊。否则虽有良药，无救也。世俗遇③病，而犹恣情任意以自戕贼者，是固④不知畏死者矣。又有一等，明知畏死而怕人知觉，讳而不言，或

---

① 然刑有鞫司鞫成："刑"原作"则"，"鞫"原作"鞠"，据《本草衍义·卷二·序例中》改。鞫（jū居）司，又称推司或狱司，负责审理犯罪事实。

② 殚：原作"辨"，据《证类本草·卷一·序例中》改。殚，竭尽。

③ 遇：原作"过"，据《薛氏医案》卷二十改。

④ 固：原作"故"，据《薛氏医案》卷二十改。

病已重，而犹强作轻浅态度以欺人者，斯又不知畏死而反以取死，尤可笑哉！

中风第一

脉　法

多沉、伏、浮、迟，或虚者，易治；急、大、数、实，或坚急而疾者，难治。阳浮而滑、阴濡而弱者，宜吐；或浮而滑、沉而滑、微而虚者，皆虚与痰；微而数、浮而紧、缓而迟者，皆气中；沉滑为痰气，浮大为风，浮数无热为风，浮而缓，皮肤不仁；或微而数、寸浮而紧、浮而大、缓而迟、滑而浮散者，皆瘫痪也。瘫痪俗作滩换。

医　论

丹溪云：真中风邪者，东垣中血脉、中腑、中脏之说甚好，子和三法亦可用。按：东垣等论云中腑者，多着四肢，有表证而脉浮、恶风寒、拘急不仁，或肢节废，治宜汗之。中脏者，多滞九窍，唇缓、失音、耳聋、鼻塞、目瞀、大便闭结，或气塞涎上不语，昏危多致不救，治宜下之。中血脉，则口眼歪斜，三者治各不同。若中血脉，而外有六经之形症，则从小续命汤加减以发其表，调以通圣辛凉之剂。若中腑，而内有便溺之阻隔，肢不能举，口不能言，此中经也，宜大秦艽汤、羌活愈风汤补血以养筋。瘫痪者有虚有实，经谓土①太过则令人四肢不举，此膏粱之疾，非肝肾之虚，宜②泻之，令土平而愈，三化汤、调胃承气汤选而用之。脾虚亦令人四肢不举，治以十全、四物，去邪以留正也。至于子和屡用汗、吐、下三法治之，

---

① 土：原脱，据《脉症治方·卷一·风门》补。
② 宜：原脱，据《脉症治方·卷一·风门》补。

盖吐者如木郁达之，谓吐之令其条达也，汗者风随汗出也，下者推陈致新也。失音闷乱，口眼歪斜者，以三圣散吐之，如牙关紧急者，鼻内灌之，吐出涎沫，口自开也，次用凉膈调之。大抵风本为热，热胜则风动，宜静胜其燥，以养阴血。阴血既旺，则风热无由而作矣。虽按此法治，须少汗，亦宜少下，多汗则伤卫，多下则损其荣，故经有汗下之戒，学者尤宜审之。

诸书只谓外中风邪，惟刘河间作将息失宜，水不制火，极是。然地有不同，西北人外中者亦有，东南人只是湿土生痰，痰生热，热生风也。按：岐伯论中风大法有四：一曰偏枯，谓半身不遂也；二曰风痱①，谓于身无痛，四肢不收也；三曰风懿②，谓奄忽③不知人也；四曰风痹，谓诸痹类风状也。《纂要》谓《要略》诸书，因著为中风方治，但直中风邪者甚少，若阴虚、阳之痰火、内伤饮食变为卒暴、僵仆，类乎中风者，则常有之。世医不分痰、火、气、湿之殊，饮食、内伤之异，悉为中风，而以风药治之，杀人多矣。丹溪本河间、东垣之说，而以内伤主治。王安道以为因内伤者，自是类中风病，与风无相干，宜别而出之，其言当矣。乃以昔人主乎风，河间主乎火，东垣主乎气，丹溪主乎湿，而有昔人、三子各得其一之说，似以三子不知有真中风者，言斯过矣。夫河间之论，实具于火类之下，而不以风言，且别著中风论治甚详。东垣谓：自内伤气病，且曰亦有袭虚挟风，而分在腑在脏之异。丹溪谓：因于湿热，必曰外中者亦有。三子何尝归之火、气、湿，而言无中风也耶？愚谓：风者乃六淫之一，流行于四时，浩荡于天地、上下八方，无所不至。人居其中，犹鱼在水，水淡则鱼瘦，气乖则人病，体之虚者即感而伤之，但所受浅深不同，入风虚实有异耳。徐氏④有

---

① 风痱（féi 肥）：病名。指因中风而失音不语者。
② 风懿（yì 易）：病名，一作风癔。症见猝然昏倒，不知人事，伴见舌强不能言，喉中有窒塞感，甚则噫噫有声等。
③ 奄（yǎn 演）忽：迅疾，急速。
④ 徐氏：指明代医家徐彦纯，著有《玉机微义》。

云：尝居凉①州，其地高阜，四时多风少雨，天气常寒，人之虚者，每见中风，或暴死者有之，盖折风②燥烈之甚也。时大风起自西北，路死者数人，始悟丹溪之言有所本也。人盖不经其地，虽审经意，故莫不有疑③者也。是故黄帝兴四方之问，岐伯举四治之能，临病之际宜详审焉。吁，医之不明气运造化之理，方土病机之微，而欲行通变之法者，难以哉。

《局方》本为外感立方，而以内伤热证衮④同出治，其害非轻。外感者，病在表，为有余，治宜发散；内伤者，病在里，为不足，治宜补养。其表里、虚实迥然不同，何其难辨哉。大率主血虚有痰，或挟火与湿，治法以痰为先，补养次之；或挟火与湿，亦有死血留滞者，有外中于风者。初中，急掐人中能醒，然后用去痰药二陈、四物、四君子等汤加减用；痰壅盛者、口眼歪斜者、不能言者、皆用吐法。轻者、醒者，用瓜蒂散，或虾汁，或稀涎散吐之；重者、口噤者，用藜芦半钱或三分，加麝香少许，灌入鼻内吐之，一吐不已，再吐之子和用三圣散。若虚与年老者，不可吐。气虚卒倒，参芪补之，挟痰则浓煎参汤加竹沥、姜汁。有禀气虚弱，复遇劳役过伤，卒然晕仆，倾间复苏，是为眩晕。血虚宜四物补之，挟痰俱用姜汁炒过，更加姜汁、竹沥，能食者去竹沥加荆沥。半身不遂大率多痰，在左属死血、少血，宜四物加桃仁、红花、竹沥、姜汁。又云：左瘫者，黄柏、防风、南星各一两，麻黄二钱，附子三片，丸如弹子大，酒化

---

① 凉：原作"中"，据《玉机微义·卷一·中风门》改。

② 折风：指西北风，为对人不利的风。《灵枢·九宫八风》："风从西北方来，名曰折风，其伤人也，内舍于小肠，外在于手太阳脉，脉绝则溢，脉闭则结不通，善暴死。"张景岳注："西北方，乾金宫也，金主折伤，故曰折风。"

③ 疑：原脱，据《玉机微义·卷一·中风门》补。

④ 衮：通"混"。

下。在右属痰与气虚，宜二陈、四君子等加竹沥、姜汁，肥白人多湿，少加附子、乌头行经。又云：乌头、天雄皆气壮形伟，可为下部药之左，无表其害人之祸相，昔用为治风之药，杀人多矣。治风、治寒有必用者，当以童便煮而浸之，以杀其毒，且助下行之力，入盐尤捷。忧思、气郁、右手瘫、口渴经云：意伤于忧，则肢废是也，宜补中益气汤，有痰加竹沥、姜汁、半夏。瘦人阴虚火动，四物加牛膝、芩、柏、竹沥、姜汁，有痰加痰药。遗尿属气虚，参①芪补之，小便不利者不可利，热退自利。

不治证

口开、手撒、眼合、遗尿、吐沫直视，喉如鼾睡五脏气绝，故不治也。口开者心绝也，手撒者脾绝也，眼合者肝绝也，遗尿者肾绝也，鼾睡者肺绝也，若见一证，犹或可治也，肉脱、筋动则筋痛为筋枯，无血养筋故也，发直标头上窜，面赤如妆，汗缀如珠，头面青黑，皆不治也。

张仲景论风之为病，当半身不遂，经络空虚，贼邪不泻，或左或右，邪气反缓，正气即急，正气引邪，㖞僻不仁②。邪在于络，肌肤不仁，在经则重不胜，入腑则不识人，入脏难言吐沫。

刘河间云：中风者，非为肝木之风实甚而卒中之，亦非外中于风，由乎将息失宜，心火暴甚，肾水虚衰不能制之，则阴虚阳实而热怫郁，心神昏冒，筋骨不用，而卒倒无所知也。或因喜、怒、思、悲、恐，五志过极，皆为火③甚故也。俗云风者，言末而忘其本也。按：《经》云神伤于思虑则肉脱，意伤于忧愁则肢废，魂伤于悲

---

① 参：原字破损，据《丹溪心法·卷一·中风一》补。
② 不仁：《金匮要略·中风历节病脉证并治第五》作"不遂"。
③ 火：《医经溯洄集·卷下·中风辨》作"热"。

衰则筋挛，魄伤于喜乐则皮槁，志伤于盛怒则腰脊重难俯仰也。如卢砥镜治一女子，适夫，夫早世①，患十指挛拳，掌垂莫举，肤体疮疡，饮食顿减，几于半载。适与诊之曰：非风也，此乃忧愁悲哀所致病，属内伤。遂以鹿角胶辈，多用麝香熬膏，贴痿垂处，掌渐能举，指能伸而愈。若此者，可谓深达病情之机，即河间所论五志过极为病之验，而非真中风之说，当矣。

李东垣云：中风者，非外来风邪，乃木气病也。凡人年逾四旬气衰之际，或因忧喜忿怒伤其气者，多有之。若壮岁与肥盛则间有之，亦是形盛气衰所致，亦有贼风袭虚而伤者。

许学士②云：气中者，因七情所伤。按：《经》云暴怒伤阴，暴喜伤阳。故忧愁不已，气多厥逆。初得便觉涎潮壅塞，牙关紧急，若便作中风论治，杀人多矣。盖中风者，身温且多痰涎；中气，身凉而无痰涎，宜苏合香丸灌之便醒，然后随症调之。经云无故而喑，脉不至者难，不治自已③。谓气暴逆也，气复自愈。

王节斋④云：饮食过伤，变为异常急暴之病，人多不识。尝见一壮年，忽得暴病如中风，口不能言，目不识人，四肢不举。询之因饮食后得之，以生姜、淡盐汤多饮探吐之，出饮食数碗即愈。又一妇，因饮后觉冷，忽厥逆昏迷不省，予曰：此必食也。以前法吐出饭，遂醒，后以白术、陈皮、半夏、麦芽煎汤调理而愈。大抵此等多因饮食醉饱之后，或感风寒，或着气恼而得。盖饮食填塞，胃气不行，内伤特重，若误治则死。尝见人有卒暴病，多

---

① 早世：夭折，早死。《左传·昭公三年》："早世殒命，寡人失望。"

② 许学士：即许叔微，字知可，真州白沙（今江苏仪征）人，南宋医学家。曾任集贤院学士，人称"许学士"。著有《伤寒百证歌》《伤寒发微论》《伤寒九十论》等。

③ 者难：宋·王贶《全生指迷方·诊诸病证脉法》无此二字。

④ 王节斋：王纶，字汝言，号节斋，明朝成化年间慈溪（今浙江省慈溪市）人，著有《明医杂著》《本草集要》《节斋小儿医术》等。

作中风、中气用药，须臾不救，莫知其由。《内经》虽有暴病暴死之证，但恐多有因于食者，前人不曾明言，故人不识耳。今后遇有此等证，须要审问明白。若方饮食醉饱，或屡伤饮食，重复受伤，但觉胸膈有食滞者，只作食治之。

医 案

丹溪治一人，患滞下，一夕昏仆，手舒撒①，目上视，溲注，汗大泄，喉如拽锯②，脉大③无伦次，此阴虚阳暴绝也。盖得之病后④酒色，急灸气海在脐下一寸半，以续阳气，渐苏，服人参膏数斤而愈。

一肥人中风，口㖞，手足麻木，左右俱废⑤。作痰治，以贝母、瓜蒌、南星、半夏、陈皮、白术、黄芩、黄连、黄柏、羌活、防风、荆芥、威灵仙、薄、桂、甘草、天花粉，好吃面加白⑥附子，煎入竹沥、姜汁，更加少酒行经。

一肥人中风，苍术、南星、酒芩、酒柏、茯苓、木通、升麻、厚朴、甘草、牛膝、红花水煎，先吐后药。

一妇年六十余，手足左瘫，不言而健，有痰。以防风、荆芥、羌活、南星、没药、乳香、木通、茯苓、厚朴、桔梗、甘草、麻黄、全蝎、红花为末，酒下，未效。时春，脉伏而微，又以淡盐汤、韭汁，每早一碗吐之。至五日，仍以白术、甘草、陈皮、茯

---

① 手舒撒：原脱，据《名医类案·卷一·中风》补。
② 喉如拽锯：原脱，据《名医类案·卷一·中风》补。
③ 大：原脱，据《名医类案·卷一·中风》补。
④ 病后：原脱，据《名医类案·卷一·中风》补。
⑤ 废：原脱，据《名医类案·卷一·中风》补。
⑥ 白：原脱，据《名医类案·卷一·中风》补。

苓、厚朴、菖蒲，日进二服。又以川芎、山栀、豆豉、瓜蒂、绿豆粉、韭①汁、盐汤，吐甚快，后以四君子汤服之。又以川归、酒芩、红花、木通、厚朴、黍粘子②、苍术、南星、牛膝、茯苓为末，酒糊丸，服十日后，微汗，手足微动而言。

一人中风，口眼歪斜，语言不正，口角涎流③，或④半身不遂，或全体如是。此因元气虚弱而受外邪，又兼酒色之过也。以人参、防风、麻黄、羌活、升麻、桔梗、石⑤膏、黄芩、荆芥、天麻、南星、薄荷⑥、葛根、赤芍药、杏仁、川归、川芎、白术、细辛、皂角等分，加葱、姜水煎，入竹沥半盏，随灸风市、百会、曲池、合绝骨、环跳、肩髃、三里等穴，以凿窍疏风，得微汗而愈。

许胤宗治王太后，病风不语，口噤⑦而脉沉。事急矣，非大补不可也，若用有形之汤药⑧，缓不及事。乃以防风、黄芪煎汤数斛，置于床下，汤气熏蒸，满室如雾，使口鼻俱受之，其夕便能语。此非智者通神之法不能回也。盖人之口通乎地，鼻通乎天。口以养阴，鼻以养阳。天主清，故鼻不受有形而受无形；地主浊，故口受有形而兼乎无形也。

---

① 韭：原作"非"，据《名医类案·卷一·中风》改。
② 黍粘子：牛蒡子。
③ 流：原脱，据《名医类案·卷一·中风》补。
④ 或：原脱，据《名医类案·卷一·中风》补。
⑤ 石：原脱，据《名医类案·卷一·中风》补。
⑥ 薄荷：原作"婆苛"，据《名医类案·卷一·中风》改。
⑦ 口噤：原脱，据《名医类案·卷一·中风》补。
⑧ 药：原脱，据《名医类案·卷一·中风》补。

附　方

小续命汤《拔萃》

麻黄去节　人参　黄芩　芍药　防己　肉桂　川芎　甘草炙

杏仁各一两　防风一两半　附子五钱，一方有石膏、当归，无附子

上㕮咀，加姜五片，水二盏，煎至一盏，温服。

凡中风，不审六经之加减，虽治之不能去其邪也。

《内经》云：开则淅然寒，闭则热而闷，知暴中风邪，宜先以加减续命汤随证治之。

中风无汗、恶寒，麻黄续命主之。依本方防风、麻黄、杏仁各加一倍，宜针①至阴足小指外侧爪甲角，针二分，灸三壮出血，昆仑在足外踝后跟骨，针透太溪，针五分，灸三壮。

有汗、恶风，桂枝续命主之。本方加桂枝、芍药、杏仁各加一倍，宜针风府项后入发际一寸，针三分，禁灸。上二证皆太阳经中风也。

有汗、身热、不恶寒，白虎续命主之，本方加甘草一倍，外加石膏、知母各二两。

中风有汗、身热、不恶风，葛根续命主之。本方加桂枝、黄芩各一倍，外加葛根二两，针陷谷足大指次指本节后陷中，针五分，灸三壮。去阳明之贼，刺厉兑足大指次指去爪甲如韭叶，泻阳明之实。上二证皆阳明经中风也。

无汗、身凉，附子续命主之。本方加附子一倍，甘草三两，外加干姜二两，刺隐白足大指内侧去爪甲角韭叶大，去太阴之贼，此太阴经中风也。

---

① 针：原作"计"，据《素问病机气宜保命集·中风论》改。

有汗、无热，桂枝续命主之。本方加桂枝、附子、甘草各一倍，针太溪内踝后跟骨上陷中，动脉应手，针透昆仑，灸三壮，此少阴经中风也。

中风六经混淆，系之于少阳、厥阴，或肢节挛痛，或麻木不仁，宜羌活连翘续命主之，本方八两，外加羌活四两，连翘六两。

古之续命混淆，无六经之别。今各分经治疗，又分经针刺法，厥阴之并大敦足大指甲后□韭叶，聚毛间刺以通其经，少阳之经绝骨外踝上三寸，灸五壮以引其热，是针灸同象法，治之大体。

羌活愈风汤《拔萃》　　治中风证，内邪已除，外邪已尽，当服此药，以行导诸经。久服大风悉去，纵有微邪，只从此药加减治之。然治病之法，不可失其通塞，或一气之微汗，或一旬之通利，为常治之法也。久则清浊自分，荣卫自和。如初觉风动，服此不致倒仆。

羌活　甘草　蔓荆子　防风　川芎　细辛　枳壳　人参　麻黄　枸杞子　甘菊　薄荷　川归　知母　地骨皮　黄芪①　独活　杜仲　白芷　秦艽　柴胡　半夏　前胡　厚朴　熟地　防己各一两　白茯苓　黄芩　芍药各三两　石膏　生地　苍术各四两　桂心一两

上剉，每服一两，姜水煎服，空心一服吞下。二丹丸为之重剂，临卧一服吞下，四白丹为之轻剂，动以安神，静以清肺。假令一气之微汗，用愈风汤三两，麻黄一两，作四服，一服后以粥投之，得微汗则佳。如一旬之通利，用本方三两，大黄一两，亦均四服，临卧一服，得②利为妙。常服之药，不可失四时之转。如

① 芪：原作"茯"，据《素问病机气宜保命集·中风论》改。
② 得：原脱，据《素问病机气宜保命集·中风论》补。

望春大寒之后，加半夏二两，通四两，柴胡、人参亦然，此迎而夺少阳之气也；夏加石膏二两，黄芩、知母二两，此迎而夺阳明之气也；季夏加防己、白术各二两，茯苓三两，以胜脾土之湿也；秋加厚朴二两，藿香、桂各一两，迎而夺太阴之气也；若冬加附子、桂各一两，当归二两，胜少阴之气也。此四时加减之法也。

防风通圣散《宣明》

荆芥　白术　防风　川芎　川归　芍药　大黄　芒硝　连翘薄荷叶① 　麻黄留节。各半两　石膏　桔梗　黄芩各一两　山栀各二钱半　滑石三两　甘草二两

上剉，每服一两，姜三片，水煎服。

三化汤《机要》

厚朴　大黄　枳实　羌活

上剉，每服一两，水煎服。

大秦艽汤

川芎　川归　白芍　羌活　独活　防风　黄芩　白芷　生地熟地　白茯苓　白术各一两　细辛半两

上剉，水煎温服。如天阴雨加生姜七片，春夏加知母一两。

愈风汤

疗产后中风，口噤，手足瘈疭如角弓状，亦治血运②，四肢强直方见产后。

四白丹杨氏　清肺气，养魄，中风者多昏愦，胃气不清。

白术　白茯苓　人参　宿砂各半两　白芷一两　白檀　防风

---

① 薄荷叶：原作"菏苛"，据《黄帝素问宣明论方·卷三·风门》改。
② 运：通"晕"，眩晕。《灵枢·经脉第十》："五阴气俱绝，则目系转，转则目运。"

川芎　甘草　香附　龙脑　牛黄各五钱。一作五分　羌活　独活　薄荷各三钱半　知母　细辛各二钱　甜竹叶二两　麝香一字　藿香一钱半

上蜜丸，每两作十丸，临卧嚼一丸清肺。强髓。

二丹丸　治健忘，养神，定志，和血。

丹参　熟地黄　天门冬　麦门冬　茯神　甘草各一两　人参　菖蒲　远志　丹砂为衣。各半两

上为末，炼蜜丸，梧桐子大，空心服五十丸，加至百丸。

通顶散　治中风，昏愦不省人事，急用吹鼻即苏。

藜芦　甘草生　川芎　细辛　人参各一钱　石膏半两

上末，吹鼻中就提头顶发，立苏。有嚏可治。

稀涎散《简易》　治中风，忽然若醉，形体昏闷，四肢不收，涎潮搐搦。

皂角四条，去黑皮　白矾一两，一云等分。半生半枯

上末，每服三钱，温水调，灌下，但吐涎便苏。

八味顺气散严氏　治气中。

白术　白茯苓　青皮　白芷　陈皮　乌药　人参各一两　甘草半两

上剉，每服五钱，水煎服，仍以酒化苏合香丸服。

乌药顺气散《局方》　治中风。

麻黄　陈皮　乌药各一两　僵蚕　川芎　枳壳　甘草炙　白芷　桔梗各八两　干姜炮，半两

上末，加姜、枣，水煎服。

如神救苦散　治瘫痪，风湿痹，走注疼痛。

陈皮半两　粟壳一两，去顶膜，蜜炒　虎骨炙　乳香　没药　甘草各二钱半

上为细末，每服三钱，水煎，连渣服。此劫剂也，痛止则已。

天麻丸 治风因热而生，热胜则风动，宜静以养血。

天麻 牛膝 萆薢 玄参各六两 杜仲炒，七两 附子炮，一两
羌活十四两 生地黄一斤，一方独活五两 川归十两

上蜜丸，梧桐子大，每服七十丸，或酒或汤下，空心。

吐药《衍义》 治中风，涎潮，塞气不通。

皂角炙，一两 白矾生，半两 轻粉五分

上为末，每服一二钱，水调灌之，须臾吐涎。矾者分梢下痰也。

三圣散子和

防风三两，去节 瓜蒂三两 藜芦一两或半两

上各为粗末，每服约半两，以齑①汁三茶盏，先用二盏，煎三
五沸，去齑汁，次入一盏，煎至三沸，却将原二盏同一处熬二沸，
夫滓澄清放温，徐又服之，吐为度，不必尽剂。

针灸法《资生》等书

不语，宜灸顶门上星后一寸，灸七壮、百会在头中央，针入一丘许，
灸七壮。口眼歪斜，地仓口旁四分，针一分，斜向颊车灸二七壮、颊车在
颊颧端耳坠下三分，斜入一分，灸二七壮、人中鼻柱下四分，口含水凸珠
上，灸七壮、合谷手虎口歧骨陷中，灸七壮。半身不遂，曲池在肘外辅骨
曲肘横纹头，刺入二寸半，灸二七壮、手三里曲池下二寸，斜入二寸半、
合谷、肩髃、足三里、绝骨、风市、环跳等穴，并宜针灸，以凿
窍疏风。

① 齑（jī 机）：捣碎的姜、蒜、韭菜等。

卷之二

伤寒第二

脉　法

人迎脉必紧盛，或浮紧、无汗寒伤荣，荣实卫虚。阳紧，邪在上焦，主欲呕。寒伤阴，故牢紧。阴紧，邪在下焦，必欲利。太阳脉浮，阳明脉长，少阳脉弦，太阴沉细，少阴脉俱沉，厥阴俱微缓。伤寒热盛，浮大者生，沉小者死。已汗，沉小者生，浮大者死。阴阳俱盛，重感于寒，脉紧涩，变为温疟。阴阳俱盛，伤寒之脉，前病热未已，后寒复感。阳浮滑，阴濡弱，更遇风乘，变为风温。阳浮滑，阴濡弱，皆风脉也。前热未已，风来乘之。阳洪数，阴大实，遇温热二合，变为温毒。洪数实大皆热，二热相合。病发热，脉沉细，表得太阳，名曰痉。病太阳关节疼痛而烦，脉沉，名曰湿痹。病太阳身热疼痛，名曰中暍。病发汗身灼热，名风温。风温为病，脉阴阳俱浮，自汗出，身重多眠睡，鼾语，小便不利，更被其下①。若被火者，微发黄也。剧者则惊痫，时瘛疭。若火熏者，则死矣。

医　论

丹溪云：外感，无内伤者，用仲景法。伤寒必须身犯寒气，口食寒物者，从补中益气汤中加发散药。属内伤者十居八九，其法邪之所凑，其气必虚，只用补中益气汤，从所见之证出入加减。

---

① 鼾语，小便不利，更被其下：《伤寒论·辨太阳病脉证并治上第五》作："鼻息必鼾，语言难出。若被下者，小便不利，直视失溲。"

气虚热甚者，少用附子以行参芪之功，如果气虚者，方可用此法。以上治法可用于南方，不宜北方。按：《阴阳大论》云春气温和，夏气暑热，秋气清凉，冬气寒烈，此则四时正气之序也。《伤寒论》云冬气严寒，万类深藏，君子当固密，则不伤于寒，触冒之者，乃名伤寒耳。其伤四时之气皆能为病，以伤寒为毒者，以其最为杀厉之气。自霜降后至春分前，感寒而即病者名曰伤寒。不即病者，寒毒藏于肌肤，至春变为温病，至夏变为暑病也。是以辛苦之人，春夏多温热病者，皆由冬时触寒所致，非时行之气也。若春时应暖而反寒，夏应热而反凉，秋应凉而反热，冬应寒而反温，此非其时而有其气。是以一岁之中，长幼之病多相似者，此时行之气。非若天令温暖而感之，是为冬温。如春时天令温暖而壮热为病者，乃温病也。如天气尚寒，冰雪未解，感寒而病者，亦曰伤寒。若春末夏秋之间，天气暴寒而感之为病者，此乃时行寒疫也。如夏至日后壮热脉洪者，谓之热病也。然又有温疟、风温、温毒、瘟疫、中寒、中风、伤风、中湿、风湿、中暑、中喝、湿毒、湿①温、痰症、内伤、食积、虚烦、阴虚阳乏，一皆发热，状似伤寒，故世俗悉以伤寒治之，杀人多矣。且温病、热病乃因伏寒而变，既变不得复言为寒也，其寒疫乃天之暴寒，与冬时严寒又有轻重不同。时气是天行疫疠之气，又非寒比②也。湿病乃山泽蒸气，暑乃炎日之火，风乃天之贼邪，皆伤于人者也，有中者为重，伤者轻也。温疟、风温等症，又是伤寒坏证，更感异气所变，各看其因，岂可通以伤寒而混治之耶？且名不正则言不顺，名尚不正，岂可以言治乎。幸东垣发内外伤辨之论，救③千古无穷之弊，其功盛矣。故丹溪有云：千世之下，能得其粹者，东垣一人也。抑尝考之仲景治伤寒尝三百九十七法，一百一十三方，观其设为问难，明分经络，施治之序，缓急之宜，无不反复辨论，首尾该贯，如日月之并明，山石之不移也。虽后

---

① 湿：原作"温"，据《脉症治方·卷一·寒门》改。

② 比：原作"此"，据《脉症治方·卷一·寒门》改。

③ 救：原脱，据《脉症治方·卷一·寒门》补。

人千方万论，终难违越矩度。然究其大要，无出乎表里虚实阴阳寒热八者而已。若能明究其的、则三百九十七法了然于胸中也。何以言之？有表实，有表虚，有里实，有里虚，有表里俱实，有表里俱虚，有表寒里热，有表热里寒，有表里俱热，有表里俱寒，有阴证，有阳证，病各不同，要当辨明而治之。其脉浮紧，发热，恶寒，身疼而无汗者，表实也，宜麻黄汤以汗之。若脉浮缓，发热恶风，身疼而有汗者，表虚也，宜桂枝汤以和之。设腹中硬满，大便不通，谵语潮热，脉实者，里实也，宜大柴胡、大小承气之类下之。或腹鸣自利，有寒有热者，里虚也。如表里俱实者，内外皆热也，脉浮洪，身疼无汗者，以通圣汗之。若口渴饮水，舌燥脉滑者，人参白虎主之。若弦大而滑者，小柴胡合白虎主之。如表里俱虚，自汗自利者，宜人参三白汤，或黄芪建中汤加人参、白术。脉微细，足冷者，加附子以温之。如表寒里热，身寒厥冷，脉滑数，口燥渴，宜白虎汤。如里寒表热者，面赤烦躁，身热自利清谷，脉沉者，以四逆温之。如表里俱寒而自利清谷，身疼恶寒者，此内外皆寒也，先以四逆救里，后以桂枝治其表也。如阴证发热，则脉洪数而躁渴矣。大抵麻黄、桂枝之辈汗而发之，葛根、升麻之属因其轻而扬之，承气、陷胸之倒引而竭之，泻心、十枣之类中满泄之，在表者汗之，在里者下之，半表半里者和之，表多里少者和而少汗之，里多表少者和而微下之，在上者吐之，中气虚而脉微者温之，全在活法以施治也。若表里汗下之法，一或未当，则死生系反掌之间，可不明辨哉。

　　凡证与伤寒相似者极多，皆杂证也，其详出于《内经·热论》。自长沙公以下诸家推明，甚至千世之下，能得其粹者，东垣一人也。曰：内伤极多，外伤者间而有之，此发前人所未发，欲辨内外伤之证，东垣详矣。后人徇[①]俗不见真切，雷同指为外伤，极谬。其或可者，盖亦因其不敢放肆，而多用和平之药散之

---

① 徇（xùn 训）：依从，曲从。

耳。若粗率者，必致杀人。有感冒等轻病，不可便认为伤寒。西北二方极寒，肃杀之气，外感甚多，东南二方温和之地，外感甚少，所谓千百而一二也。杂病亦有六经所见之证，故世俗混而难别。

夫伤寒者，其寒邪多伤于太阳之经，而后传变，故先头疼、身痛、恶寒而发热，其脉见于左手，故人迎脉紧盛，或浮紧而无汗，其寒热齐作而无间，晡时必剧，乃邪气盛，潮作之时，精神有余，语言壮厉，口鼻之气俱盛，手背热而手心不热，乃邪气胜，此为有余，当泻，不当补也。

内伤则见于右手，气口脉必紧盛，手心热而手背不热，躁作寒已，不相并，但有间耳，日晡时必减，乃胃气得令，潮作之时，精神困倦，少气懒语，身无大痛①，但觉困倦，脉不紧数，但②大而无力，是阳气有伤，不能升达降下阴分而为内热，是阳虚也，此为不足，宜补，不宜泻也。

若劳心好色，内伤真阴，阴血既伤，则阳气偏胜而变为火矣，是为阴虚火旺，或盗汗遗精，咳嗽寒热，或于午后发热，身无痛处，惟觉困倦，其脉数而无力，宜补阴降火。

伤食者，因饮食停滞而发热，气口脉必紧甚，或右关短滑，盖伤食则恶食，理必然也，又或噫气吞酸，或恶闻食气，或欲吐不吐，或恶心痞闷，按之则痛，或胃口作疼，或停食而复感寒者，则气口、人迎之脉俱大也，亦头痛、发热、恶寒、拘急、中脘痞闷，或吐或呕或痛者，为伤食也。

若发热脉缓而有汗者，谓之伤风也，必口气粗，合口不开，面光不惨，恶风不恶寒也。

虚烦者，诸虚烦热，心中郁郁不安，故谓之烦，但不恶寒，头身不痛，脉不紧数为异耳。

痰症者，凡停痰留饮，凝结中脘，亦令人寒热，状如伤寒。若痰在上焦，

---

① 痛：《脉症治方·卷一·寒门》作"热"，义胜。

② 但：原脱，据《脉症治方·卷一·寒门》补。

则寸沉滑，或沉伏。痰在中焦，则右关滑大。兼气郁，则沉而滑。挟食，则短而滑也。凡关脉滑大者，膈上有痰，可吐之。

脚气之证，亦发寒热，或呕逆，或举体转筋，足胫焮赤而肿者是。

有瘀血症，为攧扑①损伤，初时不觉，过七八日，或十余日，则寒热始作，但胁下小腹必疼，手不可近，若血上冲而昏迷不醒，良久复苏，此瘀血也。

温病者，春时天道和缓，若壮热烦渴而不恶寒者，温病也。

若夏至以后，时令炎暑，患壮热烦渴而不恶寒者，热病也。

时气，乃天行瘟疫，四时不正之气，人感之，则长幼一般，亦与伤寒相似，盖伤寒因寒而得之，此乃瘟气，不可与伤寒同论也。

寒疫者，乃天之暴寒为病。四时之中，或有风寒之作，感而即病者，寒疫也，亦与伤寒相似，但略轻耳。

冬温者，因冬时有非节之暖，即时行之气也，若发斑者，又曰温毒也。

中暍，即中热也，盖伤太阳经与伤寒相似，故曰中暍，必汗出身热而渴，或身重而疼也。

中暑者，热伤于心脾之经，而不在太阳，其候面垢自汗，身热烦渴，脉虚或背微寒。盖暑喜伤心，心不受邪，则包络受之，包络木，相火也，以火助火，故热甚而昏也，或小便不利，或呕吐，头疼恶心，胸膈满闷，或腹痛也。又有伤暑之病，虽属外感，却类内伤，与伤寒大异。盖寒伤形，寒邪客表，有余之症，故宜汗之；暑伤表，元气为热所伤而耗散，不足之证，故宜补之，东垣所谓清暑益气是也。又有因时暑热，而过食冷物，以伤其内，过取凉风，以伤其外，此则非暑伤人，乃因暑而自致之之病，宜辛热解表，或辛温理中之药，却与伤寒治法相类者也。

风湿者，春夏之交，病如伤寒，肢体重痛转侧难，小便不利。因阴雨卑②

---

① 攧（diān 颠）扑：跌仆，摔倒。

② 卑（bēi 杯）：地势低下。

湿，或引饮，多有此症，宜五苓散，忌汗下。

有疮疡者，凡疮疡初生，必寒热交作，必须视其身体，有无疮头，仔细详辨，不可便作伤寒治之。凡脉浮数，当发热而洒淅恶寒，若饮食如常而有痛处，必生恶疮。尝见俗医妄名流注伤寒，遍考诸书，并无此名，何其谬哉。凡此之类，外形相似，内实不同，治法多端，而不可或谬。必须审其果为温病、热病及温疫也，则用河间法；果为气虚、伤食及内伤也，宜东垣之法；果为阴虚及痰火也，则用丹溪之法。如此则庶无差误，以害人性命矣。世俗但见发热之症，一皆认作伤寒治之，悉用汗药以发其表，汗后不解，遂用下药以疏其里，设是虚证，岂不死哉？故经曰：实实虚虚，损不足，益有余，如此死者，医杀之耳。是以冤魂塞于冥路，死尸盈于旷野，仁者鉴此，岂不痛哉。

伤寒挟内伤者，十居八九。《经》曰：邪之所凑，其气必虚。补中益气汤，从六经所见之证加减用之，必用参芪托住正气。气虚热甚者，少用附子，以行参芪之功。按东垣加减之法，如见太阳经头顶痛，腰脊强，加羌活、藁本、桂枝。阳明身热目疼，鼻干不得卧，加葛根，倍升麻。少阳胸胁痛而耳聋，加黄芩、半夏、川芎，倍柴胡。太阴腹满咽干，加枳实、厚朴。少阴口燥舌干而渴，加生甘草、桔梗。厥阴烦满囊缩，加川芎。变症发斑，加干葛、玄参、升麻，宜随症加减。

表里辨 《伤寒论》等书

凡是表证，脉浮，身体肢节疼痛，恶寒恶风者，可汗之。凡是里证，脉实而不浮，不恶风寒反恶热，身不疼，自汗，谵语，不大便，或咽干腹满者，可下之。

阴阳证辨

凡阴证身静重，语无声，气难布息，目睛不了了，鼻中呼不出吸不入，口鼻中气冷，水浆不入，二便不禁，面上恶寒有如刀刮。阳证身动轻，语有声，目睛了了，鼻中呼吸出入能往能来，口鼻中气热。夫阴阳二证若水火也，误则杀人，不可不辨。盖阳证必面红光彩，唇红口干舌燥，能饮凉汤冷水也，身轻易，常开目见人，喜语，声响亮，口鼻之气往来自然，小便赤黄，大便秘硬，手足温暖，爪甲俱红，此皆阳证之大略也。阴证则面青墨，目青，然或有虚阳泛上，面虽赤但不红活，为异耳，必身重难以转侧，或喜向壁卧，或蜷卧欲寝①，或闭目不欲见人，懒言语，或气少难以布息，或口鼻之气往来自冷，声音不响亮，或前轻而后重，或时躁热烦渴，不能饮水，唇口或青或紫，或白苔铺满而滑，不见红色，手足自冷，爪甲青紫，血不红活，小便清白或有淡黄，大便不实，或肌肉之分，以手按之殊无大热，阴甚者，则冷透手也，虽是发热，与阳证大异，不可以面赤烦渴为论，须要详辨明白可也。

阴盛格阳

目赤烦躁不渴，或渴不欲水，脉七八至，按之不鼓，姜附主之。吴氏曰：阴症似阳者，乃水极似火也。盖伤寒传变，或误服凉药，攻热太速，其人素本肾气虚寒，遂变阴证。冷甚于内，逼浮阳之火发于外，其人面赤烦躁微热，虽渴而不能饮，大便阴结不通，小水淡黄，或呕逆，或气促，或郑声，或咽喉痛，所以状似阳证。或者不识，见面赤烦渴，大便秘结，认作阳证，妄投寒凉之药，下咽遂毙，可不谨哉！若其脉沉细迟微者，急以通脉四逆汤，倍加人参、附子以接其真阳之气，为紧要之法也。设或差迟，遂以阴盛阳衰，参附亦不能救之，此与阴盛格阳例同，故集于此。然王太仆亦谓身热脉数，按之不鼓击者，此名阴盛格阳，非热也。东垣又云：面赤目赤，烦渴引饮，脉七八至，按之则散者，此无根之脉，以姜附汤加人参治之而愈。或曰：伤寒未三日，身冷，额上汗出，面赤，身烦者，非阴毒症也，谓之阴盛格阳，阴气并于外，阳气并于内，其脉沉而数也。学者深求《内经》之旨，则阴阳之微可得而明矣。

---

① 寝：原作"窍"，据《古今医统大全·卷之十三·伤寒门》改。

阳盛拒阴

身表凉，疼痛，四肢冷，诸证脉沉数而有力，承气主之。《蕴要》云：阳证似阴者，乃火极似水也。伤寒热甚，失于汗下，阳气亢极，郁伏于内，反见胜己之化于外，故身逆冷，神气昏昏，状若阴症也。大抵唇焦舌燥，能饮水，大便秘硬，小便赤涩，设有稀粪水利出者，内必有燥屎结聚，此乃旁流之物，非冷利也。有屁极臭者是，其脉虽沉，必滑有力，此阳证也，轻者人参白虎汤，或小柴胡合解毒汤。内实者，以调胃承气，或潮热者，以大柴胡加芒硝下之。若大实大满，秘而不通者，以大承气下之。必须仔细审察，盖此与阳盛拒阴亦同。故王太仆亦谓身寒厥冷，其脉滑数，按之鼓击于指下者，此名阳盛拒阴，学者宜详审之。

可汗

大法，春夏宜发汗，脉浮大可汗。设利为虚，不可汗也。浮紧可汗。太阳病浮弱可汗。浮数可汗。脉迟，微恶寒，表未解可汗。日晡寒热如疟，属阳明，脉浮可汗。伤寒身痛，清便自调可汗。《蕴要》云：凡头项强痛者，腰疼背强者，身疼拘急者，瑟瑟恶寒者，翕翕发热者，脉尺寸浮紧者，或浮数者，以上皆属表症而得表脉，无汗者即宜发汗。凡发汗后不解者，若有表症表脉仍在者，宜再汗之。如表症已退，而热不解者，此传经也。大抵风寒暑湿之邪所伤，但觉身热头痛，拘倦项急，憎寒发热，一切杂症皆宜汗之，惟脉虚者不可汗也。

不可汗

脉沉细濡弱者，不可汗。沉细为在里，濡弱血气虚。脉浮而紧，法当身痛，宜以汗解；若尺脉迟者，不可汗。阴病脉沉细数不可汗在里故也。伤寒风温素伤于风，后伤于热，四肢不收，头痛身热，常汗不解，治少阴厥阴。不可汗。汗出则①谵语，内烦不得卧，善惊，目无精光。

湿温先伤于湿，后伤于热，因而中喝。苦两胫冷，腹满头目痛，妄言，治在足太阴，不可汗。汗出必不能言，耳聋不知痛所，身青面变而死。

伤寒形象中风，常微汗出，自呕者心懊，发汗则痓。伤寒脉弦细，头痛而反热，属少阳，不可汗。太阳与少阳并病，头项强痛，或眩冒，心下痞坚，不可汗。少阴咳而下利谵语者，强汗之故也。动气不问上下左右，皆不可汗。咽中闭塞不可②汗，汗之则吐血。厥不可汗，汗之声乱，咽嘶。下血家不可汗，汗之则寒栗而振③。衄家不可汗，汗之必额陷直视。淋者不可汗，汗之必痓④。汗家不可重汗，汗之必恍惚，脉短者死。疮家不可汗，汗之必痓。冬时发其汗，必吐利口疮。下利清谷，不可汗，汗之必胀满。咳而小便利，或失汗之则厥逆。诸逆⑤发汗，微者难愈，甚者言乱睛眩而死。夫禁汗之候，尤有未备。若劳役，乘凉解衣，泉水新沐，表虚为风寒所遏，与夫口燥舌干，咽干喉痛，泻利，内伤房室，阴虚中暑，金疮痛肿初破⑥，经水适来，新产血虚，脉息沉细，或濡大无力者，皆不可汗也。大抵取汗之法，不可不谨。昔范云患伤寒热⑦甚，不得汗出，招徐文伯诊视。是时武帝有赐云九锡之命，云与文伯曰：可得速愈者乎？文伯曰：便差

---

① 则：原脱，据《伤寒总病论·卷五·伤寒感异气成温病坏候并疟证》补。

② 可：原脱，据《伤寒论·辨不可发汗病脉证并治第十五》补。

③ 振：原作"衄"，据《伤寒论·辨不可发汗病脉证并治第十五》改。

④ 痓：《伤寒论·辨不可发汗病脉证并治第十五》作"便血"。

⑤ 诸逆：原脱，据《伤寒论·辨不可发汗病脉证并治第十五》补。

⑥ 破：原脱，据《古今医统大全·卷之十三·伤寒门》补。

⑦ 热：原脱，据《古今医统大全·卷之十三·伤寒门》补。

甚易，但君元气不足，恐二年后不复起尔。云曰：朝闻道，夕死可矣，况二年乎。遂以蒸法取汗而愈，后二年果卒。所以取汗之法，必先审其虚实，脉症之的，然后用之，否则促人寿期。故集于此，以为龟鉴云。

可吐不可吐

大法，春宜吐。成云：春时阳气在上，邪气亦在上，故宜吐。凡病在膈上者，宜吐之。脉大胸满多痰者，食在胃口。脉滑者，手足逆冷，脉乍结，以客气在胸中，则心下满而烦，欲食不能食者。凡病在胸中，满实郁郁而疼，不能食，欲使人按之而反有涎吐出，及下利日数行，寸口脉微滑者，宜吐之，其利即止也。以上之证，并宜吐之。《经》曰：在上者，因而越之。乃吐也。华佗云：伤寒三四日，邪在胸中者，宜吐之。凡吐用瓜蒂散，或淡盐汤，或温茶汤与之。如虚者，以人参芦汤亦可。若痰多者，用二陈汤一碗，乘热饮之，以指探喉中则吐也。凡怯弱与房劳内伤虚人，与夫胎前产后，血虚脉弱小者，皆不可吐也。凡药发吐者，如防风、桔梗、栀子只用一味煎汤，温服即吐也。若误吐则损人上焦元气，为害非轻。

可下

大法，秋宜下。成云：秋时阳气下行则邪气亦在下，故宜下也。经云：太阳病三日，发汗不解，蒸蒸发热者，属胃也，调胃承气下之。凡潮热腹痛者，大柴胡加厚朴。潮热妄语者，大柴胡。阳明多汗，胃中必燥，大便必硬，谵语者，小承气。若谵语脉滑而疾，潮①热者，大柴胡。或谵语潮热不食者，此胃中有燥屎五六枚，小承气。若能食，大便硬者，或汗谵语，此有燥屎，调胃承气。若潮热，手足漐漐汗出，大便难而谵语者，大承气。凡五六日不大便，绕脐痛，烦躁发作有时者，有燥屎也，调胃承气。凡

---

① 潮：原作"朝"，据《证治准绳·伤寒总例·可下》改。

曾经下后，又六七日不大便，烦热不解，腹满痛者，有燥屎也，仍用大承气。若小便不利，大便乍难乍易，时有微热，喘满不能卧者，有燥屎也，大承气。凡吐后腹胀满者，调胃承气。凡吐下微烦，小便数，大便硬者，小承气。或腹满不减者，小承气。或下利脉滑而数者，有宿食也，小承气。或不利，脉三部皆平，按其心下硬者，大承气。或尺寸脉浮大，按之反涩者，宿食也，小承气。或下利不欲食，脉滑者，宿食也，小承气。凡脉沉有力，内实潮热不解者，大柴胡。大抵下药，必切脉沉实或沉滑或疾有力者，可下也。再以手按脐腹硬者，或痛不可按者，则下之无疑也。凡下后不解者，再按脐腹有无痛处，若有硬处，手不可按，下不尽也，再下之。若下后腹中虚软，脉无力者，虚也，以参胡三白汤和之，或发热，或潮热，或往来寒热不解者，并宜小柴胡增损和之。若烦热不得眠者，宜竹叶石膏汤，或十味温胆汤。

急下

经言：伤寒阳明病，六七日，目中不了了，睛不和，大便实，身微热，无表证，此里实也，急下之。阳明病①，凡发热汗出者；凡发汗不解，腹中满而痛者；凡腹胀硬满而喘有潮热者。凡内实谵语烦渴、腹中硬满，或发狂不大便者，凡下利脉三部皆平、心下硬者，以上并宜大承气汤急下之也。

不可下

凡有恶风恶寒者，不可下。凡腹时满时减者，腹中不转失气者，凡腹胀可揉可按虚软者，脐之左右有动气者，阴虚劳倦者，

---

① 阳明病：原脱，据《伤寒论·辨阳明病脉证并治第八》补。

手足逆冷者，尺中脉弱者，脉浮有表证者。经云：阳明病，面合赤色，又心中硬满者。凡脉沉不实不疾，或细而虚，按之无力，或咽中闭塞①，亡血虚家，经水适来适断，或热入血室，胎前产后，崩漏，小便频数而大便秘者，或小便清白而大便秘者，以上之候并不可下也。

恶风有三丹溪

汗出而脉缓，桂枝加葛根汤，使遍身润。

太阳病，发汗过，亡阳，卫虚恶风，当温其经，桂枝加附子汤。

风湿相抟，骨节烦疼不得屈伸，汗出恶风，不欲去衣，甘草附子汤。

汗后热并再伤八证

发汗不入格，其病不解，宜再汗。

发汗再伤风邪而热，宜再汗。

再阳②风寒而热，宜随证治之。

汗后温温热，脉静身热，无痛处，此虚热也，宜平补之。

汗后温温热，或渴或烦，或胸满，或腹满，或腹急，脉沉数，有里证，宜下。

劳力而再热，宜平补。

过食而热，宜消化其食。

汗后温温热，脉弦小而数者，有余热也，宜和解之。

---

① 塞：原作"寒"，据《伤寒论·辨不可下病脉证并治第二十》改。
② 阳：疑作"伤"。

谵语郑声辨

伤寒属阳明谵语者，乃胃热，脉洪大，调胃承气。

身不热而困者，为郑声。人虚脉平，宜补。

妇人经水适断，邪入血海，左关脉数，小柴胡。

有邪祟者，言语涉邪，颇有意思，脉状多变，与病相违者是。夫谵语者，语言讹误而无伦次也。又云：谵语谓谵妄有所见而言也。经曰：实则谵语。盖邪结于胸中，甚则神昏而胡说也。若轻者，则睡中谵语，醒则无矣，重则不睡亦谵语也，又甚者骂詈，此神明之乱也。然有数种，有潮热内实，有腹满内实，有自汗出，有下利燥屎，有二阳并病，有三阳合病，有表虚里实，有热入血室，有汗出亡阳，有大热入胃，有过经不解，有下后惊惕，有火邪等症，皆发谵语也。又有错语、独语、狂语、乱语不同，必辨而治之。经曰：直视谵语者死。汗出亡阳，脉短者死。谵语妄语，手足逆冷，脉沉细而微者死。又曰：虚则郑声。郑声者，重迭而语也。此因内虚，正气将脱，如手足冷，脉沉细，口鼻气息短少，语言轻微，无力接续，出入之气，且促且短，难以应息，此皆元气将脱。若上气促气，呃逆神昏者死。若气息不促，手足颇温，脉沉细而微者，急以附子倍人参或人参膏，徐徐与之亦可。

气喘七证

伤寒太阳证，下之微喘者，内虚外热故也，宜解表。

饮水过多，水停心下，胸满而喘，宜利小便。

病本无喘，因药下之，泻止而喘，为气脱不治。

喘而四逆者不治。

喘而鱼口者不治。

喘而噫者不治。

喘而闭目面里者不治。

目瞪四证

伤寒到目瞪，口噤，不省人事，此中风痉症。以药开关吐痰，痰退眼开，随证治之。

伤寒病已过经，疾退无热，人困不语，脉和目瞪，谓之戴阳，下虚故也。

阳毒不解，热毒之气郁于太阳之经，故使目瞪，六脉弦劲，渐作鱼口，气粗者死。

痰潮上壅七窍，两目瞪，类惊风，宜下痰。

厥逆迷闷有三

阴毒伤于四肢逆冷，心膈闷，默默思睡，脉沉伏。

伤寒汗下，又战汗过多，人困身冷不动者，亡阳也。

伤寒未三日，身冷，额上汗出，面赤心烦者，非阴毒证也，谓之阴盛格阳，阴气并于外，阳气伏于内，其脉沉数也。

咽干有二

少阳证，口苦咽干，乃胆热也，小柴胡。

少阴口燥咽干，乃肾热，津液不生，宜下。

舌卷唇焦，乃心肺热极，三焦津液不生，可治。若舌卷卵缩者，不治，厥①阴绝故也。

伤寒传阴，或热势并入脏腑而下利，急用和中之剂，人参、白术、陈皮、厚朴、肉果、神曲，从权施治。

因劳苦感寒湿过多，患热而不食，数日后不省人事，言语乱妄，神思昏迷，面青齿露，似为死证，其脉沉细。先服小柴胡等药，不效，急以四君子加附子数片温服，俟脉与神思稍回，方可施治，此为阴证。

伤寒壮热脉实，癫狂，乃有余证，宜大承气。

---

① 厥：此后原衍"厥"字，据文义删。

　　凡汗下后，三五日便妄言。此乃神不守舍，慎勿攻击。脉多细数，不得卧，足冷气促，面青干燥，用补中益气加人参、竹叶。

　　内弱本劳苦，得汗后大虚，脉细数，热如火，气短促，用参、术、归、芪、甘草、五味、知母、竹叶、童便。

　　《杂著》云：伤寒发热，是寒邪入卫，与阳气交争而为外热。阳气主外，为寒所伤而失其职，故为热。其脉紧而有力，是外之寒邪伤卫也，治主外，故宜发表以解散，此麻黄、桂枝之义。以其感于冬春之时，寒冷之月，即时发病，故谓之伤寒，而药用辛热以胜寒。若时非寒冷，则药当有变矣。如春温之月，则当变以辛凉之药。夏暑之月，则当变以甘苦寒之药。故云：冬伤寒不即病，至春变温，夏变热，而其治法，必因时而有异也。又云：凡伤寒时气大病，热退之后，先服参芪甘温之药一两服，以扶元气。随后便服滋血生津润燥之药，盖大病后，汗液外耗，水谷内竭，必有小便赤涩，大便秘结等症，宜预防之。

　　《蕴要》云：妊娠伤寒，治法不同，要安胎为主。凡药中有犯胎者，不可用也。如用半夏，即以半夏曲代之可也。如无，以半夏汤泡七次，透晒干，又姜汁拌，焙干可用。凡川乌、附子、天雄、侧子①、肉桂、干姜、大黄、芒硝、芫花、甘遂、大戟、蜀漆、水蛭、虻虫、桃仁、牡丹皮、干漆、代赭石、瞿麦、牛膝等类，皆损胎之药，不可用也。伤寒热甚者，用井底泥涂脐下二寸，干易之。或白药子末，或伏龙肝，皆可以水调涂。大抵妊娠伤寒用药，必加黄芩、白术安胎，或另煎，或细末汤下二三钱。如素

---

　　① 侧子：为毛茛科植物乌头子根（附子）之小者，或生于附子旁的小颗子根。《吴普本草》："侧子八月采，阴干，是附子角之大者。"

弱者，四物汤亦不可缺也。

新产之后发热，必须仔细详辨。有力倦发热，有亡血过多，有恶露不去，有蒸乳，有劳动，有饮食停滞，一皆发热，状似伤寒，须要仔细详辨，不可辄便发汗。若误汗之，必变筋惕肉𥆧，或郁冒，昏迷不省，或风搐不定，或大便秘结，因而不救者多矣，可不谨哉。

凡有发热等症，且与四物，以芎归为主，酒炒芍药、地黄佐之，或加柴胡、人参、干姜。

医 案

丹溪治一人，旧有下疳疮，忽头痛发热自汗，众作伤寒治，反剧，脉弦甚七至，重则涩。曰：此病厥阴，而与证不相对，以小柴胡加龙胆草、胡黄连热服[1]，四贴安。

一少年贫劳，冬患恶寒证，吐血二三日，六脉紧涩，食减，中痞。他医用温胆汤、枳壳汤。三日后发潮热，口干不渴，有痰，询之，因悲泣忍饥，霜中渡水数次，以小建中汤去芍药加桔梗、陈皮、半夏，四贴安。

滑伯仁治一人伤寒，脉二手沉而滑，四末微青，赤斑，舌黑而燥如芒刺，身大热，神恍惚，谵妄。曰：此表不解，邪气入里，里热盛。先以小柴胡加知母、石膏，次以承气下之。

一人恶寒，大战栗，手背冷汗，虽厚衣烈火不能解，脉沉微，以真武汤。盖脉沉微，无表里证，此体虚受寒，亡阳之极也，初皮肤表气为寒壅遏，阳不得伸而然也[2]，故血隧热壅，须用硝、

---

① 热服：原脱，据《名医类案·卷一·伤寒》补。
② 然也：原作"终"，据《名医类案·卷一·伤寒》改。

黄；气隧寒壅，须用桂、附。阴阳之用不同者，无形有形之异也。

一人冒雪进凉食，病内外伤，恶寒头痛，心腹疼而呕，脉沉紧或伏而不见。曰：在法下利清谷，当急救里，清便自调，当救表。今患内伤冷物，外受寒邪，急救表里，以四逆汤服之。晬①时服附子一两，明日脉在肌肉，惟紧自若，外证已去，内伤独存，又以丸药下其宿食，后调中气，遂安。

一人病恶寒发热，头痛吐泻，五日矣，或用小柴胡汤，不解，脉弦而迟。曰：是在阴，当温之，以真武汤。众争之，强与凉药，泄尤甚，脉且陷弱，仍以真武汤，连进四五剂乃安。

一人伤寒既愈而虚，独背恶寒，脉微细，汤熨不应。以理中汤倍姜、柏、藿香大剂服之，外以荜拨、良姜、茱萸、桂、椒大辛热为末，姜汁调为膏，厚敷满背，以纸覆之，干即易，如是半月而安，此治法之变也。一人伤寒后，劳复发热，自汗七日，或欲补。予曰：不然，劳复为病，脉浮当汗解，以小柴胡三进，再汗而安。

沧州翁②治一人，伤寒十余日，身热而人静，脉皆伏，众皆不治。舌苔滑，两颧赤如火，发斑。夫脉，血之波澜也，今血为邪热所搏，淖而为斑，外见于皮肤，呼吸之气无形可依，犹沟隧之无水，虽有风不能成波澜，斑消则脉出矣。以白虎加人参汤化其斑，脉复常，又以承气下之而愈。发斑无脉，自长沙公以下，无人论及，可谓发前人之未发也。

----

① 晬（zuì 最）：一昼夜。《灵枢·上膈》："下膈者，食晬时乃出。"
② 沧州翁：即吕复。字元膺，号沧州翁。原籍河东（今属山西），后徙居鄞县（今属浙江），元末明初医家。著有《内经或问》《切脉枢要》《运气图说》等。

一人伤寒旬日，邪入于阳明，一医以脉虚自汗，以玄武汤实之，致神昏如熟睡。脉皆伏，肌肉灼指。曰：此必荣血致斑而脉伏，非阳病见阴脉比也。无斑，则蓄血耳，视之果见①赤斑，脐下石坚拒痛，与化斑汤半剂，继②进生地黄汤逐其血，是夕下黑屎数枚，斑消脉出，后又复痛，再用桃仁承气攻之，遂安。

附　方

麻黄汤并仲景　治太阳脉浮，头疼，发热，恶寒，身痛无汗而喘。

甘草炙，一钱　麻黄三钱　桂枝二钱　杏仁炒，一钱半　生姜三片枣二枚

上剉，作一服。用水二钟，煎至一钟，去上沫，以清汁热服，以衣被盖取汗，絷絷遍至手足心即止，不必再服。如须臾汗未出，宜吃热稀粥一碗，以助药力，汗出即止。如未出，再煎一剂与之，仍前温覆取汗。若头重者，一日一夜服，周时观之。若表病仍在者，再进一剂。若三四剂汗不出者，难治，必用蒸法。夫寒邪自表而入，亦宜自表而出之，故当汗而解也，迟则寒邪入里，虽汗之，不能去其邪也。若天令寒冷之时，宜麻黄汤等辛温之药以发之。若时值炎暑，则药当有变，而此方不可用矣，宜葛根、葱白、豆豉或双解散等辛凉之剂以发散也。或问伤寒吐血、衄血，仲景以麻黄汤发汗，何也？吴氏曰：邪热在表，不得汗出，怫郁在表，壅遏经隧，迫血妄行，上逆而为吐衄也，以麻黄汤发散经中之邪，夺其汗则血自止，而病自解矣。《内经》曰：血与汗，异名而同类，夺血者无汗，夺汗者无血，此之谓也。昔陶尚文治一人，伤寒四五日，吐血不止，医以犀角地黄汤等治而反剧，陶切其脉浮紧而数，若不汗出，邪何由

---

① 见：原脱，据《名医类案·卷一·伤寒》补。
② 继：原作"终"，据《名医类案·卷一·伤寒》改。

解，遂用麻黄汤一服，汗出而愈，可谓深得仲景之心法矣。

桂枝汤　治伤寒发热，汗出恶寒，为表虚，宜此和之，不可汗也。

桂枝　芍药各三钱　甘草二钱

上剉，加姜三片，大枣二枚，水煎温服。

大青龙汤　治伤寒脉浮紧，头疼，身痛，恶寒，发热，不得汗出，烦躁，扰乱不安，以此汗之。

麻黄六钱　桂枝二钱　甘草一钱　杏仁一钱半，去皮尖　石膏四钱

上加姜三片，枣二枚，水煎热服，以衣被覆取汗即愈。古人以伤寒为汗病，其身热烦躁，无奈何者，一汗而凉是也。或问：大青龙汤，仲景治伤寒发热、恶寒、烦躁者，服之可用否？仁斋曰：伤寒邪热在表，不得汗出，躁乱不安，身心无如奈何，脉浮紧或浮数者，用此发汗即愈，乃仲景妙法也。譬若亢热之极，一雨而凉，其理可见也。若不晓此理，见其躁热，投以寒药，反害。岂胜言哉！若脉不浮紧数，无恶风，恶寒，身疼者，不可用也。

十味芎苏散　治四时伤寒，温疫时气，头疼发热，胸膈满闷，脉浮恶寒者，服之。凡天道和暖，邪轻者以此代麻黄汤。

川芎　枳壳　桔梗　半夏　陈皮　茯苓各一钱　紫苏　柴胡葛根各二钱　甘草七分

上作一服，加姜三片，枣二枚，水煎热服，温覆取汗。《蕴要》云：如天令尚寒，少佐麻黄一二钱以发之。若年老虚弱者，加人参一二钱。头疼加葱白二根，白芷一钱，甚者加细辛五分。巅顶连头痛者，加藁本一钱。大便泻，去枳壳，加白术一钱半。腹痛加炒白芍药一钱半。恶寒痛者，加桂五分。遍身骨节痛，加羌活一钱半。恶风寒痛，加桂枝一钱。内外热甚者，加黄芩一钱半，柴胡倍之。暑月烦热者，加黄连、香薷。饮食停滞，心下痞，加枳实、青皮各一钱。

人参羌活散　治伤寒头痛身疼，骨节烦疼，恶风发热，不分有汗、无汗皆可用之。凡时气温疫，热病初作，头疼发热者皆治。及咽喉肿痛，发斑疮疹，乃解利伤寒伤风，太阳、少阳、阳明三经之药也。

人参　前胡　川芎　独活各一钱半　羌活　柴胡各二钱　枳壳　桔梗　茯苓　甘草各□钱

上作一服，加姜三片，水煎热服。

羌活神术汤　治伤寒头疼，项背强，腰疼，骨节痛，脉浮紧，发热恶寒，无汗。如天令和暖，少加麻黄、葛根，可代麻黄汤也。烦躁加石膏，倍麻黄，可代大青龙也。

羌活　苍术各二钱　藁本　川芎　白芷各一钱半　细辛　甘草各一钱　葱白二根　生姜三片

煎法同大青龙汤。

藿香正气散　治外感发热，头疼，内因痰饮凝滞为热，或中脘痞满，呕逆恶心。

白芷　大腹皮　紫苏各五分　陈皮　桔梗　白术　厚朴　半夏　甘草各一钱　藿香一钱半

上作一服，加姜三片，枣二枚，水煎热服。欲汗，以衣被覆取汗。

或问：世俗治疫疠盛发，用藿香正气散预服，以防未然，非良法乎？曰：《经》云邪之所凑，其气必虚。苟正气充足，邪无可入之理。且邪气既感于人也，即病矣，其未伤于邪也，先服发散之药，既无病邪抵受，必伤正气而发其腠理，非惟无益，反惹开门延寇之患，何益之有哉？故仁斋亦曰：此方乃治内伤脾胃，外感寒邪，憎寒拘急，头痛呕逆，胸中满闷，与夫伤寒、伤冷、伤湿、中暑、霍乱等症，并宜增损用之。非正伤寒之药，如妄用之，先虚正气，逆其经络，遂致变逆危殆而不救，良可悲夫。却疫之法，愚尝以补中益气之药，随宜加减，预令服之，屡用屡验。盖补其正气而卫护腠理，腠理既固，虽有疫毒之邪，莫能害也。管见如斯，未知明达以为何如？幸评之。

小建中汤

桂枝二钱　炙甘草一钱　胶饴三匙　芍药三钱

上加姜、枣，水煎服。

大建中汤

十全大补汤加苁蓉、附子、麦门冬、半夏、姜、枣，水煎服。但以参、芪为君，而余药佐之也。

黄芪建中汤

黄芪　芍药各二钱　桂枝　甘草各二钱　胶饴三匙

上加姜、枣，水煎热服。

小柴胡汤　治伤寒四五日，往来寒热，胸满，心烦，喜呕，少阳发热，风温身热。

柴胡三钱　黄芩一钱　半夏　人参各二钱　甘草炙，五分

上加姜、枣，水煎服。

或问：小柴胡汤，近世治伤寒发热，不分阴阳而用之，何也？吴氏曰：柴胡之苦平，去足少阳经发热之药，除半表半里之热，解往来寒热，少有日晡潮热也，佐以黄芩之苦寒以退热，半夏、生姜之辛以散寒，人参、大枣之甘温以助正气，解渴生津液，则阴阳和而邪热解矣。但太阳经之表热，阳明经之燥热，皆不能解之也。如误用之，不能无害。若夹阴伤寒，面赤发热，脉沉足冷者，服之立至危殆。及内虚有寒者，大便不爽，脉息小弱，与去①妇人新产发热者，皆不可用也。

大柴胡汤　治潮热，手足溅溅汗出，面赤谵语，脐腹满硬，

---

① 去：疑衍。

小便赤色，大便秘结，过经不解，或呕不止，心下郁郁微烦，或寒热往来，久而不止，内实者，以此下之。

　　柴胡三钱　黄芩　芍药　枳实各二钱　半夏一钱半　大黄三钱。
大人及壮者倍用，虚小者减之

　　上加姜、枣，煎法如承气汤。

　　调胃承气汤　治太阳、阳明不恶寒，反恶热，大便秘，谵语。

　　大黄四钱　甘草二钱　芒硝三钱

　　上用水一钟，先煎大黄、甘草至一半，入硝溶化服。

　　小承气汤　治六七日不大便，腹胀满，阳明无表证，汗后不恶寒，潮热，狂言而喘。

　　大黄三钱　厚朴一钱半　枳实二个

　　上作一服，煎法同前。

　　大承气汤　治胃实谵语，五六日不大便，腹满烦渴，少阴舌干口燥。

　　大黄三钱　厚朴五钱　枳实二个　芒硝三钱

　　上作一服，煎法同前。

　　经曰：凡欲行大承气汤，先与小承气一钟，服下良久，腹中转失气者，有燥屎也，可与承气下之。不转失气者，初硬后溏，□①勿攻之，攻之则腹胀不食，而难治也。或问：仁斋曰承气仲景有大、小、调胃之名，何也？然伤寒邪热传变入里，谓之入府，府者聚也。盖邪热与糟粕内蕴而为实也，实则潮热、谵语，手心濈濈汗出者，此燥屎为之也。如人壮，大实大热者，宜大承气下之。小热小实者，以小承气下之。又热不致坚满者，故减去厚朴、枳实，而有和缓之意，故曰调胃承气也。若病大，以小攻之，则邪气不伏。病小以大攻之，则过伤正气，且不及还可再攻，太过则不能复救，可不谨哉。

---

① 　□：《伤寒论·辨阳明病脉证并治第八》作"慎"。

桃仁承气汤　治外邪已解，小腹急，大便黑，小便不利，此血证。

桃仁十枚　桂枝　芒硝　甘草各一钱二分　大黄三钱

上作一服，煎法如前。

理中汤　治太阴自利不渴，寒多而呕，腹满鸭溏，蛔厥霍乱。

人参　甘草　干姜　白术等分

上剉，每服六七钱，水煎服。加附子，名附子理中汤。

四逆汤　治太阴自利不渴，阴证脉沉身痛。

甘草三钱　干姜五钱　生附子半个

上作一服，水煎温服。强人用大附子加干姜三钱，若加至一两，名通脉四逆汤。治厥逆下利，脉不至，每服五钱。面赤加葱白九茎，呕加生姜，咽痛加桔梗，利止脉不出加人参。

六神通解散　治时气热病头疼，发热身痛，脉洪无汗。

麻黄上　苍术中　滑石中　石膏中　黄芩中　甘草下

上加姜水煎服，如谵语，神思不宁，邪入里而不尽解，加人参、黄连。如解，汗未通，加紫苏、葛根、白芷以助之。

大羌活汤海藏　解利两感。伤寒经云：两感者，不治。然所禀有虚实，所感有浅深，若禀实而感浅者，间亦可生。治之而不救者有矣，未有不治而生者，服此十中，或活一二。

羌活一钱半　独活　防己　黄芩　黄连　白术　川芎各一钱　细辛五分　知母　生地黄二钱

上作一服，水煎热服。

化斑汤

治赤斑口烂，烦渴中暍。即白虎汤加人参是也。

玄参升麻汤　治发斑咽痛。

升麻　玄参　甘草　桔梗一本无

上等分，水煎服。

大陷胸汤　治伤寒五六日不大便，舌干燥而渴，日晡少有潮热，心下至小腹硬满而痛，手不可按，此大结胸也，以此下之。

大黄锦文紧实者，以酒浸之，量人壮怯，邪之轻重，重者五七钱，轻者三二钱，虚弱人酒煨，壮者生用　芒硝三钱，亦量轻重用之　甘遂另为末，一分或半分，亦量轻重，其利害尤甚于大黄也

上用水一钟，煎大黄至七分，下芒硝再煎一二沸，去渣，入甘遂末，和匀温服，如人行十里。若大便已利，勿再服，否则再服一剂，以利为度。

大陷胸丸

大黄三钱，酒浸，焙干　杏仁二钱　芒硝　苦葶苈各二钱，隔纸炒

上将大黄、葶苈为细末，入杏仁共研成膏，入甘遂末，人壮者用一分，弱者用半分，令匀，入蜜一匙，丸如弹子大。每服一丸，用水一钟，煎六分，服至一宿。大便利住服，未利再服一丸，以利为度。须连末服，不去渣也。

小陷胸汤　治小结胸，证①在心下，按之则痛，脉浮滑。

黄连三钱，炒　半夏六钱　瓜蒌实大者半个，小者一个，去皮　姜五片

上用水二钟，煎至一钟，通口服。

栀子豉汤

栀子七枚　香豉半合

上水二钟，煎栀子至一钟半，下豉再煎八分，温服。得吐，

---

① 证：《伤寒论·辨太阳病脉证并治下第七》作"正"。

住服。未吐，再服。

烧裈散

男子病，以妇人裈近隐处剪，烧灰，水和服方寸匕，日三服。小便即利，阴头微肿即愈。若妇人用男子裈。

瓜蒂散

凡寸口脉微浮，胸中痞硬，气上冲咽喉，不得息者，此胸中有寒也，以此吐之。

瓜蒂炒黄　赤小豆

上各研为细末，合和再研匀，每服一钱，以香豉一合，水一钟，煎七分，调下末药，取吐为度，如未吐，再服即吐也。虚者不可吐。

葱熨法

治阴证身静而重，语言无力，气难布息，目睛不了了，口鼻气冷，水浆不入，大小便不禁，面上恶寒，有如刀刮。先用此法，乃以四逆汤服之。

葱一束，以绳札如饼大，切去根叶，留葱白长二寸。先以火爁一面，令热面着脐并脐下，外面以熨斗盛火熨之，令热透中。更作三四饼，坏则易之，俟病人稍苏，手足温有汗，乃服四逆汤。

火攻法

以火烧地令赤，布桃柏叶，令病人卧之取汗。或烧火砖，喷之以醋，纸包，置被中熏之。或烧热瓦，喷之以醋，纸包，熨胸背四肢。以上皆取汗之法也。或以烧针刺之，或以艾火灸之，或以火置于床下，或向火于胸前，此皆逼迫寒气也。

水攻法

凡水攻者，或与凉水饮之，须察病人大小壮怯，审其邪热轻重浅深，而酌量多少与之。若人壮热深者，多与之；人怯热浅者，少与也。须取新汲井水，味甘而凉者最佳。须以大碗满盛之则凉，若饮少三五口而止，饮多者半碗而止，少待半时，或一时而口又渴欲饮者，仍前新汲与之，盖频与水不妨，但不宜一饮而极意也。凡饮水后，寒战交作，汗出而解者，即愈也。若欲水而不与之，则干燥无由而作汗，反烦躁闷乱也。古人以伤寒时气欲饮水者，为欲解也。凡热盛者，必用水渍法，或以水噀其面，或以水浇其身，或置病人于水中，或以水浸手足，或浸舌漱口而不欲咽者。大抵阳证阳脉，内实热甚，烦渴舌燥者，与水无疑也。经言：伤寒应以汗解，而反以水噀之，其热不去，弥更益烦，肉上粟起。欲饮水，反不渴者，与文蛤散；不差者，以五苓散。凡水停心下，轻则为支结，重则为结胸。若水渍之肠，则为泻利。若内寒饮之，其人必饐①，阴证与水则为吃逆，胃虚与之则为呕哕，汗后与之则为发喘，或腹满胀，或小便不利，或为寒栗，此皆误用水之害。凡中暑霍乱，欲水者，少与之，慎勿恣意。

中寒第三

丹溪云：卒中天地之寒气曰中寒。仲景论伤寒而未及乎中寒。先哲治冒大寒而昏，中者用附子理中汤，其议药则得之矣，曰伤，曰中，未有议其异同者。夫伤寒，有即病，有不即病，因其旧有郁热，风寒外束，肌腠自密，郁发为热，病邪循经而入，以渐而深，初用麻黄、桂枝辈，微表而安，以病体不甚虚也。中寒，则仓卒感受其病，即发而暴，因其腠理疏豁，一身受邪，难分经络，无热可散，温补自解，此气大虚也，不急治，即死矣。中寒者，寒

---

① 饐（yē 耶）：通"噎"。

邪直中三阴也。盖中寒比伤寒尤甚，故云不急治即死。《蕴要》谓：寒中太阴则中脘疼痛，宜理中汤；寒中少阴则脐腹疼痛，宜五积散加茱萸；寒甚，脉沉，足冷者，四逆汤加茱萸。厥阴则少腹疼痛，宜当归四逆汤加茱萸，甚者倍加附子；如极冷，唇青厥逆、无脉囊缩者，仍用葱熨法，或茱萸炒熨，并灸脐中及气海、关元二三十壮最佳，取脉渐应，手足温暖，乃可生也。如仓卒无药，急用凉水搭手足四腕，视其青紫筋处，以三棱针刺血出亦愈，或十指尖出血，或一味吴茱萸汤与之亦可。大抵一时为寒所中，则昏不知人，口噤失音，四肢僵直，挛急疼痛，或淅淅恶寒，翕翕发热，汗出。若有汗，五脏之虚者，皆有所中也，其脉多迟而紧，挟风则带浮，眩运不仁，兼湿则带濡，而四肢肿痛，治宜姜附等药，以散寒气，不可妄施吐下。如舌卷囊缩者，不治。

瘟疫第四

脉　法

脉散诸经，随经取之。如太阳脉浮，阳明脉长，少阳脉弦，太阴脉细，少阴脉沉，厥阴微缓之类。阳濡弱，阴弦紧，更遇温气，变为温疫。大热，脉沉涩细小，足冷者难治。洪大有力或浮大者可治。相应故也。小弱无力者亦难治。若坏病，阳脉洪数，阴脉实大，便遇热温①，变为温毒者危。脉不浮者为传染。若左寸浮大，右寸浮缓而盛，按之无力者，宜补药带表。

医　论

丹溪云：众人一般病者，此天行时疫。夫瘟疫之证，多由房劳、辛苦之过。腠理开泄，少阴不藏，触冒冬时疫疠之气，严寒之毒中而即病，曰伤寒；不即病者，寒毒藏于肌肤，至春变为温病，至夏变为热病也。又有

---

① 便遇热温：《伤寒论·伤寒例第三》作"更遇湿热"。

时行不正之气，如春应暖而反寒，夏应热而反凉，秋应凉而反热，冬应寒而反温，此非其时而有其气也。故经云：四时之正气，生人者也；八节之虚邪，杀人者也。非正气则为邪，非真实则为虚。所谓正气者，即春温、夏热、秋凉、冬寒是也。若春在经络，夏在肌肉，秋在皮毛，冬在骨髓，此人之气也，在处为实，不在处为虚。故曰：若以身之虚逢时之虚邪，二虚相感而病作矣。余曰：冬不藏精者，春必病温，苟于冬时不爱护保养其真阴，至春升之时，下无根本阳气轻浮，必有温热之病，善摄生者，其可不谨养哉。

治有三法：宜补、宜散、宜降，用大黄、黄芩、人参、黄连、桔梗、苍术、防风、滑石、香附、人中黄制人中黄法：冬月以竹一段，去青，留底一节，余节打通，以大甘草为末，内竹筒中，以木塞其上窍，以有节一头插粪缸中，浸一月取出晒干，收贮待用，大治疫毒。

上为末，神曲糊丸，每服五七十丸，气虚四君子，血虚四物，痰二陈送下，热甚加童便。

温病亦因饮食积痰，宜降热与阴火，用人中黄饭丸，梧桐子大，每服六十丸，白汤下。

瘟疫惟三因治法可用以其分内外因也，当推岁运。温病者，春时天道和暖，患壮热口渴而不恶寒者是也。吴氏云：若尺寸脉浮者，发于太阳也，宜人参羌活散，加葛根、葱白、生姜、紫苏汗之，或有自汗身疼者，九味羌活汤。尺寸俱长者，阳明也，宜葛根解肌汤，或十味芎苏散汗之。尺寸俱弦而数者，少阳也，宜小柴胡加减主之。如兼太阳，羌活散加黄芩，兼阳明加葛根、升麻。经曰：阳脉濡弱，阴脉弦紧，更遇温气，变为温疫也。盖先因伤寒热未除，更感时行之温气而而变为瘟疫也，治与温病同法。大抵此病发表不与伤寒同者，盖温病因春时温气而发，初寒非伤于表也，此郁热自内而发于外，故宜辛平之剂以发散之。况时令已暖，不可用麻黄，如时令尚寒，少佐亦可。凡温病发于三阳者多，而三阴者少，若发于阴者，必有所因也。或食寒物，内伤太阴而得之，或因过欲，先伤肾经而得之，治例皆与伤寒各条同治，惟发表不同耳。

冬温为病，非其时而有其气者，冬气严寒，君子当闭密而反发泄于外得之。

有年夏患时热狂妄，服附子者愈，服寒凉者死。

伤寒时病，二陈加川芎、白术、山楂、苍术、酒芩，渴加干葛，身痛加干姜、羌活、防风、桂枝、芍药。

虾蟆瘟

因风热解毒丸下之，外以侧柏叶汁调蚯蚓粪敷之，或丁香、附子尖、南星醋磨敷，或车前草汁饮之，或五叶藤汁敷之。

大头天行病，此湿气在高巅之上，用羌活、黄芩、酒蒸大黄，随病加减，不可用降药。病在上而用降药，是追伐无过之地也。

东垣云：阳明邪热太甚，资实少阳相火而为之，视其肿势在何部，随经治之。当缓，勿令重剂过其病所。阳明为邪，首大肿。少阳为邪，出于耳前后。先以酒炒芩、连、炙甘草煎，少少不住服，再用大黄、鼠粘子煎，入芒硝等分，时时呷之，毋令饮食在后，及邪气已，只服前药未已，再煎，次第服之，取大便，邪气已即止，阳明渴加石膏，少阳渴加栝楼根。阳明行经，升麻、芍药、葛根、甘草。太阳行经，羌活、荆芥、防风，并与上药相合用之。按：仁斋云大头者，天行疫毒之气，感之为大头病也。若发于鼻额，及二目不开，并额上面部者，阳明也。或壮热气喘，口干舌燥，咽喉肿痛不利，脉数大者，普济消毒饮。若内实热甚者，防风通圣散。若发于耳之上下前后，并头角红肿者，少阳也。若肌热，日晡潮热，或寒热往来，口苦咽干目疼，胸胁满闷，宜小柴胡汤加消毒之药。若发于头上并脑，复下顶，及目后赤肿者，属太阳，宜荆防败毒散。若三阳经俱受邪，并发于头面耳鼻者，以普济消毒饮，或通圣消毒散，外用清凉救苦散敷之。大抵治法不宜太速，攻则邪气不伏，反攻于内，必伤人也。且头面空虚之分，既着空处，则无所不至也，所以治法当先缓而后急，则邪伏也。凡缓者宜清热消毒，如虚者兼益元气，胃虚食少者，兼助胃气，其内实热盛，大便结，以酒浸大黄下之，则宣热而拔其毒也，此为先缓后急之法。若先从鼻肿，次肿于目，又次肿于耳，从耳至头上，经脑后结块则止，不散必出脓而愈也。

《杂著》云：冬温为病，此乃天时不正，阳气反泄，药忌温热。时行寒疫，却在温暖之时，时本温暖而寒反为病，此亦天时不正，阴气反逆，药忌寒凉。又云：此病多发于春夏，一概相同者，此天地之厉气，当参运气而施治。

附　方

一方《杂著》　治春秋时月，人感山岚瘴雾毒气，发寒热，胸膈饱闷，不思饮食，此毒气从口鼻入内也，宜清上焦解内毒，行气降痰，不宜发汗。

甘草生，七分　黄连　黄芩①并姜汁炒　木香　厚朴　枳实　半夏　桔梗　柴胡　川芎　木通各一钱　升麻　苍术泔浸，盐水炒，各一钱半

上㕮，姜水煎。

一方　治温暑之月，病天行温疫热病，宜清热解毒，兼治内外。

黄芩　升麻　葛根各一钱　石膏　人参　白芍各一钱半　黄连炒，五分　甘草生，七分　羌活二钱　生地五分　知母炒，一钱

姜水煎服。

一方　治时气发热，变为黄病，所谓温黄也，宜治内泻湿热。

茵陈　黄连炒　栀子炒　白茯苓　厚朴　木通各□钱　白术一

① 芩：原作"芥"，据《明医杂著·卷之二·拟治岭南诸病》改。

钱　木香七分　白芍药　干葛各一钱半　人参一钱

上剉，姜水煎。

时病需分内外，从外而入者，头痛，体痛，见风怕寒，遇暖则喜，脉浮数，在上必得大汗而愈，宜六神通解散。见伤寒。

阳毒发狂妄语，面赤咽痛，发斑，下利赤黄，出脓血。阳毒内外结热，舌卷焦黑，鼻如烟煤，狂语见鬼，面赤发斑，五日可治，六七日不可治矣。宜：

升麻二分　射干　黄芩　人参　犀角　甘草

水煎。

虚烦者

生地汁八钱　栀子十枚　我①麻　石膏各一两半

一本加柴胡，斑头赤色，加葛根，去石膏，水煎服。

秋月感热而病，宜白虎汤加苍术。

疫疠感热，头汗出，发黄，宜五苓散倍加茵陈。

漏芦丸　治脏腑积热，发为肿毒，时温疙瘩，头面红肿，咽嗌堵塞，水药不入。

漏芦　升麻　大黄　黄芩　蓝叶　玄参等分

上剉，水煎。红肿热甚加芒硝。

消毒丸　治时毒疙瘩。

大黄　牡蛎　僵蚕等分

上末，蜜丸，弹子大，新水化一丸，加桔梗大力子汤六成。

普济消毒饮子《试效》

柴胡一钱一分　黄连炒　黄芩炒　玄参　生甘草　桔梗　连翘

---

①　我：疑作"升"。

鼠粘子炒　升麻　白芷　马勃　川归各一钱　僵蚕七分　板蓝根一钱，如无，以蓝叶代之，或真青黛五分亦可代

虚加人参一钱五分，大便秘加酒浸大黄，水煎。食后徐徐服。

荆防败毒散 《蕴要》①

独活　前胡　人参　茯苓　川芎　枳壳　桔梗　甘草　荆芥牛蒡子　薄荷各一钱　防风一钱半　羌活

水煎服，如内热加黄芩一钱，口渴加天花粉一钱。

通圣消毒散　治头面肿盛，目不开，鼻塞口干，舌燥，内外有热，或咽喉肿痛不利，或内实大便秘结，其脉洪数，烦渴。

荆芥　防风　牛蒡子　甘草　川芎　芍药　当归　薄荷　黄芩　栀子　滑石　桔梗　芒硝便实加　大黄酒浸上行，内实大便硬用之，内虚便溏者勿用　麻黄憎寒，拘急，无汗，脉浮数者用之

肿不消，加牛蒡子、玄参，或生犀角尤妙。有连翘。

漏芦汤　治时毒头面红肿，咽嗌堵塞，水药不下，若脏腑素有积热，发为肿毒疙瘩，一切红肿恶毒。

漏芦二钱　升麻一钱　大黄酒浸，量轻重用　黄芩酒洗，一钱半生甘草一钱　蓝叶一钱半，如无，以青黛代之　黑玄参一钱　牛蒡子一钱　苦梗一钱　连翘一钱，大便实加芒硝一二钱

上水煎。

清凉救苦散

芙蓉叶　二桑叶经霜者　白蔹　白及　大黄　金线重楼　黄连黄芩　黄柏　白芷　雄黄　芒硝　赤小豆　山慈菇　南星等分

---

① 蕴要：即《伤寒蕴要全书》，明·吴绶撰，成书于明弘治十八年（1505）。

为末，蜜①水调，敷肿上，频扫之，或万病解毒丹，生薄荷水磨服半定，并敷肿上。

绿散 治咽喉肿痛。

青黛　硼砂　山豆根　硝石　冰片　紫河车　玄明粉

上为末，吹入痛处。

升麻葛根汤 治无汗，恶寒，疫疠通用，或发斑。

升麻　芍药　葛根　甘草等分

上水煎服，甚者用玄参，去芍药、葛根，名升麻汤。

疫病，发狂妄语，发热面赤者，调胃承气主之。

黑奴丸 治阳毒发斑，烦躁大渴，时行热病，六七日未得汗，脉洪大或数，面赤目胀，身痛大热，烦躁狂言欲走，五六日不解，热在胸中，口噤难言，为坏伤寒，医所不识，弃为死人，心下才暖，灌下即活。

黄芩　芒硝　釜底煤②　麻黄　灶突墨③　梁上尘④　小麦奴⑤　大黄等分

上为末，蜜丸，弹子大，水化下，服后足当发寒，已汗出。若时顷不汗，再服一丸，须见微利。若不大渴，不可服也。

---

① 蜜：原作"密"，据《伤寒全生集·卷四·辨大头伤风例第四十五》改。

② 釜底煤：即百草霜。功能止血，消积。《幼幼新书·卷第四十·玉石部第一》："铛墨，一名釜底煤。或名釜墨，或称为是百草霜。今锅底煤亦云。"

③ 灶突墨：为杂草经燃烧后附于锅底或烟筒中所存的烟墨。功能止血，止泻。

④ 梁上尘：指古屋里的倒挂尘，亦名乌龙尾、烟珠。性辛、苦、微寒，无毒。

⑤ 小麦奴：性辛、寒，功能解肌清热，除烦止渴。

神术散 治山岚瘴气。

陈皮八两　苍术　厚朴各四两　甘草　石菖蒲各三钱　藿香

上每服四钱，姜水煎服。若用香附，减菖蒲，名神术散气散。

万病紫金锭子即万病解毒丹　治伤寒时气，热极发黄发狂，昏乱胡言，不省人事，心神昏愦，及解一切恶毒、死牛马、毒蛇蛰，恶疮，并小儿急慢惊风等证。

五倍子洗净二两　雄黄一两　山慈菇去皮，取浮肉一两　麝香三钱　大戟一两半　朱砂另研，一两　续随子去壳，取肉，去油用　紫河车一两　山豆根一两

上为末，以糯米糊和成，石臼内杵千下，每一钱作一锭，用生薄荷汁和水磨下。

伤风第五

脉　法

浮而缓，或浮而大，或阳浮阴弱。

医　论

丹溪云：伤风属肺者多。河间云：伤风之证，或头痛项强，肢节烦疼，或目疼，肌热，干呕鼻鸣，手足温，自汗出，恶风，其脉阳浮而缓，阴濡而弱，此邪在表，宜桂枝汤。若汗出憎寒而加项强痛者，桂枝葛根汤。伤[1]风反无汗者，虽已服桂枝，反烦而不解，无表证者，刺风池、风府，宜双解散，免致有麻黄、桂枝之误。大抵伤风则恶风，理必然也。盖风喜伤卫，卫者阳气也，风邪客之，则腠理反疏，不能卫护，故自汗而恶风也。

饮食过伤，又兼伤风，必用白术、陈皮、山楂、麦芽、青皮、

---

① 伤：原脱，据《伤寒标本心法类萃·伤风》补。

枳实消导其里，兼以台芎、防风、羌活以解其表。

感冒而四肢痛，宜消风散湿，防风、羌活、苍术、台芎。

起居不时，房劳之后，以致感伤，必以补气为主，参、术、芎、归以补其里，防风、羌活以解其表。

伤风头痛，发热恶寒，怕风，宜解散，防风、羌活、升麻、葛根、白芷、台芎、荆芥之类，补药痰药，随证加减。

小儿伤风，咳嗽吐痰，二陈加防风、枳壳、白术、桔梗，热加柴胡、黄芩。

附　方

桔梗枳壳汤甘朱　治感冒时疾。

茯苓　白芍　半夏　桔梗各二钱　枳壳　苍术各一钱　甘草五分　姜五片

上作一服，水煎。

一方《杂著》　寒温不节，汗身脱衣巾，风寒之气，气闭，发热，头疼，此伤寒类也，但岭南气温，易出汗，故多类疟，重则寒热不退，轻则为疟。南方气升，故岭南人得此病者，悉皆胸满，痰涎壅塞，饮食不进，与北方伤寒只伤表而里自和者不同。治当解表清热，降气行痰。此方用于寒凉时月，或温暖时而感风寒者。

羌活一钱半　苍术　柴胡　黄芩　橘红　半夏　枳实　甘草　川芎各一钱　姜三片

上作一服，水煎热服，取汗。

许学士云：伤风者恶风，用防风、甘草、麻黄。头痛加川芎，项背腰痛加羌活，身重加苍术，肢节痛加羌活，目痛鼻干及痛加升麻，或干呕、或寒热、或胁下痛①加柴胡。

易老九味羌活汤 治伤寒头痛项强，身痛，骨节疼，恶风，发热，不分有汗、无汗，或伤风见寒脉，伤寒见风脉皆可。

羌活一钱半，肢节痛甚加五分　白芷　川芎各钱二分　甘草一钱　防风一钱半，汗多加五分，无汗用一钱　细辛五分，头痛加五分　苍术一钱半，有汗者改用白术一钱半　生地黄一钱，有内热者用，无热者减去之　黄芩一钱，内热、口苦、咽干加五分，无者去之

上水煎，温服，欲发汗加葱白二个，淡豆豉一撮，姜三片，煎服，衣覆取汗或再以热稀粥汤一瓯②饮之，以助出汗尤佳。呕加姜。有痰加半夏，去地黄。口干肌热加葛根。恶风自汗不止加桂枝、芍药。胸膈痞闷加枳壳、桔梗。或问：仁斋曰《伤寒琐言》以冲和汤代麻黄、桂枝、大青龙三方，垣逾果是否，然冲和汤乃易老九味羌活汤也，治伤风身疼、发热自汗之神方也，非正伤寒之药，且内有生地黄、黄芩，里无热者，用之何益。且羌活、防风如何可代麻黄、桂枝，其性远矣。盖发汗必用麻黄，止汗必用桂枝，无汗而烦躁者必用大青龙汤汗之，此仲景之大法，冲和汤岂可代之。此恐非陶公之语，明者正之。

金沸草散 治肺经受风，头目昏痛，咳嗽声重，涕唾稠黏，□时行寒疫，壮热恶风。

荆芥　麻黄　旋覆花　芍药一钱半　前胡二钱　甘草一钱　半夏一钱二分

上姜水煎服，欲汗以衣覆之。一本有细辛、茯苓，无麻黄、芍药。

加减参苏饮 治感冒风寒，胸膈痞闷，咳嗽唾痰，或中脘停痰，憎寒发热，状似伤寒。

---

① 下痛：此二字原脱，据《脉因证治·卷上·六伤寒》补。

② 瓯（ōu 欧）：小盆。

人参虚人用一钱半，强壮咳嗽者减之　紫苏一钱，欲发汗加五分　枳

壳　桔梗　茯苓　半夏　陈皮　甘草各一钱　葛根　前胡各二钱

木香五分。有热去之　姜三片

　　上水煎，温服。若天寒感冒，恶寒无汗，咳嗽气促，或伤风无汗，鼻寒声重，咳嗽者，并加麻黄二钱，杏仁、金沸草各一钱，以汗散之。若天令和暖，伤风咳嗽有痰者，去人参、木香，加桑白皮、杏仁各一钱。有痰热者加片芩一钱。胸满痰多加瓜蒌仁一钱。痰唾如胶者加金沸草一钱。气促喘嗽不止者加知母、贝母各一钱。肺寒咳嗽加五味一钱，干姜五分。头疼咳嗽加细辛五分。心下痞闷，或胸中烦热，或停酒不散，或嘈杂恶心加黄连、枳实各一钱，干葛、陈皮倍用。

桂枝汤　冲和散并治

卷之三

内伤第六①

王节斋云：东垣以饮食劳倦所伤为内伤不足之病，谓因伤饥失饱、伤损脾胃所致。盖人之所藉以为生者，脾胃为本，必赖饮食资养。若调养失宜，劳役过伤，失其所养，则脾胃气虚不能升达，降下阴分而为内热，非有饮食停蓄②者也，故用补中益气等药。若饮食停积不化，郁发为热，乃是不足之中继之有余，此为饮食所伤，宜消导之。又或先因劳役而后伤于饮食，或先伤饮食而后犯于房劳，此皆不足之中兼之有余，须于数者之间审察明白可也。

脉　法

大而无力为内伤，气口大于人迎，重者至二倍三倍，或右关损弱，甚则隐而不见，惟内显脾脉大数微缓时一代者是。

医　论

丹溪云：东垣内外伤辨甚详。按：东垣论人迎脉大于气口为外伤，气口脉大于人迎为内伤。外伤则寒热齐作而无间，内伤则寒热间作而不齐。外伤恶寒虽近烈火不能除，内伤恶寒得就温暖则解。外伤恶风乃不禁一切风寒，内伤恶风惟恶夫些少贼风。外伤症显在鼻，故鼻气不利而壅盛有力，内伤者不然，内伤症显在口，故口不知味而腹中不和。外伤无此，外伤则邪气有余，故发言壮厉且先轻而后重，内伤则元气不足，出言懒怯且先重而后轻。外伤手背热手心不热，内伤则手心热手背不热。东垣辨法大要如此，有内伤

---

① 内伤第六：原作"内伤第七"，据文义改。
② 蓄：原作"畜"，据《脉症治方·卷一·内伤》改。

而无外感，有外感而无内伤者，以此辨之则判然矣。卢氏云：若内伤外感兼病而相合者，则其脉证必并见而难辨，尤宜细，必求之。若显内症多者，则是内伤重而外感轻，宜以补养为先；若显外症多者，则外感重而内伤轻，宜以发散为急。此东垣未之及也，因赘其略，学者详之。

世之病此者为多，但有挟痰者，有挟外邪者，有热郁于内而发者，皆以补元气为主，看所挟①而兼用药。如挟痰者，补中益气加半夏，以姜汁、竹沥传送。气虚热甚者，少加附子以行参、芪之功。

内伤发斑，因胃气虚甚，是火游行于外。亦有痰者，火则补而降之，痰热则微汗以散之，切不可下。

内伤烦躁，因血少不能润，理宜养阴。烦躁不得眠者，六一散加牛黄。似伤寒烦躁不绝声，汗后复热，脉细数，五七日不睡，补中益气倍人参，用竹叶同煎，甚者加麦门冬、五味、知母。似伤寒，至五七日汗后烦躁吃水者，补中益气加附子。似伤寒，三战后劳乏、烦躁、昏倦，四君子加当归、黄芪、知母、麦门冬、五味子，甚者脉细数无序，三更后吃水至天明，此乃元气虚，加竹沥，大剂服之。

有舌黑燥，大便滑泄，食在大肠，烦躁夜不安，宜防风当归饮子下之。

内伤病退后，燥渴不解者，有余热在肺，参、芩、甘草，少加姜汁，冷服，虚者用人参汤。

医　案

丹溪治一人，因斋素饥寒作劳，发热头疼，医与小柴胡汤，

---

① 挟：原脱，据《脉症治方·卷一·内伤》补。

自汗神昏，视听不能①，脉大如指，似有力，与人参、术②、黄芪、熟附、炙甘草，大剂服之，一日汗少，二日热减，能视听。初用药至四日，前药中③加苍术，与二贴，再得汗，热除。乃去苍术、附子④，作小⑤剂，服渐安。

一少年九月发热头疼，妄语大渴。一医与小柴胡十余贴，热愈甚。予诊视其形肥，脉数大，左甚，以参、术为君，茯苓、芍药为臣⑥，黄芪为佐，附子一片为使，与二贴不愈，或谓不当用附子。予曰：虚甚，误投寒药。人肥⑦而脉左大于右，事急矣，若非附子，参、术⑧焉能有速效？再一贴，乃去附子，作大剂，与五十贴，大汗而愈。

一少年因劳倦，大热而渴，恣饮泉水，次日热退，言视谬妄，腹胀转侧，不食，战掉，脉涩而大，右为甚，急灸气海三十壮，用白术、黄芪各二钱，附子五分，与十贴，不效。又增发热而渴，但少进稀粥。予曰：此气欲利而血未应也，于前方去附子，加川归⑨以和血，有热，加人参一钱半，与三十贴安。

一肥白人壮年，因劳倦成病，秋间大发热，已服小柴胡八贴矣。二手脉洪数而实。观其形色，知其脉本不实，以服凉药所致。

---

① 视听不能：原脱，据《名医类案·卷二·内伤》补。
② 术：原脱，据《名医类案·卷二·内伤》补。
③ 初用药……前药中：原脱，据《名医类案·卷二·内伤》补。
④ 附子：原脱，据《名医类案·卷二·内伤》补。
⑤ 小：原脱，据《名医类案·卷二·内伤》补。
⑥ 为臣：原脱，据《名医类案·卷二·内伤》补。
⑦ 人肥：原脱，据《名医类案·卷二·内伤》补。
⑧ 术：《名医类案·卷二·内伤》作"芪"。
⑨ 川归：《名医类案·卷二·内伤》作"酒当归"。

因与温补药黄芪附子汤，冷饮三①贴，困睡微汗而解，脉亦稍软。继以黄芪白术汤，脉渐敛②小而愈。盖肥人虚劳多气虚也。

一老人饥寒作劳，患头疼，恶寒发热③，骨节疼，无汗妄语，时作时止④。自服参苏饮取汗，汗大出而热不退。至第四日，诊其⑤脉，洪数而左甚。此胃虚作劳，阳明虽受寒气，不可攻击，当大补其虚，俟胃气充实，必自汗而解。以参、芪、归、术、陈皮、炙甘草，每贴加附子一片，一昼夜⑥服五贴，至第五日，口稍干，言有次⑦。诸证悉解，但口干热未退，乃去附子加芍药，渐思食，汗出热退。

一男子，素嗜酒，因感寒倦怠，不思食，半月后大发热，恶寒，遍身痛，脉浮大，按之豁然，左为甚，此极虚受寒，以人参为君，黄芪、芍药⑧、归身为臣，苍术、陈皮、通草、干葛为佐使⑨，大剂与之，五贴，大汗而愈。

附　方

补中益气汤东垣

白术上　人参上　黄芪上，劳倦热甚者更加之　当归中　升麻下
柴胡下　甘草炙，中　陈皮中

---

① 三：《名医类案·卷二·内伤》作"二"。
② 敛：原脱，据《名医类案·卷二·内伤》补。
③ 发热：原脱，据《名医类案·卷二·内伤》补。
④ 时作时止：原脱，据《名医类案·卷二·内伤》补。
⑤ 汗大出……诊其：原脱，据《名医类案·卷二·内伤》补。
⑥ 一昼夜：原脱，据《名医类案·卷二·内伤》补。
⑦ 至第五日……言有次：原脱，据《名医类案·卷二·内伤》补。
⑧ 芍药：《名医类案·卷二·内伤》作"白术"。
⑨ 使：原脱，据《名医类案·卷二·内伤》补。

上剉，水煎。

一方《杂著》 治劳苦用力过多，预服数贴，防后发热。

黄芪炙，一钱半 甘草七分 五味二十粒 人参 麦门冬 陈皮 白术各一钱

甚者加附子四分，姜枣水煎。

一方 治劳心思虑，损伤精神，头眩目昏，心虚气短，惊悸烦热。

人参 当归 麦门冬 白芍药 酸枣仁 茯神各一钱 五味十五粒 山栀炒 生地 甘草 陈皮 川芎

姜水煎。

当归补血汤 治肌热燥热，困渴引饮，目赤面红，昼夜不息，脉洪大而虚，重按全无。经曰：脉虚血虚。又云：血虚发热。证像白虎，惟脉不长，实为异耳，如误服白虎汤必死。此病得之饥困劳役。

黄芪 当归酒洗，二钱

上剉，作一贴，水二盏，煎至一盏，去渣，温服心。

伤饮食第七

脉 法

上部有脉，下部无脉，为食塞胸中，宜吐之。寸口洪大，按之反涩，尺亦微而涩，或寸口紧如转索，左右无常，或滑而数者下之，或浮而滑。凡脉沉，病若伤寒者，宿酒宜下，短疾而滑，酒病浮而细滑伤饮。气口紧盛，或浮滑而疾，皆伤饮食，关沉而滑，为食不消。

医 论

丹溪云：伤食必恶食，气口脉必紧盛，胸膈必痞塞，亦有头痛发热者，但身不痛。《经》曰：饮食自倍，肠胃乃伤。盖伤之则运化迟难，故食宿而饮留。东垣云：饮者水也，无形之气也，因而大饮则气逆，形寒饮冷则伤肺，病则咳满水泄，重为蓄积。食者物也，有形之血也，因而饱食，筋脉横解，肠澼为痔。若饮食停滞不化而发热者，气口脉必紧盛，或右关短而滑也，必恶食，或噫气作酸，或恶闻食气，或欲吐不吐，或恶心，或短气痞寒，或胃口作疼，或下按之则痛，此皆食停之候。如停食而又感寒者，则人迎、气口俱大也。外证头疼，身寒，拘急，中脘痞闷，或呕吐，或痛者，宜藿香正气散，或人参养胃汤加香附、砂仁之类。若因肉食加山楂，米面加神曲、麦芽，生冷肉食、果子之类加草果、砂仁、枳实、青皮，伤酒食加葛根、紫苏、砂仁、乌梅、枳实。若憎寒甚热者用此二方。若已发热无汗，必须先解其外，以十味芎苏散汗之。身体疼痛，发热者，人参羌活汤加葛根、葱白、生姜以汗之，然后消其食也。如食在膈上，未入于胃者，可吐之，如不可吐则消导之，待食下入胃，变化糟粕，外症已解，乃可下也，宜三物厚朴汤。热多者，大柴胡汤加厚朴下之。治挟食伤寒，不可先攻其食，宜先发散寒邪，次与消导，尤宜究其所伤之物，分其寒热轻重而施治。如初得，上部有脉，下部无脉，其人当吐不吐者死，宜瓜蒂散。轻则内消，宿砂、神曲是也。重则下之，承气是也。寒则蕴之，半夏、干姜、三棱、莪术是也。热则寒之，大黄、黄连、枳实、麦芽是也。积饮不行，或大饮而气逆，或寒冷而伤肺，病则喘咳痰涎，水肿轻则取汗、利小便，使上下分消其湿，解醒五苓、半夏、术壳之类，重则蓄积为满，三花神佑之属，须各从其类也。

恶食者，胸中有物，宜导痰补脾，二陈加白术、川芎、苍术，闻食气即呕，二陈加砂仁、青皮。

忧抑伤脾，不思饮食，炒黄连、酒芍药、香附加青绿丸末，姜汁浸，炊饼丸。越鞠丸治食郁。方见郁门。

保和丸 治食积虚者，以补脾药下之。

山楂肉二两　半夏　神曲炒　茯苓各一两　萝卜子　陈皮　连翘各半两

为末，神曲糊丸。加白术二两，名大安丸。

食不消，须用枳实、神曲。若壮实，以黄连、枳实消导之。弱者以白术、陈皮、山楂、神曲、麦芽补而消之。

食后感寒，宿食不消，用丁香、砂仁、荜澄以温之。

医　案

丹溪治一妇，因宿食上腹大痛，连及两胁，以香附末汤调，探吐而愈。

一人好酒，每早呕吐，以瓜蒌、贝母、炒山栀、石膏煅、香附、南星姜制、山楂、神曲各一两，枳实、姜黄、萝卜子、连翘、石碱各半两，升麻二钱半，为米姜汁浸，炊饼丸，白汤下。又见心痛。

一人因吃面发热身痛，咳嗽有痰，以苍术一钱半，陈皮一钱，羌活、茯苓、黄芩、川芎、甘草各三分，姜水煎。

抱一翁治一人，啖马肉过多，腹胀，服大黄、巴豆益甚，脉寸口促而二尺将绝。曰：胸有新邪攻，脉促宜引之上达，今反夺之，误矣。急以涌剂饮之，置孛中座，使人环旋，顷吐宿食，仍以神芎丸服之，遂愈。

治食自死六畜中毒，柏末酒下方寸匕，未散再服。

附　方

加减枳术丸东垣

白术二两　枳实麸炒黄色，一两

以上二味本方。

神曲　麦芽心腹闷加之　木香　槟榔　青皮滞气加之　大黄　黄芩　黄连湿热物加之　连翘热加之　茯苓　泽泻湿痞闷加之　栀子病后食伤加之　半夏　白矾豆粉湿面酒腻加之　草豆蔻　三棱　莪术生冷硬物加之　干姜伤水加之　宿砂　丁香心胃痛加之　人参伤胃加之　萝卜子除湿加之

为末，荷叶煨饭丸，绿豆大，汤下六七十丸。又见脾胃门，可参看。

伤西瓜、冷水、羊乳、寒湿之物，宜白术二钱，川乌五分，防风、炙甘草各□钱，丁香一个。

伤羊乳、肉面湿热之物

白术　芩连各一钱　大黄二钱　炙甘草五分　白芍药一钱，腹痛加之　枳实痞闷加　厚朴腹胀加　枳壳胸中不利加之　陈皮　干姜内寒加　茯苓渴加　苍术腹中窄狭，体沉重加　巴豆冷物加之

槟榔丸　治伤之轻，饮食不化，心腹膨胀。

木香　槟榔各二钱　陈皮八钱　黑丑头末，四钱

上为末，醋糊丸，桐子大，姜汤下二十丸。

雄黄丸　治伤之重，胁肋虚胀。

雄黄一两　巴豆半两，生用

上丸服法同心痛门。

备急丸　治伤寒冷之物，及疗心腹卒暴百病，大便秘。

大黄　干姜　巴豆去油，各等分

上为末，炼蜜丸如小豆大，每服三丸。

神佑丸　治留饮悬饮。方见饮门。

宽中进食丸又名宽中喜食无厌丸　滋形气，喜饮食。

麦芽一两　半夏　猪苓各七钱　草豆仁　神曲炒　枳实各五钱
陈皮　白术　白茯苓　泽泻　宿砂各一钱　干生姜　甘草　人参
青皮各一钱　木香五分

上末，炊饼丸，梧桐子大，米汤下三五十丸。

枳实导滞丸　治伤湿热之物不化，而作痞满闷乱。

泽泻二钱　大黄一钱　枳实　神曲各半两　黄芩　茯苓　黄连
白术各三钱

上末，炊饼丸，豌豆大，汤下七八十丸。或问：世俗用枳实导滞丸
治一切饮食所伤，非良药乎？曰：此方乃东垣所制，惟可治湿热之物所伤，
而乍痞闷，故用黄芩、黄连以清其热，茯苓、泽泻以行其湿，枳实消痞满、
化宿食，白术补脾行湿，大黄荡涤攻下，又能去热物之伤，故用得效。何世
医不论所伤物之寒热燥温，病之轻重缓急，悉皆用之。误伤寒物，又投寒药，
岂不误哉。学者详之。

暑第①八<small>夏至日后病热为暑　附：暑风</small>

脉　法

脉虚身热，得之伤暑，脉浮自汗火动而散故也，或浮大而散，
或洪而大，或弦细芤迟，或弦而带微紧，或脉隐伏而弱，或虚迟
无力，中得洪缓，皆暑病也。

医　论

丹溪云：因夏火大热，损伤肺金元气，其感有二。谨按：洁古
云动而得之，乃辛苦之人，动而火胜，热伤气也，脉洪而大；静而得者，乃
安乐之人，静而湿胜火伤金位，脉沉而实，宜详审之。夏月阳气尽出于

---

①　第：原脱，据原书目录补。

地，人之腹属地，气于此时浮于肌表，腹中虚矣。夏月伏阴在内，此阴字有虚之义，若作阴冷看，其误甚矣。前人治暑有用大顺散等剂，盖因凉台、水阁、寒泉、冰雪之伤，不用辛热，病何由安，非为伏阴而用也。火令之时，流金烁石，何阴冷之有。孙真人制生脉散，令人夏月服之，非虚而何。戴氏曰：暑乃夏月炎暑也，有冒、有伤、有中，三者有轻重之分，或腹痛泻水者，胃与大肠受之，恶心者，胃口有痰饮。此二者冒暑也，宜黄连退暑热，香薷消蓄水，或身热头疼，躁乱不宁，或身如针刺者，为伤暑，此为热伤两分①也，宜解毒②白虎汤加柴胡，气虚加人参，或咳嗽发寒热，盗汗不止，脉数者，热在肺经，乃火乘金也。此为中暑，宜清肺汤、柴胡天水散之类，急治则可，少迟则难治矣。洁古又云：静而得之，为中暑，动而得之为中热。东垣谓：避暑热于深堂大厦，得之曰中暑，大顺散主之。日中劳役，得之曰中热，白虎汤主之。卢氏曰：炎暑热一也，夏令之气也。静居堂厦而病，乃夏月伤冷之证，何以中暑名而求别于中热耶？王安道辨之明矣，惟其以中暑名病而用温热之药，所以世人悉谓伏阴在内，宜服温热而为通世之弊，深可叹也。若谓夏月阴在内，宜服温热，则冬月阳在内，亦宜服寒凉之物乎。

暑证用黄连香薷饮、清暑益气汤、五苓散等，挟痰加南星、半夏，虚加人参、黄芪之类。

微热，脉弦带微紧，食不知味，宜清暑益气汤取效。

怠惰嗜卧，四肢不收，精神不足，二脚痿弱，头痛恶热，燥热大渴，引饮大汗，因动而中，白虎加人参汤主之。头痛恶寒，拘急，肢节疼，无汗，因静而中，大顺散、白虎加苍术主之。有阴胜阳之极，甚则传肾肝为痿厥，清暑益气主之。

---

① 两分：《丹溪心法·卷一·中暑三》作"分肉"。
② 解毒：《丹溪心法·卷一·中暑三》作"解毒汤"。

气虚少食，身热自汗，脉细弱或洪大，补中益气加麦门冬、五味、知母。

气烦暑渴，脉虚者，竹叶石膏汤。

石膏一两　半夏二钱半　甘草　人参各二钱　麦门冬半两　竹叶

上剉，姜水煎服。一云加大剂人参白虎汤亦得。

节斋云：伤暑发热，是火邪伤心，元气耗散，而邪入客于中，故发为热，汗大泄，无气以动，其脉虚迟而无力，是外之热邪伤荣也，治主内。又云：暑伤气，元气为热所伤而耗散不足之证，故宜补之，清暑益气是也。又有因时暑热，而过食冷物以伤其内，或过处凉风以伤其外，此则非暑伤人，乃因暑而自致之之病。治宜辛热解表，或辛温理中之药，却与伤寒治法相类者也。

医　案

丹溪治一人，夏，大发热，谵语，肢体莫举，喜冷饮，脉洪大而数，以黄芪、茯苓浓煎如膏，凉水调服，三四次后昏卧如死，气息如常，次日方醒而愈。

一人夏发热大汗，恶寒战栗，不自禁持①，烦渴，此暑病也。脉虚微细弱②而数，因素劳而虚，以人参、竹叶作③汤，调辰砂四苓散，八贴而安。

滑伯仁治一人，病自汗如雨，面赤身热，口燥心烦，盛暑中，且帷幕周密，自以至虚亡阳，服术附数剂，脉虚而洪数，舌上苔黄。余曰：前药误矣，轻病重治，医者死之。《素问》云：必先岁

---

① 不自禁持：原脱，据《名医类案·卷二·暑》补。
② 微细弱：原脱，据《名医类案·卷二·暑》补。
③ 竹叶作：原脱，据《名医类案·卷二·暑》补。

气，毋伐天和。术附之药其可轻用，以犯时令耶。又云：脉虚身热，得之伤暑，暑家本多汗，加之刚剂，脉洪数而汗益甚。令撤幔开窗，少顷渐觉清爽。以黄连、人参、白虎三进而汗止大半[1]，诸证亦减。兼以既济汤，渴用冰水调天水散，七日而愈。后遍身发疡疹，更服通圣散，遂痊。

附[2]：暑风

丹溪云：挟火、挟痰，用二陈汤加黄连，实者可用吐法。戴氏云：暑风者，夏月卒倒不省人事者也，有因火者，有因痰者。火，君相二火也；暑，天地二火也，内外合而炎烁，故卒倒也。痰者，人之痰饮也，因暑气入而饮激，痰饮塞，碍心之窍道，手足不知，动[3]蹶而卒倒也。二者皆可吐。《内经》曰：火郁则发之。吐则发散之意，后以清剂而调之也。

贾氏曰：暑者，相火行令也，感之自口鼻而入，伤心包之经，其脉虚，外证头疼、口干、面垢、自汗、倦怠、少气，或背寒恶热，气甚则昏迷不省人事，其脉虚浮虚为暑，浮为风，俗名暑风，是相火甚而行令也。先以苏合香丸，次以黄连香薷饮加羌活，只用双解散加香薷尤良。治暑以清心利小便甚好，自汗者不可利小便，宜白虎汤清解之。次分表里，表必头疼恶寒，以双解散加香薷及二香散、十味香薷散之类解之。在半表半里，泄泻、烦渴饮水、吐逆，五苓散治之。热甚烦渴，益元[4]散治之。若表里热甚，宜半夏解毒汤下神芎丸、酒蒸黄连丸等。或素弱冒暑，脉微，下利，渴而喜温，或厥冷不省人事，宜竹叶石膏汤等，加熟附子一

---

① 汗止大半：原作"汗上太半"，据《名医类案·卷二·暑》改。
② 附：原脱，据文义补。
③ 动：原脱，据《丹溪心法·卷一·中暑三》补。
④ 元：原作"原"，据《古今医鉴·卷之三·中暑》改。

片，次饮来复丹、五苓散治之。凡暑证，不可服诸热燥剂，致斑毒发黄，小水不通，闷乱而危矣。

附　方

清暑益气汤东垣

黄芪汗少，减五分　苍术各一钱半　升麻一钱　陈皮　人参　白术　神曲　泽泻各五分　酒柏　归身　甘草炙　麦门冬　青皮各三分　五味九粒　葛根

上作一服，水煎热服，食远。

东垣曰：《内经》云阳气者卫外而为固也，炅则气泄。今暑邪伤卫，故身热自汗，以黄芪、人参、甘草补中益气为君，甘草、陈皮、归身甘辛微温，养胃气和血脉，为臣，苍术、白术、泽泻渗利燥湿，升麻、葛根苦平善解肌热，又以风胜湿也，湿胜则食不消而作痞满，故炒曲甘辛，青皮辛温消食快气，肾恶燥，急食辛以润之，故以黄柏苦辛寒，偕甘味泻热利水。虚者资其化源，以五味、麦门冬酸甘微寒，救天暑之伤庚金为佐也。此病者因饮食失节，劳倦所伤，损其脾胃，乘暑天而作。汗大泄者，津脱也，加五味十粒，炒柏五分，知母三①分。湿热乘肾肝，则痿弱无力，加酒柏、知母。大便秘涩，但中伏火也，加当归身、生地黄、桃仁、麻仁各一钱以润之。

玉龙丸方见霍乱门

香薷散　治一切暑热腹痛，霍乱吐利，烦心。

香薷一斤　厚朴　白扁豆各半斤

上每服四钱，水煎，去扁豆加黄连，名黄连香薷饮。

白虎汤　治暑渴。

石膏五钱　知母二钱　甘草一钱　粳米一撮

---

① 三：原脱，据《古今医统大全·卷之十六·暑证门》补。

上作一服，水煎，加人参，名人参白虎汤。

益元散一名天水散，又名六二散　治中暑身热，小便不利，燥湿，分水道，实大府，化食毒，行积滞，逐凝血，解烦渴，降妄行火之圣药也。

白滑石水飞，六两　甘草一两，细末

每三钱，汲水下。

桂苓甘露饮子和　治伏暑发渴。

桂　人参　藿香　茯苓　葛根　白术　甘草　泽泻　石膏

寒水石各一两　滑石二两　木香一钱

上为细末，汤下三钱。

五苓散

泽泻二两半　白术　猪苓　茯苓各一两半　肉桂一两

上为末，汤下二钱。

生脉散

人参　麦门冬　五味等分

水煎。

淡渗二苓汤　治暑泻或小便闭。

滑石二两　茯苓　泽泻各一两　猪苓　白术各半两

上判，水煎。

暑渴

生地　麦门冬　炒柏　牛膝　葛根　知母　甘草

上判，水煎。

暑风

焰硝　明矾　滑石　硫黄各二两　白面六两

水丸，水下。

中暑迷闷，不省人事，或吐泻

飞矾　甘草各一两半　乌梅瓦烙　五倍各一两　飞面四两

上为末，汲水下。

香薷饮子　预却暑毒。

香茹一两　扁豆三钱　厚朴　甘草各二钱　乌梅五个　黄连半两

煎此代茶，可以解暑。

治暑毒烦渴

人参三钱　葛根　甘草　麦门冬　乌梅　白豆蔻各半两　黄连

三两

上为末，糊丸，芡实大，每一丸含化，可度一日。

清暑助行丸　夏月出行，百丸，可度一日。

川百药煎一两　人参三两　甘草　麦门冬　乌梅　葛根各五钱

为末，蜜丸，鸡头子大，每用二丸，含化。

一方《杂著》　治夏月伤暑，发热，汗出无力，脉虚细而迟，此暑伤气也。

人参　黄芪　麦门冬　白术各一钱二分　白芍　陈皮　白茯苓各一钱　炒连五分　甘草炙，五分　香薷　知母各七分

上剉，姜水煎。

又方　治夏秋暑热，过食冷物、茶水以伤其内，过处凉风伤其外，致恶寒发热，胸膈饱闷，饮食不进，或吐泻，此内外俱伤寒冷也。

白术一钱半　人参　干姜炒　厚朴　陈皮　羌活　枳实　白茯苓各一钱　炙甘草五分

上作一服，加姜三片，水煎。

又方　暑月若在途中，须常服以壮元阳，清热去暑，免中暑、

泄泻、痢、痰等症。

人参一钱二分　白术一钱半　麦门冬　白芍　白茯苓　五味十粒
甘草炙，五分　知母炒　陈皮　香薷　酒芩炒，三分

姜水煎。

湿第九

脉　法

沉细微缓，或涩，或濡，皆中湿。浮为风湿，大而浮、虚而涩为寒湿，滑疾身热，烦喘胸满，口燥发黄为湿热，洪缓为湿热自甚，洪而动湿热为痛。

医　论

《经》曰：因于湿，首如裹。又云：地之湿气，感则害人皮肉筋脉。又曰：诸湿肿满，皆属脾土。盖首为诸阳之会，位高气清，为湿气熏蒸，而沉重似有物以蒙之也，失而不治则郁而为热，热伤血不能养筋，故大筋缓短而为拘挛，湿伤筋不能束骨，故小筋弛长而为痿弱矣。

《原病式》曰：诸劲强直，积饮，痞膈中满，吐下，体重胕肿，内如块，按之不起，皆属于湿。

丹溪云：六气之中，湿热为病，十居八九。湿有自外入者，有自内得者。阴雨湿地皆从外入，宜汗散，久则疏通渗泄之。湿在上，宜微汗而解。《经》曰：湿上甚而热，治以苦温，佐以甘辛。以汗为效而已，不欲汗多，故不用麻黄、桂枝等剂。湿在中下，宜利小便，此淡渗利湿也。在下，宜升提。戴氏曰：东南地下，多阴雨地湿，凡受多从外入，多自下起，腿肿脚气者多。治当汗散，久者宜

疏通渗泄。西北地高，多食生冷、湿面、蝱^①酪、鱼肉，辛香干硬炙煿，或饮酒后寒气拂郁，湿热之邪不能发越，故肿胀，甚则水鼓胀满，通身浮肿如泥，按之不起，此则自内出也，辨其多少而通利其二便，责其根在内也。此方土内外亦互用有之，但多少不同耳。

身如被杖，湿伤血也。

苍术治湿，上下部皆可用。

越鞠丸治湿郁。方见十二。

肥人多湿，二陈汤加酒芩、羌活、苍术，散风行湿最妙。

《局方》用燥剂，为劫湿病也。湿得燥则豁然而收。

风湿相抟，一身尽痛，宜黄芪防己汤。

燥湿宜羌活胜湿汤、平胃散。

湿胜气实者，神佑丸、舟车丸。虚者桑白皮、茯苓、人参、葶苈、木香。

去湿及热须用黄芩，肺有湿亦用。

下焦湿肿及痛，并膀胱有火邪者，酒防己、黄柏、知母、草龙胆。一本有苍术。

风湿相抟，一身尽痛，麻黄、薏苡仁各一钱，杏仁五粒，甘草一钱。

风湿症，身重，脉浮，肢体肿，不能转侧，额上微汗，恶风，大便难，小便利，日晡热极，宜微解肌。若正发汗则风去而湿在，宜黄芪一钱半，防己二钱，甘草、白术各一钱，喘加麻黄。名黄芪防己汤。

风湿，小便利，大便反快，甘草、白术三两，附子一枚，桂

---

① 蝱（chóng 虫）：晚蚕。

枝六□，分三服，取微汗。

外不热，内不渴，小便自利者，术附汤。

脉缓弱，昏迷，腹痛身重，自汗失音，下利不禁，用白虎汤、葱白、干姜、附子、白术。

风湿身痛，恶风微肿，用桂半两，天①门冬、麻黄、芍药二两半，杏仁七粒，分三服。名杏仁汤。

贾氏曰：湿为土气，火热能生湿土，故夏热而万物湿润，秋凉则万物干燥。湿病本不自生，因热而怫郁，不能宣行，故停滞而生湿也。况脾土脆弱之人，易于感冒，岂必水不流而后为湿哉？人只知风寒之威严，不知暑湿之炎暄感人于冥冥之中也。治湿之法，宜理脾胃、清热、利小便为上。故曰：治湿不利小便，非其治也，宜桂苓甘露、木香、葶苈、木通治之。又云：葶苈木香散下神芎丸，下水湿，消肿胀，利小便，理脾胃，无出乎此也。肿胀脚甚者，以舟车丸下之。湿热发黄，茵陈汤佐以防己、黄芪。一身肿痛，或无汗，或湿流关节，邪气在表，宜五苓散加官桂、苍术微汗之，不可大汗。若自汗出多，热燥津液，内水不利，切勿利之，重损津液也，宜防风白术甘草汤主之。盖湿病有二，湿热证多，湿寒证少，当以脉证辨之。如脉洪数，小便赤涩，引饮身热，为湿热证。若小便自利清白，大便泻利，身疼不热，自汗，为寒湿证，宜五苓加生附、苍术、木瓜治之。

医 案

丹溪治一人患湿气，背如负二百斤重。以茯苓、白术、干姜、桂心、泽泻、猪苓、酒芩、木通、苍术服之愈。

---

① 天：原作"火"，据《活人书》卷十七"杏仁汤方"改。

一少年素湿热，又新婚而劳倦，胸膈不快，觉有冷饮，脉涩大，因多服辛温大散药，血气俱伤①。以苍术、白术、半夏、陈皮各五钱，白芍药六钱，龟板七钱半，黄柏、甘草各一钱半，黄芩三钱，宿砂一钱，炊饼丸服，愈。

一人因湿气两胁疼痛，腰脚亦痛，白浊。渗湿汤加参、术、木通、泽泻、防己、甘草、苍术、苍耳、黄柏、知母、牡蛎、龟板、川归、白芍药、地黄等分，煎服，愈。

一人湿气，腰似折，胯似冰，以除湿汤加附子、半夏、厚朴、苍术、木香、陈皮、茯苓、牛膝、杜仲、酒芩、猪苓、泽泻、黄柏、知母等分，煎服，愈。

一人湿气，二胯痛，小便不利。以当归拈痛汤加滑石、木通、灯心、猪苓、泽泻。

附　方

桂枝附子汤《金匮》　治风湿相抟，身体疼烦，不能转侧，不呕，不渴，脉浮虚而涩。

桂枝　生姜六钱　附子三钱　甘草炙，四钱

治分作二服，姜水煎。如小便自利，去桂加白术汤。服后如冒状，勿怪。

湿胜，一身甚痛，发热身黄，小便不利，大便反快，五苓加前②陈，脏腑虚，自利，苍术汤。治寒湿所客，身体沉重肿痛，面色萎黄加麻黄。

---

① 伤：《名医类案·卷二·湿》作"衰"。
② 前：疑作"茵"。

风湿身痛吐法

生葱茶擂，入香油数滴，水荡，煎数沸，入芎、郁金末吐之。

除风湿羌活汤　治风湿相抟，一身尽痛。

羌活七分　防风　升麻　柴胡各五分　藁本　苍术各一钱

上作一服，水煎。

羌活胜湿汤　治肩背痛，不可回顾，手太阳气郁而不行，以风药散之，脊背项强，腰似折，项似拔，足太阳经不通。

羌活　独活各一钱　藁本　防风　甘草炙　川芎各五分　蔓荆子三分

如身重，腰沉沉然，此经中有寒湿也，如防己轻，附子重，桂枝水煎服。

渗湿汤《和剂》　治寒湿所伤，身重腰冷，如坐水中，小便或涩，大便溏泄，皆坐卧湿地，阴雨所袭。

白术　甘草各一两　干姜　茯苓各二两　陈皮　丁香各二钱半苍术

上剉，加枣三枚，水煎。

桂苓甘露饮

治湿热内甚，烦渴而泻，小便涩，大便急痛，霍乱吐下，头痛口干。方见暑门。

淡渗二苓汤　**五苓散**并见暑门

神佑丸见痰门

舟车丸见水肿门

导水丸　**神芎导水丸**并见鼓胀门

瓜蒂散　治中寒湿，面黄鼻塞，烦而脉大。

瓜蒂为末，以些少吹鼻中，其水自下。

平胃散

苍术八两　陈皮　厚朴各五两　甘草三两

末服。

浚川散子和

大黄煨　郁李仁各二两　芒硝半两　甘遂一两　黑丑头末，四两

为末，姜汤下半钱，空心、临卧服。

燥第十附

《内经》云：诸涩枯涸，干劲皱揭，皆属于燥①。

《原病式》曰：涩，物湿则滑泽，干则涩滞，燥湿相反故也。如遍身中外涩滞，皆属燥金之化也。故秋脉濇。濇，涩也。或麻者，亦犹涩也。由水液衰少而燥涩，气行壅滞而不得滑泽通利，气强攻冲而为麻也。如平人抑其手足，则气之微而道路并着，乍放之，则其气顿行之甚，而涩滞壅碍，不得通利而麻。亦犹鼓物之象也，其不欲动者，动则为阳，使气行之转甚，故转麻也。俗方治麻病，多用乌、附辈者，令气行之暴甚，以故转麻，因之冲开道路以得通利，药气尽则平气行通而麻愈也。然六气不必一气独为病，气有相兼。若亡液为燥，或麻无热证，则当此法。或风热胜湿为燥②，因而病麻，则宜以退风散热，活③血养液，润燥通气，凉药调之，则麻自愈也。治诸燥涩，悉如此法。

枯，不荣旺也。涸，无水液也。干，不滋润也。劲，不柔和

---

① 诸涩……属于燥：此十二字非《内经》文，出自金·刘完素《素问玄机原病式·六气为病·燥类》。

② 燥：原作"湿"，据《素问玄机原病式·六气为病·燥类》改。

③ 活：原作"治"，据《素问玄机原病式·六气为病·燥类》改。

也。春秋相反，燥湿不同故也。大法①身表热，为热在表。渴饮水，为热在里。身热饮水，表里俱有热。身凉不渴，表里俱无热。经所不取火化渴者，谓渴非特为热。如吐利亡②液过极，则亦燥而渴也。虽病风热而液尚未衰，则亦不渴，岂可止言渴为热而否为寒也。夫燥渴之为病也，多兼乎热，故《易》曰：燥万物者，莫熯③乎火。今言渴为燥则亦备矣，如大法，身凉不渴，为表里俱无热，故不言为寒也。谓表里微热，则亦有身不热而不渴者，不亦宜乎。皴揭，皮肤启裂也。乾为天而为燥金，坤为地而为湿土，天地相反，燥湿异用，故燥金主于紧敛，所以秋脉紧细而微；湿土主于纵缓，所以六月其脉缓大而长也。以地湿则纵缓滑泽，干则紧缩燥涩，皴揭之理明可见焉。俗云皴揭为风者，由风能胜湿而为燥也。所以寒月甚而暑月衰者，寒能收敛，腠理闭密④，无汗而燥，故病甚也；热则皮肤纵缓，腠理疏通而汗润，故病衰也。或以水湿皮肤而反喜皴揭者，水湿自招风寒故也。

经曰：风热火同阳也，寒燥湿同阴也，又燥湿少异也。大抵燥金虽属秋阴而异于寒湿，故反同其风热也。故火热胜，金衰而风生，则风能胜湿，热能燥液而反寒。阳实阴虚，则风热胜于水湿而为燥。凡人风病，多因热甚而风燥者，为其兼以热为其主也。然阳实阴虚而风热太甚，以胜水湿，因而成燥。肝主乎筋，风气自甚，以胜水湿，因而成燥。肝主乎筋，而风气自甚，又燥热加之，液还于胸膈而金太燥也。燥金主于收敛，劲切紧涩，故为病

---

① 法：原作"发"，据《素问玄机原病式·六气为病·燥类》改。

② 亡：原作"六"，据《素问玄机原病式·六气为病·燥类》改。

③ 熯（hàn 汉）：干燥、干枯。《说文解字·火部》："熯，干貌。"

④ 密：原作"蜜"，据《素问玄机原病式·六气为病·燥类》改。

筋脉劲强紧急而口噤也。或病燥热太甚而脾胃干涸成消渴者，或风热燥甚怫郁在表而里气平者，善伸，数欠，筋脉拘急，或时恶寒，或筋惕而搐，脉浮数而弦，风热燥并郁甚于里，故烦满，而或秘结也。及风痫之发作者，由热甚而风燥为其兼化，涎结胸膈，燥烁而瘛疭，昏冒僵仆也。凡此诸证，皆由热甚而生风燥，各有异者，由风、热、燥各微甚不等故也。所谓中风，或筋缓者，因其风热胜湿而为燥，乃燥之甚也。然筋缓不收而痿，故诸膹郁病痿，皆属肺金，乃燥之化也，如秋深燥甚，则草木痿落而不收，病之象也。

火热十一<small>附：诸热①</small>

脉　法

浮大而虚为虚，或洪数细小而实为实，沉细或数难治。病热有火者可治，脉洪是也。无火者难治，沉细是也。

医　论

丹溪云：人具五行，各一其性。惟火也，心为君火，而又有相火者，寄乎肝肾二脏之间，《经》所谓二火也。诸动属火，五者之性，感物而动，《经》所谓五火也。相火易起，五火相煽，则妄动矣。火起于妄，变化莫测，无时不有，煎熬真阴，阴虚则病，阴绝则死。戴氏曰：火之为病，其害甚大，其变甚速，其势甚彰，其死甚暴，何者？盖能燔灼飞走貌②越，烧烁于物，莫能御之。游行乎三焦虚实之两途，曰君火也，犹人火也；曰相火也，犹龙火也。火性不妄动，能违于常，

<small>①　附诸热：原脱，据文义补。</small>
<small>②　貌：《金匮钩玄·附录·火岂君相五志俱有论》作"狂"。</small>

以禀位听命，运行造化，生存之机矣。夫人在气交之中，多动少静，欲不妄动，其可得乎？故凡动者，皆属火化。太一妄动，元气受伤，势不两立，偏胜则病，移害他经，事非细故，动之极也，病则死矣。《经》所谓一水不胜二火之火，出于天造，君相之外，又有厥阳。脏腑之火根于五志之内，六欲七情激之，其火随起，又有虚实之不同。虚则脉浮大，实则洪数，药之所主，各因其属。君火者，心火也，可以湿伏，可以水灭，可以直折，惟黄连之属可以制之。相火，龙火也，不可以水湿折之，从其性而伏之，惟黄柏之属可以降之。意泻火之法，岂止如此？虚实多端，不可不察。以脏气可之，如黄连泻心火，黄芩泻肺火，芍药泻脾火，柴胡泻肝火，知母泻肾火，柴胡、黄芩泻三焦火，木通泻小肠火，石膏泻胃火，黄柏泻膀胱火，此皆苦寒之味，能泻有余之火耳。若饮食劳倦内伤，元气、火不两立，为阳虚之病，以甘温之剂降之，如当归、地黄之属。若心火亢极，郁热内实，为阳强之病，以咸冷之剂折之，如大黄、朴硝之属。若肾之病，以温热之剂制之，如附子、干姜之属。若胃虚，过食冷物，郁遏阳气于脾土，为火郁之病，以升散之剂发之，如升麻、葛根之属。不明诸此，欲求火之为病施治，何所依据？故集其略以备处方之用，庶免实实虚虚之祸也。

　　湿热相火病多，诸病寻痰火，痰火生异证。按：《经》曰诸热瞀瘛，暴喑冒昧，躁扰狂越，骂詈惊骇，胕肿疼酸，气逆冲上，禁栗，如丧神守，嚏呕疮疡，喉痹耳鸣及聋，呕涌溢食不下，目昧不明，暴注瞤瘛，暴病暴死，皆属于火。丹溪有云：《素问》病机一十九条，属火者五，而河间推广其说，火之致病者甚多，深契《内经》之意。曰：诸病喘呕吐酸，暴注下迫，转筋，小便浑浊，腹胀大，鼓之有声，痈疽疡疹，瘤气结核，吐下霍乱，瞀郁肿胀，鼻塞衄衊，血溢血泄，淋秘身热，恶寒战栗，惊惑悲笑，谵妄，衄蔑血污之病，皆少阴君火之火，乃真心、小肠之气所为也。若瞀瘛，暴喑冒昧，躁扰狂越，骂詈惊骇，胕肿酸疼，气逆上冲，禁栗，如丧神守，嚏呕疮疡，喉痹，耳鸣及聋，呕涌溢食不下，目昧不明，暴注瞤瘛，暴病暴死，此皆少阳相火之热，乃心包络、三焦之气所属也。若夫五志之交攻，七情之妄动，其火随起，如火怒，则火起肝；醉饱，则火起于胃；房劳，则火起于肾；悲哀动中，则火起于肺。心为君主，自焚则死矣，是皆火之变为诸病，欲求火之为病者，宜于是而取则焉。

因心火为之。心者，君火也。火旺则金烁水亏，为火独存。

凡气有余便是火。气从左边起者，肝火也；气从脐下起者，阴火也；热从脚下起入腹者，虚之极也。盖火起于九泉之下，此病十不救一。治法，以四物加降火药服之，以附子末津调盦①涌泉穴。

阴虚火动难治。脉数而无力者是也。实火可泻，黄连解毒。虚火可补，参、术、甘草之属。谓之实者，邪气实也。谓之虚者，正气虚也。人火正治，龙火反治。郁火可发，当看何经。风寒外束可发，轻者可降，重者从其性而升之。凡火盛者不可骤用寒凉，必须温散。火急甚者必缓之，生甘草兼泻兼缓，参、术亦可。人壮气实，火盛颠狂者，可用正治，或消水，冰水与之。虚火狂盛者，以生姜汤与之，若正治立死。有补阴则火自降，炒黄柏、生地之类。《经》曰：壮水之主，以镇阳光是也。木通下行泻小肠火。人中白即尿缸岸，须风露三年者佳泻肝火。芩、连以猪胆炒，去肝胆之火。黄柏、细辛泻膀胱之火。青黛收五脏之郁火。玄参泻无根之游火。小便降火极速，山栀子降火从小便泄出，其性能屈曲下行，人所不知。

治法

小热之气，凉以和之。大热之气，寒以取之。甚热之气，汗而发之。发之不尽，则逆取之。

---

① 盦（ān 安）：覆盖。《说文解字·皿部》："盦，覆盖也。"

《经》曰：诸寒之而热者，取之阴。取之阴者，所以制肾水之不足，而制心火之有余也。

刘守真云：五脏之志过度，则劳伤本脏。凡五志所伤，皆热也，所谓阴静，故形神劳则燥不宁，静则清平也。是故上善若水，下愚若火。如卒暴僵仆，多因七情过度而卒病也。故喜为心火之志，病笑者，火之甚也。五志过极皆为火故也。

附　方

大补丸　降阴火。

黄柏酒炒

为末，粥丸服。

抑青丸　治肝火。

黄连姜汁炒

为末，粥丸服。

左金丸　治肝火。

黄连六两　吴茱萸一两

曲糊丸。

泻心汤　治心火。

黄连

□①汤或散。

清金丸一名与点丸　治肺火。

黄芩炒

为末，水丸，水下。

黄连、黄柏、黄芩、栀子、大黄，非阴中之火不可用。龟板

---

① □：疑作"煎"。

补阴，乃阴中之至阴也。

阴虚发热，用四物加黄柏，是降火补阴之妙剂，甚者加龟板，气虚加参、芪、白术。

软石膏研末，醋丸绿豆大，泻胃火、食积痰火。

阴火用四物加白马胫骨，降阴中火，代黄连用。

三补丸

黄芩　黄连　黄柏

为末，水丸。

升阳散火汤附方

升麻　葛根　羌活　独活　白芍　人参各半两　甘草炙　柴胡八钱　生甘草三钱　防风二钱半

上剉，水煎。

火郁汤　治四肢热，五心烦热，热伏土中，或血虚得之，或胃虚多食冷物，抑遏阳气于土中。

羌活　升麻　葛根　芍药　人参　柴胡　甘草炙。各半两　防风二钱半　葱白三寸

水煎。

凉膈散　退六经火。

大黄　朴硝　甘草各二两　连翘四两　栀子　黄芩　薄荷各一两

上每服二钱，加竹叶与蜜些少煎服。咽喉不利，腹痛并涎嗽，加桔梗一两，荆芥五钱。呕而咳，加半夏二钱。鼻衄、呕血，加芎、地黄、川归。淋秘，加滑石四两，茯苓一两。闭而不通，腹下状如覆碗，痛秘难忍，乃肠干涸，膻中气不下，先用木香、沉香各三钱为末，酒下，或八正散，甚则宜上涌之。

滋肾丸治肾热方见淋闭门。**补阴丸、地黄丸**降阴火方见虚①损门。手心发热属火郁，山栀、香附、苍术、白芷、半夏、川芎、神曲糊丸。

附②：诸热

脉法

弦数为热。数为虚、为热。洪数，热烦。滑数，心下结热。紧数，寒热俱发。沉细滑疾为热脉盛。滑紧盛者外热。沉而紧，上热下寒。浮紧且滑直，外热内寒。寸浮大而疾，为阳中之阳，烦备身热。寸实，热在脾、肺。数，热在胃口，为吐。关滑数，客热在胃。缓而滑，热中。牢，脾胃热。

暴热，病在心肺。积热，病在肾。肝虚热，如不能食，自汗气短，属脾虚，以甘寒温而行之。实热能食，口干舌燥，便难，属胃实，以辛苦大寒下之。火郁而热，乃心火下陷，脾土抑而不伸，五心热，汗之发之。心神烦乱，血中伏火，蒸蒸然不安，宜镇心火，朱砂安神丸。骨蒸劳热，乃五脏齐损，病久憔悴发热，盗汗下血，宜养阴血。

热郁

香附、抚芎、青黛、苍术、山栀。一云：三补丸加地黄膏，丸服。

天明时，发寒热至晚，二腿汗出，手心热，甚则胸满拘急，大便实而能食，似劳怯，病者脉弦细而沉。询之因怒而得，用大柴胡汤，但胸背拘急不除，后用二陈汤加羌活、防风、红花、黄芩。

---

① 虚：原脱，据本书卷六"虚损"补。
② 附：原脱，据文义补。

气血俱虚，骨蒸寒热交作，大便如常，脉细数，食少，用八物加知母、黄柏、黄芪、柴胡。

凉血解肌，除五心烦热，生藕汁、生地黄汁、生薄荷汁各三盏，生姜汁半盏，熬成膏，用芎归汤化下。

东垣云：有元气虚损而热，有五脏热，有内中外而热轻。手扪之热，热在皮毛血脉也。重按至筋骨，热蒸手甚，热在筋骨也。不轻不重，而热在肌肉也。又云：昼则发热，夜则安静，是阳气自旺于阳分也。昼则安静，夜则发热烦躁，是阳气下陷入阴中也，名曰热入血室。昼夜不分，是重阳无阴也，亟泻其阳，峻补其阴。

辨五脏热

肺热者，轻按之，瞥瞥见于皮毛，日西甚，其证喘咳，洒淅寒热，轻者泻白散，重者凉膈、白虎、地骨皮散。心热者，微按之，热见于血脉，日中甚，其证烦心痛，掌中热而哕，黄连泻心汤、导赤散、朱砂安神丸。肝热，内下骨上热，寅卯间甚，脉弦，四肢困热，便难，转筋筋痿，宜泻青丸、柴胡饮子。

胸中烦热，用栀子仁，实热可用。虚热用参、芪、麦门冬、茯神、芍药、竹茹。若脉坚实而数者，神芎丸下之。

潮热

平旦潮热，热在行阳之分，肺气主之，白虎加芩。日晡潮热，热在行阴之分，肾气主之，地骨皮、牡丹皮、知母、黄柏。潮热用芩、连、生甘草。辰戌时发，加羌活。午时加连。未时加石膏。申时柴胡、升麻。夜加归身。有寒加参、术、黄芪。

两手大热为骨厥，如在火中，灸涌泉穴，五壮立愈。

饮酒人发热者难治，不饮酒人因酒发热者亦难治。

泻三焦湿热

上焦湿热实，黄芩泻肺火，虚加知母、当归、天门冬，保定肺气。一云：凉膈散、甘露饮。中焦热痛实，黄连。中气虚不能转运，有郁者，黄芩、白术、葛根以代之。一云：中焦热，用调胃承气。下焦湿热及膀胱①有火邪者，汉防己、草龙胆、黄柏、知母。或八正散。

医　案

丹溪治一妇，患心中如火，一烧便入小肠，急去小便，大便随时亦出。如此三年，求治。脉滑数，此相火送入小肠经。以四物加炒连、柏、小茴香、木通，四贴而安。

一人因酒肉发热，青黛、瓜蒌仁、姜汁，日饮数匙，三日安。

一人虚损，身如麻木，脚底如火。柴胡、牛蒡子、川归、白芍、参、术、黄芪、升麻、防风、羌活、荆芥、牛膝，四十贴而愈。

子和治一人，素饮酒成病，一医用酒症丸热药服后，目观天地，但见红色，遂成龙火，卒不能救。

一僧病三阳蓄热，常居暗②室，不敢见明，明则头痛如雕，每置冰于顶上，不能解其热，诸医莫辨。用汗、吐、下三法治之，又以凉药清镇之，愈。

附　方

泻阴火升阳汤 东垣　治肌热烦热，面赤食少，喘咳有痰，右关脉缓弱，或浮数。

---

① 膀胱：原作"旁光"，据《古今医统大全·卷之二十·火证门》改。
② 暗：原作"暖"，据《儒门事亲·卷六·火形·头热痛四十》改。

羌活　甘草炙　黄芪　苍术各一两　升麻八钱　柴胡一两半　人参　黄芩各七钱　黄连　石膏各半两。秋冬不用

每七八钱，水煎服。

黄连解毒汤

黄连一两　黄芩　黄柏各半两　栀子四枚

上剉，水煎服。

紫雪　治内外烦热不解，口中生疮，狂易叫走，解诸热毒，小儿惊痫百病。

黄金一百两　寒水石　石膏　滑石　磁石各二斤，研

以上用水一石煮四斗，去渣，入下项药：

甘草炙，八两　羚羊角　犀角　青木香　沉香各五两　丁香一两　升麻　玄参各一斤

上再煎至一斗五升，入下项药：

硝石二斤，芒硝亦可　朴硝七斤，净者

以上入前药汁中，微火煎，柳枝不住手搅，候有七升，提放水盆中，半日欲凝，入下项药令匀：

朱砂三两　当门子一两二钱半

上药煎成霜，雪紫色。每一钱、二钱水下，量大小加减，食后服之。

泻白散　治肺热并大肠热。

桑白皮　地骨皮各一两　甘草半两

上为末，服。

导赤散　治小肠热。

生地黄　木通　甘草等分

入竹叶水煎。

泻青丸 治肝热。

当归　龙胆草　川芎　山栀　防风　大黄　羌活

为末，蜜丸鸡头子大，每一二丸。

泻黄散 治脾热。

藿香七钱　山栀一两　石膏半两　甘草三两　防风四两

为末，蜜酒拌，略炒服。

大金花丸《宣明》

黄柏　黄连　黄芩　栀子　大黄便秘加之

煎丸任用。

朱砂凉膈丸 治上焦虚热，咽膈有气如烟抢上。

黄连　栀子各一两　人参半两　脑子半钱　茯苓半两　朱砂三钱

上为末，蜜丸，朱砂为衣。水下。

黄连清膈丸 治心肺间热及经中热。

麦门冬一两　黄连半两　鼠尾芩三钱

蜜丸绿豆大。水下二十。

清凉饮子 治脏腑生热，面赤烦渴，卧不安。

大黄　芍药　川归　甘草等分

水煎。

四季三黄丸 治上焦积热，泻五脏火，治五劳七伤消渴。

春：大黄三两　黄连四两　黄芩四两

夏：大黄一两　黄连一两　黄芩六两

秋：大黄二两　黄连三两　黄芩六两

冬：大黄五两　黄连一两　黄芩三两

上为极细末，炼蜜为丸，如绿豆大。每五六丸，日三服，以大便溏为度，如不溏，加至七丸。

调胃承气汤泻胃火。

当归承气汤泻脾、胃、肝火。

郁十二

脉　法

丹溪云：脉沉涩为气，沉细为湿为热，沉滑为痰，沉为血，气口紧盛为食。

医　论

气血冲和，百病不生。一有怫郁，诸病生焉。

火郁发之，当看何经。《经》曰：木郁达之，谓吐之令其条达也。火郁发之，谓汗之令其疏散也。土郁夺之，谓下之令无壅滞也。金郁泄之，谓渗泄、解表、利小便也。水郁折之，谓抑之，制其冲逆也。此治郁火法，推诸火所属不同，随其经而治之，故曰看何经。

诸病有郁，治之可开。戴氏曰：郁者，结聚不得发越也。当升不升，当降不降，当变化不得变化，故传化失常，而郁病作矣。大抵诸病多有兼郁者，或郁久而生病，或病久而生郁，或误药乱杂而成郁，故凡治病必以郁法，参而治之。

郁有六，气、血、湿、热、痰、食也。

气郁戴氏曰：胸胁病，脉沉而涩者是也，用香附、苍术、抚芎。

湿郁周身走痛，或关节痛，阴寒则发，脉沉细，苍术、川芎、白芷、茯苓。一本无茯苓。

热郁脉沉细数，目瞀，小便赤，山栀、青黛、香附、苍术、抚芎。

痰郁寸口脉沉滑，动则喘，海石、香附、南星、瓜蒌仁。

血郁脉沉，四肢无力，必能食，便红，桃仁、红花、青黛、川芎、香附。

食郁嗳酸，腹胀不能食，左寸脉平和，右寸脉紧盛，香附、苍术、山楂、神曲、针砂。上诸郁药，春加防风，夏加苦参，秋、冬吴茱萸。

苍术、抚芎总解诸郁。

凡郁皆在中焦，以苍术、抚芎开提其气以升之。假令食在气上，气升则食自降，余仿此。

久病恶寒，亦用解郁。

医　案

一室女，因事忤意，郁结在脾，半年不食，但日食熟菱米①枣数枚，遇喜，亦食馒头弹子大，深恶粥饭。予思脾气实，非枳实不能散，以温胆汤去竹茹，与之数十贴而安。

少妇，因大不如意，膈满不食，累月羸甚，不能起卧②，巳、午间发热面赤，酉、戌退，夜小便数而点滴，脉沉涩而短小③，重取皆有，经水按月，惟数滴而已。予曰：此气不遂而郁于胃口，有瘀血而虚④，中宫却因食郁而生痰。遂补泻兼施，以参、术各二钱，茯苓、陈皮各一钱，红花一豆大，浓煎，食前热⑤饮之。少顷药行，与粥半匙。少顷与神佑丸，减轻粉、牵牛，细丸，津下十五丸，昼夜二药各进四服，食进热退，七日而愈。

一女子许婚后，夫经商二年不归，因不食，困卧如痴，无他

---

① 米：原脱，据《名医类案·卷二·郁》补。
② 不能起卧：原脱，据《名医类案·卷二·郁》补。
③ 小：原脱，据《名医类案·卷二·郁》补。
④ 有瘀血而虚：原作"血亦虚"，据《名医类案·卷二·郁》改。
⑤ 热：原脱，据《名医类案·卷二·郁》补。

病，多向床里坐①。此思想气结也，药难独治，得喜可解。不然，令其怒。脾主思，过思则脾气结而不食。怒属肝木，木能克土，怒则木气升发而冲开脾气矣。俾激之大怒而哭，至三时许，令慰②解之，与药一贴，即求食矣。予曰：病虽愈，得喜方已。乃诒以夫回，既而果然病不举。

附 方

越鞠丸 解诸郁。

香附　苍术　神曲　抚芎　栀子等分

水丸绿豆大，水下。

润喉散 治气郁夜热，咽干鲠塞。

桔梗　川芎　香附各三钱　甘草　紫河车四钱　百药煎七钱半

上为细末，舐之。

久病阴虚，气郁夜热

芍药炒，一两三钱　香附一两　苍术炒，半两　片芩三钱　甘草一钱半

上末，蒸饼丸。

妇人忧抑伤脾，不思食

酒芍药　炒连　香附　生青绿丸③末

为末，姜汁糊丸。

苍莎丸 调郁气。

苍术　香附各四两　黄芩一两

---

① 坐：《名医类案·卷二·郁》作"睡"。

② 慰：原脱，据《名医类案·卷二·郁》补。

③ 青绿丸：《赤水玄珠》卷三十作"清六丸"，方为"六一散三两，红曲（炒）五钱，酒糊为丸。用此活血。"

为末，蒸饼丸。姜汤下。

治气郁

白芍药一两半　香附一两　甘草生，二钱

曲糊丸。汤下。

抑结不散

下甲半两　柏叶一两半　香附二两

上为末，姜汁浸地黄膏，丸服。

补少阴经血，解五脏结气

栀子炒黑

上为末，以姜汁入汤内，同酒饮之。

手足心发热，属火郁，用火郁汤方见火门。

痰十三

脉　法

浮，当吐。涩，卒难开。关脉大者，膈上有痰，可吐之。或伏或大者，痰。眼皮及眼下如灰烟黑者，痰。洪滑者，痰。

医　论

丹溪云：诸病寻痰火，痰火生异症。痰之为物，随气升降，无处不到。

有热痰、湿痰、食积痰、风痰、老痰、寒痰。愚考子和等论云：热痰者，火热制金，或饮食辛辣炙煿，重裀①厚服所致。湿痰者，因停饮不散。酒痰、食痰者，饮酒、厚味过伤得之。风痰者，多带涎沫，因形寒饮冷，

---

①　重裀（chóngyīn 虫因）：指双层的坐卧垫褥。

或因感风而发，或风热怫郁而致。若胶固凝结，积久成块，吐咯不出者，老痰也。形寒饮冷所致者，寒痰也。王隐君①云：痰之为病难明。或头风而运，目眩耳鸣；或口眼蠕动，眉棱、耳轮俱痒；或四肢游风肿硬似病；或齿浮而痛痒不一；或噫气吞酸，心下嘈杂；或痛或哕；或咽嗌不利，咯之不出，咽之不下，其痰似墨，有如破絮、桃胶、蚬肉之状；或心下如停冰铁，心气冷痛；或梦寐奇怪之状；或足腕酸软，或腰肾、骨节卒痛，或四肢筋骨疼痛，或手麻臂疼，状若风湿；或脊上每日一条如线之红起者，或浑身习习如卧芒刺；或眼黏涩痒，口噤，舌烂，喉痹；或绕项结核；或胸腹间如有二气结纽，噎塞烦闷，如烟火上冲，头面烘热；或失志颠狂，中风瘫痪，劳瘵荏苒之疾；或风毒脚气；或心下怔忡，如畏人捕；或喘嗽呕吐，或呕冷涎、绿水、黑汁；甚为肺痈、肠毒、便脓、挛躄，与夫恶心痞隔，壅塞关格，泄泻，惊悸，寒热；或胸间辘辘有声，或背心一点常如冰冷；或四肢麻痹不仁，皆痰所致。百病中多有兼痰者，世所不知也。王节斋又云：痰属湿，乃津液所化，因风寒湿热之感，或七情饮食所伤，以致气逆液浊，变为痰隐，或吐咯上出，或凝滞胸膈，或留聚肠胃，或客于经络四肢，随气升降，遍身上下，无处不到，但有新久轻重之殊。新而轻者，形色青白稀薄，气味亦淡②，久而重者，黄浊稠黏凝结，咳之难出，渐成恶味，酸辣腥臊咸苦，甚至带③血而出。治法：痰生于脾胃，宜实脾燥湿。又随气而升，宜顺气为先，分导次之。又气升属火，顺气在于降火，热痰则清之，湿痰则燥之，风痰则散之，郁痰则开之，顽痰则软之，食积则消之，在上者吐之，在中者下之，中气虚者固中气以运痰，若攻之太重则胃气虚而痰愈盛矣。

热痰

青黛、黄连，或青礞石丸最捷，挟风外证为多。

---

① 王隐君：名珪，字均章，吴郡（今江苏苏州）人，元代医家，隐居吴之虞山，人称"王隐君"。精医，著有《泰定养生主论》16 卷。

② 淡：原作"痰"，据《明医杂著·卷之二·痰饮》改。

③ 带：原为墨丁，据《明医杂著·卷之二·痰饮》补。

湿痰

身多软而重，苍术、白术、片芩、香附、半夏、贝母。热痰加瓜蒌、青黛。

中和丸　治湿痰气热。

苍术　黄芩　半夏　香附_{等分}

为末，神曲糊丸。

燥湿痰

南星　半夏各一两　蛤粉二两

为丸，青黛为衣。

肥人湿痰

人参　半夏各一钱　白术二钱半　陈皮一钱

姜水煎，加竹沥三分之一，下三补丸。

治湿痰，并喘急心痛

半夏_{油炒}

为末，粥丸。姜汤下。

结痰　以小胃丹，半饥半饱时津下，候郁积开，却议补药。

白术　黄芩　芍药　红白葵子

酒痰

瓜蒌　青黛

蜜丸，噙化。

食积痰

神曲　麦芽　山楂

或化痰丸、消积药攻之，气虚用补气药送下。

风痰

南星　白附子

老痰

海石　半夏　瓜蒌　香附　五倍一云：五倍子佐他药治顽痰

寒痰

半夏一云加白术、陈皮。

郁痰

海石　香附　瓜蒌　南星

许学士云：苍术治痰饮成窠囊，行痰极效。即神术丸。又治痰挟瘀血成窠囊。

二陈汤总治一身之痰，如要下行，加引下药；上行，加引上药。按：王氏加减法云湿痰多软，如身体倦怠，加苍术、白术。

寒痰痞寒胸中，倍加半夏，甚者加麻黄、细辛、乌头之类。痰厥头疼，倍加半夏。

风痰加南星、枳壳、白附子、天麻、僵蚕、皂角之类，气虚加竹沥，气实加荆沥，俱用姜汁。

热痰加芩、连。痰因火盛逆上，降火为先，白术、芩、连、软石膏之类。

血虚有痰，加天门冬、知母、瓜蒌仁、香附、竹沥、姜汁，带血者再加黄芩、白芍药、桑白皮。

眩晕，嘈杂者，火动其痰也，加栀子、芩、连。

血滞不行，中焦有饮者，取竹沥加姜、韭汁，吃三五酒盏，必胸中烦躁不宁后愈。

气虚，加参、术。脾虚，宜补中气以运痰降下，加白术、白芍、神曲、麦芽，兼用升提。

内伤挟痰，加参、芪、白术、竹沥、姜汁传送。

食积痰加神曲、麦芽、山楂、炒连、枳实以消之，甚者必用攻之，宜丸药，兼血虚者用补药送。

中焦有痰者，食积也，胃气亦赖所养，卒不便虚，若攻尽则虚矣。

喉中有物，咯不出，咽不下，此痰结也，加咸药软坚之类，瓜蒌仁、杏仁、海石、桔梗、连翘、香附，少佐朴硝、姜汁，蜜丸噙服。

痰在膈上，必用吐法。泻亦不去，胶固稠浊者必用吐，脉浮者宜吐。痰在经络间，非吐不可，吐中就有发散之义焉。凡用吐药，宜升提其气便吐，如防风、川芎、桔梗、茶芽、生姜、蘁汁之类，或瓜蒂散。凡吐，用布勒肚，于不风处行之。

痰在肠胃间，可下而愈，枳实、甘遂、巴豆、大黄、芒硝之类。凡痰用利药过多，至脾气虚，则痰反易生而多。

痰在胁下，非白芥子不能达。在皮里膜外，非姜汁、竹沥不可。及在四肢，非竹沥不开。在经络中，亦用竹沥，必佐以姜、韭汁。

膈间有痰，或颠狂，或健忘，或风痰，俱用竹沥、荆沥，气实能食用荆沥。

滚痰丸攻泻肠胃痰积及小儿食积、痰急、惊风，痰盛者，最为要药。

人中黄饭丸，绿豆大，汤下十丸，降火清痰，治食积。

枳实泻痰，能冲墙壁。黄芩治痰，假其下火也。天花粉大能降上膈热痰。海粉，热痰能降，湿痰能燥，顽痰能消。

久得涩脉痰饮胶固，脉道壅滞，卒难得开，必费调理。

成块吐咯不出，气郁者难治。

脾虚，清中气，二陈加白术，兼用升提。

吐药

萝卜子半升，擂，和以浆水一碗，去渣，入少油与蜜，温服。或用虾半升，入酱、葱、姜等物，水煮，先吃虾，后吃汁，后用鹅翎探①吐，以桐油浸皂角，水洗用。

痰气方②

片芩炒　半夏各半两　白术一两　茯苓　陈皮各三钱

上剉，姜水煎。

忧痰气方③

莎根④半两　半夏　瓜蒌各一两　贝母　山楂各三钱

为末，姜汁浸，正⑤蒸糊丸，绿豆大，汤下。

小胃丹　上可取胸膈之痰，下可利肠胃之⑥。

大戟水煮一时，洗净晒干　芫花醋拌一宿，炒黑　甘遂面裹，煮令透、晒干，一两　黄柏三两，炒。一本二两　大黄酒纸裹煨，再以酒润，炒熟，一两半。一云二两

上为末，粥丸，麻子大。每服十丸，水下。实者可用。

和仲痰丸

南星　半夏　滑石　轻粉各三钱　江子⑦三十粒

皂角仁浓浸汁丸，梧子大。每五七丸。

坠痰丸　治痰饮。

黑丑　枳实麸炒　风化硝各五钱　白矾生，三钱　皂角酥炙取肉，三钱

---

① 探：原作"称"，据《金匮钩玄·卷第一·痰》改。

② 方：原脱，据原书目录补。

③ 方：原脱，据原书目录补。

④ 莎根：即香附。《本草衍义》："莎草，其根上如枣核者，又谓之香附子。亦入印香中，亦能走气，今人多用。"

⑤ 正：疑衍。

⑥ 之：此后有脱文。

⑦ 江子：药名，巴豆之别名。

上萝卜汁丸。每服四十九丸，鸡鸣时服，初见屎，次见痰。古方无硝、枳实，用水丸，酒下，而分两不同。

润下丸 降痰甚妙。又云治膈痰。

陈皮半斤，去白，盐水煮　甘草炙，一两

为末，蒸饼丸，绿豆大。每三五十丸，水下。上热加清金丸。湿，参萸丸随证作汤下。

青礞石丸 化痰。

风化硝三钱，提净，冬月袋盛，风中化之　茯苓　黄芩各半两　青礞石二两，搥碎，焰硝二两，同入小砂罐内，瓦片盖定，铁线缚之，盐泥固济，晒干，火煅红，候冷取出　南星　半夏各五钱

上末，神曲糊丸，梧桐子大。每三五十丸。一本有苍术五钱，滑石一两，白术、枳实倍礞石，而无南星。

导痰汤

半夏四钱　南星　茯苓　陈皮　枳壳麸炒　甘草各一钱

上剉，姜三片，水煎。

导痰丸

半夏六两，以二两用白矾一两研水浸，以二两用巴豆一百五粒研水浸，以二两用皂角水浸，候透，一发余水煮，晒干　甘遂二两，面包煮，晒干

五倍子二两　全蝎

上为末，糊丸，绿豆大。每五十丸，白汤下。

白龙丸 治酒积有痰。

半夏　茯苓　白矾等分

上为末，曲糊丸，绿豆大。姜汤下。

利膈化痰丸

南星　蛤粉研细，一两　半夏　瓜蒌仁　贝母去心，治胸膈痰气最

妙　香附便浸

上为末，用猪牙皂角十四个，敲碎，水一碗煮，将干，去皂角，另用杏仁去皮、尖，以皂角水擂如泥，再以姜汁泡，蒸饼丸如绿豆大，青黛为衣。每服五十丸，姜汤下。

大热大饮，凝于胸中而成湿，故痰作矣，宜吐。

治痰须用半夏，热加芩，风痰加南星，寒痰加白术、陈皮。

肥人有痰，用半夏、滑石。

瘦人是热痰，宜青礞石丸。

有涎沫者是风痰，用白附子、南星、僵蚕、白矾。

久病阴火上升，津液生痰不生血，须补血降火，其痰自除。

寒痰痞塞，用二陈加丁香、宿砂。

湿痰

五味子为末，白术膏丸服。

治痰

黄芩　半夏　香附　贝母

以上湿，若热加瓜蒌、青黛作丸。

中和丸　治湿痰气热。

苍术　黄芩　香附　半夏等分

为末，糊丸。

燥湿痰

半夏一两　蛤粉二两　南星一两

糊丸，青黛为衣。

化痰丸

黄芩一两半，酒炒　滑石　白芥子去壳。各半两　南星　贝母各一两　风化硝二钱半为末，姜汁浸，蒸饼丸。

痰气滞，不喜谷食

三补加苍术，倍香附。

控涎丹　治胸背、手足、颈项、腰胯隐痛不忍，筋骨牵引钓痛，时时走易，乃是痰涎在心膈上变为此证，或手足冷痹，气脉不通，误认瘫痪。

甘遂去□① 　紫大戟去皮　白芥子等分。《本草》主上气，发汗，胸膈有冷痰，盖胸有痰非此不达

上为末，糊丸，梧桐子大。食后淡姜汤下五七丸至十丸，又名妙应丸。惊痰加朱砂，痛加全蝎，酒痰加雄黄，惊气成块者加穿山甲、鳖甲、延胡索、蓬术，臂痹加木鳖子、霜桂，热痰加盆硝，寒加丁香、桂。

黄瓜蒌丸　治食积，痰壅滞，喘急。

半夏　瓜蒌仁　山楂　神曲炒。等分

为末，瓜蒌水丸。姜汤下。又瓜蒌丸，治痰嗽：大瓜蒌一个，半夏二两，以瓜蒌为丸。如喘加莱菔子。

抑痰丸

瓜蒌仁一两　半夏二钱　贝母三钱

炊饼丸。姜汤下。

清膈化痰丸

黄芩　黄连各一②两　黄柏　栀子各半两　香附一两半　苍术二两

炊饼丸。白汤下。

---

① 　□：《三因极一病证方论·卷之十三·痰饮治法》作"心"。

② 　一：原脱，据《丹溪心法·卷二·痰十三》补。

搜①风化痰丸

人参　槐角子　僵蚕　白矾　陈皮　荆芥各一两　半夏姜汁炒，

四两　辰砂半两

上为末，炊饼丸，辰砂为衣。姜汤下五十丸。

医　案

一女子，素强健，六月发烦②闷，困惫不食，发时欲入井，脉沉③细数弱，口渴。一医作暑证治，不效。加呕，手心热，喜暗处，脉渐伏，妄语。予制《局方》妙香丸，如芡实大④，井⑤水下一丸，半日大便，药已出矣，病不减⑥。遂以麝香水洗药，以针穿三孔，凉⑦水吞，半日下稠痰数升，遂得睡⑧，渐愈。因记《金匮》云：昔肥而今瘦者，痰也。

一人患痰，血滞不行，胸中有饮。服韭汁三四酒盏，胸中烦躁不宁，无效⑨。以瓜蒌仁一钱，半夏二钱，贝母三钱，为末，炊饼丸麻子大，姜汤下。即抑痰丸。

一人遍身俱是块。块即痰也，二陈加白芥子、姜炒黄连，煎服。

附　方

论

《杂著》云：痰者，病名也。人之一身，气血清顺则津液流

---

① 搜：原作"瘦"，据《丹溪心法·卷二·痰十三》改。
② 烦：原脱，据《名医类案·卷三·痰》补。
③ 沉：原脱，据《名医类案·卷三·痰》补。
④ 如芡实大：原脱，据《名医类案·卷三·痰》补。
⑤ 井：原脱，据《名医类案·卷三·痰》补。
⑥ 病不减：原脱，据《名医类案·卷三·痰》补。
⑦ 凉：原脱，据《名医类案·卷三·痰》补。
⑧ 睡：原脱，据《名医类案·卷三·痰》补。
⑨ 效：原作"妙"，据《名医类案·卷三·痰》改。

通，何病之有？惟夫气血浊逆则津液不清，熏蒸成聚而变为痰焉。痰之本，水也，原于肾。痰之动，湿也，主于脾。古人用二陈汤为治痰通用者，所以实脾燥湿，治其标也。然以之而治湿痰、寒痰、痰饮、痰涎则固是矣。若夫痰因火上，肺气不清，咳嗽时作，及老痰、郁痰结成黏块，凝滞喉间，吐咯难出。此等之痰，皆因火邪炎上，熏于上焦，肺气被郁，故其津液随气而升者，为火熏蒸，凝浊郁结而成，岁月积久，根深蒂固，故名老名郁，而其原则火邪也。病在上焦，心肺之分，咽喉之间，非中焦脾胃湿痰、冷痰、痰饮、痰涎之比，故汤药难治，亦非半夏、茯苓、苍术、枳壳、南星等药所能治也。惟在开郁降火，清顺肺金，而消凝结之痰，庶可获效。治以：

化痰丸

黄芩酒炒　海粉　瓜蒌仁　橘红各一两　桔梗　香附盐水炒　连翘各五钱　青黛　芒硝各二钱　天门冬去心，一两

上为细末，炼蜜入姜汁少许，和药杵匀，丸如小龙眼大。噙化一丸，或嚼烂，清汤细咽之。或为小丸，姜汤下亦可。此等老痰，大悉饮酒之人多有之，酒气上升为火，肺与胃脘皆受火邪，故郁滞而成。故用天门冬、黄芩泻肺火也，海粉、芒硝咸以软坚也，瓜蒌仁润肺消痰，香附、连翘开结降火，青黛解郁火，故皆不用辛燥之药。

二陈汤

橘红　半夏　白茯苓　甘草炙

上到，加姜三片，水煎服。

滚痰丸王隐居　治湿热等痰。

大黄酒蒸　黄芩各八两　沉香半两　青礞石一两，煅法见前，青礞

石丸方下

上为末，水丸，梧桐子大。每服五十丸，量病加减。

礞石丸 大能痰。方见小儿门。

神术丸 治痰饮。

苍术泔浸一宿，去皮，焙干，一斤　生油麻半两，用水二盏研细取浆
大枣十五枚，煮取肉，研，旋入麻浆拌

和匀，丸梧子大。每五七十丸，空心酒下。

取竹沥法

用淡竹，《图经》谓：肉薄，节间有粉，是俗名水者竹，或用雷竹，丹溪
多用之。将竹截作短段，二头去节，劈开，置炭火，以砖二边□之，将竹片
搁于其上，炙出其沥，二头以盆盛之。荆沥亦然。

吐药

瓜蒂散、稀涎散、藜芦等法。并见第一、二篇。

法①制化痰丸

茯苓　陈皮　黄芩　黄连　山楂　白术　萝卜子各一两　香附
苏子炒。各七钱半　干姜半两　瓜蒌仁一两　南星　半夏各二两。二味
用皂角、白矾各一两，水煮一日，焙干

面糊丸。姜汤下。一方有蛤粉、杏仁。

倍术丸

白术加一倍　干姜　肉桂

蜜丸。按：此方寒者可用。

润下丸 降痰。

半夏二两　南星　黄芩　黄连　甘草炙。各一两　橘红半斤，盐

---

① 法：原字漫漶，据原书目录补。

水煮少时，焙干

蒸饼丸。汤下七十丸。

郁痰

白僵蚕　杏仁　瓜蒌仁　诃子　贝母　五倍

粥丸梧桐子大。白汤下五十丸。

饮十四

脉　法

偏弦为饮。肺饮不弦，但苦喘，短气。浮而细滑，伤饮。弦数为寒饮，冬夏难治。沉弦为悬饮内痛。沉，留饮。

医　论

张仲景论饮有六。《原病式》云：积饮、留饮，积蓄而不散也。水得燥则消散，得湿则不消为饮，土湿主病故也。其人素盛今瘦，水走肠间，沥沥有声，为痰饮。饮后水留胁下，咳唾引饮，为悬饮。水流四肢，当汗出而不汗，身体重痛，为溢饮。咳逆倚息，短气不得卧，如肿，为支饮。有留饮者，背疼如手大，或短而渴，四肢历节疼，胁下痛引①缺盆，咳嗽则转甚。又伏饮者，膈满呕吐喘咳，发则寒热，腰背痛，泪出，振振恶寒，身𥅆惕，谓之伏饮也。治法：悬饮当下，溢饮当汗，支饮随证汗下，痰饮宜温之，从小便以去之也。

附　方

蠲饮枳实丸东垣　逐饮消痰，导滞清膈。

枳实　半夏　橘红各二两　黑丑头末，三两

---

① 引：此下原衍"饮"字，据《金匮要略·痰饮咳嗽病脉证并治第十二》删。

面糊丸。姜汤下五十丸。

苓桂术甘汤《金匮》　治心下痰饮，胸胁支满，目眩。

茯苓　桂枝　白术各三两　甘草二两

上剉，水煎服，小便即利。余方并见《伤寒》。

咳逆嗽十五附：肺痿

脉　法

浮为风，紧为寒，数为热，细为湿。此因于外邪之所感。浮紧则虚寒，沉数则实热，弦涩则少血，洪滑则多痰。此因于内气之所郁。涩为房劳。右关濡伤脾，左关弦短伤肝，浮短伤肺，脉出鱼际为逆气喘息，弦为饮。咳而浮，四十日已。咳而眩，实者吐之愈。咳而脉虚，必苦冒。脉沉，不可发汗。脾脉微为咳。肺脉微急为咳唾血。浮直而濡者易治。喘而逆上气，脉数有热，不得卧者，难治。上气喘，面浮肿，肩息，脉浮大者死。久咳，脉弱生，实大数者死。上气喘息低昂，脉滑，手足温者生；脉涩，四肢寒者死。咳而脱形，发热，脉小坚急者死。肌肉不脱，热不去者死。咳嗽，脉沉紧，或沉小伏匿者皆死。咳而呕，腹满泄，弦急欲绝者死。凡羸瘦脉坚大者，或散而紧者，形盛脉细不足以息者死。不相应故也。设浮大易治。

医　论

《经》云：秋伤于湿，冬生咳嗽。东垣云：秋金为湿所伤，是长夏之气不与秋令也。秋令不及，所胜妄行，火炎上而克金，故肺逆而咳。不胜者负①之，木火同德而不息，所生受病，肾水亏也，故迫水上行，与土湿热相合为痰，咳动脾经，故有声也。

丹溪云：有风、寒、火、劳、痰、肺胀。谨按：《机要》论云咳谓无痰而有声，肺气伤而不清也。嗽谓无声而有痰，脾湿动而为痰也。咳嗽谓有声有痰，因伤肺气，动于脾湿，因咳而嗽也。逆气者，但气上而奔急，肺壅而不下。若伤风咳者，憎寒壮热，自汗恶风，口干烦渴而燥。伤寒咳者，憎寒，发热恶寒，烦躁不渴。火者，因火盛上炎，烁肺金，遂成郁②满，甚则咳嗽无痰，或唾血痰。劳者，由好色肾虚，则子能令母虚，气血俱虚，阴虚则生火，肺金耗败，而津液气血皆化为痰矣。痰者，妨碍清气升降，滞气不行，遂成咳嗽。肺胀者，肺气因火伤极，遂成郁遏胀满，或左右不得眠者。有伤暑，亦令人咳，其症烦热引饮，口燥，或吐沫，声嘶咯血。伤湿咳者，骨节烦疼，四肢重着，洒淅。大抵风寒为病主乎肺，盖肺主皮毛而司于外，伤之则腠理不疏，风寒内郁于肺，清肃之气不利，而生痰动嗽。又寒入胃，从脾脉上至于肺，则肺寒，肺寒则内外合邪，因而而为咳。学者必求其本而治之，无不愈也。

风寒戴氏曰：鼻塞声重，恶寒是也，主发散行痰，二陈加麻黄、杏仁。一云：肺受风寒，轻则麻黄、杏仁、旋覆花，重则烟个③。

风寒，郁热于肺，夜嗽者，三拗汤加知母。脉大而浮，有热，加黄芩、生姜。

胃虚感受风寒，又兼使内过度，咳嗽，恶风寒，人参四钱，麻黄一钱半，连根节，二三贴愈。

脾肺虚受寒，痰涎咳嗽，紫苏饮子，或三拗汤加紫苏叶、白皮、青皮、陈皮、五味、人参、半夏、生姜。

---

① 负：《此事难知·卷上·秋伤于湿冬生咳嗽》作"侮"。

② 郁：原字漫漶，据《脉症治方·卷二·湿门》补。

③ 烟个：疑作"烟筒法"。

风入肺久嗽者，鹅管石、雄黄、郁①金、款花为末，和艾，以生姜一片置舌上，以药艾于姜上灸之，取烟入喉中为度。一方有南星、佛耳草，无郁金，此即烟筒法而少异。烟筒以鹅管石、雄黄、款花、佛耳草为末，以鸡子清刷纸，卷药末作筒，炊烟吸之。

感冷则嗽，膈上有痰，二陈加枳壳、黄芩、桔梗、苍术、麻黄、木通、生姜。

喘嗽遇冬则发，此寒包热也，解表热自除，枳壳、桔梗加麻黄、防风、陈皮、紫苏、木通、黄芩，严寒加黄芩。

声哑属寒，宜细辛、半夏、生姜，辛以散之。气虚加人参、阿胶、知母、茯苓，血虚加川归、地黄、甘草、木通。

火者戴氏曰：有声痰少，面赤是也，主降火，清金化痰，黄芩、海石、瓜蒌、半夏、青黛、桔梗、香附、诃子、青皮。又降火导痰汤治火嗽，芩、连、瓜蒌、海石。

火郁丹 治火郁嗽。

诃子　瓜蒌　半夏曲　贝母　海石　青黛　香附

上为末，以姜汁、蜜调，噙。大要以清金化痰降火为主。

清金丸 治食积火郁嗽。

贝母　知母各二钱半　巴豆去油膜，半钱

上末，姜泥丸，辰砂为衣。汤下五丸。此劫药也。

清金丸 一名与点丸。与清化丸同用，泻肺火，降膈上痰热

片芩炒

为末糊丸。

清化丸 与清金丸同用，治热嗽及咽痛，故苦能燥湿热，轻

---

① 郁：原作"抑"，据《金匮钩玄·卷第一·咳嗽》改。

能治上。

灯笼草

以蒸饼丸。咽痛，醋调，敷喉间。

干咳嗽者，系火郁之甚，乃痰郁火邪在肺中，用苦梗以开之，下用补阴降火。不已则成劳，须行倒仓法。此证多是不得志者有之。

有痰因火盛逆上者，必先治其火，然亦看其痰、火孰急，若痰急则先治痰也。

嗽者①

戴氏曰：盗汗出，兼痰多，作寒热是也。主补阴，清金、四物加竹沥、姜汁。

劳嗽，四君子、百合、款花、细辛、桂、阿胶、半夏、天门冬、杏仁、芍药、甘草、五味。

久嗽、劳嗽，贝母、知母各一两以巴豆同炒黄，去巴豆，白矾、白及各一两，上为末，每以生姜一片蘸药，睡时含化，令药尽，嚼姜咽之。

阴虚火动而嗽，四物加二陈，顺而下之。加黄柏、知母尤妙。

阴虚喘嗽，或吐红者，四物加知母、黄柏、五味、人参、麦门冬、桑白皮、地骨皮。

知母止嗽清肺，滋阴降火。

夜嗽，阴分嗽者多属阴虚。治之阴不足者，六味地黄丸。

阴虚，肺气喘，四物加陈皮、甘草些少，以降其气，补其阴，白芍药用酒浸，日干。

---

① 嗽者：《金匮钩玄·卷第一·咳嗽》作"劳者"。

好色之人元气虚，咳嗽不愈，琼玉膏。

肺虚甚者，用人参膏，以生姜、陈皮佐之，有痰加痰药。此好色肾虚有之。肾虚则水失所养，不能制火，火寡于畏，而负①所胜，肺金受伤而虚，所谓子能令母虚也。咳嗽声嘶者乃血虚受热东垣又云肺金衰也，用青黛、蛤粉，蜜调服之。

嗽而失音，润肺散：诃子、五味、五倍、甘草等分，为末，蜜丸，噙化。

痰者

戴氏曰：嗽动有痰声，痰出嗽止者是。宜豁痰。

痰嗽，用半夏、瓜蒌各五两，贝母、桔梗各二两，知母一两，枳壳一两半，姜汁浸，正②饼丸服。

一方

黄芩酒炒，一两半　白芥子去壳　滑石各五钱　贝母　南星各一两风化硝二钱半

炊饼丸，青黛为衣。

肺郁痰嗽，睡不安宁者，青黛、贝母、杏仁为末，姜汁和砂糖丸，弹子大，噙化。

湿痰带风喘嗽者，不可以一味苦寒折之，如千缗汤丸，更以皂角、萝卜子、杏仁、百药煎，姜蜜丸，噙。一云，坠痰丸亦妙。

痰积嗽，非青黛、瓜蒌不除。

搜风化痰丸，治秋冬之间风痰作嗽，甜葶苈为末，枣肉丸。亦治肺湿作喘。

---

① 负：《局方发挥》作"侮"。
② 正：当作"蒸"。

久嗽痰喘，萝蔔子炒、杏仁去皮、尖等分，为末，粥丸，麻子大，每十五丸，白汤下。

又方，黄芩、青礞石煅各半两，风化硝二钱半，半夏二两，白术一两，茯苓、陈①各七钱半。

润下丸，治胸膈有痰兼嗽。上热加清金丸，有湿加参萸丸。随症作汤送下。

痰嗽发热肚泻

黄连炒　瓜蒌仁　甘草各半两　白芍药炒，二两　滑石　半夏各一两

姜汁糊丸。

瓜蒌丸　治痰嗽。

瓜蒌大者，一个　半夏二两

以瓜蒌杵烂为丸。喘加萝卜子。

痰多喘嗽

白术　苍术　半夏　香附　杏仁各一两　黄芩半两

姜汁糊丸。

又：瓜蒌丸

半夏　瓜蒌仁各一两　苍术二两　黄芩　黄连各半两　莎草根二两半

以瓜蒌浆丸。

酒嗽

白矾一两，另研　杏仁一升

上水一升煎干，新瓦上露一宿，砂锅炒干，每夜食后细嚼杏

---

① 陈：此后疑脱"皮"字。

仁十五枚。

因酒伤肺

瓜蒌仁　杏仁　黄连

为末，以竹沥入紫苏叶煎，再入韭汁调丸服。

又方

青黛　瓜蒌

蜜丸，嚼化。以救肺。

久热嗽，人壮气实，好酒，脉实而数，凉膈散。夏月热嗽咽痛，加桔梗、荆芥、枳壳。

久嗽有积痰留肺，脘中如胶，气不能升降，或挟湿，与酒而作，香附便浸、僵蚕炒、海粉、瓜蒌仁、蜂房、杏仁、神曲为末，姜汁、竹沥调，嚼化。

肺胀

主收敛。壅遏不得眠者难治。因火伤极，遂成郁遏胀满，用诃子为主，佐以海粉、香附、青黛、杏仁。

敛肺丹　治肺胀并火郁。

诃子　杏仁　青黛　瓜蒌　半夏一本半夏曲　香附一云，诃子、青黛治肺气因火伤极，遂成郁遏胀满，取其味酸苦，有收敛降火之功，佐以海粉、香附、半夏曲，姜汁同蜜调，嚼。又，瓜蒌、青黛宜随症调理

肺胀，左右不得眠者，此挟瘀血，碍气而病，养血以逐瘀，平火敛肺，以清痰疏肝，四物加桃仁、诃子、青皮、竹沥。一云，桃仁、大黄炒，姜汁丸服。

治嗽最要分肺虚实。若肺虚久嗽，宜五味、款花、紫菀、兜铃之类补之。若肺实有火邪者，宜黄芩、天花粉、桑白皮、杏仁泻之。东垣云：久嗽去人参，若肺有火邪者，亦不可用。其五味治嗽有南北

之殊，若散风寒用南五味，生津液止渴用北①五味，然不可骤用，恐闭住其邪，必先发散，而后用之可也。

诃子味酸苦，有收敛降火之功。五味收肺气火热，必用之药。杏仁散肺气风热，然性实有热，因于寒者为宜。桑白皮泻肺气，然性不纯良，用之多者宜戒焉。兜铃以其去肺热补肺也。生姜以其辛能发散也。瓜蒌甘能补肺，润能下气，胸有痰者，以肺受火逼，失降下之令，今得甘缓润下之助，则痰自降，宜其为治嗽要药也。杏仁泻肺气，气虚久嗽者，一二服劫止。口燥咽干有痰，不可用半夏、南星，宜瓜蒌、贝母。水饮不用瓜蒌，恐泥膈不快。治嗽痢，用粟壳不必疑，但要先出病根，乃收后药也。

凡嗽，春是春升之气。《杂著》云：宜润肺抑肝，二陈加杏仁、知母、五味、川芎、白芍药、麦门冬、炒黄芩。夏是火，炎上最重。用二陈去半夏，加杏仁、五味、桔梗、桑白皮、知母、黄芩、麦门冬、石膏。秋是湿热伤肺。用清热泻湿，二陈去半夏，加杏仁、桔梗、五味、苍术、桑白皮、防风、黄芩、栀子。冬是风寒外束。宜解表行痰，二陈加桔梗、五味、杏仁、麻黄、桂枝、生干姜、防风。发热头疼鼻塞，加藁本、川芎、前胡、柴胡一钱。早晨嗽者，此胃中有食积，至此时，火气流入肺中，知母、地骨皮降肺火。上半日嗽多者，胃中有火，贝母、石膏降之。午后嗽多者，属阴虚，四物加知母、贝母、黄柏，先降其火。黄昏嗽多者，火气浮于肺，不宜凉剂，以五味、五倍敛而降之。

嗽而胁痛，宜疏肝气，宜二陈加南星、香附、青黛、姜汁。一云，实者白芥子。

---

① 北：原作"此"，《本草纲目·草部第十八卷》载："机曰：五味治喘嗽，须分南北。生津止渴，润肺补肾，劳嗽，宜用北者；风寒在肺，宜用南者。"据改。

嗽而心烦，六一散加辰砂。

嗽而无声有痰，半夏、白术、五味、防风、枳壳、甘草。有声无痰，生姜、杏仁、升麻、五味、防风、桔梗、甘草。有声有痰，白术、半夏、五味、防风。久者，加茯苓、阿胶。

寒热交作而嗽者，小柴胡加知母。一方白芍药、五味、桑白皮。阴气在下，阳气在上，咳嗽，呕吐，喘促，泻白散加青皮、五味、人参、茯苓、粳米。

热嗽胸满，小陷胸汤。

气虚喘嗽，或肥人脉细，气弱①，少食，有汗，苍术调中汤。热加芩、紫苏。痰加半夏、贝母、瓜蒌。

气虚喘嗽，懒倦，不食不睡，自汗发热，脉洪大而虚，或沉细而弱，或喘或嗽，补中益气加五味、知母、麦门冬。汗多，去升麻、柴胡。喘嗽甚，加桑白皮、地骨皮。

气血俱虚，咳嗽吐红，八物汤加知母、麦门冬，并行气药。

气血俱虚者，九仙散。

腹痛串脘，冰冷气下，嘈杂肠鸣，多唾，清水自出，胁肋急胀痛，不饮，此气血冷所致，其脉沉细弦迟，宜半夏温肺汤。即二陈加细辛、桂心、桔梗、芍药、金沸草。

脾虚肺寒，咳嗽痰涎，用三拗汤加紫苏、桑皮、陈皮、青皮、五味、半夏、人参、生姜。

劫药

五味五钱　甘草二钱半　五倍　风化硝各一钱

上末，蜜丸。噙化。

---

① 弱：原作"粥"，据《丹溪治法心要·卷一·咳嗽第十八》改。

咳喘去湿痰

苍术　白术　半夏　香①附各一两　贝母　黄芩　杏仁各半两

姜糊丸服。

咳逆嗽

非青黛、蛤粉、瓜蒌、贝母不愈。

痰嗽潮热四证

有痰嗽潮热者，大体虽同，动作有异。或因虚中伤冷，或先痰嗽，嗽久不已，血形如线，随痰而出，恶寒发热，右寸浮而数，外证日轻夜重，面白痰清。

有因忧愁、大怒则吐，后而痰嗽，寒少热多，左沉小而数，外证心下噎塞，情思不乐，饮食不下。

有蛊注相传，死魂相逐，先呕血不知来处，微有痰嗽，渐生寒热，脉弦细而数，外证食不为肌，颊红变动不常，身体酸疼倦怠，久嗽咽痛痰多，或喘或泻即死。

有因伤湿②、伤寒，解利不尽，虽愈，饮食减少，不生肌肉，身倦无力，劳力则热，身体酸疼，如劳状，但不吐血、不发潮③热，经二三年，医无验。此余毒伏在经络，其脉弦，宜再发即愈。发即发散，或汗也。

逆谓上气逆壅而不下

或曰：上气逆者，皂角丸。火逆上气，麦门冬汤。上气脉浮，麻黄厚朴汤。上气脉沉，泽漆汤。泽漆、桑白皮、射干泔浸、黄芩、白术、茯苓、竹茹。治气上逆为热所作。

---

① 香：原脱，据《丹溪心法·卷二·咳嗽十六》补。

② 湿：原作"温"，据《赤水玄珠·卷七·论湿痰生嗽》改。

③ 潮：原脱，据《赤水玄珠·卷七·论湿痰生嗽》补。

附①：肺痿

宜补血养肺，养气清金。《金匮》云：热在上焦者，因咳为肺痿。得之或从汗出，或从呕吐，或消渴，小便利数，或从便难，又被下药重亡津液，故寸口脉数，其人咳，口中有浊唾涎沫者，为肺痿，其脉数虚者是。一云，肺痿用人参平肺散。

医 案

治一人，年五十余②，患咳嗽，恶风寒，胸痞满，口稍干，身③微痛，脉浮紧而数，左大于右，盖表盛里虚。素嗜酒肉有积，又因行房涉寒，冒雨忍饥，继饱食。先以人参四钱，麻黄连根节一钱半，与三贴，嗽止寒除。以厚朴、枳实、青皮、陈皮、瓜蒌、半夏为丸，与二十服，参汤送下，痞除。

一人干咳嗽，声哑，用人参、陈皮、半夏曲各一钱，白术二钱④，茯苓、桑白皮、天门冬各七分，甘草、青皮各三分。五贴后去青皮，加五味二十粒，知母、地骨皮、瓜蒌仁、桔梗各五分，作一贴，姜水煎。夏加芩五分，仍与四物，入童便、竹沥、姜汁、炒柏。二药昼夜相间服，二月声出而愈。

一壮年，因劳倦，嗽痰如脓。详见诸血门。

一人痰嗽，胁下痛。先以白芥子、姜汁、竹沥、瓜蒌、桔梗、连翘、风化硝，姜蜜丸，嚼化，茶清下。

---

① 附：原脱，据文义补。
② 年五十余：原脱，据《名医类案·卷三·咳嗽》补。
③ 身：《名医类案·卷三·咳嗽》作"心"。
④ 用人参……二钱：《名医类案·卷三·咳嗽》作"用人参、橘红各一钱半，白术二钱，半夏曲一钱"。

附 方

《杂著》云：咳嗽须分五脏六气之殊，而其要皆主于肺，盖肺主气而声出也。治法须分新久虚实。新病风寒则散之，火热则清之，湿热则泻之。久病便属虚属郁，气虚则补气，血虚则补血，兼郁则开郁，滋之润之，敛之降之，则治虚之法也。以杏仁去皮尖、白茯苓各一钱，橘红七分，五味、桔梗、炙甘草各五分。四时加减之法注在前凡嗽条下：春若伤风致咳，鼻流涕，宜辛凉解散，加防风、薄荷、紫苏、麦门冬各一钱；有痰加半夏、枳壳；风痰加南星；湿痰，脾困少食，加白术、苍术；若口燥咽干，勿用半夏、南星，宜知母、贝母、瓜蒌仁、黄芩。若夏月，热痰，或素有热，加芩、连、知母、石膏。上半日咳者，胃中有火，贝母、石膏、黄连。五更咳同上。黄昏咳者，火气浮于肺，不可正用寒凉药，五味、五倍、诃子敛而降之。咳嗽久，肺虚，滋气补血，加人参、黄芪、阿胶、当归、生姜、天门冬、款冬花、马兜铃、酒芍药。肺热喘咳，去人参，用沙参，此兼气血也。午后咳者属阴虚，即劳嗽也，加四物汤，以黄柏、知母、竹沥、姜汁、天门冬、瓜蒌仁、贝母。火郁嗽，谓痰郁火邪在中，宜开郁消痰，用诃子皮、炒①香附、瓜蒌仁、半夏曲、海石、青黛、黄芩，蜜调，噙化。仍服补阴降火汤药，失治则成劳。痰积、食积作咳者，用香附、瓜蒌、贝母、海石、青黛、半夏曲、软石膏、山楂肉、枳实、姜炒黄连，蜜调，噙化。劳嗽见血，加阿胶②、当归、芍药、天门冬、知母、桑白皮，亦于前肺虚、阴虚二条择用。大抵咳嗽

---

① 炒：原作"便"，据《仁斋直指方·卷八·咳嗽》改。
② 阿胶：原作"诃胶"，据《仁斋直指方·卷八·咳嗽》改。

见血，多是肺受热邪，气得热而变为火，火盛而阴血不得安宁，从火上升，故治宜泻火滋阴，忌用人参等甘温补气之药。亦有气虚而咳血者，则宜用人参、黄芪、款冬花等药，但此证不多耳。

因咳而有痰者，咳为重，主在肺。因痰而致咳者，痰为重，主治脾。但是食积成痰，痰气上升以致咳嗽，只治其痰，消其积，而咳自止，不必用肺药治咳也。

凡酒色过度，损伤肺肾真阴，咳嗽吐痰，衄血、吐血、咳血、咯血等证，误服参、芪甘温之药，则病日增，服之过多则死。盖甘温助气，气属阳，阳旺则阴愈消。前项病证乃阴血虚，阳火旺，宜服苦甘寒之药，以生血降火，而参、芪不可服也。

一捻金 治远年近日诸般痰嗽，自胸膈下塞停饮，至于脏腑，次早必利一次，即温补之，若小儿减药末。

知母 贝母各一两

为末，巴豆三十个去油存性，另研，次入二味合匀。每服一字，用姜三片，二面蘸药末，细嚼咽下便睡，其嗽立止。

人参清肺散 治痰嗽咽干，声不出。

人参 橘红 贝母各一钱半 半夏 茯苓 枳壳 青皮 桑白皮 杏仁 知母 黄连各一钱 地骨皮 甘草 麦门冬各五分 五味十粒 款花七分

姜水煎。一云，肺燥而热者润之，桔梗、大力、知母、鸡清之类。

积痰嗽方

南星 半夏二味并姜汁炒 瓜蒌仁 青黛 石碱

如胁痛，疏肝气加青皮。加减法与上《杂著》条大同而小异。

痰嗽方 若痰白作泡，当于泻水。

贝母 南星 黄芩热加 滑石 风化硝 半夏 陈皮 白芥子

枳实　青黛热加　瓜蒌润加　苍术湿加　皂角风加　茯苓

紫菀散　治咳中有血，虚劳肺痿。

人参　桔梗　茯苓各一钱　知母　贝母各一钱半　紫菀　甘草

阿胶各半钱　五味十五粒

作一贴，水煎。

知母茯苓汤　治咳嗽不已，往来寒热，自汗肺痿。

甘草　茯苓各一两　知母　五味　人参　薄荷　半夏　柴胡

白术　款花　桔梗　麦门冬　黄芩各半两　川芎　阿胶各一钱

姜水煎服。

三拗汤

麻黄不去节　生甘草　杏仁留尖

姜水煎，痰清止。

御寒汤　治感寒，令人鼻塞咳嗽。

黄柏　防风　白芷　佛耳草各三分　黄芪一钱　人参　甘草

黄连　升麻　羌活　陈皮各五分　款花一钱半　苍术七分

水煎服。

琼玉膏

生地黄四斤　白蜜二斤　白茯苓十三两　人参六两

上以地黄捣汁，和蜜，以参、苓为末，入蜜汁拌匀，用瓷瓶贮，以蜡纸并箬包瓶口，用桑柴火蒸煮三昼夜，取出再换蜡纸，包封十数重，沉井底一昼夜，取出，再如前蒸煮一日，收之。白汤点服。

九仙散　治一切嗽。

人参　款花　桔梗　桑白皮　五味　阿胶　乌梅各一钱　贝母

半两　御米壳①八钱，去顶，蜜炙黄

每服半两，姜水煎。

三妙汤　治嗽。

粟壳四钱　乌梅三钱　北枣二枚

上水二大盏，煎至一半，入少饧服，仰卧少时。

金沸草散　治伤风咳嗽。见伤风门。

泻白散　治咳嗽气喘。方见火门。

针灸法

天突在胸横骨上端近咽，宛宛中。灸七壮　肺俞在背第三椎骨下，横开各一寸半。灸七壮　列缺在手腕侧上起骨中，食指头点到是穴。沿皮透太渊　乳根在乳下一寸六分。灸五壮　风门在背第二骨下各开一寸半。灸七壮

哮十六

医　论

丹溪云：专主于痰，宜用吐法。亦有虚而不可吐者，必薄滋味，不可纯用凉药，必兼散表。

紫金丹　治哮。

精猪肉二斤，细切骰子大，砒两为细末，拌匀，分作六分，纸筋泥包，火烘干，于无人处煅令青烟尽，放地上一宿，取出，为末，蒸饼丸绿豆大。大人二十丸，小儿十丸，茶清下。

---

① 御米壳：又名罂粟壳。味酸、涩，微寒，无毒。功能止泻痢，固脱肛，治遗精久咳，敛肺涩肠，止心腹筋骨诸痛。《本草纲目·谷部·第二十三卷》云："其实状如罂子，其米如粟，乃象乎谷，而可以供御，故有诸名。"

哮年深，时作时止

雄猪肚一具，制如食法，入杏仁四五两，线缝，醋三碗，煮干，取出。先食肚，次以杏仁新瓦焙干，捻去皮，旋食，永不发。

一方

鸡子略敲壳，不损膜，浸尿缸中二四日，煮食之，能去风痰。

一方

半夏、枳壳、桔梗、片芩、紫苏、麻黄、杏仁、甘草，寒加桂，水煎。

一法

小胃丹以二陈加苍术、黄芩，作汤送下。看虚实。气实人遇秋冬发者，大承气汤。

一方

诃子为末，白芥子蒸熟，杵丸服之。

清金丸 治哮喘遇厚味发者。

萝卜子淘净，蒸熟，晒干，为末，姜汁浸，蒸饼丸为细丸。每三十丸，津下。

附　方

黄连化痰丸

南星二钱　半夏一两半　黄连　茱萸七钱半　桃仁十七粒　陈皮半两

神曲糊丸。每服一百丸。

治痰丸

南星　半夏　滑石　江子　蛤粉少许

以皂角浸浓水丸，梧子大。汤下五十丸。

导痰丸

半夏六两，二两以矾水浸，二两以皂角水浸，二两以江子百粒研水浸 甘遂二两，面包煮熟，晒干　五倍二两　全虫二两

糊丸，绿豆大。每服五十丸，白汤下。

白龙子丸　治酒痰。

半夏姜汁制　茯苓　滑石　白丸等分

神曲糊丸，桐子大。白汤下三十丸。

黄芩利膈丸　治喘哮，除胸中热，利膈上痰。

生黄芩　炒黄芩各一两　半夏　黄连　泽泻各半两　南星　枳壳　陈皮各三钱　白术二钱　白矾五分

炊饼丸，桐子大。食后温水下三五十丸。忌酒、面。

验方

猫儿头骨烧灰，酒下，一服即止。或郭公刺①根煎服。

灸　方

膻中二乳中间是穴。灸七壮　乳根二穴见嗽门　俞府在璇玑旁一寸五分。针入一分，沿皮向外。灸二七壮，看虚实补泻

---

①　郭公刺：药名，一名光骨刺，治天疱疮、哮喘。见《本草纲目》卷二十一。

卷之四

喘第十七

《机要》云：喘者，促促气急，喝喝息数，张口抬肩，摇身撷肚。短气者，呼吸虽数而不能接续，似喘而不摇肩，似呻吟而无痛，呼吸虽急而无痰声。逆气者，但气上而奔急，肺壅而不下。宜详辨之。

脉　法

喘逆上气，脉数有热，不得卧者难治。上气，面浮肿，肩息，脉浮大者危。上气，喘息低昂，脉滑、手足温者生，脉涩、四肢寒者死。右寸沉实而紧，为肺感寒邪。亦有六部俱伏者，宜发散则热退而喘定。右寸沉实为实，左尺大为肾虚。

医　论

丹溪云：喘急者，气为火所郁而为痰，在肺、胃也。一云，因气虚，火入于肺。有痰者，有火炎者，有阴虚自小腹下起而上逆者，有气虚而致气短者，有水气乘肺者。戴氏曰：喘者，凡喘便有痰声。火炎者，乍进乍退，得食则减，食已则喘。大概胃中有实火，膈上有稠痰，得食坠下稠痰，喘即上。稍久，食已入胃，反助其火，痰再升上，喘反大作。俗不知此，作胃虚治以燥热之药，以火济火也。一人患此，诸医作胃虚治之不愈，后以导水丸利五六次而愈，此水气乘肺也。若气短喘急者，呼吸急促而无痰声，有胃虚喘者，抬肩撷肚，喘而不休是也。盖肺主清阳上升之气，居五脏之上，通荣卫，合阴阳，升降往来，无过不及于六气，则肺气不清而喘作矣。

喘须分虚实。久病是气虚，用阿胶、人参、五味补之。新病是气实，用桑白皮、葶①苈泻之。《金匮》云：无寒热，短气不足以息者，实也。或又曰：实喘者，气实肺盛，呼吸不利，肺窍壅滞，右寸沉实，宜泻肺。虚喘者，肾虚，先觉呼吸气短，两胁胀满，左尺大而虚，宜补肾。邪喘者，由肺盛②寒邪伏于肺中，关窍不通，呼吸不利，右寸沉而紧，亦有六部俱伏者，宜发散，则身热退而喘定。《三因》又云：肺实者，肺必胀，上气喘逆，咽中逆如欲呕状，自汗。肺虚者，必咽干无津，少气不足以息也。

痰者，降气化痰为主。火炎者，降心火，清肺金。阴虚痰喘者，补阴降火，四物汤加枳壳、半夏。一云，四物加陈皮、甘草以降气补阴，芍药酒浸，日干，忌火。一本加黄连。气虚短气而喘者，参、芪补之。

气虚，用人参蜜炙、黄柏、麦门冬、地骨皮。

元气虚，喘而气短者，生脉散。

凡气虚，喘呕，未可服补中，止可服调中益气。

有痰，亦短气而喘，导痰、千缗之类。

上气喘而躁者，为肺胀，欲作风水证，汗之则愈。

喘而不得卧，卧则喘，水气上乘于肺，肺得水而浮，使气不得通流，宜神秘汤。

久喘未发，以扶正气为主；已发，以攻邪为主。

喘急甚者，不可用苦寒药，火盛故也，宜温劫之，后因痰治痰，因火治火。

喘急有风痰者，千缗汤。

食积壅滞气喘，用半夏、瓜蒌仁、山楂、神曲，为末，瓜蒌

① 葶：此下原衍"实"字，据《证治准绳·杂病·第二册·诸气门·喘》删。

② 盛：《证治准绳·杂病·第二册·诸气门·喘》作"受"。

穰丸，竹沥、姜汤下。

阴少忧虑多痰喘，用四物加炒陈皮、甘草。

千缗汤　治痰喘不能卧，人扶而坐，一服即安。

半夏七个，剉、泡七次　甘草炙，一寸　生姜一指大　南星一钱

皂角一寸

上剉，水煎服。一本有雄黄，无甘草。或导痰汤合千缗汤。

一方

椒目为末，姜汤下一二钱。

一方

萝卜子二两，蒸　皂角烧炭，五钱　瓜蒌仁　海粉　南星用白矾

一钱半，入水浸之，晒干。各一两

为末，蜜丸，嚼化。一本无南星、瓜蒌、海石。

一方　治痰喘。

南星　半夏　瓜蒌　香附　橘红　萝卜子　皂角灰一本有杏仁、

青黛

为末，神曲糊丸，姜汤下。以上四方皆劫剂也。

气实人服参、芪过多而喘，以三拗汤泻之。凡面黑人不可服芪。

热痰暴喘将死者

大黄　黑丑炒。等分

为末，蜜丸，下二钱。

泻白散　治阴气在下，阳气在上，咳喘呕逆。

桑白皮一两　地骨皮七钱　五味　甘草　茯苓　人参　杏仁

青皮

姜水煎。有痰涎，加半夏、桔梗。

神秘汤　治水气逆行乘肺，肺得水而浮，使气不通流，卧则

喘，脉沉而大。

紫苏　陈皮　人参　桑皮　木香　茯苓等分

上剉，姜水煎服。一本有桔梗、五味，无桑白皮、木香、茯苓等。

《杂著》云：喘与胀两证相因，必皆小便不利。喘则必生胀，胀则必生喘，但要识得标本先后。先喘而后胀者主于肺，先胀而后喘者主于脾。何则？肺金主降，外主皮毛。《经》曰：肺朝百脉，通调水道，下输膀胱。又曰：膀胱者，州都之官，津液藏焉，气化则能出矣。是小便之行，由①于肺气之降下而输化也。若肺受邪而上喘，则失降下之令，故小便渐短，以致水溢皮肤，而生肿满焉。此则喘为本，而肿为标，故当清金降气为主，而行水次之。脾土恶湿，外主肌肉。土能克水，若脾土受伤，不能制水，则水湿妄行，浸渍肌肉，水既上溢，则邪反侵肺，气不得降而生喘矣。此则肿为本，而喘为标，治当实脾行水②为主，而清金次之。苟肺病而用燥脾之药，则金得燥而愈喘。脾病而用清金之药，则脾得寒而愈胀矣。近世治喘胀者，但知实脾行水，而不知分别肺脾两证，故发明之。

医　案

丹溪治一人，痛风，因服麻黄等药，多阳虚而喘。详见痹门。

一人五七月间，喘不得卧，主于肺，麻黄、石膏各二钱，柴胡、桑白皮各一钱，甘草五分，黄芩一钱半，服之，一汗而愈。后以五味、甘草、桑白皮、人参、黄芩，遂安。

一人痰多喘嗽，白术、半夏、香附、苍术各一两，黄芩、杏仁各半两，姜汁糊丸服。

---

① 由：原作"田"，据《明医杂著·卷之三·喘胀》改。
② 实脾行水：原作"实水"，据《明医杂著·卷之三·喘胀》改。

滑伯仁治一人，肺气焦满。病得之多饮，中积痰涎，外受风邪，发则喘喝，不能自安。以清肺泄涌降火，润燥苦①辛之剂，遂安。

附　方

风寒伤而喘者，三拗汤、华盖散、神秘汤可选用。

象云：止喘气促，以天门冬、人参、黄芪为主。

四磨汤　治七情郁结，上气喘急。方见气门。

小青龙汤　治水气发喘。方见伤寒门。

双玉散　治痰热而喘，痰涌如泉。

寒水石　石膏等分

上为末，人参汤调下。

润肺散　治寒壅肺气不利，喘急，鼻流清涕。

杏仁　贝母　人参　麻黄二钱　阿胶　桔梗各五分　陈皮　甘草各一钱

上剉，水煎服。

参术调中汤　泻热补气，止嗽定喘，和脾胃，进饮食。

白术五分　人参四分　桑白皮　炙甘草各三分　麦门冬三钱　青皮三钱　陈皮三钱　地骨皮三钱　白茯苓三钱　五味二十粒

上作一服，水二盏煎至一盏，食后温服。

人参清镇丸　治热止嗽，消痰定喘。

柴胡　人参各一两半　黄芩生　半夏　甘草炙。各七钱半　青黛六钱　天门冬三钱　陈皮　五味各二钱

上为末，糊丸，梧桐子大。白汤下三五十丸。

木香半夏汤　治痰喘，气急嗽甚，四肢俱肿。

---

① 苦：原脱，据《名医类案·卷三·喘》补。

半夏曲三钱　木香　黄芩　麻黄各一钱　人参　甘草　五味各五分　桑白皮□三钱　粟壳一钱半

汗多去麻黄，加枳壳、桔梗。

上姜水煎服。

一方　治痰喘，夜卧不安。

石膏　杏仁　细茶　麻黄　甘草　人参

上水煎服。

劫喘

铜青研细　虢丹①少许，炒转色

为末，醋下半钱。

无价散　治喘。方见十六。

肺胀喘急，声哑痰壅

大黄　白黑丑半生半炒　槟榔

上为末，每二钱，水下。涎多，加腻粉少许，下涎为度。

针灸法

璇玑一穴在天突下一寸。直针入三分，灸二七壮　气海在脐下一寸半。针之

疟十八

脉　法

疟脉自弦。弦数多热，弦迟多寒。弦小紧下之，弦迟温之，弦紧数汗之，浮大吐之。弦数为风发，代散则死。虚微无力为久

---

①　虢（guó 国）丹：又名黄丹粉，性辛、咸、寒，有毒。功能解毒，生肌，坠痰镇惊。虢，原作"国"，据《丹溪心法·卷二·喘十五》改。

病，洪数无力与微皆虚。

医 论

《经》曰：夏伤于暑，秋必痎音皆疟。按：东垣云暑者，季夏湿令不行则土亏矣。所胜妄行，木气太过，少阳旺也。所生受病，则肺金不足，不胜者侮之，水乘土之分。土者坤，坤在申，申为相火①，水入土，则水火相干，水火相干则阴阳交作，肺金不足，洒淅恶寒。土既虚少，少②阳乘之，则为寒热，发于秋者，湿热③，则卯酉之分故也。

丹溪云：有暑、风、湿、痰、食、老疟。按：《经》云先热后寒，名曰温疟。但热不寒，名曰瘅疟。经年不差，结成癥瘕，名为老疟，亦曰疟母。寒热身重，骨节烦疼，胀满自汗，为温疟。寒热不除，但渗惭振栗，病以时作，为牝疟。因伤食而得，为食疟。一岁之间，长幼相似，谓之疫疟。愚按：《内经》明言夏伤于暑所致，何世医悉谓脾寒而用温热之药？盖战栗恶寒者，火极似水，亢则害、承乃制故也。如饮酒而寒战者，亦以酒为寒乎？若果为寒治而用热药，岂不大误？又甚者归之祟怪，良可笑耶。然有久病气血虚，脾胃弱，误服寒凉之剂，致伤脾胃，因而吐泻，为腹胀，为内寒少食者有之，此□之过也，其脉必微细而迟，或豁大而迟者，是宜温补之。

因暑邪舍于荣卫之间，腠理不密，复遇风寒，闭而不出，舍于肠胃之外，与荣卫并行，昼行于阳，夜行于阴，并则病作，离则病止，并于阳则热，并于阴则寒，浅则日作，深则间日，在气则早，在血则晏。

因汗郁成痰。

---

① 土者坤……申为相火：原作"土者申，申在申，上为相火"，据《脉因证治·卷上·十一疟》改。

② 少：原作"太"，据《脉因证治·卷上·十一疟》改。

③ 湿热：原作"洒淅"，据《脉因证治·卷上·十一疟》改。

因虚①弱阴阳相乘。

渴者燥胜，不渴者湿胜也。

有得之于冬而发于暑，邪舍于肾足少阴也。有藏之于心内，热蓄于肺手太阴也。

疟得于暑，当以汗解。或汗不得出，郁而成痰，宜养胃化痰发汗，邪②气得出，自然和也。

风暑必当发汗，因在风凉处歇，遂闭汗，暑毒无从而发泄也。

虚者必用参、术一二贴，托住其气不使下陷，后用他药。

无汗要有汗，散邪为主，带补；有汗要无汗，扶正气为主，带散。无汗，以升麻、葛根、川芎、苍术、柴胡散之。有汗，以川归、芍药、地黄、人参、黄芪、黄柏补而收之。

数发之后，便宜截之，久则中气虚弱，病邪愈深而难治。

砒丹等药大毒，不可轻用。

在阴分者，用药彻起阳分方可截。邪在阴分用芎、归、芍药、地黄、知母、红花、黄柏、升麻等药，提起阳分方可捷。大渴大热，小柴胡去半夏，加知母、麦门冬、黄连。

渴用生地黄、麦门冬、天花粉、牛膝、知母、炒柏、葛根、生甘草。

久疟，二陈加川芎、苍术、柴胡、葛根、白术，一补一发。

甚者寒热头痛如破，渴而饮水，多汗，可与参、芪、芩、连、栀子、川芎、二术、半夏等药。

痰滞胸膈，热多寒少，大便燥实者，大柴胡汤。

---

① 虚：原脱，据《脉因证治·卷上·十一疟》补。
② 邪：原脱，据《脉因证治·卷上·十一疟》补。

久疟，不得汗，以二陈倍二术加槟榔。

小儿疟疾痞块，用生地、芍药各一钱半，陈皮、川芎、黄芩、半夏各一钱，甘草二分，姜水煎，调鳖甲末。

三日一发，受病一年。即三阴疟也。间日一发，受病半年。一日一发，受病一月。二日连发，住一日者，气血俱受病也。

俗云脾寒，乃因名而迷其实也。苟因饮食所伤而得之，未必是寒，况其他乎。

暑疟，宜人参白虎汤。

有痰，二陈加草果、常山、柴胡、黄芩。

不食者，必从饮食上得之，当以食治。

小柴胡加常山，截疟神效。

疟母多在左胁之下，令人多汗胁痛，用丸药消导，鳖甲为君，三棱、蓬术、香附并醋煮、海粉、青皮、桃仁、红花、神曲、麦①芽随证加减，丸服。

老疟，系风暑入在阴分，在脏，宜用血药引出阳分而散，川芎、抚芎、红花、当归、苍术、白术、白芷、黄柏、甘草，露一宿，早服。痎疟，老疟也，三日一发，阴受病也。疟得于暑，当以汗解，或处凉冷，汗不得泄，郁而成痰，又复嗜欲纵恣，轻试劫药，胃气大伤，其病难愈，必先与参、术、陈皮、芍药等剂，辅以本经之药。若得汗而体虚，又须补养，俟汗通身，下过委中，方是佳兆，须淡饮食，避风凉，远房劳。痎疟须用补药，从血分补，散邪气用芎、归、芍药、知母、黄柏、防风、柴胡、升麻、人参、黄芪、白术、半夏、官桂。

---

① 麦：原为墨丁，据《丹溪治法心要·卷一·疟第十七》补。

间日一发，须用解散，柴胡、黄芩、防风、知母以解表除热，陈皮、半夏以燥痰，白术以补中，数服以常山、草果、槟榔、青皮截之。

久疟不愈，寒多热少，咳嗽痰涎，用四兽饮数服，后以参、术、草果截之。

久疟，欲吐不吐，宜吐之，藜芦为末，水调半盏，以吐为度。

疟病能食而痰伏者，小胃丹。

妇人久疟，用小柴胡合四物服之。

热痰者，小柴胡合二陈服之。

疟，身热目痛，热多寒少，脉长，先以大柴胡下后，以白虎彻其邪。

因劳役或忧思而作，汗多，食少，倦甚者，补中益气汤。

《机要》谓：在太阳经为寒疟，治多汗之；阳明经为热疟，治多下之；少阳经为风疟—云寒热疟，治多和之。此三阳受病，谓之暴疟，发在夏至后、处暑前，乃伤之浅者。在三阴经则总谓之温疟，发在处暑后、冬至前，乃伤之重者，此说良是。其三阴经，作于子、午、卯、酉日，少阴疟；寅、申、巳、亥日，厥阴疟；辰、戌、丑、未日，太阴疟也。

《杂著》论疟是风暑之邪，有一日一发，有二日一发，有三日一发，有间日连二日发，有日与夜各发，有自汗，有无汗，有上半日发，有下半日发，有发于夜者。治法：邪从外入，宜发散之，然后扶持胃气为本，又须分别阴分、阳分而用药。邪疟及新发者，可散可截。虚疟及久者，宜补气血。若过服截药致伤脾胃，则必绵延不休，方以柴胡、白术各钱半，苍术钱泔浸，以上三味，疟必用之药，葛根一钱二分，陈皮七分，甘草五分。若一日一发，午前者，邪在阳分，加枯黄芩、茯苓、半夏各一钱。热甚头痛加川芎、软石膏各一钱，口渴加石膏、知母、麦门冬各一钱。间日或三日发，午后或夜发者，邪入阴分，加归、芎、芍药、地黄、知母炒各一钱，红花、酒柏、升麻各四分，提起阳分，方可截。间一日连发二日，或日夜各发者，气血俱病，加参、芪、白茯苓各一钱以补气，四物以补血。阳疟多汗，用参、芪、白术以敛之。无汗，柴胡、二术、黄芩、干葛以发之。阴疟多汗，用川归、芍药、地黄、黄芪、黄柏以敛之。无汗，柴胡、苍术、川芎、红花、升麻发之。故曰：有汗者要无汗，扶正为主。无汗者要有汗，散邪为主。若胃弱食少，或服截药伤脾胃，食少者，加人参一钱半，酒芍药、麦芽各一钱。若伤食痞闷，或食积者，加神曲、麦芽、枳实各一钱，黄连五分。有痰，加姜制半夏、南星、枳实各一钱，芩、连各六分。若欲截之，加槟榔、黄芩、青皮、常山各一钱，乌梅肉三个。若日久虚疟，寒热不多，或无寒而但微热者，邪气已无，只用八物加柴胡、黄芪、陈皮滋补气血。

瘴疟，寒热往来，以半夏、柴胡、知母各一钱半，苍术、黄芩、葛根、陈皮、川芎各一钱，甘草乌梅肉一个，姜水煎服。疟久者加人参一钱半，川归一钱，汗多去苍术，加白术、酒芍药各一钱半。

疟后变成痢疾，从虚治，故用补脾胃药，宿砂、炒芩、连、木香、陈皮、川归各一钱，白术钱半，芍药二钱，姜水煎。

医 案

丹溪治一妇病疟，三日一发，食少，经不行已三月，脉无。

时冬寒，议作虚寒治，以四物汤加附、茱萸、神曲，丸服①。疑误，再诊，见其梳洗言动如常，知果误也。经不行，非无血，为痰所碍；脉无，非血气衰，乃积痰生热，结伏其脉而不见耳。当作实②热治，与三花丸③。旬日后，食进脉出，带微弦，谓胃气既全，虽不药，疟当自愈而经行也。令淡滋味，果应。

一少④妇身材小味厚，痎疟月余，间日发于申酉，头与身痛，寒多，喜饮⑤极热辣汤，脉伏，面惨晦。作实热治之，以十枣汤为末，粥丸黍米大，服十粒，津咽，日三次，令淡饭，半月大汗愈。

一人性急，好酒色味厚，适多忧怒，患久疟，忽大热，下臭积，大孔痛，陷下。此大虚，脉弦大而浮。以瓦磨如钱圆⑥，烧红，童泉淬，急取，以纸裹于痛处，恐外寒乘虚而入也。以参、归、陈皮煎服，淡味半月而安。

一妇人久痢，因哭子变疟。一日五六作，汗如雨不止。脉微数，疲甚，无邪可治，阴虚阳散，死在旦夕，且服四兽等热剂。遂用参、术各二两，白芍药一两，黄芪半两，炙甘草二钱，作大剂，四五服而愈。

一人因劳役发嗽，得痎疟，又服发散药，变为发热，舌短，语言不正，痰吼有声，脉洪实似滑。先用独参汤加竹沥二蛤壳，一服后，吐胶痰，舌本立，后用黄芪人参汤，服半月而愈。

---

① 以四物汤……丸服：原脱，据《名医类案·卷三·疟》补。
② 实：《名医类案·卷三·疟》作"湿"。
③ 三花丸：《名医类案·卷三·疟》作"三花神佑丸"。
④ 少：原脱，据《名医类案·卷三·疟》补。
⑤ 饮：原脱，据《名医类案·卷三·疟》补。
⑥ 圆：原作"员"，据《名医类案·卷三·疟》改。

常山饮 截疟。

常山　草果　知母　槟榔　甘草炙　乌梅　穿山甲炙

上剉，以酒、水各一钟，煎至一钟，露一宿，临发前二时温服，如吐，则顺之。

青蒿丸 截疟。

青蒿一斤　冬瓜叶　官桂　马鞭草各二两

上为末，丸如胡椒大。每服二钱半，临发前一二时服。

羌活汤 治邪浅在表。

羌活　防风　甘草等分

恶寒有汗加桂枝，恶寒无汗加麻黄，吐加半夏。

麻黄桂枝汤 治夜疟，此药散血中风寒。

麻黄一两　桂枝二钱　甘草炙，三钱　黄芩半两　桃仁三十个，去皮、尖。邪入血分，故夜发，以桃仁缓肝，散血中之邪

桂枝石膏汤

桂枝五钱　石膏　知母各两半　黄芩一两

汗出不愈，为内实外虚，寒大作，必传入阴。太阳、阳明合病，加芪、芍；寒热转大，太阳、阳明、少阳合病，加小柴胡，减芩。

附　方

常山汤 治胎妇疟。

常山　穿山甲　草果　知母　乌梅　炙甘草

上水煎，露一宿，临发前温服。

常山散 吐疟。

常山水煮，晒干

上水煎，空心服。病属上焦，胸膈结聚痰涎者，宜此吐之。

常山汤

常山二两　　黄芩一两　　石膏八两　　乌梅十四枚　　甘草一两

上剉，水煎服。

胜金丸　截疟。

常山一两　　槟榔半两

上为末，面糊丸梧桐子大。临发前服六十丸。

截疟丹

紫河车即金线重楼　　绿豆各一两　　甘草生，半两　　☐①

霍乱十九②

☐③

急，手足厥冷者，四逆汤。若吐利止，小便复利，大汗可下清谷，内寒外热者，脉细欲绝者，四逆汤。吐已下断汗出而厥，四肢拘急不解，微欲绝者，通脉四逆汤加猪胆汁。要在察其寒热而治之，不可误也。

转筋，男子以手挽其阴，女子以手牵其乳近两旁，此《千金》妙诀也。按：陈氏云转筋者，以阳明养宗筋，属胃与大肠。今暴吐下，津液顿亡，外感四气，内伤七情，饮食甜腻，攻闭诸脉，枯削于筋，宗筋失养，必致挛缩，甚则舌卷挛缩者，难治也。

烦渴

陈氏云：阴阳反戾，清浊相干，水与谷并，小便闭涩，既走津液，肾必枯燥，饮引自救，烦渴必矣。

切勿与谷食，虽米汤饮之立死，必待吐泻过一二时，饥甚，

---

① ☐：原书卷四缺第十四页。
② 霍乱十九：原脱，据目录补。
③ ☐：原书卷四缺第十四页。

方吃稀粥。

生姜理中汤最好。

有宜吐者，虽已，自吐利，还用吐以提其气，用二陈汤探吐，或樟木煎汤吐亦可。有可下者。或白矾汤亦可吐。《三因》吐法：用极咸盐汤三升，热饮一升，刺口令吐，宿食便尽，不吐更服，吐讫仍饮，三吐乃止。此法胜于他法远矣，俗人鄙而不用，坐视其死。哀哉！吐后随症调理。

一法，苍白术各二钱，陈皮、厚朴、葛根各一钱半，滑石三钱，甘草，煎服。

一云，保和丸亦治。一云前方有木通一钱。

干霍乱

忽然心腹胀满，绞刺疼痛，蛊毒烦冤，欲吐不吐，欲利不利，状若神灵所附，顷刻之间便至闷绝。

最难治，死在须臾，升降不通故也。吐，提其气最是良法。内有物所伤，外有邪气所遏，宜发汗。用吐法者则兼发散之义，有用温药解散者。即二陈加川芎、苍术、防风、白芷等药。

霍乱方

苍术　陈皮　葛根各一钱半　滑石三钱　白术二钱　木通一钱炙甘草五分

作汤下。保和丸四十丸。

又方

藿香　苍术　厚朴　陈皮　宿砂　白芷　甘草　半夏　茯苓人参　神曲等分

寒加干姜，甚加附子。

霍乱吐泻

夏以冰水调益原散，加姜汁服之，以地浆清水调桂苓甘露饮，新汲水亦可，所以至阴之物，能生阳中之阴。

烦渴，用钱氏白术散。

宜委中出血。在足腘中央纹中紫脉上，皆可出血。或手十指间去爪甲如韭叶大，出血尤好。

《保命集》云：阳明证宜和中，平胃、建中或四君子辈服，脉浮自汗加桂，脉浮无汗加麻黄。吐利转筋，胁下痛，脉弦者，木克土也，故痛甚，平胃加木瓜，或建中和柴胡、木瓜。吐利转筋，腹中痛，体重脉沉而细者，四君子加芍药、良姜。吐利，四肢拘急，脉沉而迟，此少阴霍乱，加姜、附、厚朴。吐利，四肢厥冷，脉微缓，属厥阴，建中加川归、附子。吐利，头痛身热，欲饮水者，五苓散；寒多不饮者，理中丸。

附　方

木瓜汤《三因》　治霍乱吐泻，举体转筋入腹则闷绝。

苏叶十片　干木瓜一两　吴茱萸半两　茴香　甘草各一钱

上水煎服。

半夏汤《玉机》　治霍乱转筋，吐利不止，若心痛加桂枝汤。

半夏曲　甘草　茯苓　陈皮　薄桂　白术

上剉，用姜三片，水煎。

六和汤　治霍乱。

半夏　砂仁　杏仁　人参　甘草　赤茯　藿香　扁豆　木瓜各一两　香薷　厚朴各四两

加姜、枣，水煎。

玉龙丸　治中暑吐泻。

生明矾　硫黄　朴硝　滑石各一两　小麦面六两

为末，水丸。汤下。

一方

二陈加苍术、厚朴、藿香、宿砂、白芷，入炒曲，冬加干姜，甚者加附子。

一法

寒月，理中汤。暑月，黄连香薷饮，井中浸冷服。夏月多食瓜果，饮冷乘风不化所致者，六和汤。

玉露散　夏月吐泻。

石膏　寒水石　生甘草

上为末，汤下。

杂方并灸法

霍乱将死者，以盐填脐中，灸七壮。

一洗法　霍乱转筋。

蓼一把，去两头

水煮，熏洗。

或盐煎汤，于浴槽中暖渍之。

泻二十

泄泻之病，水谷或化或不化，但大便泻水，并无努责后重者是也。

脉　法

脉细，皮寒，少气，泄利不入，为五虚，死。脉缓，时小结，或微小留连者，皆可治。浮大洪数，或紧急，或弦急，皆难治。脉数疾为热，沉细为寒，弦而迟者气泄，心脉止者惊泄。

医　论

《经》云：春伤于风，夏生飧泄。东垣云：春时木令不行，水为太过，金肃愈杀木尽明矣。木气既虚，大令不及，是所生者受病，不胜者侮之，是以土来木之分，故木之清气不得出外，郁在下，变为飧泄也。发于夏者，从其温令当权，故治用麻黄汤。麻黄味苦之薄者，阴中之阳，从水中补木而泻水，发显阳于上也。

丹溪云：有湿，有气虚，火，痰，食积。戴氏曰：泻水，腹不痛者，湿也。饮食入胃不住，完谷不化，有气虚也。腹痛，泻水肠鸣，痛一阵泻一阵者，火也。或泻或不泻，或多或少者，痰也。腹痛甚而泻，泻后痛减者，食积也。

因湿多成五泄。戴氏曰：飧泄者，水谷不化而完出，湿兼风也。溏泄者，渐下污积枯垢，湿兼热也。惊泄者，所下澄澈清冷，小便清白，湿兼寒也。濡泄者，体重软弱，泄下多水，湿自甚也。滑泄者，久下不能禁，因湿胜气脱也。若此有寒热虚实之不同，其可以执一而治之哉？谨举数法于后：夫泄有宜汗解者，经云久风为飧泄，若《保命集》用苍术、麻黄、防风之属是也。有宜下而保安者，若长沙言下利脉滑而数者，有宿食也，当下之。下利已差，至其时复发者，此为下未尽，更下之，安。有宜化而得安者，《格致余论》夏月患泄，百方不效，见之久病而神不瘁，小便赤，脉滑而颇弦，膈闷食减，此久积所为。积湿成痰，留于肺中，宜大肠之不固也，清其源则流自清，以茱萸等作汤，温服碗许，探喉中吐痰半升，利减半，再吐而安。有补而愈者，若《脾胃论》言脉弦，气弱，自汗，四肢发热，大便泄泻，从黄芪建中汤。有宜调和脾湿而得止者，若洁古老言四肢懒倦，小便不利，大便走泄，脾困，饮食减少，以白术、茯苓、芍药治之。有宜升举而安者，若《试效方》胃湿脾弱不能运行，食下即泄，助甲胆风胜以克之，以升阳之药羌活、独活、升麻、防风、炙甘草之属。有宜燥湿而后除者，若《脾胃论》言湿上有余，脉缓而怠惰嗜卧，四肢不收，大便泄泻，从平胃散。有宜寒凉而愈者，若长沙言协热自利，黄芩主之。举有其湿热之相宜者，若长沙言下利脉迟紧，痛未止，当温之。下利心痛，急当救里。下利清白，水液澄澈清冷，可与理中、四逆辈。河间言湿胜则濡泄，小便不利者，宜五苓、益元分导之。

以其收涩之相宜者，东垣寒滑气泄不固，诃子散以涩之。若此诸法，各有所宜，岂可胶柱而调瑟也哉？

湿，四苓散加二术。

气虚，参、术、芍药、升麻。一云，四君子加芍药、升麻。

火宜伐火，利小便，黄芩、木通入四苓散。

痰宜豁痰，海石、青黛、黄芩、神曲、蛤粉，或用吐法。

食积宜消导疏涤之，神曲、大黄，或保和丸。

气下陷者升提之，升麻、防风。

泻水多者，五苓散，或苍术、厚朴、陈皮、炒曲、泽泻、地榆、甘草等分，冬加干姜。一云，脾湿则水泻，用苍术、茯苓、炒芍药。

治泻诸药宜作丸服。

夏月宜桂苓甘露饮。

伤食而泻，胃苓汤。

世俗例用涩药治泻，若久而虚或可。初者必变他证，为祸不少，殊不知多因于湿，惟分利小便为上策。

肠鸣不止，久不愈者，诃黎勒丸。

清六丸治泻，六一散七两，红曲五钱，为末，炊饼丸服。

温六丸治泻或呕吐，六一散加干姜或生姜。

止泻用肉豆蔻五钱秋冬一两二钱，夏一两五钱，秋二两，为末，姜曲糊丸服，寒加炒曲、茱萸，热加黄连、茯苓，滑加诃子或姜曲丸，陈曲六两陈麦亦可，茴香半两，生姜一两，作丸服之。

久病大肠气泄

地黄半两　白芍炒　知母三钱　干姜二钱　甘草一钱

为末，粥丸服。又灸百会三壮。

湿痰身倦，大便气泄

白芍一两二钱　苍术　川芎　黄柏　五味　香附各三钱

蒸饼丸服。

痛泄

白术三两，炒　芍药二两，炒　陈皮一两半，炒　防风一两

上剉，作八贴，或丸服。久泄加升麻六钱。

脾泄

白术炒　神曲炒　白芍药炒

丸服。冬加肉豆蔻半两，去芍药。

脾泄已久，大肠大噤，此脾已脱，宜急涩之，赤石脂、肉豆蔻、干姜之类。

止泻补肠丸

苍术　香附　滑石　半夏各半两　白术炒，一两　椒目三钱

为末，粥丸。

食积

二陈加泽泻、苍术、白术、山楂、神曲、川芎，或吞保和丸、脾泄丸：

白术炒，二两　白芍炒，一两　山楂　神曲　半夏各一两半　黄芩炒，一两　苍术一本无

虚加参、术、甘草。后重加木香、槟榔，荷叶煨饭丸。

补胃丸

治气虚下陷，四君子加炒芍药、升麻。

太半丸　治泄。

黄连一方与茱萸同炒，各两，去茱萸，或加芍药，又名苦散。一方与干姜同炒，各两，去干姜，或加阿胶、归，名驻车丸

脚酸并泄

苍术二两　黄柏半两　龟板三两　炒柏一两　川芎　芍药　麸曲炒，一两半

为末，糊丸。

老人水泄

苍术　神曲　白术　豆蔻　芍药　滑石　椿根皮各一两，炒厚朴半两　陈皮半两　甘草三钱

荷叶煨饭丸。米饮下八十丸。

寒热辨

脉疾数，身多动，声音响亮，暴注下迫，此阳也，热也。若脉沉细，身不动，目睛不了了，饮食不下，鼻难气息者，此阴也，寒也。

医　案

丹溪治一老人，右手风挛，泄泻，百方不效。左脉洪滑①，此太阴经有积痰，肺气壅遏，不能下降大肠，虚而作泄，当治上焦。用萝卜子擂，和浆水、蜜，探吐大块胶痰碗许而愈。

一富儿面黄，善啖易饥，非肉不食，泄泻一月。脉大，以为湿热，当脾困而食少，今反形健而多食不渴，此必痄虫也，验其大便果有蛔，令其治虫而愈。次年夏初复泻，不痛而口干。予曰：昔治虫而不治痄故也。以去痄热之药，白术汤下，三日而愈。后用白术为君，芍药为臣，川芎、陈皮、黄连、胡黄连入芦荟为丸，白术汤下。禁肉与甜瓜，防再举。

一老人厚味伤脾，常常泄泻，白芍药酒炒、白术各二两，神

---

①　左脉洪滑：《名医类案·卷四·泻》作"右手脉浮大洪数"。

曲、山楂各一两半，黄芩炒五钱，半夏一两①，为末，荷叶煨饭为
丸服。

　　一老人禀厚形瘦，夏末患泄利，至秋深治不愈，神不瘁，溺
涩少不赤，脉涩颇弦，膈微满闷，食减。因悟曰②：必多年陈积，
僻在肠胃。询之，嗜鲤鱼，三年无一日缺。予曰：此痰积在肺，
肺为大肠之脏，宜大肠之不固也，当澄其源而流自清。以茱萸、
陈皮、青葱、鹿首③根、生姜浓煎，和④砂糖，饮一碗，探吐痰半
升如胶，痢减半。再饮而利止。与平胃散加白术、黄连调理。

　　一人性狡躁，素患下疳疮，或作或止，夏初患自利，膈微
满⑤。医与理中汤，闷厥而苏。脉涩，重取略弦似数。予曰：此下
疳疮之深重者。与当归龙荟丸去麝，四贴而利减。又与小柴胡去
半夏，加黄连、芍药、川芎、生姜，数贴而安。

　　子和治一人，泻利不止如倾。众以为寒，治近二十载。脉之，
两寸皆滑，予不以为寒，所以寒者，水也。以茶调散涌寒水五七
升，又以无忧散泻水数十行，次以淡剂利水道，后愈。此通因通
用法也。

　　又治一僧，脏腑不调，三年不愈。此洞泄也，以谋虑不决而
致。肝主谋虑，甚则乘脾，脾湿不流。乃上涌痰半盏⑥，又以舟车
丸、浚川散下数十行，仍使澡浴出汗，自示日胜一日，又常以胃

　　①　白芍药……半夏一两：《名医类案·卷四·泻》作"芍药酒炒一两，
白术炒二两，神曲一两，山楂一两五钱，黄芩五钱，炒半夏一两汤泡"。
　　②　曰：原脱，据《名医类案·卷四·泻》补。
　　③　鹿首：《名医类案·卷四·泻》作"蔍苜"。
　　④　和：原作"如"，据《名医类案·卷四·泻》改。
　　⑤　满：《名医类案·卷四·泻》作"闷"。
　　⑥　盏：《名医类案·卷四·泻》作"盆"。

风汤、白术散调之。

东垣云：予病脾胃久衰，视听半失，此阴盛乘阳，加之气短，精神不足，此由弦脉令虚，多言之过，阳气衰弱，不能舒伸，伏匿于阴中耳。又值淫雨阴寒，时人多病泄利，此湿多成五泄故也。一日，体重肢节痛，大便泄并下者三，时小便秘涩。思其治法，按《经》云：大小便不利，无问标本，先利大小便。又云：在下者引而竭之。亦是先利小便也。又云：诸泻利，小便不利，先分利之。又云：治湿不利小便，非其治也。皆当利其小便，多用淡味渗泄之剂利之，是其法也。噫！圣人之法，虽布在方册，其不尽者可以求责耳。今客邪寒湿之淫从外而入里，以暴加之，若从以上法度，用淡渗之剂。病虽即已，是降之又降，是益其阴而重竭其阳，是阳愈削而精神愈短矣。是阴重强而阳重衰，反助其邪也。故必用升阳风药，以羌活、独活、柴胡、升麻各一钱，防风根截半钱，炙甘草根截半钱，煎服。大法云：寒湿之胜，助风以平之。又曰：下者举之，得阳气升腾而去矣。又云：客者除之，是因曲而为之直也。夫圣人之法，可以类推，举一而知百也。若不达升降浮沉之理而概施治，其愈者幸也。

沧洲翁治一人，病下利完谷。众以洞泄中寒，服理中、四逆辈转剧。脉两尺寸俱弦长，右关浮于左关一倍，目外眦如草滋，知肝风传脾，因成飧泄，非脏寒也。以小续命汤，损麻黄，加白术，服三五升，利止。续命非止利药，饮不终剂而利止者，以从本治故也。

又一夫人病飧泄弥年。医以休息利治之，以苦坚辛燥之剂，弗效。时秋半，脉双弦而浮。曰：夫人之病，盖病惊风，非饮食劳倦所致也。肝主惊，故虚风自甚，因乘脾而成泄。今金气正隆尚尔①，至明春则病将益加。法当平木之太过，扶土之不及，而泄自止。夫人曰：侬寓南闽时，平章燕公以铜符密授，因失心惧，由是疾作。公言信然。以黄犉牛肝和以攻风健脾之药，遂愈。

附　方

《杂著》云：泄本属湿，然多因饮食不节，致伤脾胃而作，须看时令、分寒热新久而施治。治法：补脾，消食，燥湿，利小便。亦有升提下陷之气，用风药以胜湿，亦有久泄肠胃虚滑不禁者，宜收涩。

白术二钱　白茯苓　白芍药炒，一钱

以上三味，泄泻必用之药。

陈皮一钱　甘草五分

若伤食泄黄，或食积，加神曲、麦芽、山楂各一钱，黄连七分消之。腹中窄狭满闷，加厚朴、枳实、木香各五分。小便赤涩短少，加泽泻、猪苓、木通各一钱，分利之。夏月加茵陈七分，炒栀子四分。口渴引饮，加干葛一钱半，人参、麦门冬各一钱，升麻四分，乌梅二个。夏秋之间，湿热大行，暴注水泄，加黄连、苍术、泽泻各一钱，升麻、木通各五分。发热躁渴，加葛根、石膏各一钱。黄疸，小赤黄，加茵陈一钱，山栀、木通各五分。饮酒便泄，此酒积热泄也，加黄连、茵陈、干葛各一钱，木香五分，神曲、麦芽各八分。寒月溏泄清冷，腹痛，伤生冷饮食，加神曲、

① 尚尔：尚且如此。"尔"，原作"示"，据《名医类案·卷四·泻》改。

麦芽、炙甘草各一钱，宿砂、益智、木香各七分。久泄，胃气下陷，服利小便之药而不效，加人参、黄芪各一钱，以补中气，升麻、柴胡各四分，以升提之，加羌活、防风、藁本、白芷等风药各四分，助风以平之，加炙干姜五分固之。久泻，脾胃虚弱，食少难化，加黄芪、人参各一钱，神曲、麦芽各一钱二分，木香（煨）、炙干姜各五分。久泻，脾胃虚滑不禁，加肉豆蔻一钱，诃子皮、赤石脂各一钱，木香、干姜各五分。

脾胃湿而寒者，理中汤。

阳证热泻

平胃散，五苓散倍白术，热加黄芩、木通。寒泄，姜附汤。水泄，桂苓甘露饮、白术芍药汤、茯苓汤、苍术芍药汤。风泄，胃风汤、防风芍药汤、苍术防风汤。

胃虚泄

钱氏白术散、黄芪补胃汤。并见《玉机》。

痢二十一

痢者，或脓或血，或脓血相杂，或肠垢，或无糟粕相杂，虽有痛、不痛、大痛之异，然皆里急后重，逼迫恼人者，谓之痢也。

脉 法

脉滑，按之虚绝者，必利。寸浮数，尺涩，必下青脓血。沉弦，为下重大者，未止。脉数，若微发热汗出者自愈，设脉复紧为未解。脉微弱数者，自止，虽发热不死。脉反弦，发热汗出自愈。脉绝，手足厥冷，灸之，温者生，若脉不还，反微喘者死。凡诸利泄注，脉迟而滑，或沉微少者，皆生；浮洪大者，皆死。或谵语，或有燥屎，或腹坚痛，沉紧可下，迟者温之。心下坚痛，脉迟为寒，宜温。浮而大，或因强下而虚，宜补之。

医　论

丹溪云：仲景治痢之法至为详密，但以泻痢、滞下混同论治，学者辨之。

刘河间发明滞下证治，尤为切要。有行血则便自安，调气则后重自除之。语实盲者之日月，聋者之雷霆也。

张仲景治利，可下者，悉用承气加减下之。大黄之寒，其性善走，佐以厚朴之温，善行滞气，缓以甘草之甘，饮以汤液，灌涤肠胃，滋润轻快，积行即止。《局方》用砒、丹、巴、硇，类聚成丸，其气凶暴，其体重滞，积气已行而毒气已过①，犹暴贼兵刃，使之徘徊瞻顾于堂奥之间，纵有愈病之功，而肠胃清纯冲和之气，宁无死伤之患乎。可温者，乃用姜、附温之，《局方》例用热药为主，涩药为佐，用之于下青②白犹可，其里急后重，《经》所谓下迫者，皆属火热所为，加以涩热，非杀而何？谨按：戴氏云滞下之病，尝见世医以赤白而分寒热，妄用兜涩燥剂止之，或言积滞而行巴硇丸药攻之，或指湿热而用淡渗之剂利之，一偏之误，可不③辨哉。按：《原病式》所论赤白同于一理，若肠胃积滞不行，法当辛苦寒凉，推陈致新，荡涤而去，不宜巴硇毒热下之，否则郁结转甚而病变危者有之。若泻利不分两证，混言湿热，不利小便非其治也。夫泄者，水谷湿之象，滞下者，垢秽④之物，同于湿热而成，治分两歧而药亦异。若淡渗之剂，功能散利水道，浊流得快，使泄自止。此有无之形，岂可与滞下混同论治而用导滞可乎？其下利出于大

---

① 已过：《医学正传·卷之三·痢》作"未消"。
② 青：《医学正传·卷之三·痢》作"清"。
③ 不：《金匮钩玄·卷第三·滞下辨论》其下有"明"字。
④ 秽：《金匮钩玄·卷第三·滞下辨论》作"瘀"。

肠传送之道，了不干于肾气。所下有形之物，或如鱼脑，或如豆汁，或便白脓，或下纯血，或赤或白，或赤白相杂。若此者，岂可与泄混同论治，而用淡渗利之可乎？尝原其本，皆由肠胃所受饮食之积，余不尽行，留滞于内，湿蒸热秽①，郁结日深，伏而不作。时逢炎暑大②行，相火司令，又调摄失宜，复感酷热之毒，至秋阳气始收，火气下降，蒸发蓄积，而滞下之证作矣。以其积滞之下③行，故名曰滞下。其湿热秽积，干于血分则赤，干于气分则白，赤白俱下，气血俱受邪矣。久而不愈，气弱④不运，脾积不磨，陈积既滑下凝，犹鱼脑矣。甚则脾胃空虚，开司失守，浊液并流，色非一类，错杂混下，状如豆汁矣。若脾胃下陷，虚坐努责，色如白脓矣。其热伤血深，湿毒积瘀，黏结紫色，则紫黑矣。其秽浊积而欲出，气滞而不与之出，所以下迫窘痛，后重里急，至圊⑤而不能便，纵行频并亦少，乍止乍起而不安，此皆大肠经有所壅遏窒碍，气液不通故也。众言难处何法，则可求之长沙。论云：利之可下者，悉用大黄之剂，可温者悉用姜、附之类，何尝以巴硇热毒下之？紧涩重用兜之？又视河间立言，后重则宜下，腹痛则宜和，身重则宜温，脉弦则去风，脓血稠黏以重药竭之，身冷自汗以重药温之，风邪内束宜汗之，惊疟⑥为利当温之，在表者汗之，在里者下之，在上者涌之，在下者竭之，身表热者内疏之，小便涩者利之。用药轻重之别，又加详载，行血则便自愈，调气则后重自除，治实治虚之要论。而丹溪又言大虚大寒者，其详备集于后，观此诸法，岂可以执一而治之哉？

　　赤痢属血，自小肠来。白属气，自大肠来。皆湿热为本。

　　初得一二日间，元气未虚，必推荡之。此通因通用之法，用

---

① 秽：《金匮钩玄·卷第三·滞下辨论》作"瘀"，下一"秽"字同。
② 大：原作"不"，据《金匮钩玄·卷第三·滞下辨论》改。
③ 下：原作"滞"，据《金匮钩玄·卷第三·滞下辨论》改。
④ 弱：《金匮钩玄·卷第三·滞下辨论》作"血"。
⑤ 圊（qīng 青）：厕所。
⑥ 惊疟：《金匮钩玄·卷第三·滞下辨论》作"鹜溏"。

大承气、调胃承气汤下后，看其气病、血病白为气病，赤为血病而用药，气用参、术，血用四物。

五日后不可下，脾胃虚故也，壮实者亦可。气口脉虚者不可下。

因风湿热论之，则火盛而金去，独火木旺而脾损矣，轻则飧泄，身热，脉洪，谷不化，重则大痢脓血。《经》曰：春伤于风，夏必飧泄。又曰：诸下利皆属于湿。又曰：下利稠黏，皆属于火。又曰：下利脓血，多滞下。前证皆热证、实证也，忌用龙骨、石脂、粟壳等药。

虚证泄利，或化，或不化，并无努责，惟觉困倦，脉弦涩，浮大，宜温补之。

治法：重则大黄汤，轻则黄芩芍药汤。

初得不可便用参、术，胃虚、气虚者亦不可用。

腹痛以白芍药、甘草为君，川归、白术为佐，恶寒加桂，恶热加黄柏。

腹痛者，肺金之气郁在大肠之间，以苦梗发之，后用利药。

初利腹痛，用温药姜、桂之属，不可用参、术。按：《机要》云腹痛者和之，加当归，倍芍药。或曰：多因内气郁结不行所致，宜行气散郁为先。然亦有挟寒者，有挟火热者，有食积者，有血虚者，治各不同，用当归、芍药者惟血虚所宜也。子和又云：下利脓血，腹痛不止，用调胃承气下之。许氏又曰：凡痢疾腹痛，以白芍药、甘草为君，川归、白术为佐，见血前后，以三焦热论。

后重，积与气坠下之故，当利气，兼升用升麻兼消，木香槟榔丸及保和丸之类，甚者用大黄。徐氏曰：后重证不一。有因火热者，所谓火性急速而能燥物是也。有因气滞者，此大肠经气滞而不宣通也。有因积滞壅盛者，是物结坠也。有气虚者，此大肠经气降而不升也。有血虚者，所谓努责是也。大抵火热者寒之清之，气滞者调之，积滞者去之，气虚而降者升举之，血虚者补之，各从其类也。

痢而呕

《机要》云：因胃气不和。若上焦不和，治以生姜、陈皮。中焦不和，治以芍药、川归、桂、茯苓。下焦不和而寒，治以轻热，甚以重热。《玉机》云：有胃火逆上而呕者，有胃虚呕者，有食积滞，毒气上冲呕者，有阴虚者，有寒凉伤胃而呕者。

身热挟外感，不恶寒者，小柴胡汤去参。发热恶寒，身首痛，此为表证。宜微汗和解，用苍术、川芎、陈皮、芍药、甘草、生姜。一本云：口渴者，小柴胡去半夏，加黄连、苍术、白芍药，腹痛加少桂。

大孔痛

因热流于下，木香、槟榔、芩、连加炒干姜。仲景云：大孔痛，一曰温之，二曰清之。若久病身冷自汗，脉沉小，宜温；暴病身热，脉洪，宜清。

下血，宜凉血活血，当归、桃仁、黄芩，或用朴硝。一云：如恶寒热，腹不痛加黄芩为主，痛甚加川归、芍药。如见血加黄连。如发热恶寒，非芩不止，上部血也。或恶寒，脉沉，先血后便，非地榆不止，下部血也。愚尝治一人，年近四十，患下血，或以痔疾治，百方不效。询之，因多食厚味所致，因悟此必食积然也，遂以保和丸加白术服之，渐愈，后又治数人亦效。

风邪下陷者升提之，盖风伤肝，肝主血故也。有湿伤血，行湿清热。

青六丸治血利，温六丸治利。方见泄泻门。血利久不愈属阴虚，四物为主，凉血和血，川归、桃仁之类。

治血痢与热利，用大黄、黄连、黄芩、黄柏、枳壳、川归、芍药、滑石、甘草、桃仁、白术等分，神曲糊丸，服六十丸。

下坠异常，积中有紫黑血而痛甚者，为死血，用桃仁、滑石。

先水泻，后脓血，此脾传肾，贼邪难愈。先脓血，后水泻，此肾传脾，微邪易愈。

如豆汁者，湿也。盖脾胃为水谷之海，无物不受，常兼四脏，故有五色之相染，当先通利，此迎而夺之之义。

上方用厚朴为泻凝滞之气，稍行则去之，枳壳少缓，亦不宜久服，只用陈皮以和众药。

力倦气少，恶食，此挟虚证，加白术、归身尾，甚者加人参、陈皮补之。

久利，体重气弱，滑泄不止，亦当以止涩之药，诃子、豆蔻、白矾、半夏、牡蛎之类择用之。然须以陈皮为佐，恐太涩亦能作疼。又甚者灸天枢穴在脐旁各开二寸、气海穴在脐下一寸半。

痢已减十之七八，积已尽，但糟未实，用芍药、白术（并炒）、炙甘草、陈皮、茯苓煎汤，下固肠丸。然此性燥，有去湿实肠之功，若滞气未尽者不可遽用。

痢久，糟粕未实，或食稍多，或饥甚，方食腹中作疼，以白术、陈皮各半煎服，和之则安。

气行血和，积少，但虚坐努责。此为无血，倍归身尾，以芍药、生地黄、桃仁佐之，陈皮和之，血生自安。

固肠丸

治湿气下利，大便血，去肠胃陈积，燥下湿着病，作汤使。

樗根白皮①为末，糊丸，梧子大，汤下。

痢后脚弱渐细

苍术二两　白芍药　龟板各二两半　黄柏半两

粥丸，以四物加陈皮、甘草煎汤送下。

噤口痢

因胃口热甚，用人参、黄连煎汁，终日呷之，如吐再吃，但一呷下咽便好。又用田螺捣，一云入麝香少许。盦脐中，以引下其热，胃口热结当开以降之。人不知此，多用温药甘味，以火济火，以滞益滞也。亦有误服热毒之药犯胃者，当推明而祛其毒。

疫毒痢

传染相似，宜明运气之胜伏以治之。

小儿痢疾

黄芩、黄连、大黄、甘草，赤加桃仁、红花，白加滑石，水煎服。

小儿八岁，下痢纯血，以食积治，苍白术、黄芩、芍药、滑石、茯苓、甘草、陈皮、神曲煎汤，下保和丸。

白痢方

苍术　白术　神曲　茯苓　地榆　甘草

赤痢方

地黄　芍药　黄柏　地榆　白术腹痛加枳实、厚朴，后重加木香、槟榔，热加芩、连、栀子

---

① 樗（chū 出）根白皮：《本草蒙筌》："樗根白皮，味苦涩，气寒，有小毒。"

初痢

厚朴　枳壳　甘草　大黄

治酒久利①

粟壳半两　桑白皮一钱　黑豆二十粒

水煎。

又方

苍术　白术　芩　连　滑石　川归　陈皮　生地黄　白芍药
青皮

里急后重

黄连炒　滑石　桃仁　槟榔

甚者加大黄，呕加半夏、姜汁。

治利泻水

川归　黄连各二钱　乌梅二分　黄柏一钱半　干姜一钱

水煎。

下痢时气发热

苍术　厚朴　赤芍　川归　黄芩　黄柏　地榆　粟壳　木香
槟榔　甘草　干葛等分

鲜血加黄连。小便不利加车前子、滑石。下血水加阿胶，去
葛根。

治利

黄芩　黄连　黄柏　侧柏叶　川归　芍药　生地　枳壳　地
榆　粟壳　香附　木香　槟榔

为末，米糊丸。每服七八十丸。食积腹痛加三棱、莪术、

---

① 治酒久利：《丹溪治法心要·卷二·痢第二十四》作"治久痢"。

砂仁。

又方

神曲半两，炒　樗白皮二两　白芍炒　滑石各一两　枳壳

为末，饭丸。饮下七十丸。

痢后脚痛无力

二陈加苍白术、川归、芍药、黄芩。

湿热伤血下痢，或血水，或如豆汁，脉沉细，食少，腹痛后重者，胃风汤加黄芩芍药汤。

下利虚浮，用益原散，外用甘草汤淋洗。

湿胜作肿，或自利食少，胃苓汤加木通、麦门冬。

黄连茱萸丸　治利，赤白脓血相杂，里急后重，脏腑痛，泄泻无度。

黄连、吴茱萸炒为末，醋糊丸。赤白相均，甘草汤下。白利，茱萸汤下。

不治证

下纯血者，如尘腐色者，如屋漏水者，大孔如竹筒者，唇如朱红者，皆不治。

半死半生证

如鱼脑者，身热脉大者。

医　案

丹溪治一人，饮水过多，腹膨胀，泻利带白。用苍术、白术、滑石、厚朴、茯苓作汤，下保和丸。

一人痢甚逼迫，正合承气汤证。予曰：气口脉虚，形虽实而

面①黄白，必平昔过饱伤胃。遂以人参、白术、陈皮、芍药十余贴，三日后胃气稍充，与承气汤二贴而安。若不先补，虽愈，未免瘦惫。

一人久痢不愈，脉急促，沉弦细弱，右为甚，下清涕，有紫黑血丝。予曰：此瘀血痢也。或问瘀血之因，予曰：凡饱后疾走，或极力叫号，殴跌，多受疼痛，大怒不泄。补塞太过，大酒大肉，皆能致之。此人因非理②受责故也。乃以乳香、没药、桃仁、滑石，佐以木香、槟榔、神曲③，糊丸，米汤下百余丸，再服，大下秽物如烂鱼肠者二三升，愈。按：此方恐有大黄，无则难下。

一人面白，脉弦数，独胃脉沉滑，因饮白酒作痢，下淡水脓血，腹痛，小便不利，里急后重。以参、术为君，甘草、滑石、木香、槟榔、苍术为佐使④，煎汤，下保和丸二十丸⑤，次日前证俱减，独小便不利，服益元散而愈。

一人患痢，腹微痛，所下褐色，后重频并，食减，或微热。脉弦涩，似数而长，喜不浮大，神气大减。予曰：此忧虑所致心血亏、脾气弱耳。以参、术为君，归身、陈皮为臣，川芎、白芍药、茯苓为佐使，时热加黄连，渐愈。

一人年壮，奉养厚，夏秋患利，腹大痛。或令单煮干姜，与一贴，痛定，屡痛屡服屡定，八日服干姜二⑥斤，脉弦而稍大似数。予曰：必醉饱后吃寒凉太过，当作虚寒治之。因服干姜多，

---

① 面：原脱，据《名医类案·卷四·痢》补。
② 理：《名医类案·卷四·痢》作"罪"。
③ 神曲：原脱，据《名医类案·卷四·痢》补。
④ 使：原脱，据《名医类案·卷四·痢》补。
⑤ 二十丸：《名医类案·卷四·痢》作"三十粒"。
⑥ 二：《名医类案·卷四·痢》作"三"。

以四物加参、术、陈皮、酒红花、茯苓、桃仁，去地黄，煎，入姜汁饮之，一月而安。

一妇人患痢，腹隐痛，夜重于日，不睡，食减，口干不饮，已得灵砂二贴矣，脉涩不均，惫甚。用四物汤倍白术①，陈皮佐之，十贴全愈。夜重于日，不睡，是血虚也。

一人年近五十，质弱多怒，暑月因大怒患痢，口渴，自饮蜜水，病缓，数日后脉稍大不数。令以参术汤调益元散服之，利减。数日后倦甚，发吃逆，知其久下阴虚，令守前药，利尚未止，以炼蜜食之。众欲用姜、附。予谓：阴虚服之，必死，待前药力到，自愈。又四日，吃逆止，利除。又二条并见疟门。

寒热辨

或曰：泻利，小便不涩，完谷不化，而色不变，吐利腥秽，澄澈清冷，不渴，脉微细而迟者，寒也。脉疾数，谷虽不化而色变非白，烦渴，小便赤黄或涩者，热也。凡谷消化便为热也，寒泄而谷化者未之有也。

附　方

论

《杂著》云：痢是湿、热及食积三者别，青、黄、赤、白、黑五色以属五脏。白者，湿热伤气分；赤者，湿热伤血分；赤白相杂，气血俱伤；黄者，食积。或曰：青绿杂色是风与火湿，如豆汁者、赤黑相杂者，湿毒也。钱氏云：红、黄、赤、黑皆热，青、白、谷不化者为冷也。治法：泻肠胃之湿热，开郁结之气，消化积滞，通因通用。其初只是下之，下后未愈，随证调之。稍久不可下，脾胃虚故也。

---

①　术：原作"清"，据《名医类案·卷四·痢》改。

利多属热，亦有虚与寒者。方以黄芩炒，枳壳炒一钱半，白芍炒二钱，黄连炒一钱芩、连、芍药三味乃痢疾必用之药也，槟榔一钱，炙甘草三分，木香一钱半作一贴，水煎。如腹痛加当归一钱半，宿砂一钱，再加木香、芍药各五分。后重加滑石炒一钱半，枳壳、槟榔各五分，芍药生用各五分，条芩五分。白痢加白术、白茯苓、炒滑石、陈皮各一钱。初欲下之加大黄五钱，食积加山楂、枳实各一钱。红利加芎、归、桃仁一钱半，初欲下之再加大黄半两。红白相杂加芎、归、桃仁一钱半以理血，滑石、苍术、陈皮各一钱半以理气。有食积加山楂、枳实。如白利久，胃弱气虚，或下后未愈，减芩、连、芍药各七分，白术一钱半，黄芪、茯苓、陈皮各一钱，宿砂五分，去槟榔、枳壳，加干姜五分。红痢胃弱血虚，或下后未愈，减芩、连五分，加芎、归、熟地、阿胶、陈皮各一钱，白术一钱半。赤黑相杂，此湿胜也，及小便赤涩短少，加木通、泽泻、茯苓各一钱，栀子炒五分以分利之。血利加芎、归、生地、桃仁炒、槐花各一钱，久不愈，减芩、连各七分，去槟榔、枳壳，加阿胶、侧柏叶各一钱半，干姜炒黑一钱，白术一钱半，陈皮一钱。利已久，后重不去，此大肠坠下，去槟榔、枳壳，用条芩、升麻以提之，呕吐加软石膏钱半，陈皮一钱，栀子炒五分，入姜汁缓呷之，以泻胃口之热。有一样气血虚而利者，四物加参、术、芩、连、陈皮、阿胶之类补之自止。有一样寒利，用黄连、木香、酒芍药、川归、炒干姜、宿砂、厚朴、肉桂之类。误服温热止涩之药，则虽稍久，亦宜用前法下之，下后调之。若得痢，便用前证法下之，而未愈，又用前调理法治之，而久不愈，此属虚寒而滑脱，可于前虚补、寒湿二条择用，更加龙骨、赤石脂、粟壳、乌梅肉等收涩之药。

一云：凡小儿痢疾，多作食积论治。初得宜木香槟榔丸下之，后用白术、白芍药、黄芩、甘草、滑石调之。里急后重加木香、槟榔、枳壳、滑石。久不止者，肉豆蔻、粟壳。

初利不分赤白，宜芩、连、大黄、归、芍，轻则木香槟榔丸下之。

久痢，脓血稠黏，以香、连和之。

下痢食少，脓血稀薄如豆汁者，元气虚也，归、芍、参、术、粟壳、甘草。

后重宜木香、槟榔、枳壳、滑石，入少蜜。

久痢，积少，反后重者，升麻、防风、羌活、川芎升之举之。腹痛甚，加枳壳、木香、槟榔、白芍、滑石之类。

黄芩芍药汤《保命集》　治泻利，腹痛后重，身热，脉洪疾。

黄芩　芍药各一两　甘草半两

上到，每服半两，水煎。如痛，加桂少许。脓血，加归、连半两。

芍药汤　治下痢脓血，里急后重，下血则便自安，调气则后重除。

芍药　当归　黄芩　黄连各半两　炙甘草　槟榔　木香各二钱　桂二钱半　大黄二钱

上到，每服三五钱，水煎，食后温服。如利，加大黄，去桂、甘草，名导气汤。治下利脓血，里急后重，腹痛作渴，日夜无度。

白积

黄芩芍药汤加白术、陈皮、甘草、桃仁、滑石。

赤积

益元散加木通、炒芍药、陈皮、白术，汤下。

黄连汤 治大便下血。腹中不痛，为湿毒下血。腹中痛，为热毒下血。

黄连　当归半两　大黄二钱半，热毒用　芍药湿毒加之　桂腹痛加之

上剉，水煎服。

桃花汤 治冷痢腹痛，下如鱼脑白物。

赤石脂煅　干姜炮

为末，蒸饼丸。米汤下。

香连丸 治下利赤白脓血相杂，里急后重。

黄连二十两，用茱萸十两同炒赤色，去茱萸　木香四两八钱，忌火

上为末，醋糊丸，梧桐子大。每服二十丸，饮下。一方加莲肉。加肉豆蔻六两六钱，名豆蔻香连丸。

大黄汤

治泻利久不愈，脓血稠黏，里急后重，日夜无度，黄连一两，以好酒浸半日，煎服，如未止再服，后以芍药汤和之，再服黄芩芍药汤以彻其毒。此荡涤邪热之药，用酒煎者，欲其上至顶巅，外彻皮毛也。

噤口丹 治噤口利，亦治利吐食。

枇杷叶十片，蜜炙　宿砂十枚

为末，熟蜜调，抹口上。

又方

白术半两　肉豆蔻二两，煨　木香二钱

为末，用白面二两入药末，和作剂，切作细面条，水煮熟，

用葱白、生姜、盐少许调和滋味食之。

一方

芥菜子三钱，擂成膏，贴脐上。

一方

香连丸、石莲肉等分，为末，米汤下。

毒气上冲者，败毒散四钱，陈仓米百粒，加姜、枣煎服。或山药一两半炒为末，饮下。或石莲肉二钱，为末，饮下。

一方

东方日照壁土炒陈皮，为末，姜、枣煎汤下。

虚弱痢刘草

滑石五分，炒　人参三钱　白茯苓二钱　白芍炒，一钱　神曲炒，七分　升麻五分　苍术一钱　下重加木香三分　槟榔　黄连炒，各六分　泽泻六分　甘草炙，五分　防风　当归各一钱

饮酒之人，脏毒如血利状，乃平日酒之过也，先宜戒酒，而药可愈。

黄连半两　赤芍　枳壳　干葛各一钱　莲蓬花一钱　川归　甘草各五分　地榆二钱　苍术一钱

作一服，水煎。

久痢不能起床，食少怠甚者。

人参　黄芪　当归　宿砂　地榆　泽泻各五分　白术　白芍药　陈皮各一钱　甘草炙　木香　升麻　白豆仁各三分　粟壳三钱

热加芩。脉细，四末恶寒，加干姜或豆蔻、附数片。渐愈。

利久，诸药不效，六脉沉溺，十全大补加姜、枣、少蜜，水煎。

呕吐哕二十二_{附：漏气走哺}

脉　法

浮而洪为气，浮而匿为积，沉而迟为寒。趺阳脉浮，胃虚，呕而不食，恐怖者难治，宽缓生。寒气在上，忧气在下，二气并争，但伏不入。阳紧阴数，食已即吐，阳浮而数亦然，或寸紧而芤。若紧而涩者，关脉浮大，风在胃中。呕吐蛔虫，关紧而滑，吐逆或蛔虫。

医　论

《经》曰：诸呕吐酸，皆属于火。

丹溪云：分气血多少而治。有声有物谓之呕吐，有声无物谓之哕。孙真人误以哕为咳逆。谨按：海藏论云吐者有物无声，血病。哕者无物有声，气病。呕者有物有声，气血俱病。分呕、吐为二者，以其原病之不同，此特明哕之非呕，故呕吐不分也。《难知》又谓：哕者干呕也，有物直出为吐，有物旋出则为呕也。宜审之。

河间谓呕为火气炎上，特一端耳。

有痰隔中焦，食不得下者；有寒气郁于胃口者；有食滞心肺之分，新发不得下而反呕者；有久病呕者；但因火与痰者为多。谨按：机要论云吐有三，气、积、寒也。上焦吐者，皆从于气。气者，天之阳也，脉浮而快，其证食已则暴吐，渴欲饮水，大便燥结，气上冲①而胸发痛，宜降气和中。中焦吐者，皆从于积。食与气②相假为积而痛，脉浮而匿，其证

----

①　冲：原脱，据《证治准绳·女科·卷之三·杂证门下·翻胃吐食》补。

②　食与气：原作"其气"，据《证治准绳·女科·卷之三·杂证门下·翻胃吐食》改。

或先吐而后痛，或先痛而后吐，治以毒药行积，木香、槟榔去气。下焦吐者，从于寒也。脉沉而迟，其证朝食暮出，小便清利，大便不通，治以毒药，通其闭塞，温其寒也。或又曰：寒者因胃寒伤食，四肢厥冷，脉弱，四逆汤。又云：冷吐者，先觉咽酸呕，然后吐食，脉小滑者是。又伤寒汗下过多，胃中虚冷，食久反吐，亦属于寒。热者，食少则出，烦躁，脉数，柴胡汤。又云：胃热而吐者，闻谷气即呕，药下亦呕，或伤寒未解，胸中有热，关脉洪者是。痰者，昔肥今瘦，肠间有声，食与饮并出，治以半夏、人参。食呕者，因胃虚，寒气在上，忧气在下，朝食暮出，食不消，宜养胃汤。又云：有宿食痰饮，或停水，关前沉而伏者是，宜吐之。血者，因于血聚于胃口，又因怒气攻之，血随食出，宜茯苓汤。阳明合荣于足，随气上逆，心膈胀得，呕却快，茱萸汤。有伤寒差后吐者，当去余热。有酒家呕者，宜解酒。有脚弱痹疼而呕者，有怀孕而呕者，有漏气者，身背皆热，肘臂牵痛，其气不续，膈间厥闷，食入即先呕而后下，名曰漏气①。此由上焦伤风，闭其腠理，经气失道，邪气内着，宜麦门冬汤。有走哺者，下焦实热，小便不通，气逆不续，呕逆不禁，名曰走哺，人参汤主之。病既不同，岂可以一药而治之哉？

呕吐，胃中有热，膈上有痰，二陈加炒栀子、黄连、生姜，虚加参、术。

有寒气客于肠胃，厥逆上出，故痛而呕吐。

哕者，因胃中虚，膈上热，亦有痰水满塞而哕者，朱奉议以半夏、生姜、陈皮为主。

女子呕吐甚者死，必其阴在上故也。

诸大吐，渴饮水者死，以童便饮之妙。

久病呕者，胃虚不纳谷也，生姜、人参、黄芪、白术、香附。

肝火出胃，逆上呕者，抑青丸。

---

① 气：原脱，据《丹溪手镜·卷之下·呕吐哕》补。

夏月呕吐不止，五苓散加姜汁。

热呕，竹茹汤，或加小柴胡。

吐蛔而呕，以黑锡炒成灰，槟榔末，米饮下。

呕而饮食不得进，治呕则愈，此胃风也。

痰饮为患，或呕吐恶心，头运不快，或发寒热，或饮食生冷，脾胃不和者，二陈加丁香、乌梅、生姜，痞加草豆蔻。

胃虚食少而呕者，藿香安胃汤。

痰热呕吐气盛者，导痰汤加砂仁、竹茹、姜炒黄连。

脾胃虚，二陈加藿香、砂仁、白术。

或曰：呕而心下痞，半夏泻心汤。呕吐，病在膈上者，猪苓汤。干呕而利者，黄芩、半夏。食已即吐者，大黄甘草汤。呕吐，谷不得入者，小半夏汤。胃反，吐而渴，茯苓泽泻汤。似呕不呕，似哕不哕，无奈者，姜汁半夏汤。哕逆上气者，陈皮竹茹汤。

东垣谓：寒客胃中，物盛上溢，故呕清水。厥甚则痹，食痹而吐。寒气与新谷气俱还入于胃中，新故相乱，真邪相搏，故哕。三者虽殊，皆因脾胃虚，或因寒客胃中，又伤饮食而致也，宜丁香、藿香、半夏、茯苓、生姜之类，有痰饮者下之。

或曰：皆气冲之火，逆胃之脉，反上而作，宜降火。

医 案

丹溪治一人，年五十余，因湿气，呕吐酸水如醋，素饮酒，以二陈汤加白术、苍术、砂仁、藿香、黄连，二贴而安。

一少年好酒，每早呕吐。以瓜蒌、贝母、栀子炒、石膏煅、香附、南星、神曲炒、山楂一两，枳实、姜黄、萝卜子、连翘、石碱半两，升麻二钱半，神曲糊丸服。又见心痛门。

附 方

藿香安胃汤东垣 治胃虚而呕。

丁香 人参 陈皮 生姜

水煎。

安胃散 治呕、哕，胃寒所致。

丁香五分 茱萸 草豆蔻 人参 苍术各一钱 黄芪二钱 炙甘草 柴胡 陈皮各五分 升麻七分 黄柏二分 川归一钱半 半夏 茯苓

姜水煎服。

白术汤 治胃虚，身重有痰，恶心欲吐，是风邪羁绊于脾胃之间也。

神曲二钱 陈皮 天麻各三钱 白术 白茯苓 麦芽 半夏各半两

姜水煎。

和中桔梗汤《病机》 治上焦气热所冲，食已暴吐，脉浮而洪。

桔梗 白术各一两半 半夏曲二两 陈皮 枳实 厚朴 白茯苓各一两

水煎，下木香、槟榔末一钱。大便秘者加承气。

荆黄汤 治前证热气甚者。

荆芥一两 黄芩七钱半 大黄三钱 甘草二钱半

上水煎，调槟榔散二钱，或槟榔末二钱，木香一钱半，轻粉少许。作丸亦可。一本无黄芩，有人参。

紫沉丸 治中焦吐，食积与痰气相假，故吐而痛。

半夏曲 乌梅 代赭石 宿砂各三钱 杏仁去皮、尖 沉香

木香各一钱　槟榔　丁香各二钱　陈皮半两　白豆仁　白术各一钱
巴豆霜半钱，另入

上醋糊丸，黍米大。下五十丸。

木香白术散　治前证腹中痛。

木香八钱　白术半两　半夏曲一两　槟榔二钱　茯苓半两　甘草
四钱

上煎，芍药姜汤下二钱。有积而痛，手不可按，无积者宜之。

麦门冬汤　治漏气。

麦门冬　生芦根　竹茹　人参　白术　甘草　陈皮　茯苓
姜蕤

上剉，水煎服。

人参汤　治走哺。

即麦门冬汤去竹茹、门冬，加芩、知母、石膏、山栀子。

理中丸加丁香，治中脘停寒而吐。方见伤寒门。

二陈汤加丁香、宿砂、生姜，治停痰结气而吐。

恶心二十三

医　论

丹溪云：有热，有痰，有虚，皆用生姜，随证佐药。

胃中有热者，二陈加芩、连，并姜汁炒，最妙。或曰：恶心者，
欲吐不吐，心中兀兀，如畏舟船之状，宜大半夏汤，或小半夏茯苓汤，或理
中汤加半夏亦可。又方：白术、茯苓、半夏、麦芽半两，水煎服。

附　方

白术汤　治恶心。方见前。

嘈杂二十四

医　论

丹溪云：痰因火动。

食郁有热

大法：芩、连、栀子、南星、半夏、橘红，热加青黛。

炒栀子、姜炒黄连乃必用之药。

肥人用二陈加抚芎、苍术、栀子、白术。

湿痰，气滞恶食，二补丸加苍术，倍香附。

眩运嘈杂，乃火动其痰，二陈加栀子、芩、连。

医　案

一人，心嘈索食，白术、黄连、陈皮作丸，汤下数服，愈。

卷之五

噎膈二十五

俗名翻胃，谓吐不纳饮食也。

脉 法

沉缓而无力，或大而弱，为气虚。数而无力，或涩小，为血虚。数而有力为热。寸关沉或伏，或大而滑数，是痰。寸关脉沉而涩，是气。紧而滑，吐逆。小弱而涩，或尺口涩，为翻胃。若紧而涩者，难治。

医 论

丹溪云：属血虚、气虚、有热、有痰。夫噎病生于血干，血，阴气①也。阴主静，内外两静，则脏腑之火不起，而金水二气有养，阴血自生，肠胃津润②传化合宜，何噎之有？今也血液俱耗，胃脘干槁。其槁在上，近咽之下，水饮可行，食物难入，或可少入，名之曰噎；其槁在下，与胃为近，食虽可入，难尽入胃，良久复出，名之曰膈，又曰翻胃。所因不同，病出一体。按：《三因》等论有五噎五膈之分。其气噎者，心悸，上下不通，噫哕不彻，胸背痛；忧噎者③，天阴手足厥冷，不能自温；劳噎者，气上膈，胁下支满，胸中填塞，

---

① 阴气：原脱，据《局方发挥》补。
② 润：原作"液"，据《局方发挥》改。
③ 噎者：原脱，据《脉因证治·卷下·噎膈》补。

攻①背痛；思噎者，心忪悸，喜忘，目视䀮䀮②；食噎者，食无多少，胸中苦塞痛，不得喘息。此五噎也。若思膈，则中脘实③满，噎则醋心，饮食不消，大便不利；忧膈，则胸中气结，津液不通，饮食不下，羸瘦短气；怒膈，则胸膈逆满，噎④塞不通，呕则筋急，恶闻食气；喜膈，则五心烦热，口舌生疮，倦甚身热，胸痹引背，食少；恐膈，则心腹胀满，咳嗽气逆，腹中冷，雷鸣绕脐痛，不能食。为五膈也。

愚尝见世之病此者，多因饮食失宜，损伤脾胃，津液衰涸，胃脘干枯，又复感于七情，或伤于六气，或食噎而气滞，郁而成痰，痰与气搏，不能流通，故病作矣。盖气留于咽嗌者，则成五噎也。若夫胸膈痞闷，呕逆噎塞，妨碍饮食，结于膈间者，为五膈也。名虽不同，病本则一。宜生津养血，顺气清痰，降火开结，使阴阳平和，气顺痰下，则病无由而作矣。虽按法施治，若不断厚味，戒恼怒，纵服良药，莫能为也。故张机峰有云：噎当是神思间病，惟内观自养可以治之。此言深中病情，可不信哉。

病之初起，因内伤外感而致痞塞、噫酸、嘈杂等证，医者悉用《局方》辛香燥热之剂劫之而愈，复作复劫，延蔓至久，而成噎膈，辗转深痼，良可哀悯。

治法

润养津血，降火散结。用童便、韭汁、竹沥、姜汁、牛羊乳一本有驴尿，气虚入四君子，血虚入四物，有热入解毒，有痰入二陈，切忌香燥之药，宜薄滋味。

一法

黄连姜汁炒，三钱　山楂肉二钱　保和丸末二钱

---

① 攻：《脉因证治·卷下·噎膈》作"故"。
② 䀮（huāng 荒）䀮：目不明。《灵枢·经脉》："目䀮䀮如无所见"。
③ 实：《脉因证治·卷下·噎膈》作"食"。
④ 噎：原脱，据《脉因证治·卷下·噎膈》补。

粥丸，麻子大，胭脂坯为衣。人参汤入竹沥，下六十丸。

一方

马剥儿，灯烧存性，一钱，好枣肉、平胃散二钱，酒调服，食即可下。《纂要》云：马剥儿即野甜瓜，味带酸，黄时香，其皮色肉味一似家园甜瓜，如鸡子大而略小，藤类瓜，北方多有之。又方：茱萸、黄连、贝母、瓜蒌、牛转草。又方：韭汁、牛乳一盏，生姜半两，顿服。

有痰者，二陈为主。

有气结，开导通气之剂皆可用。

阴火上炎者，治阴火。

有积血者，消息去之。韭汁能下膈中瘀血。

痰实火盛之人，先以瓜蒂散吐之，后用大黄、皂角、黑丑、朴硝，等分为末，粥丸服。

有自咽塞住不宽，项背转侧不便，似乎膈噎之证，饮食不下，先有心痛，心痛未发，一身尽黄，先以川芎、桔梗、山栀、细茶、姜汁、蘁汁吃，吐痰二碗，后用导痰汤加羌活、黄芩、红花，人壮可服。

不治证

粪如羊屎者、年高者、沫大出者，皆不治。

年高虽不治，亦用参、术，关防气血①。年少，以四物清胃脘血②。

古方用人参以补肺，御米以解毒，竹沥以清痰，干姜以养血，

① 气血：《丹溪治法心要·卷三·翻胃》作"气虚胃虚"。
② 清胃脘血：《丹溪治法心要·卷三·翻胃》作"清胃脘，血燥不润便，故涩"。

粟米以实胃，蜜以润燥，姜以去秽。有治寒者，必为当时有实因于寒者，用之得效，不比《局方》泛论，使凡有此证悉用之也。挟寒者间或有之，但今人悉因痰气，久误于医，传变而成，其无寒也明矣。

子和云：三阳结，谓之格。三阳者，大肠、小肠、膀胱也。结，热结。小肠结热则血脉燥，大肠结热则后不通，膀胱结热则津液涸，三阳既结则前后闭，必反而上行，此所以噎食不下，纵下而复出也。宜先润养，因而治下。或痰涎上阻，轻用苦酸，微上涌之。

医 案

丹溪治一中年妇人反胃，以四物汤加留白陈皮、带尖桃仁、生甘草、酒红花，浓煎，入驴尿以防生虫，服数十贴而安。

一人劳而有艾妻，且喜酒，病反胃半年。脉涩不均，重取大而无力，便涩，面白形瘦，精血耗故也。取新温牛乳饮之，每次尽一杯，昼夜五六次，渐至八九次，半月便润，月余而安。然或口干，盖酒毒未解，门饮①甘蔗汁少许遂安。

一人年四十余，反胃二月，恶食，或不吐，或涎裹食出则快。脉涩，重取弦大，因多服金石房中药所致。时秋热，以竹沥、御米为粥，二三啜而止。频与之，遂不吐。后以流水煮粥，少入竹沥与之，间以四物加陈皮益其血。

一人咽膈间常觉有物闭闷，饮食妨碍。脉涩稍沉，形色如常，予作仍饮热酒所致。以韭汁每服半盏，日三服，至二升，愈。

一人不能顿食，喜频食，一日忽咽膈壅塞，大便燥结。脉涩

---

① 门饮：《名医类案·卷四·噎膈》作"间饮"。

似真脏脉，喜其形瘦而色紫黑，病见乎冬，却有生意。以四物加白术、陈皮浓煎，入桃仁十二粒研，煎沸饮之，更多食诸般血以助药力，至五十贴便润，七十贴食进，百贴而愈。

一人每食必屈曲下膈，哽涩微痛。脉右甚涩，关沉，左却和，此瘀血在胃口，气因郁而为痰，必食物所致。询之，去腊日饮点剁酒三盏。遂以韭汁半盏冷饮，细呷之，尽半升而愈。

一人止能吃稀粥一匙，即可下膈，若杂吃一菜，即连粥俱吐，起居如常。用凉膈散加桔梗服。

滑伯仁治一妇人病反胃，隔夜饮食，至明日中反皆出，或以暖药罔效，脉在肌之下，不甚微弱，细思前药无远于病，何至不效？心歉然。尝记东垣云：吐有三，气、积、寒也。上焦吐者从于气，中焦从于积，下焦从于寒。其脉沉而迟，暮食朝出，小溲利而大便秘，此下焦吐也，法当通其秘，温其寒气，复以中焦药和之。予得此说而喜笑曰：其合于此妇之证欤。但此大便不秘，遂治下焦散寒，以茱萸、茴香为君，丁桂、半夏为佐，服三十剂愈。《经》曰：寒淫所胜，平以辛热。其是之谓欤。

《针经》云：怒气所至，食则气逆而不下；劳气所至，为咽噎喘促；思气所至，为中痞，三焦闭塞，咽嗌不利。

附　方

大半夏汤并《金匮》　治反胃。

半夏二升　人参三两　白蜜一升。一本有生姜

上以水一斗二升，和蜜，扬之二百余遍，煮药，取一升半，服一升，余再服。

茯苓泽泻汤　治反胃，渴欲饮水。

生姜四两　茯苓半斤　泽泻四两　甘草　桂枝各二两　白术三两

上水一斗煮三升，内泽泻煮二升，温服八合，日三。

壮年反胃

益元散加陈皮、半夏姜汁浸，晒干、竹沥、蔗汁下。

痰气所至

二陈加枳实、砂仁、木香。

一方

白术　黄连土炒　神曲　陈皮　半夏曲　宿砂各一两　吴茱萸
青皮　丁香　藿香　槟榔　山楂　麦芽　三棱　莪术　姜黄　良
姜　桂花　连翘　茯苓各半两　附子十个　草豆仁二两

上为末，姜汁糊丸，绿豆大。姜汤下八十丸。

五噎散严氏　治五噎。

干生姜　甘草减半　人参　半夏　桔梗　白豆蔻　木香　杵头
糠　白术　荜澄茄　枇杷叶　沉香等分

上为末，每二钱，姜七片，水煎，温服。

一法

糯米为末，以牛涎取法：以荷叶包牛口，使耕力之，涎出收之拌作
小丸，煮熟食之遂愈，后随证调理。

胡荽丹　治反胃①，气结所致。

乌鸡一个，修制如常法，令净　胡荽子入鸡内，缝，煮熟食之。未已，
再一只妙

针灸法

忧噎，心俞二穴在背五椎下各开二寸半，灸七壮。劳噎，膈俞二穴
在背七椎下各开一寸半，灸七壮。思噎，天府二穴在腋下三寸，灸七壮。

---

① 治反胃：《脉因证治·卷下·三十五噎膈》作"治反胃气"。

气噎，膻中一穴在二乳中间，灸七壮。食噎，乳根二穴在乳头下一寸六分，灸七壮、中脘脐上四寸，灸七壮、脾俞背上一椎下，二旁各开一寸半，针入一分，沿皮向外一寸半，灸十四壮、中魁手中指第二节尖，灸七壮、足三里取法见前。

咳逆二十六

脉 法

肺脉散者，不治。

医 论

丹溪云：有痰，有气虚，有阴火。

吃逆，气逆也，气自脐下直冲上出于口而作声之鸣也。《经》曰：诸逆冲上，皆属于火。古方言胃弱而不及火。以丁香、柿蒂、竹茹、陈皮治之，未审孰为降火，孰为补虚，况人之阴气依胃为养，胃土伤损则水侮之①，阴为火所乘，不得内守，木挟相火，故直冲清道而上。言胃弱者，阴弱也，虚之甚也。谨按：《难知》云咳逆，《活人》断为哕逆，其说似是而非。盖哕者，干呕也。若有物直出则为吐，有物旋出则为呕也，呕无物出则为哕也。咳逆者，则水渍于肺而心痞，或连续不已而气逆，或喜笑过多而气噎，或咽饮错喉而气结②，或急食干物而气塞，皆能作咳逆之声，连续不已，俗谓之吃忒是也。盖咳逆者，不顺之义；吃忒者，差错之意。二者皆气不得下，为火托之而使上至咽喉噎而止也。人或以纸捻鼻，嚏而止，或闻食香调气，皆抑之骇之而使气下也。《千金》以咳逆上气为病肺，脉散者死，是心火刑于肺金也。盖哕者，出声也，哕出其

---

① 则水侮之：《格致余论·呃逆论》作"则木气侮之矣"。
② 结：《古今医统大全·卷之二十七·咳逆门》作"抢"。

气，哕声尽，然后吸。咳逆者，入声也，抑气不出，逆声尽，然后呼也。出入呼吸，其大不同。兼呕哕者，本于胃。咳逆者，本于肺。何其难辨哉？夫水性下流，火性上炎，理之常也。今其气自下冲上而作声，非火而何？然有因汗吐下后，或误服凉药而致者，亦有宜温补之。胃弱阴虚火逆而冲上者，平而补之；挟热者凉而补之；伤寒失下，大便闭者，寒而下之；痰饮停蓄，或暴气逆痰厥，形气实者，随其邪之所在而涌之、泄之、清之、利之，是其治也。

视有余、不足治之。有余并痰者吐之，人参芦之类；不足者，人参白术汤下大补丸；痰用二陈；气虚用参、术；阴火，黄柏、黄连、滑石；吃逆自利，滑石、甘草、黄柏、芍药、参、术、陈皮、竹沥。

医 案

治一人，年近五十，质弱多怒，夏月因大怒后痢，口渴，自饮蜜水，病缓，数日后，稍①大不数。予令以参术汤调益元散与之，痢减。数日后倦甚，吃逆②，知其久下阴虚，令守前药，痢米③未止，又以炼蜜与之。众欲用姜、附。予谓：阴虚服之，必死，待前药力到，自愈。又四日，吃逆止，痢除。

一老人久喘，新秋患利，数日吃④作。脉豁大。以其形瘦，可治，用参术汤下大补阴丸而安。

一女子性躁味厚，暑月因大怒而吃⑤，作举身跳动，神昏。视

---

① 稍：《名医类案·卷四·痢》此上有"脉"字。
② 吃逆：《名医类案·卷四·痢》作"发咳逆"。
③ 米：《名医类案·卷四·痢》作"尚"。
④ 吃：《名医类案·卷四·咳逆》作"咳逆"。
⑤ 吃：《名医类案·卷四·咳逆》作"咳逆"。

其形气实或曰膈上有痰，怒气连郁，痰热相搏，气不得降，非吐不可也，以人参芦煎饮，大吐顽痰数碗，大汗，因睡一日而安。人参入手太阴，补阳中之阴，芦则反是，大泻太阴之阳。女子暴怒气上，肝主怒，肺主气，怒则气逆，肝木乘火侮金，故吃作而神昏。今痰尽气降火衰，金气复位，胃气得和而解。

《宝鉴》治一人，中气本弱，病伤寒八九日。医见其热甚，以凉药下之，又食梨三枚，痛伤脾胃，四肢冷，时发昏愦。脉动而中止，有时自还，乃结脉也。心亦悸动，吃逆不绝。色变青黄，精神减少，目不欲开，踡足，恶人语。以炙甘草汤再服而愈。

附　方

炙甘草汤《宝鉴》

炙甘草　生姜　桂枝　人参　生地黄　阿胶　麦门冬　麻仁大枣

水煎。

内伤吃逆，补中益气汤加丁香。痰，二陈加枇杷叶，姜汁制，服之。平人偶然而作，此气逆也，小半夏茯苓汤加枳实、半夏。吐利后，因寒凉伤胃者，羌活附子汤加丁香、柿蒂煎服。吐利后，胃热咳逆，或哕逆上气者，橘皮竹茹汤。逆气所致者，以萝卜子汤泡，研取汁，调木香调气散。因寒者，丁香柿蒂汤、东垣安胃汤。

橘皮竹茹汤《活人》　治胃虚膈热。

橘皮一升　竹茹一升半　甘草炙，二两　人参半两

姜枣水煎服。

青钉汤

青箭头七十二个，水煎服。

伤寒发吃逆，舌强短者，桃仁承气汤。

一方 治吃逆。

黄蜡烟熏之。寒，以硫黄烟熏之。

大肠结燥，脉沉数者，调胃承气汤。

针灸法

妇人屈乳头向下，尽处骨间是穴。男子以一指为率，男左女右，与乳相直陷中动脉是穴，炷如小麦大三壮，又膻中、中脘、气海、三里灸之。取法见前。

嗳气二十七

丹溪云：胃中有痰、有火。

用南星、半夏、软石膏、香附、栀子，汤丸任用。

吞酸二十八附：吐酸、吐清水、馨气

医 论

《内经》云：诸呕吐酸，皆属热。又云：少阳之胜呕酸。

丹溪云：吞酸与吐酸不同。吐酸是平时津液随上升之气郁积而成，郁积之久，湿中生热，故从火化，遂作酸味吐出，其有积久不能自涌，伏于肺胃之间，咯不得上，咽不得下，肌表得风寒，则内热愈郁，而酸味刺心，肌表得温暖则腠理开发，或得香热汤丸，津液得行而暂解，故《素问》言热，言其本也。东垣言寒，言其末也，但不言外得风寒，而作收引立说，欲泻肺金之实，谓寒药不可治酸，而用安胃汤、加减二陈汤，俱犯丁香，无治湿热郁积之法，为未合经意。戴氏曰：湿热在胃口上，饮食入胃，被湿热郁遏，不得传化，故作酸也。如谷肉在器，湿热则易为酸也。河间又云：酸者肝木之味也，由火胜金，不能平木，则肝木自甚，故为酸也。是以肝热则口酸。或言为寒者，但谓伤生冷硬物，而喜噫醋吞酸。俗医主于温和脾胃，岂知人之伤于寒也，则为病热。盖寒伤皮毛，则腠理闭密，阳气拂郁而为热，故伤寒热在表，以麻黄热药发散，使腠理开通，汗泄热退而愈也。凡内伤冷物者，或即阴胜阳而为病寒，或寒热相搏而致肠胃阳气拂郁而为热，亦有内伤冷物反病热，得汗泄身凉而愈也。或微而止为中酸，俗谓之醋心，宜温解之，亦犹解表之义。若久不已，则不宜温之，宜以寒药下之，后以凉药调之，结散热去，则气和也。所以中酸不宜食黏滑油腻者，谓令气郁不得通畅也，宜蔬食、粝①食，菜蔬能令气通利也。

治酸必用茱萸，顺其性而折之。宜节厚味，必蔬食自养，则病易安。

茱萸丸

黄连一两，土炒，去土　黄芩土炒　茱萸五钱，汤煮少时，晒干
陈皮五钱　苍术泔浸七钱半

上为末，曲糊丸，绿豆大。津下。

又方

茱萸、黄连二味，随时令迭②为佐使。热月以黄连为佐，茱萸为使。寒月反之。苍术、茯苓为主，炊饼丸。一本有陈皮、黄芩。

又方

苍术一两，炒　炒芩二钱

---

① 粝（lì 利）：粗米，糙米。
② 迭（dié 叠）：更迭，交替。《说文解字·辵部》："迭，更迭也。"

食郁有痰，二陈加南星、黄芩。

生料平胃散

加神曲、麦芽，治吞酸，或宿食不化。

参萸丸 上可治吞酸，下可治自利。

六一散一两　茱萸一两

饭丸服。

曲术丸 治吞酸。

中脘有饮则嘈，宿食则酸。

宿砂仁　陈皮　苍术

神曲糊丸。姜汤下。

一方

二陈加茱萸、黄连、苍术，姜水煎服。

吞酸

此系食郁有热。

南星　半夏各半两　黄芩一两　陈皮

吐清水

苍术土炒　滑石炒　茯苓　白术　陈皮

水煎服。

丹溪治一人，因心痛服热药致吞酸，以二陈加芩、连、白术、桃仁、郁李仁、泽泻服之，涌出酸苦黑水如烂木耳者，服久，心痛既愈，酸仍作，有酸块自胸筑上咽喉，甚恶，以黄连浓煎，冷，候酸块欲上，与数滴饮之，即下，数次愈。又见呕吐并心痛门。

附　方

论

《发明》云：病机"诸呕吐酸，皆属于热"。此上焦受外来客邪也，胃气不受外邪，故呕，仲景以生姜、半夏治之。以杂病论之，呕吐酸水者，甚则酸水浸其心，不任其苦，其次则吐出酸水，令上下牙酸涩，不能相对，以大辛热疗之必减。吐酸，酸水吐出也。酸味者，收气也，西方肺金旺也。寒水乃金之子，子能令母实，故用大咸热之剂泻其子，以辛热为之佐，而泻肺金之实。若以病机作热攻之，误矣。盖杂病醋心，浊气不降，欲为中满，寒药岂能治之乎？

曲末丸　治中脘宿食留饮，酸蜇心痛，或吐清水。

炒曲　陈皮各一两　苍术浸炒，三两半

上姜汁糊丸。姜汤下。

槃气

槃之邪从口入者，宿食也。病头痛，恶风憎寒，心腹胀满，下利不欲食，吞酸，噫宿腐气，或四肢浮肿。若胃实热，食反留滞，脉滑数，宜下之；若脾脉浮大，按之反涩，尺亦微涩，宜温消之。

《杂著》以枳术丸加姜炒黄连、炒芍药、陈皮、甘草、石膏、宿砂、木香、川芎。

腹中窄狭二十九

丹溪云：腹中窄狭，须用苍术。肥人是湿痰流灌脏腑，不升降，燥饮用苍术，气①用香附。瘦人是热气熏蒸脏腑，宜黄连、苍术。

痞满三十 河间云：痞与否同，不通泰也

脉　法

按之濡，其脉上浮，或寸沉，关浮而弦。

医　论

丹溪云：有误下，阴虚而痞；有食积痰滞；有湿土虚痞。东垣有法有方，谓伤寒下早而痞者，盖寒伤荣。荣者血也，心主血，邪入于本，故心下痞，仲景以泻心汤，用黄连泻下土邪，其效甚速。杂病下之亦作痞满者，盖下多则亡阴，谓脾胃水谷之阴亡也，胸中之气因虚而下陷于心之分故也。宜升胃气，以血药兼之。若全用气药导之，则痞益甚，而复下之，气愈下降，必变中满鼓胀。然又有虚实之殊焉。实痞，大便秘—云能食者，厚朴枳壳汤主之；虚痞，大便利者，芍药、陈皮治之。饮食倍伤而痞者，消导之。胸中窒塞上逆，兀兀欲吐者，因而越之。《纂要》云：有中气虚弱不能运化精微而痞者，有饮食痰积不能施化而痞者，有湿热太甚而痞者，有误下致内虚邪入而痞者。古方治痞用黄连、黄芩、枳实之苦以泄之，厚朴、生姜、半夏之辛以散之，人参、白术之甘苦以补之，茯苓、泽泻之淡以渗之。又曰：肥人多是湿饮，宜苍术、半夏、砂仁、茯苓、滑石之类；瘦人多是郁热，宜枳实、黄连以导之，葛根、升麻以发之；如饮食后因冒风寒，饮食不消而作痞，宜茱萸、砂仁、草豆蔻、藿香之类温以化之；如脾气虚弱，转运不调，饮食不化，宜白术、神曲、麦芽之类以消之，各从其类也。

---

① 气：《丹溪心法·卷四·腹痛》作"行气"。

治痞满方

吴茱萸三两　黄连三两

米糊丸服。即左金丸。

痞挟血成窠①囊者

桃仁　红花　香附　大黄

医　案

丹溪医案详见积块门

樱宁生治一人，若②胸中痞满，愦愦若怔忡状，头目昏痛，欲吐不吐，忽善忘，时一臂偏痹。脉之，关以上溜而滑，沉而有力。曰：积饮滞痰横于胸膈。盖得之厚味、醇酒、肥腻、炙煿，蓄热而生湿，湿聚而痰涎宿饮皆上甚也。王冰云：上甚不已，吐而夺之。治法宜吐，候春日开明，如法治之，以物探喉中，须臾大吐异色顽痰如胶饴者三四升，一二日更吐之，三四次则胸中洞爽矣。

附　方

加味补中益气汤东垣

治内有痰而痞。脉缓，加半夏、黄连。脉弦，四肢满闭③，便难而痞，加柴胡、黄连、甘草。大便秘，加黄连、桃仁，少加大黄、归身或白芍药。呕，黄连、生姜、陈皮。冬加炒连、丁香、藿香。能食而痞，加黄连五分，枳实三钱。不能食，依本方。痞而腹胀，加五味、白芍药、砂仁。天寒加干姜。中寒，加附子、

① 窠（kē 科）：孔穴，坑。《说文解字·穴部》："窠，空也。"
② 若：《古今医案按·卷第五·痞满》作"苦"。
③ 闭：《丹溪心法·卷三·痞三十四》作"闷"。

黄连。食已痞，橘皮枳术丸。

木香化滞汤　治因忧气郁结中脘，腹皮里微痛而痞，恶食。

归梢　枳实各四分。炒　陈皮　生姜　木香各六分　柴胡七分
草豆蔻　甘草炙。各一钱　半夏一钱　红花少许

上作一服，姜三片，水煎。

大消痞丸　治湿土痞，虚气痞。

黄连六钱　黄芩　厚朴各三钱　姜黄　白术　半夏　甘草炙
宿砂　泽泻　神曲炒。各一钱　人参　陈皮各二钱　枳实　干生姜各
五钱　猪苓□□半　木香有忧气结于中脘而心下痞硬，腹底微痛加之

汤浸炊饼丸，姜汤下。

利膈丸　除痰利膈消痞。

黄芩半生半炒，二两　黄连　南星　半夏　泽泻各半两　枳壳
陈皮各三钱　白术　白矾　神曲

姜汁浸炊饼丸服。

瓜蒌丸　治痞，或胁下逆抢心。

枳实　瓜蒌　陈皮

取瓜蒌皮、穰①丸。痛加栀子。一本有附子。

枳实消痞丸　治右关脉弦浮而痞，恶食懒倦。

枳实　黄连各半两　干生姜　茯苓　麦芽　甘草　半夏曲　人
参　白术各二钱　厚朴四钱

炊饼丸。汤下。

黄连消痞丸　治心下痞满，壅滞不散，烦热，喘促不安。

泽泻　姜黄各一钱　干生姜二钱　甘草炙　茯苓　白术各三钱

---

①　穰（ráng 瓤）：同"瓤"，果类的肉。

陈皮　猪苓　半夏各半两　枳实七钱　黄连一两　黄芩炒，二两

炊饼丸。汤下五十丸。

大黄黄连泻心汤仲景　治痞，按之濡，其脉上浮者①，或寸沉关浮而有热者。

大黄二两　黄连一两

上剉，以麻沸汤渍之，须臾绞出滓，分温再服。《保命集》云：三阴三阳之标本不同。有用寒药而为热痞者，大黄黄连之类是也；有用寒热药者，阴与阳不和而痞，前方加附子是也；有用辛热多而寒药少者，阴盛阳虚而痞，半夏、甘草、生姜泻心三方之类。泻心者非泻心火之热，泻心下之痞也。通而论之，其药阳多而阴少。盖病发于阴而得之，有大黄黄连泻心汤独为阴。心下痞，而脉瘦一证结。支后用，从太阳浮弱所变，余皆阴阳杂用也。

附子泻心汤　治心下痞而复恶寒汗出，脉沉迟。

前方加黄芩一两，附子一枚，煎法如前。以麻沸汤渍服者，取其气薄而泄虚热也。

半夏泻心汤　治汗下后身寒，痞满而呕，饮食不下，脉微洪，按之不痛，非柴胡证。

半夏半升　黄芩　干姜　人参　甘草炙。各三两　黄连一两　大枣十二枚

水煎。

生姜泻心汤

治汗下后，胃中不利，干噫食臭，自利肠鸣，胁下有水气而心下痞满。即半夏泻心汤加生姜四两，减干姜作一两。

---

① 其脉上浮者：《古今医统大全·卷之二十九·痞满门》作"关上浮"。

甘草泻心汤

治下之后，腹中雷鸣，心下痞硬，再下之，痞益甚。此非结热，以胃虚，客气上逆也。

葶苈丸　治心下痞，胸中不利。

半夏　厚朴　石膏　青皮各五分　归身七分　豆仁　砂仁　茵陈酒制　干葛各一钱　甘草炙　羌活　黄芩一半酒洗，一半炒　苦葶苈酒炒　人参　柴胡　独活各三钱

为末，蒸饼和匀，筛子内擦如米大。每服一钱，临卧汤送下。

饮食多伤，为痞满不食，宽中进食丸。

食已不饥，皆属于寒，此戊己衰①，不能腐熟水谷。丁香烂饭丸。

湿热，又劳倦，胸膈不快，觉有冷饮，脉涩大不充。

苍术　炒柏　半夏　白术　陈皮　芍药各半两　甘草　黄芩各三钱　砂仁二钱　龟板七钱半

炊饭丸，食前姜汤下。如四五日后未愈，以陷胸少加茱萸为向导，食后姜汤下。

水肿三十一通身皮肤光肿者是

脉　法

或实或洪，或浮大而软，可治。设微细，或沉小虚细者，难治。浮而滑，或沉，为风水。浮而迟，浮热迟寒，因而相搏，名曰沉，为水。

---

①　戊己衰：《丹溪治法心要·卷四·痞》作"戊土已衰"。

医 论

丹溪云：水肿本自中宫，诸家只知治湿利小便之说，例用去水之药，甚有用导水丸、舟车丸、神佑丸之类，此速死之兆。

卢砥镜以水胀①隶肾、肝、胃而不及脾，又谓肺盛生水，水液妄行，岂理也哉？夫脾土受病，肺为之子，固不能自盛而生水，且肺金清气之生水，则滋长肾阴，奉行降令，为生化之源，何病肿之有？今为肿之水，渗透经络，流注溪谷，灌入隧道，血亦化水，欲藉脾土以制之，导肾气以利之，不知脾病则金气衰，木寡于畏而来侮脾，脾欲不病不可得矣。治法宜清心经之火，补养脾土，全运化之职，肺气下降，渗道开通，败浊之气②稍清者，复回而为气、为血、为津液。败浊之甚者，在上为汗，在下为溺，以渐而分消矣。

治法

腰以上肿，宜汗之。麻黄、甘草之类。腰以下肿，宜利小便，使脾气得实，则能健运，宜人参、白术为主，佐以黄芩、麦门冬制肝木，腹胀加厚朴，气不运加沉香、木香，便已通利，须全安矣。

用山栀子炒为末，米饮下。若胃脘热，病在上者，带皮用。一方：以山栀子五钱，白术二钱半，木香一钱，取急流水煎服。

香薷治水肿甚捷，有彻上彻下之功，肺得之则清化行而水自下。用大叶者，煎成膏丸服，可治水胀。

---

① 水胀：《医学正传·卷之三·肿胀》作"水肿"。
② 败浊之气：《医学正传·卷之三·肿胀》作"其精气之"。

医　案

一人能大餐，食肉必泄，忽肿，头目甚，目不可开，膈满如筑，足麻至膝，恶风，阴器挺长。脉左沉，重取不应，右短小，却和滑。令单煮白术汤，空心服探吐之，后以白术二钱，麻黄、川芎各五分，防风三分，作汤，下保和丸五十丸，吐中得汗，上截居多，肿遂退，眼开，气顺食进。以前方去麻黄、防风，去①白术三钱，木通、通草②各五分，下保和丸五十丸，五日而安。

一妇素多怒，因食烧肉，面肿不食，身倦。脉沉涩，左豁大。此体虚有痰，气为痰所隔，不得下降，当补虚利痰为主。每早以二陈加参、术，大剂与之，后探出药。辰时后用三和汤，三倍术，晡③后以神佑丸七丸，挠其痰，一月而安。

寒热辨

烦渴，小便赤涩，大便秘，脉沉数，为热。不烦渴，大便溏，小便少，不赤涩，脉迟，为寒。

有久病气虚而浮，手足皆肿，是虚气妄行。有产后，与经事过多者，皆血虚也，脉虚弱，宜调补气血。

附　方

索矩三和汤

陈皮　厚朴　槟榔　白术各三两　甘草炙　紫苏各二两　海金砂　木通各一两

水煎服。

---

① 去：《名医类案·卷四·肿胀》作"加"。
② 通草：《名医类案·卷四·肿胀》作"甘草"。
③ 晡：《名医类案·卷四·肿胀》作"睡"。

实脾散《济生》

厚朴　白术　木瓜　木香　干姜各□两　草果仁　大腹子　附子　白茯苓　炙甘草各五钱

上姜水煎服。

五皮散《澹寮方》　治面目虚浮，四肢肿满，腹胀，上气喘促。

陈皮　桑白皮　生姜皮　大腹皮　茯苓皮

水煎。

消肿丸《三因》

滑石　木通　苍术　黑丑　瞿麦　茯苓　半夏　陈皮　木香

上为末，酒糊丸。麦门冬汤下。

十枣汤　治水气，四肢浮肿，喘急，大小便不通。

即十枣汤料，以枣肉丸服。

导水饮子　治水饮。

吴茱萸三钱　黄连　茯苓　苍术各一两　滑石七钱半

上为末，水丸。

鼓胀三十二

脉　法

迟而滑者，胀。盛而紧者，胀。阳中有阴也，可下之。趺阳紧而浮紧为痛，则坚满；浮为虚，则肠鸣，弦而迟，必心下坚。肝木克脾土，郁结，涩闭于脏气不舒，胃则胀闭。虚紧涩者，胀。忧思结连脾肺，气凝大肠，与胃不平而胀。浮而数浮则虚，数则热，脉浮风水、皮水皆浮，脉沉石水、黄汗皆沉，沉而滑名风水，浮而迟浮热迟潜，热潜相搏，名曰沉，为水必矣，弦而紧弦为胃气不行，水走肠间，水病，腹大如鼓，脉实者生，虚者死。洪大者生，微细者死。腹胀便血，脉大时热极①，脉小疾者死。

医 论

丹溪云：心、肺，阳也，居上。肾、肝，阴也，居下。脾居中，亦阴也，属土。《经》曰：饮食入胃，游溢精气，上输于脾，脾气散精，上归②于肺，通调水道，下输膀胱，水精四布，五经并行。是脾具坤静之德，而有乾健之运，故能使心肺之阳降，肝肾之阴升，而成天地交之泰。今也，七情内伤，六淫外侵，饮食不节，房劳致虚，脾土之阴受伤，转输之官失职，胃虽受谷，不能外化，故阳自升阴自降，而成天地不交之否。于是清浊相干，隧道壅塞，气化浊血，瘀郁成热，热留而久，气化成湿，湿热相生，遂成胀满。《经》曰鼓胀是也。以其外虽坚满，中空似鼓，胶固难治，理宜补脾；又须养肺金以制木，使脾无贼邪之虑；滋肾水以制火，使肺得清化之令；却盐味以防助病邪；断妄想以保母气，无有不安。医不察此，喜行利药，得一时之快，腹胀愈甚，真气伤而去死不远。俗谓气无补法，以其痞满壅塞，似难于补，不思正气虚而不能运行，邪着滞而不出，所以为病。《经》曰：壮者气行则愈，快者着成病气虚不补，何由以行？《经》曰：塞因塞用。正谓此也。且此病之起，固非一年，根深势笃，欲求速效，自求祸耳，知王道者可与语此。其或受病之浅，脾胃尚壮，积滞不固者，惟可略与疏导，亦不可峻与利药也。

---

① 热极：《脉因证治·卷下·肿胀》作"绝极"。
② 归：原作"居"，据《素问·经脉别论》改。

大法

宜补中行湿，利小便，切不可下。以人参、白术、苍术、陈皮、茯苓为主，佐以黄芩、麦门冬制肝木，少加厚朴。气不运加木香、木通，气下陷加升麻、柴胡提之，血虚加补血药。随证加减，必须远音乐，断厚味。

虚宜补脾以养肺，流湿以散气，治以参、术，佐以平胃、茯苓，血虚加四物，死血①加桃仁。

产后必大补气血，少佐苍术、茯苓使水自降，大剂白术补脾。若壅满，以半夏、陈皮、香附监之；有热，当清肺金，麦门冬、黄芩。

朝宽暮急，血虚；朝急暮宽，气虚；朝暮俱急，气血俱虚。

上方惟禹余粮丸制肝补脾殊为切当，然亦须随时随证加减。一人胀病，自制此药服之。予曰：温热药多，且煅炼火邪尚存，宜自加减。彼不听，服之一月，口鼻血出，骨立而死。

因酒成积，此胀满之渐，切不可用泻药以取速效，须补脾以消积，润肺以制木，滋肾以制火，积消而胀自退。以生地黄、人参、酒芍药、木通、干葛各一钱半，厚朴、川连、海金沙、陈皮各一钱，甘草二钱（用梢），杜牛膝二钱半，作一贴，姜三片，顺流水二钟，煎取三分之一，吞温中丸五六十丸，日三次，块上以膏药贴之，三日后卧卧②姜汤下千金消石丸三十丸，间日又与，以利为度。

胀满诸块，饮食所伤，气虚中满者，四君子加川芎、芍药、

---

① 死血：原作"四血"，据《脉因证治·卷下·肿胀》改。
② 卧卧：疑衍。

陈皮、厚朴、甘草。

寒胀挟虚者，分消丸。

太阴病腹胀满，小便少，大便难，或溏，或脾胀善哕，索矩三和汤。

下虚腹胀，四物加人参、陈皮、木通、甘草、连翘，有食积者吞保和丸。

腹胀挟内伤者，木香顺气汤。

《发明》论饮食失节为胀，乃受病之始也。湿热亦能为胀，右关脉洪缓而沉弦。脉浮于上，是风、湿、热三气合而为病，脾胃之令不行，阴火亢甚，乘于脾胃，盛则左迁而阳道不行，是六腑之气已绝于外，火盛则子能令母实，风气外绝。风气外绝者，是谷气入胃，清气、营气不行，便是风气也，异乎同类，胃气是也。经云：虚则兼其所胜，土不胜者木也，是脾胃不足，火木①大胜。《经》云：浊阴出下窍，浊阴走五脏，浊阴归六腑，浊阴归地，此平人之常道，反此则为胀。又云：饮食不节，起居不时者，阴受之。阴受之则入五脏，入五脏则䐜满闭塞。又云：下脘不通则胃气热，热气熏胸中，故内热。下脘者，幽门也。人身之中，上下有七冲门，皆下冲上也。幽门上冲吸门。吸门者，会厌也。冲其吸入之气不得下归于肾肝，相火动相拒，故咽不通，浊阴之气不得下降，而大便干燥不行，胃之湿与客阴之火俱在其中，而腹胀作矣。治在幽门通利，泄其阴火，润其燥血，生益新血。幽门通利，泄其阴火，吸门亦不受邪，其咽膈得通，䐜胀腹满俱去，是浊阴得下归于地矣。故《经》曰：中满者泻之于内。此法

---

① 火木：《证治准绳·杂病·诸气门·胀满》作"水火"。

是也。

诸肿胀辨

烦心短气，卧不安，为心胀。虚满咳喘，为肺胀。胁痛引小腹，为肝胀。善哕，四肢烦悗①，体重不胜衣，卧不安，为脾胀。引背央央然，腰髀痛，为肾胀。腹满，胃脘痛，妨食，闻焦臭，大便难，为胃胀。肠鸣痛，冬寒飧泄，为大肠胀。小腹腹满，引腰而痛，为小肠胀。小腹气满而气癃，为膀胱胀。气满于肤，硁硁然②，为三焦胀。胁痛口苦，善太息，为胆胀。寒气客于皮中，鼓空空③不坚，腹身大，色不变，按不起，为肤胀。腹胀，身皆大，色苍黄，腹筋起，为鼓胀。寒气客于肠外，与卫相搏，气不得营，因而所系，癖而内着，其始大也如鸡子，至其成如怀胎，按之则坚，推之则移，月事不以时下，为肠覃④。寒气结于子门，闭塞不通，恶血当泻，衃⑤血留止，日以益大如胎，月事不时，此生于胎中，为石瘕。此二者皆生于亥子，可导而下。有肺气隔于膜外，运行不得，遍身浮肿，脉浮，治宜调肺通气。有男脏虚，女血虚，伤于冷毒之物成积，碍气不通，腹急气喘，亦有四肢不肿，只肚鼓胀，脉弦，治宜化积。有脾寒久年不愈，传为浮肿。且云：内有伏热，因于泻利，及热乘虚入脾，胸腹急胀，脉数，治宜解热。有伤风湿而肿，或伤冷湿而肿，气血凝涩，脉浮缓，宜发散风湿。

---

① 烦悗：原作"俛"，据《灵枢·胀论》改。
② 硁硁然：《灵枢·胀论》作"轻轻然"。
③ 鼓空空：《灵枢·水胀》作"鼕鼕然"。
④ 覃（tán 谈）：古病名，出自《灵枢·水胀》。
⑤ 衃（pēi 胚）：赤黑色的瘀血。《说文解字·血部》："衃，凝血也。"

气分，与胸痹、中满皆相类。中满为气虚，胸①痹为气实，气分挟痰饮。

气分病，为涎饮所隔，荣卫不行，腹满胁鸣相逐，气转膀胱，荣卫俱劳，阳气不通则身冷，阴气不通则骨疼，阳前通则恶寒，阴前通则痹不仁，阴阳相得，其气乃行，大气一转，其气乃散，实则失气，虚则遗溺，名曰气分。寸口迟而涩，迟则气不足，涩则血不足，气故涎结，水饮所作。

血分，妇人经水前断，后病水，名曰血分。先病水，后经断，名曰水分。

有②胃中风、脾中寒、中湿、心痹、肝虚、脾伤、脾热、饮聚、女疸。小腹胀，有肾热、三焦虚寒、肠痈、女劳疸。面肿，肺中风、肾③中风、胃寒、肺水。

不治证

面上肿，白一作黑。点，掌中无纹，脐突，脚跟肿，腹满青筋。面肿白点为肺热，掌中无纹为心败，脐突为肺败，脚跟肿为肝败，腹满青筋为肾败，与夫唇肿齿焦，卒肿面苍黑，阴囊茎俱肿，口张足肿，足跗肿，膝如斗，以上之证皆不可殆也。

或曰：脉实人壮盛者，或可攻之。便用收拾，以白术为主，厚朴治腹胀，因味辛，以气聚于下焦故也。肥胖者，平胃、五苓合而服之。白人腹胀是气虚，宜参、术、厚朴、陈皮。瘦人是热，宜黄连、厚朴、香附、白芍药。因故蓄血者，抵当丸。食积有热，木香槟榔丸。有寒，用木香、厚朴、丁香、砂仁、神曲、香附。

---

① 胸：原作"中"，据《脉因证治·卷下·肿胀》改。

② 有：《丹溪手镜·卷之下·肿胀》作"胀有"。

③ 肾：《丹溪手镜·卷之下·肿胀》作"胸"。

因外寒郁内热者，藿香、麻黄、升麻、干葛、桂枝。因怒而腹胀者，青皮、陈皮、香附、木香、青黛以伐肝，栀子、芦荟。按之不坚不痛，宜下之消之，次补之。因食肉多者，以黄连、阿胶等分，醋浸，炊饼丸，同温中丸、白术汤下，或三补丸加香附、半夏曲，炊饼丸服。初得是气胀，久久成水胀。肥人必当利湿，苍术、茯苓、滑石、海金沙。又论见喘门。

医 案

丹溪治一人，嗜酒，病疟半年，患胀，脉弦而涩，重则大，手足瘦，腹大。以参、术为君，芎、归、芍药为臣，黄连、陈皮、茯苓、厚朴为佐，生甘草些少，浓煎汁，日三次饮之，严守一月后，汗而疟愈，又半月小便长而胀退。大意只是补中行湿而已。

一人嗜酒，大便见血，春患胀，色苍黑而腹大，形如鬼。脉涩而数，重似弱，属阴虚。以四物加芩、连、木通、白术、陈皮、厚朴、生甘草，作汤服之，一年①而安。

一人因久病心痛咽酸，治愈后，至春中脘微胀，面青气喘。意谓久病衰弱，木气凌脾，服索矩三和汤而安。

一女子胸腹胀满。自利十数行，脉大散无力。予曰：此表证反攻里，当死，赖质壮，时又在室，可救，但寿损矣。以四物加参、术、陈皮、炙甘草煎服，半月未退。自用萝卜种壳煎浴二度，又虚其表，肿稍增，事急矣。以前方去芍药、地黄，加黄芪，倍白术，大剂浓煎饮之，又以参、术为丸吞之。又食难化而自利，

---

① 一年：《名医类案·卷四·肿胀》作"近一月"。

以参、术少加陈皮为佐煎汤，肉豆蔻、诃子为君①，山楂肉为使，粥丸吞之，四五十贴而安。

一人久疟腹胀，脉微弦，重取涩，皆无力。与三和汤，三倍术，入姜汁，数贴而疟愈，小便利，腹稍减。又小便难，此血气两虚，于前方入人参、牛膝、归身尾，大剂百贴而安。

抱一翁治一钟女，病胀如鼓，四体骨立。众医或为娠、为蛊、为瘵治，罔效。翁曰：此气搏血室。钟曰：服芎、归辈积岁月，非血药乎？予曰：此独治血而失于顺气故也。夫气，道也；血，水也。气有一息之不运，则血有一息之不行。经曰：气血同出而异名，故治血必先顺气，俾经脉得通而后血可行。以苏合香丸投之，三日而腰作痛，予曰：血欲行矣。急以芒硝、大黄逐之，下污血累累如瓜者十数枚而愈。其六脉滑而数且弦，为气结，滑为血聚，实邪也，故气行而大下。

附 方

中满分消丸并东垣　治中满热胀，鼓胀，气胀，水胀，此非寒胀类。

人参　白术　炙甘草　姜黄　猪苓各一钱　茯苓　干生姜　砂仁各二钱　泽泻　陈皮各三钱　知母四钱　炒连　半夏　枳实各半两　厚朴一两　炒芩一两二钱

上除茯苓、泽泻、生姜外，为细末，入上三味，炊饼丸梧桐子大。白汤下一百丸。

中满分消汤　治中满寒胀，寒疝，大小便不通，阴躁，足不收，四肢厥逆，食入反出，下虚中满。

---

①　君：《名医类案·卷四·肿胀》作"臣"。

川乌　泽泻　黄连　人参　青皮　川归　生姜　麻黄　柴胡
干姜　荜澄茄各二钱　益智　半夏　茯苓　木香　升麻各三分　黄
芪　吴茱萸　厚朴　草豆蔻　黄柏各五分

上作一服，姜水煎，食前热服。忌房室、酒、面、生冷。

广茂①溃坚汤　治中满腹胀，内有积聚，坚硬如石，上喘气
促，浮肿。

广茂　红花　升麻　吴茱萸各一分　生甘草　柴胡　泽泻　神
曲　青皮　陈皮各三分　厚朴　黄芩　黄连　益智　草豆蔻　川归
各五分　半夏七分　葛根四分，渴加

调中汤　治胃虚胀。

人参　白术　甘草　半夏　厚朴　生姜等分

水煎。

尊重丸　治鼓胀，水肿气喘，小便赤涩，大便不通，一切
中满。

沉香　丁香　人参　槟榔　车前子　葶苈各四钱　胡椒　木香
蝎尾　滑石　海金砂　赤茯苓　白豆蔻一钱半　萝卜子六钱　郁李
子一两二钱

姜汁糊丸。姜汤下三钱，日三次。一本有白丑、白丁香、
枳实。

饮酒人腹胀，小便浑浊，夜足肿，桂苓甘露饮加人参、干葛、
藿香、木香。

变水汤　治肿胀。

白术　茯苓　泽泻各二两　郁李子二钱

---

① 广茂（shù 树）：即莪术。

煎，入姜汁。调以芪、术、芍、建中之类。

舟车神佑丸子和

大黄　大戟　芫花制　青皮　陈皮　槟榔　黄柏各一两　甘遂
木香各半两　黑丑四两　轻粉五分

水丸，绿豆大。汤下六十丸。

大戟散又名木香散　治水肿腹如鼓，或遍身肿。

大戟　白丑　木香等分

上为细末，每三钱，以猪腰子一对批开掺药在内，煨熟，空
心食之。如食在①腰子，左臂塌消，右则消右。如肿不尽，于腰绕
涂炙甘遂末，饮甘草水少许，肿自去。

泄蛊丸

甘遂　黑丑　大黄　茯苓　泽泻各半两　一扫仙半两　滑石
枳壳　木香　丁香　沉香各二钱　续随子②去壳，三钱

醋糊丸，雄黄为衣。按：此三方乃泻水之剂也，锥集此以备其例，慎
勿轻用，谨之谨之！

针灸法

内庭在足第二指三指歧骨间。直针入半寸，灸二七壮。临泣在侠溪上，
足三指四指间。直针入三分，可出一身之水，禁灸。水分③在脐上一寸。针
入一寸半，灸七壮。石门在脐下二寸。灸七壮。又三阴交、足三里、行
间等穴并见前。

---

① 　在：《古今医统大全·卷之三十一·水肿门》作"左"。
② 　续随子：又名千金子，主治小便不通、水肿、蛇咬伤等。
③ 　水分：原作"分水"，据文义改。

注夏三十三

丹溪云：春末夏初，头疼脚软，食少体热，脉大者，是属阴虚，元气不足，宜补中益气汤去升麻、柴胡，加炒柏、芍药，挟痰加半夏、陈皮，或生脉散。东垣云：季夏之间，困乏无力，无气以动，用黄芪、人参、麦门冬、五味，少加黄柏炒。

胃风三十四

初饮食讫①，乘风凉而致其证，饮食不下，形瘦腹大，恶风，头多汗，膈塞不通，脉关弦而缓带浮。宜：

胃风汤东垣　大人、小儿风冷乘虚入客肠胃，水谷不化，泄泻下注，腹胁虚满，胀鸣疠痛，并肠胃湿毒，下如豆汁，或下瘀血，日夜无度，并治。

即八物汤减甘草、地黄，加桂，等分，入粟米百余粒，水煎。腹痛加木香。

积块三十五附：茶癖

脉　法

细而附骨为积。寸口，积在胸；关，在脐；尺，在气冲；脉左右两出，积在中央。沉而有力为积。脉浮而毛，按之辟易，胁下气逆，背相引痛，为肺积。沉而芤，上下无常处，胸满悸，腹中热，名心积。弦而细，二胁下痛，邪走心下，足肿寒重，名肝积。沉而急，苦肾与腰相引痛，饥见饱减，名肾积。浮大而长，饥减饱见，

---

① 讫（qì 气）：停止，终止。

腹满泄呕，胫肿，名脾积。寸口沉，胁下及腹有横积。脉弦，腹中急痛，为瘕。弦细微者，为癥。脉细而沉，时直者，身有痛，中若腹中有伏梁。脉沉小而实者，胃中有积聚，不下食，食即呕吐。脉沉而紧者，心下有寒，时痛，有积聚。关上脉大而尺寸细者，必心腹冷积。迟而滑，中寒有癥结。弦有征不可转者，虚弱者，皆死，坚强急者生。

医 论

丹溪云：块是有形之物，气不能成块，乃痰与食积、死血也。在中为痰，在右为食积，在左为血积①。

积聚之源不一。其在脏者，始终不移，为积。在腑者，发痛转移，随气往来，为聚。积系于脏，聚系于腑，癥系于气，瘕系于血。又云：胫寒厥气则血脉凝涩，寒气亦入肠胃，所以腹胀。胀则腹外之汁沫迫聚不散，日以成积，又盛食多饮，起居过度，肠胃之络伤则血溢于肠外，肠外有寒，汁沫与血相搏，则气聚而成积聚，又或外中于寒，内伤于忧愁怒气，怒则气上逆，上逆则六腧不通，湿气不行，凝血蕴裹，津液凝涩，渗着不去而成。又有生于忧思伤心，重寒伤肺，怒恚伤肝，醉以入房，汗出当风伤脾，用力过度，入房汗出，入浴伤肾，皆脏不平，凝血不散，汁沫相搏，蕴结而成积矣，有食积、酒积、肉积、水积、涎积、血积、痰积、气积之殊，皆因饮食偏爱，留停不散，日久而成矣。若肝之积名肥气，在左胁下，如覆杯，发咳逆痎疟，连岁不已，其中有血，肝主血故也。心之积名伏梁，起脐下②，大如臂，上至

---

① 血积：《医学正传·卷之三·积聚》作"死血"。
② 下：《难经·五十六难》作"上"。

心下，令人烦心，有大脓血在肠胃之外。肺之积名息奔，在右胁下，如覆杯，洒淅寒热，喘嗽肺壅，贲者，贲门也，积在肺下贲门，迫肝。脾之积名痞气，在胃脘，大如盘，四肢不收，黄疸，饮食不为肌肤，痞者，湿也，食冷则阳气为湿所蓄。肾之积名奔豚，发于小腹，上至心下，若豚状上下，喘逆骨痿。又云：因病六腑，太阳利清气，阳明泄浊气，少阳化精气，失常则壅聚不通，故实而不转，虚则输，属阳无形，随气往来，在上则格，在下则胀，旁攻两胁，如有杯块，易于转变，故名曰聚。又息积者，乃气息痞滞于胁下，不在脏腑荣卫之间，积久形成，气不干胃，故不妨食，病胁下满，气逆息难，频岁不已，名曰息积。一云：癥者，复坚硬，按之应手。瘕者，忽聚忽散，无有常处。盖气之所积名曰积，为阴气也，其始发有常处，而痛不离其部，上下有所终始，左右有所穷处。气之所聚，名曰聚，聚者，阳气也，其始发无根本，上下无所留止，痛无常处是也。

大法

咸以软之，坚以削之，行气开痰为主。又云：寒者热之，结者散之，客者除之，留者行之，坚者削之，削①之摩②之，咸以软之，苦以泄之，全其气而补之，随所利而行之，以所恶者攻之，以所喜者诱之。如硇砂、水银去肉积，神曲、麦芽、牵牛治酒积，水蛭、虻虫、桃仁、大黄治血积，木香、槟榔治气积，牵牛、甘遂、芫花治水积，雄黄、腻粉治涎积，礞石、巴豆治食积，三棱、莪术治癖积，紫苏生治鱼腥积，丁香、桂心治菜果积，附子、硫黄、厚朴治寒冷之积，宜各从其类也。

治块当降火，消食积。食积，即痰也。

---

① 削：《医学正传·卷之三·积聚》作"按"。
② 摩：原脱，据《医学正传·卷之三·积聚》补。

治块，用海石、三棱、莪术、香附并醋煮、红花、五灵脂之类为丸，白术汤下。一本有石□。

蜀葵根煎汤，入人参、白术、陈皮、青皮、甘草梢、牛膝再煎成汤，更入细研桃仁、玄明粉各少许，热饮之，二服当见块下。病重者，补接之后，加减再行。即后条所治十三块之方。

石碱①，去痰积、食积，洗涤垢腻同功。

瓦垄子能消血块，次消痰，行死血块，块消须大补。

倒仓法

用肥嫩黄牡牛肉二十斤必得三十斤方可，宁使多，勿使不及，切成小块，去筋膜，长流水煮糜烂，以布滤去滓，取净汁，再入锅中，慢火熬至琥珀色则成矣。令病人预先断欲，食淡，前一日不食晚饭，设密室，令明快而不通风，置秽桶及瓦盆贮吐下之物，置一瓷盆盛所出之溺。至日，病者入室，以汁饮一钟，少时又饮一钟，积数十钟，寒月则重汤温而饮之，任其吐利，病在上者欲其吐多，病在下者欲其利多，上中下俱有者欲其吐利俱多，全在活法而为之缓急多寡也。连进之急则逆上而吐多，缓则顺下而利多矣。视其所出之物，必尽病根乃止，吐利后必渴，不得与汤，以所出之溺饮之，名轮回酒，非惟可以止渴，抑且可以□涤余垢，行后倦睡，觉饥，先与稠米饮，次与淡稀粥，三日后方与少菜羹，次与厚粥软饮调养半月或一月，觉精神焕发，形体轻健，沉疴②悉安矣。其后须忌牛肉数一作五年。夫牛，坤土也，黄土之色也，以顺为性，而效法乎乾以为功者，牡之用也。肉者，胃之乐也，熟而为液，无形之

---

① 碱（jiǎn 减）：含氢氧根的化合物的统称。今作"碱"。

② 疴（kē 科）：病。《说文解字·疒部》："疴，病也。"

物也，横散入肉络，由肠胃而渗透肌肤、皮毛、爪甲，无不入也。积聚久而形质成，依附肠胃回薄曲折处，以为栖泊之窠臼，阻碍津液，气血熏蒸，燔灼成病，自非刮肠剖骨之神妙，可以铢两丸散，窥犯其藩墙户牖乎。内液之散溢，肠胃受之，其后①皆倍于前，有似乎肿，其回薄曲折处，肉液充满流行，有如洪水泛涨，浮槎②陈朽，皆推逐荡漾，顺流而下，不可停留。表者，因吐而汗。清道者自吐而涌，浊道者通泄而去，凡属滞碍，一洗而尽。牛肉全重厚和顺之性，盎然焕然，润泽枯槁，补益虚损，宁无精神焕发之乐乎。

琥珀膏 贴积块。

大黄 朴硝各一两

为末，大蒜捣膏和匀，贴之。

三圣膏 贴积块。

未化石灰半斤为末，瓦器中炒微红，提出，候热稍减，入大黄末一两炒热，提出，入桂心末半两略炒，入米醋熬成膏，厚摊，烘热贴之。

保和丸、大小温中丸皆治积。

千金消石丸又名消块丸 止令磨块下，不令困人，须量虚实。

硝石六两 大黄八两 人参 甘草各三两

上为细末，以三年苦酒三升置器中，以竹片作准，先入大黄，不住手搅，使微沸，尽一刻乃下余药，又尽一刻，微火熬使可丸，丸如鸡子黄大，每服一丸，或作小丸，下三十丸亦可。服后下如

---

① 后：《证治准绳·杂病·诸气门·积聚》作"厚"。
② 槎（chá 茶）：竹筏，木筏。

鸡肝、米泔、赤黑色等物效，以软粥将理。或用硝、黄为末，以苦酒煎，候干，却用甘草入人参末和匀丸，米饮下，四日一服。

凡妇人之块多是血。治一妇，死血、食积、痰饮成块在两胁，动作雷鸣嘈杂，眩晕身热，时作时止。

台芎　山栀炒　三棱　莪术醋煮　桃仁去皮、尖　麦皮曲各半两　黄连一两以茱萸炒，去茱萸；半两以益智炒，去益智　山楂　香附各一两　萝卜子一两半

炊饼丸。

一妇人血块如盘，有孕，难服峻药

香附四两，醋煎　桃仁一两，去皮、尖　海石二两，醋煮　白术

神曲糊丸。

块在皮里膜外，须用补气药及香附开之，兼二陈，须断厚味。

阿魏丸　治肉积。

阿魏　山楂各二两　连翘半两　黄连六钱半

上三味为末，以阿魏另研，醋煮糊为丸，如梧桐子大。每服五六十丸。一方加半夏一两，以皂角同煮透，晒干，石碱三钱。又一方无连翘，以醋煮神曲糊丸。又一方既兼诸方，又有瓜蒌、贝母、南星、风化硝、胡黄连、萝卜子、麦芽，姜汁炊饼丸，治诸积聚。用者必详而去处之。

茶癖

石膏、黄芩、升麻为末，砂糖水调服。

治□①吃茶

白术、石膏、片芩、芍药、薄荷、胆星为末，砂糖调膏，津化下。虚加参、术、山药、枸杞、锁阳，神曲糊丸。

---

①　□：《丹溪心法·卷三·积聚痞块五十四》作"爱"。

虚中之块，攻胀无奈何者，未可用攻击之药，先以四君子加半夏、陈皮服之，俟元气平复，却用攻药。

消痞块

木鳖子二十个，去壳，用豮①猪腰批开，煨熟，捣烂，入黄连三钱，和丸如绿豆大。汤下三十丸。

腹胀，脐下气作痛，宜木香、槟榔、三棱、莪术、青皮、木通、黄连各半两，陈皮、砂仁、红豆三钱，香附一两。

饮食所伤，强胃消食，气虚者，枳术丸。

因酒为痛，或呕吐，或胀满，葛花解酲②汤。

妇人血分肝经块痛

川归、干漆炒烟尽、赤芍药各半两，红花一钱，桃仁二十粒，玄胡索半两，没药三钱，大便燥加熟地，醋糊丸，米汤下。

妇人血块

鳖甲　龟板并醋煮　黄连随证加减。丸服。

妇人癥瘕作痛，或气攻塞

香附（醋煮）、川归、黑三棱、白三棱、莪术各二两，昆布（炒）、海藻（炒）、青皮、槟榔各一两，没药、川芎、干漆（炒烟尽）、木香、沉香、砂仁各半两—本加乳香，为末，醋糊丸，梧桐子大。每服六十丸，食前白汤下，日三次。

医　案

一妇人性急多劳，断经一月，小腹有块偏左，块起即痛减③，

---

① 豮（fén 坟）：阉割后的猪。《说文解字·豕部》："豮，羠豕也。"

② 酲（chéng 城）：酒醉后引起的病态。《说文解字·酉部》："酲，病酒也。"

③ 减：《名医类案·卷五·积块》作"盛"。

腹肿胀，夜发热，食减。其脉冬间得虚微短涩，左尤甚。初与白术一斤，和白陈皮半斤，作二十贴煎服，以三圣膏贴块上，经宿块软，再宿近下一寸，旬日食进痛减，又与前药一料，加木通三两，每贴加桃仁九粒，愈。

又一妇人，素好酒，因冒暑忽足冷过膝，上脘有块，引胁痛，不可眠，食减不渴。已服五积散，脉沉涩数小而右甚，便赤。用大承气，大黄减半而熟炒，加黄连、芍药、川芎、干葛、甘草，作汤，以瓜蒌仁、半夏、黄连、贝母为丸，吞之，至十二①贴，足冷退，块减半，遂止药，半月而安。

一妇因经水过多，每用涩药，致气痛，胸腹有块十三枚，遇夜甚。脉涩而弱，此因涩药致败血不行。用蜀葵根煎汤，再煎参、术、陈皮、青皮、甘草梢、牛膝，加玄明粉少许，研桃仁，调服至二贴，连下块二枚。以其病久血耗，不敢顿下，乃去蜀葵根、玄明粉服之，块渐消而愈。

一妇人因哭子后，胸痞有块如杯，食减，面淡黄黪②黑，惫甚，脉弦虚细涩，日晡发寒热。知其势危，补泻兼用，以补中益气汤随时加减，与痞气丸相间服之，食前用汤，食后用丸，必汤多于丸，一月寒热退，食稍进，仍服前药，二月后忽大寒热，天明退，其块如尖③。至晚，手足下半节皆肿，遂停药数日。忽肿如失，天明复有而少，以三陈④加白术、桔梗、枳实，服半月而安，次年生子。

---

① 十二：《名医类案·卷五·积块》作"二十"。

② 黪（cǎn 惨）：浅青黑色。

③ 尖：《名医类案·卷五·积块》作"失"。

④ 三陈：《名医类案·卷五·积块》作"二陈"。

一妇因忤意，乳房结一块，长①掩心微痛，膈闷食减，口苦。脉微短涩，知其经亦不行，思其举动如常，尚有胃气。以琥珀膏贴块，以参、术、芎、归，佐以气药，二百余贴，并吞润下丸，脉涩渐充，经行紫色。用前汤丸加醋炒三棱，佐以抑青丸，块消大半，食进。止药，待来春木旺区处。次年夏，块复作，大于旧，脉平和略弦。知其因事激也，以前补药加炒芩，佐以木通、生姜，去三棱，吞润下丸，贴琥珀膏，经行块散。此是肺金为火所烁，木邪胜土，土不能运，清浊相干，旧块轮廓因气血未尽复，浊气消留而复起也。补血气使肺不受邪，木气平而土气正，浊气行而块散矣。

一婢性沉多忧，年四十，经不行三月矣，小腹有块，初如栗，渐如盏，脉涩，重取却有，按之痛甚，扪之高半寸。与《千金》硝石丸四五次，忽乳头黑且汁，恐孕。予曰：涩脉无孕。又与三五贴，脉虚豁，知药峻矣，与四物汤，倍加白术，佐以陈皮，三十贴，俟脉完，再与硝石丸数次，块消一晕，止药。又半月，经行痛止②，下黑血半升，有如椒核者数十，已消一半，累求药不与，待其自消。至经行三次，每下小黑块，乃尽消。凡攻击之药，有病则病受之，邪轻则胃气受伤矣。夫胃气，清纯中和者也，惟与谷肉菜果相合，药石皆偏胜之气，虽参、术之性亦偏，况攻击者乎。此妇胃气弱，血亦少，若待块尽而却药，则胃气之存者几稀矣。

一人作劳，因冷酒醉卧，膈痛，饥而过饱，遂成左胁痛，一

---

① 长：《名医类案·卷五·积块》作"渐长"。
② 止：《名医类案·卷五·积块》作"甚"。

块如掌，按之痛甚，倦怠不食。脉细涩沉弱不数，此阴滞于阳也。以韭汁研桃仁七枚，服之三次，块如失。痛在小腹，块如鸡弹①，以童便研桃仁二十粒，又以韭饼置痛处熨之，半日前后通而安。又见心痛门。

消块方

三棱　莪术削坚　青皮　陈皮破气　香附开郁　桃仁　红花治血　五灵脂破血　甘草　牛膝治死血　二陈皮里膜外之痰　石碱破痰　山楂治食积　黄连一半茱萸炒，一半益智炒

作丸，以葵根、白术、石碱煎汤下。

附　方

五积丸　治积块。

黄连肝肾五钱，脾七钱，心肺一两半　巴豆霜五分②　川乌肝肺一钱，心脾肾半钱　干姜肝心半钱，肺肾一钱半　人参肝肺脾一钱，心五钱　茯苓一钱半　厚朴肝心脾五钱，肺胃八钱③

上另研巴豆旋入和匀，炼蜜丸桐子大，初二丸，加至微溏。

肝积，加柴胡二两，皂角二钱半，川椒四钱，昆布、莪术各二钱半。

心积，加黄芩三钱，桂一钱，茯神、丹参各一钱，菖蒲半钱。

肺积，加紫菀、川椒各一钱半，桔梗、天门冬、三棱、白豆蔻、青皮、陈皮各一钱。

肾积，加玄胡二钱，苦楝肉三钱，全蝎、附子、独活各一钱，

---

① 块如鸡弹：《名医类案·卷五·积块》作"块如鸡卵"。
② 分：原脱，据《脉因证治·卷下·积聚》补。
③ 肺胃八钱：原作"肺肾五钱"，据《脉因证治·卷下·积聚》改。

泽泻、菖蒲各二钱，桂三分，丁香半两。

脾积，加吴茱萸、黄芩、茵陈、宿砂各二钱，泽泻一钱。若秋冬加厚朴一倍，减芩、连。有热加连，觉闷乱加桂，气短减厚朴。虚者不可直攻，以蜡匮其药，又且久留磨积。

取癖丹 治小儿疳癖，时发寒热，虚汗焦渴，黄瘦肚大，青筋浮肿，生疮口臭，牙疳鼻衄。

定粉　舶硫黄　密陀僧火煅、醋淬七次。各一两　木香　雷丸红者不用　黑丑半生半炒末。各半两　轻粉五分　使君子三钱　大黄醋煮黑，焙干，四钱

为末，一岁儿服一钱，三岁儿服二钱，临卧米饮下。或炊饼丸如黍米大，饮下。忌诸般肉并血百日。如病根未尽，七日后再服，重者不过三次。

消积丸 治小儿积块。

石燕子①煅红、醋淬七次　木鳖子半两，去油　密陀僧一两　丁香腻粉各四钱

为末，神曲糊丸，粟米大。每服十五丸，米汤下。

灸法

章门在腹大横纹外，直齐季肋端，侧卧，屈下足伴上足，举臂取之。灸七壮

虚损三十六

脉　法

平人脉大为虚。浮大里虚，虚弱细微者盗汗，大而无力阳虚，

---

① 石燕子：又名石燕，化石类中药。功用除湿热，利小便，退目翳。

数而无力阴虚，寸弱而软上虚，尺弱滑而涩下虚，尺滑涩疾血虚，两关沉细为虚。脉弱，骨肉相失，声散呕血，阳事不禁，昼凉夜热者死。

医　论

丹溪云：多属阴虚。按：王氏云内伤发热是阳气自伤，不能升达，降下阴分而为内热，此阳虚也，其脉大而无力，属肺、脾；阴虚发热是阴血自伤，不能制火，阳气升胜而为内热，此阳□而阴虚也，其脉数而无力，属心、肾。愚详虚损之心，多由色欲过度，喜怒不节，起居不时，饮食失宜，有所劳伤，皆损其气，气衰则火旺，火旺则乘其脾土，而胃气散解，不能滋营百脉，灌注脏腑，卫护周身，故虚损之证生焉。病则百脉烦疼，腰痛脚软，胸满短气，心烦不安，耳鸣目眩，咳嗽，寒热交作，盗汗遗精，白浊飧泄，食少无味不为肌肤，或睡中惊悸，午后发热，倦怠无力，此皆虚损之候也。

天为阳，而运于地之外。地为阴，而居乎中，天之大气举之。日属阳，而运于月之外。月属阴，禀日之光以为明。人之有生，阳有余而阴不足，乃天地生物本然之道也。有生之后，犹待于乳哺水谷之养。男子精通，女子经行，阴始成而可与阳配，是阴气之难成也。男子精绝，女子经断，阴气之成复以先亏，是阴气之易亏也。诸动属火，相火易动，而五阳厥阳之火相扇妄动，煎熬烧烁，而难成易亏之阴气几何其能存也？《杂著》云：人之一身，阴常不足，阳常有余，况节欲者少，嗜欲者多。精血既虚，相火必旺，火旺则阴愈消，而劳瘵、咳嗽、咯血、吐血等症作矣。故宜常补其阴，使阴与阳齐，则水能制火而水升火降，斯无病矣。故丹溪先生发明补阴之说，谓专补左尺肾水也。古方滋补药皆兼补右尺相火，不知左尺原虚，右尺原旺。若左右平补，依旧火胜于水。只补其左，制其右，庶得水火相平也。右尺相火固不可衰，若相火衰者，方宜补火，但世之人火旺致病者十居八九，火衰成疾者百无二三。且人在少年，肾水正旺，似不必补，然欲心正炽，妄用太过。至于中年，欲心虽减，然少年斫丧①既多，焉得复实？及至老年，天真断绝，只有孤阳。故补阴之药，自少至老不可缺也。丹溪先生发明先圣之旨，以证千载之讹，其功盛哉。

《经》曰：精不足者补之以味。味，阴也。补精以阴，求其本也。然味乃如谷粟菜果，出于天赋自然冲和之味，故有食人补阴之功，非醯②酱烹饪偏厚之味，出于人为者也。《经》曰：阴之所生，非天赋之味乎？曰：人之五宫③，伤在五味，非人为之味乎？善摄生者，不可以味为补精而遂恣于口腹，以自速其祸也。又曰：形不足者，温之以气。温，养也。温存以养，使气自充则形完矣。曰：虚者补而养之，曰补曰温，各有其旨。《局方》悉用温热佐辅药，名曰温补，以火济火，岂旨也哉？

人年老或虚损，精血俱耗，阴不足以配阳，阳气几于飞越，天生胃气尚尔留连，又籍水谷之阴，故羁縻④而定耳。《局方》用温剂劫虚，盖脾得⑤而食进，故亦暂可。质有厚薄，病有浅深，设或失手，何以收救？吾宁稍迟，计出万全，温剂决不可用。

人年老虚损，但觉小水短少，即是病进，宜以参、术为君，牛膝、芍药为臣，陈皮、茯苓为佐，春加川芎，夏加黄芩、麦门冬，冬加归身，倍生姜，煎服。小水长若旧乃止，此却病之捷法也。

---

① 斫丧：摧残，伤害，特指因沉溺酒色以致伤害身体。
② 醯（xī 西）：醋。《说文解字·皿部》："醯，酸也。"
③ 人之五宫：《素问·生气通天论》作"阴之五宫"。
④ 羁縻（jīmí 鸡弥）：笼络控制。羁：马笼头。縻：牛缰线。
⑤ 得：《医学正传·卷之三·虚损》作"得温"。

治法

甘寒泻火，甘温补中，温之收之。

补天丸　治气血俱虚甚者。

紫河车即胞衣。一具

上以补肾丸料为末，以紫河车洗净，布绞干，入药末，和捣如泥，丸服。虚劳者，以骨蒸药佐。一云气虚加补气药，血虚加补血药。一方用侧柏叶、乌药叶，俱酒浸，九蒸九曝，亦名补肾丸，用紫河车为丸服。

补肾丸

黄柏酒炒褐色　龟板酥炙。各三两　杜仲姜□去□　牛膝各二两　陈皮一两　干姜半两，冬用　五味子一两，夏用

粥丸。汤下一百丸。

大补阴丸一名坎离丸，又名虎潜丸

熟地黄三两　人参　天门冬去心　川归　锁阳酒洗　龟板炙　鳖甲炙。各一两半　川牛膝　知母炒。各二两　杜仲姜汁炒去丝　黄连　黄柏酒炒　黄芩各一两　薄桂　芍药各半两

冬及春加干姜一两，盗汗加黄芪一两，共为末，猪脊髓炼为丸，石臼中杵千余下，丸如梧桐子大。沸汤入盐少许，下一百丸，空心、午前、临卧各进一服。上地黄、天门冬另研。

大补阴丸

降阴火，补肾水。

黄柏酒炒　知母酒炒。各四两　熟地黄　龟板炙。各六两

猪脊髓炼蜜丸。盐汤下。

补阴丸亦名虎潜丸

黄柏半斤，盐酒炒　知母酒炒　熟地黄各三两。另研　陈皮　芍药　牛膝各三两　龟板炙，四两　锁阳　当归各一两半　虎骨酥炙，一两

冬加干姜半两，酒煮羊肉丸。盐汤下。

补阴丸

龟板酥炙　锁阳酒侵，大便秘者为宜　归身酒洗　陈皮　牛膝各一两　生地一两半　白术二两　干姜七钱半　五味三钱　黄柏炒　虎胫骨　茯苓　白芍各半两　甘草炙，二钱　菟丝子四两，酒蒸，另研

紫河车如无，以猪脊髓丸服。

小补阴丸

漏天机炙　鳖甲炙　熟地黄酒蒸，另研。各三两　人参　黄柏炒。各一两

蜜丸，或粥丸。汤下四十丸。

补气用人参，然苍黑人服之反助火邪而烁真阴，可以白术代之。若肥白人，多服最好，又必加陈皮同用。

肥白人发热，用人参、黄芪。

瘦人发热，用四物加地骨皮。

久病虚脱，本是阴虚，用艾灸丹田者，所以补阳，阳生阴长故也。忌附子，可用生芪[①]多服。

竹沥，《本草》云大寒，泛官之[②]，以与石膏、芩、连等同类，而诸方治胎产及金疮口噤，与血虚自汗、消渴尿多，皆是阴虚之病，无不用之。产后不得虚，胎前不损子，何世俗因大寒二字弃而不用？竹沥味甘性缓，能除阴虚之有大热者，寒而能补，正与病对，大寒言其功，非以气言也。人终世食笋，未有因其寒

---

② 泛官之：疑作"泛观之"。《本草衍义补遗·竹沥》作"泛观其意"。

二〇七

而病者，液①即笋之液，假大②而成，何寒如此之甚？

大补丸　治肾经火燥，下焦湿。

黄柏酒炒褐色

为末，水丸。随证用药送下。

天一丸　降心火，益肾水。

天门冬　麦门冬　人参　当归　生地各一两　茯苓　山药　黄柏　知母　酒连　黄芪二两　五味　朱砂各一两。另衣

炼蜜丸，梧桐子大，朱砂为衣。空心盐汤下。

补心丸

朱砂二钱半　瓜蒌仁半两　归身尾四钱

猪心血丸。

医　案

治一瘦人，体虚而劳，头目痛甚，脉弦大带数。以参、术为君，川芎、陈皮为佐服，五六日③未效。彼欲用黄芪，予止之。次日头顿愈，但脉稍盛，膈满不饥而腹胀，审知其皆④加黄芪也，遂以二陈加厚朴、枳壳、黄连以泻其卫。是瘦人虚劳多气实也。

一老人头目昏眩而重，手足无力，吐痰相续，脉左散大而缓，右缓大不及左，重皆无力，饮食略减而渐渴，大便三四日一行。医与风药。予曰：若然，至春深必死。此大虚证，宜参、芪、归末，芍药、陈皮浓煎，下连柏丸三十丸，服一年后，力如少壮。

---

① 液：《本草纲目·木部第三十七卷·竹》作"沥"。
② 大：《本草纲目·木部第三十七卷·竹》作"火"。
③ 日：《名医类案·卷五·虚损》作"月"。
④ 皆：《名医类案·卷五·虚损》作"背"。

连柏丸，用姜汁炒，姜糊丸，冬加干姜少许。

一人肥大苍厚，因厚味致消渴，治愈后，以黄雌鸡滋补，食至千数，患膈满呕吐。医用丁、沉之药百数而愈。后值大热中，恶风，怕地气，乃堆糠铺簟①，蔽风而处，动止呼吸言语皆不能，脉四至，浮大而虚。此内有湿痰，多得燥热药，成气散血耗，夏令当死，赖色苍厚，胃气尚存。以参、术、黄芪熬膏，煎淡五味子汤，竹沥调饮之，三月全安。

一少年，因劳倦，大发热而渴，恣饮冷水，次日热退，目不识人，语言谬误，腹满不能转侧，饮食不进，战掉不能禁。待脉，二手涩而大，右为甚。遂灸气海三十壮，用白术、黄芪各二钱，熟附半钱，与十贴不效。又发热而渴，余证仍在，却进少粥。予曰：此气欲利而血未应也。于前药去附，加参、归，三十贴而安。

罗太无治一僧，病黄瘦倦怠，因念母所致。令以牛肉、猪肚、肥甘等煮糜烂食之，且慰谕之。半月，察其形稍苏，与桃仁承气，日三贴下之，皆是血块痰积，以疏粥调理半月如故。

王节斋云：气虚，补气用四君子汤。血虚，补血用四物汤。虚甚者俱加熟附子，盖四君、四物皆和平宽缓之药，须得附子健悍之性行之，方能成功。附子热药，本不可轻用，但当病，则虽在暑热时月亦可用也。尝治一人，五月病热，口渴唇焦，谵语，脉虚细而迟，用四君子加黄芪、当归、芍药、熟附子，进一服，热愈甚，狂言狂走。或曰：附子差矣。脉之如旧，仍增附子，进一大服，遂汗出而热退，脉还四至矣。又治一妇人，夏病热，初

---

① 簟（diàn 电）：竹席。也指用芦苇编织的席。

用平调气血，气药兼清热和解之剂，服二三服，热愈甚，舌上焦黑，膈如火，漱水不咽，脉二手皆虚微，而右手微甚，六七日内谵语撮空，循衣摸床，诸恶证俱见，后用四物汤加黄芪、人参、白术、陈皮、麦门冬、知母、熟附子服之，一二时，汗而热退，次日复热，再一服又退，次日复发，知其虚极也，遂连进十服，皆加附子，渐安。

附方①

加减补阴丸《杂著》

熟地黄五两　黄柏酒炒　知母忌酒炒　龟板酥炙。各三两　锁阳炙枸杞子　白芍酒炒　天门冬去心。各二两　五味一两　干姜炒紫色，三钱，冬月半两②

☐③

肾　蒺藜治肝。等分

为末，酒煮猪腰丸。酒下。亦治腰痛。

六味地黄丸　治肾气虚憔悴，寝汗发热，五脏齐损，骨蒸痿弱，下血。

山茱萸　山药各四两　牡丹皮　泽泻　白茯苓各三钱　熟地黄八钱

上为末，炼蜜丸，梧桐子大。汤下五十丸。加附子、桂心，名八味丸。

---

① 方：原作"子"，据文义改。
② 半两：原书此后有脱文。《明医杂著·卷之一·补阴丸论》加减补阴丸方下有："上为末，入炼蜜及猪脊髓三条，和药末杵匀，丸桐子大。每服八九十丸，空心淡盐汤送下，寒月可用温酒下。"
③ ☐：原书卷五脱第四十九页。

人参固本丸

天门冬　麦门冬　生地黄　熟地黄各等分　人参减半

蜜丸。服十日明目，二十日不渴。

凡补命门之药，须入血药则能补阳①，阳生阴长故也。

诸虚用药

髓竭不足，生地黄、当归。

肺气不足，天门冬、麦门冬、五味子。

心气不足，上党参、茯神、菖蒲。

肝气不足，天麻、川芎。

脾气不足，白术、白芍药、益智。

肾气不足，熟地黄、远志、牡丹皮。

胆气不足，细辛、酸枣仁、地榆。

神昏不足，朱砂、预知子、茯神。

非天雄不能治上焦之阳虚。

非附子不能治下焦之阳虚。

天真丸、三建丹，皆补阳之剂也。

补阴丸、地黄丸、滋肾丸，皆补阴之剂也。

八味地黄丸，补阴虚阳竭之剂也。

补中益气汤，调阴阳，和降脾胃之气，饮食劳倦，内伤药也。

补元气须用人参、黄芪。

补胃虚，进饮食，用陈皮、人参、炙甘草。

补三焦之气，调和诸药，共力成功者，炙甘草。

---

① 阳：《丹溪心法·卷三·补损五十一》作"精"。

人参膏

人参，去芦剉细，用水于银石器内煎至一半，取起，渣再煎二度，通前汁，文武熬稠如饴即止。诸膏仿此。

针灸法

膏肓在背第四椎下微多，五椎下微少，各开三寸。灸二七壮，多尤妙、百劳背第一椎骨尖上。灸七壮、肾俞背十四椎下各开一寸。一法以对脐为准各开一寸半。灸七壮、大四花穴，与崔氏四花并足三里、气海、中脘等穴，皆可灸。

卷之六

痨瘵三十七

脉　法

平人脉大为劳。极虚为劳。浮大为里虚。脉虚弱沉弦，无寒热，短气，里急，小便不利，面色白，时目瞑，喜衄。诸芤动微紧，男子失精，女子梦交。脉小迟，名脱气，如疾行则喘，手足寒，腹满，甚则溏泄，食不消。脉弦而大，大则为芤，弦则为减，女子漏下，男子失精。脉微弱而涩，为无子。脉举之而滑，按之而微者，在何部，以知其越①。脉轻手则滑，重按则平，看在何经而辨其腑。寸弱而微者，上虚。尺弱滑而涩，下虚。尺滑而涩疾，为血虚。脉数，骨肉相失，声散呕血，阳事不禁，昼凉夜热者死。

医　论

丹溪云：阴虚之极，痰与血病，有②有虫者，其传尸一证不可云无。其病俗名传尸，虽多种不同，其病与前人相似，大略令人寒热盗汗，梦与鬼交，遗精白浊，发干而耸，或腹中有块，或脑后两边有小核数个，或聚或散，沉沉默默，咳嗽痰涎，或咯脓血如肺痿肺痈状，或腹下利，羸瘦困乏，不自胜持。证虽不同，其

---

① 越：《脉因证治·卷上·十三劳》作"藏"。
② 有：《医学正传·卷之三·劳极》作"多"。

根多有虫啮心肺一也。

王节斋云：人若色欲过度，损伤精血，必生阴虚火动之病，睡中盗汗，午后发热，哈哈咳嗽，倦怠无力，饮食少进，甚则痰涎带血，咯唾出血，或咳嗽吐血，衄血，身热，脉沉数，肌肉消瘦，此名劳瘵，最难调治，轻者用药数十贴，重者期以岁年，然必须病人爱命坚心定志，绝房室，息妄想，戒恼怒，节饮食，以自培其根，否则虽服良药无效也。此病治之于早则易差，若到肌肉烧烁，沉困着床，则难为矣。

大法

四物汤加人尿、竹沥、姜汁，或加参、术。

一方

青蒿一斗五升，童便三斗，文武大熬，约童便减二斗，去蒿，再熬至一升，入猪胆汁七个，又云加辰砂、槟榔末，熬数沸，以甘草末收之，用汤调服。

气血虚甚，发热成劳者，补天丸，加骨蒸药佐之。

身瘦属火，因火烧烁故也。

白蜡尘，治瘵虫。

不治证

不受补者。肉脱甚者。

附　方

痨瘵方《杂著》

当归　芍药各一钱三分　川芎　熟地黄各一钱　黄柏酒炒，七分知母酒炒，一钱　生地酒洗，五分　甘草炙，五分　天门冬去心，一钱白术一钱三分　陈皮七分　干姜炒，三分　生姜三片

水煎服。咳嗽，加桑白皮、兜铃、瓜蒌仁各七分，五味七粒。痰，加姜制半夏、贝母、瓜蒌仁各一钱。盗汗，加牡蛎、酸枣仁

各七分，浮麦一撮。潮热，加桑白皮、沙参、地骨皮各七分。梦遗精滑，加牡蛎、龙骨另末，绵裹入、山茱萸各七分。赤白浊，加白茯苓一钱，炒连三分。衄血、咳血，出于肺也，加桑白皮一钱，黄芩、山栀炒各五分。嗽血、痰血，出于脾也，加桑白皮、贝母、黄连、瓜蒌仁各七分。呕吐，血出于胃也，加山栀、黄连、干葛、蒲黄炒各一钱，韭汁半酒盏，姜汁少许。咯唾，血出于肾也，加桔梗、玄参、侧柏叶炒各一钱。若先见血证，或吐衄甚者，宜先治血，轻者凉血止血，盛者先消瘀血，次止血凉血，盖血来多必有瘀停于胸膈者，不先消化之，即止之凉之，不应也，葛可久方可次第捡用。唯独参汤止可用于大吐血后，昏倦，脉微细。气虚者，气虽虚而复有火，可加天门冬。若阴虚火动，潮热盗汗，咳嗽脉数者，不可用也。且此病大忌服人参，若服过多者亦难治。此病属火，大肠多燥，然须节调饮食，勿令泄泻，若胃气复坏，泄泻稀溏，则前项寒凉之药难用矣，急宜调理脾胃，用二陈加白术、麦芽等药，俟胃气复，然后用本病药收功，保后宜常服补阴丸。

一方

治传尸痨瘵，寒热交攻，久嗽咯血，先以三拗汤，次以莲心散。

一方

黄柏甘草蜜炙

为细末，入冰片少许吹之。

葛可久方

如呕吐咯嗽血者，先以十灰散遏住，甚者以花蕊石散止之，止后，其人必倦，用独参汤补之，后服他药：保和汤止嗽清肺，保真汤补虚除热，太平丸润肺除痰，消化丸下痰消气，加减法具各方之下。服药之法：每日仍浓煎薄荷汤灌漱喉中，用太平丸先嚼一丸，徐徐咽下，次噙①一丸，缓缓溶化，至上床时亦如此用之，夜则肺窍开，药必流入窍中。如痰壅，却先用饴糖拌消化丸一百丸吞之，次又依前噙嚼太平丸，令其仰卧。服前七药后，若有嗽，可煮润肺丸食之，服前药有暇，煮此七药服之，亦续煮白凤膏食之，固其根本，痊后，服十珍丸以收功也。

十灰散 治痨证呕血、咯血、嗽血，先以此遏之。

大蓟　小蓟　侧柏叶　荷叶　茅根　牡丹皮　大黄　栀子
棕灰等分　百草霜

上各烧灰存性，研细，出火毒，以藕汁或萝卜汁磨京墨半碗，调下五钱立止，病重出血升斗者亦效。

花蕊石散

花蕊石烧存性，研细

上用童便一盏，煎醋调末三钱，甚者五钱，食后，男子和酒一半，妇人和醋一半，调下立止，其瘀血化为水。后以：

独参汤

人参一两，水二盏，枣五枚，煎细服之。

保和汤 治劳嗽润肺。

知母　贝母　天门冬　麦门冬　款花三钱　天花粉　薏苡仁
杏仁一钱　五味　粉草炙　兜铃　紫菀　百合　桔梗一钱　阿胶
川归　生地　紫苏　薄荷五分

姜水煎，加饴一匙服。

---

① 噙（qín 琴）：含。

保真汤　治劳证骨蒸。

当归　生地黄　熟地黄　人参　白术　黄芪　赤茯苓　白茯苓各半两　天门冬　麦门冬　赤芍　白芍　知母　炒柏　五味　柴胡　地骨二钱　甘草　陈皮二钱　莲心五分

上姜枣水煎服。如惊悸，加茯神、远志、柏子仁、酸枣仁。淋浊，加萆薢、乌药、猪苓、泽泻。便涩，加木通、石韦、萹蓄。遗精，加龙骨、牡蛎、莲须、莲子。躁热，加石膏、滑石、青蒿、鳖甲。盗汗，加浮麦、牡蛎、麻黄根、黄芪。

太平丸　治劳证咳嗽，肺痿肺壅。

天门冬　麦门冬　知母　贝母　款花　杏仁二钱　当归　生地　黄连　阿胶各一两半　蒲黄　京墨　荆芥　薄荷各一两　蜜四两　麝香少许。一方有熟地黄

上为末，炼蜜丸弹子大。以薄荷汤嗽喉，嚼一丸，津下，上床时再服一丸。如痰盛，先用饧糖拌消化丸一百丸，送下后噙化，仰卧，使流入肺窍。

消化丸

白茯苓　青礞石煅法见痰门　橘红　半夏姜汁炒。各两半　枳壳　枳实各一两　薄荷　南星姜炒。各八钱

神曲糊丸桐子大。饧糖拌，吞下百丸，次嚼太平丸二药。

润肺丸　治久嗽肺燥肺痿。

羖羊肺一具　杏仁研　柿霜　真酥各一两　白蜜二两

上先将羊肺净洗，次将五药水解，薄搅稠黏，灌入肺中，水煮熟食，与前七药同服。

白凤膏　治一切虚怯，咳嗽吐痰，咯血发喘，此火乘金也。

鸭黑嘴白者，一只　大京枣二斤　参苓平胃散一升　陈酒一大瓶

将鸭缚定，脚挂起，次量患人随量倾酒器中，烫温，却刺鸭血入酒中，搅匀饮之，具血直入肺中，补肺止嗽，其鸭鸭干挦①去毛，胁下开一孔，取出肠杂，用纸拭干，次将枣去核，入参苓平胃散，以皮札定，填鸭肚，砂盆一个，放鸭在内，四围用炭火慢煨，煮酒一瓶，作三次添入，以酒干为度，取出食之，余干，随意食用，又以十珍丸收功。

十珍丸　治一切劳证，久劳虚惫，体干精涸，血枯气竭，服前药愈后，以此收功。

猪脊膂一条　羊脊膂一条　团鱼一个　乌骨鸡一个

上四味，去骨取肉，煮酒一大瓶，于甏②内煮热，擂细，再以大山药、五味、莲肉半斤，京枣一百个，霜柿十个，上四味以水一大瓶，于砂甏内煮熟，擂细令均，前药并肉再用慢火熬，却下明胶四两，黄蜡三两，上二味旋下前八味和匀，一处研成膏，和平胃散末、四君子汤末，并知母、黄柏末各一两，共十两，搜和成剂，如硬，再入白蜜同熬，取起，放青石上，用槌槌打，如法，丸如桐子大。每一百丸，枣汤下。服半月精神完，气血和，一月饮食加倍，起居轻快，二月消除诸虚百损，一切虚惫，不可尽述。以上皆葛可久方也。

三拗汤　治传尸痨，寒热久嗽，咯血羸瘦，先服此，后莲心散，万不失一。方见嗽门。

莲心散

当归　黄芪　甘草炙　鳖甲　柴胡　前胡　羌活　独活　防己

---

①　挦（xián 咸）：扯，拔取。
②　甏（bèng 泵）：大瓮，坛子。一种口小腹大的陶制盛器。

防风　茯苓　半夏　黄芩　陈皮　阿胶　官桂　赤芍　麻黄　杏仁　莲肉　南星　川芎各一两　芫花酒炒黑　枳壳

上除芫花，每服二钱，姜三片，枣一枚，入芫花一抄，水二小盏半，煎至八分服，须吐有异物，渐减芫花，盖甘草所以杀虫①，炒之所以断热去寒。炒②在此处。

调鼎方　治传尸痨神效。

混沌皮③一具，醋浸一宿，焙干　鳖甲炙　桔梗　胡黄连　芍药　大黄炒　草龙胆　贝母　黄药子　知母　败鼓皮心醋炙。各二钱半　犀角镑末，一钱　蓬术一个　芒硝一钱半　朱砂二钱，水飞

上为末，炼蜜丸如梧桐子大，朱砂为衣。每服二十丸，空心，温酒下。

取痨虫方《三因》

桑枝　柳枝　桃枝　梅枝各七茎，长四寸　青蒿一握　石榴皮

上用童便一升半，葱白七茎去头叶，煎及一半，去渣，别入安息香、阿魏各一分，再煎一盏，滤去渣，调辰砂末半钱，槟榔末一分，麝香一字，分作二服调下，五更初一服，三点时一服，至巳时必取下虫，色红者可救，青者不治。

神授散《三因》　治传尸痨气，杀虫去毒。

川椒二斤，择去子并合口者，炒汗出即佳

为细末，米汤下一钱，必麻痹晕闷少顷，如不能禁，以酒糊丸梧桐子大，空心服五十丸。

---

①　盖甘草所以杀虫：《医学正传·卷之三·劳极》作"盖芫花与甘草相反，其反甘草所以杀虫"。

②　炒：《医学正传·卷之三·劳极》作"妙"。

③　混沌皮：即紫河车。

针灸法与上门可参看

五蒸病三十八

丹溪云：蒸病须断厚味，绝妄想，使心静口淡，内外之火不起，乃有可治。宜大蒸病丸、五蒸汤。

古今录验五蒸汤　治五蒸病。

甘草炙，一两　人参　黄芩　知母各二两　茯苓　熟地黄　干葛各三两　竹叶二把　石膏五两　粳米二合

上剉，以水九升，煮取三升，分三服，或以小麦煮水煎，随各经虚实加减于后。忌海藻、松菜、芜荑、葱、米醋。

实热，黄芩、黄连、黄柏、大黄。

虚热分气血：气，乌梅、秦艽、柴胡；血，青蒿、鳖甲、蛤蚧、小麦、牡丹皮。

肺鼻干，乌梅、天麦门冬、秦艽一作紫菀。

皮舌白唾血，石膏、桑白皮。

肤昏昧嗜卧，牡丹皮。

大肠石鼻干痛，大黄、芒硝。

气遍身气热，喘促鼻干，人参、黄芩、栀子。

脉唾白浪语，脉络溢，脉缓急不调，生地、当归。

心舌干，黄连、生地黄。

血发焦，地黄、当归、桂心、童便。

小肠下唇焦，赤茯、生地、木通。

脾唇焦，芍药、木瓜、苦参。

肉食无味而呕，烦躁不安，芍药。

胃舌下痛，石膏、粳米、大黄、芒硝、葛根。

肝眼黑，川芎、当归、前胡。

筋甲焦，川芎、当归。

胆眼白失色，柴胡、栝楼。

三焦乍热乍寒，石膏、竹叶。

肾两耳焦，生地、石膏、知母、寒水石。

胸头眩闷而热，地黄、防风、羌活。

髓髓沸骨中热①，天门、当归、地黄。

骨齿黑，腰痛，足逆，变疳食藏，鳖甲、地骨皮、牡丹皮、川归、生地。

肉肢细，肤肿，腑脏俱热，石膏、黄柏。

胞小便赤色，泽泻、茯苓、生地、沉香、滑石。

膀胱左耳焦，泽泻、茯苓、滑石。

一云：凡诸家蒸病皆热，油腻、酒味或房劳而成，蒸久不除，变成疳。宜谨之谨之也。

虫三十九

医　论

丹溪云：䘌②蚀阴肛，脉虚小者生，紧急者死。尺脉沉滑者，寸白虫。

湿热之生，脏腑虚则侵蚀。或曰：厥阴风木生虫，三焦阳大热，甚而肺金受克，不能制木，兼脾胃湿热，是以生虫，如寸白、长虫、血鳖之类皆是也。

---

① 髓沸骨中热：原脱，据《脉因证治·卷上·十三劳》补。

② 䘌（nì 逆）：虫食病。

腹内热，肠胃虚，虫行求食。上唇有疮曰蟹，虫食其脏；下唇有疮曰狐，虫食其肛。外有口疮，宜辨之。

上半月虫头向上易治，下半月虫头向下难治。先以肉汁或糖蜜吃，引虫头向上，然后用药。

打虫方

楝树根、槟榔、鹤虱夏取汁，浓煎饮之。

万病丸最好。

一方，鸡子炒白蜡尘，酒糊丸，治寸白虫。

一方，川椒为末，酒糊丸。

一方，黑铅炒成灰，槟榔末，饮下。

泻心汤，治蟹。

苦参汤洗，治狐。

蛔虫

苦楝根为君，佐以二陈汤，煎服。

附　方

化虫丸

鹤虱去土　槟榔　楝根　胡粉炒。各一两　白枯矾二钱半

糊丸麻子大。一岁儿服五丸，温浆水入生油一二点令匀，饮下亦可。大者自下，小者皆化为水。

又方

硫黄一两　木香半两　密陀僧三钱　附子炮，一个

上醋一升，同附末熬膏，入药和丸绿豆大。汤清下二十丸。

取虫丸　治小儿肚大青筋有虫。

牵牛三钱　槟榔　锡灰各半两　大黄六钱

滴水丸桐子大。楝根、使君子汤十五丸，以下虫为度。

安虫丸　治虫动心痛。

胡粉炒黄　槟榔　川楝去核　鹤虱各二两　白矾枯，一分

为末，每一字大者五分，饮下。

集效丸

木香　鹤虱　槟榔　诃子煨　芜荑炒　附子　干姜各七钱半

大黄　乌梅

醋汤送下。

万应丸

槟榔五两　大黄八两　黑丑四两　皂角十锭　楝根皮一斤

先以皂角、苦楝用水二碗熬成膏，和末为丸如梧桐子大，后用雷丸、沉香各一两为衣，先沉香衣，次雷丸、木香衣。四更时，砂糖水下三丸。

恶寒四十

医　论

丹溪云：恶寒非寒，明是热证，亦有久服热药而得者。河间谓火极似水，热甚而反觉自冷，实非寒也。有用热药而少愈者，辛能发散郁遏暂开耳。王太仆云：病人身寒厥冷，其脉滑数，按之鼓击于指下者，非寒也，此名阳盛拒阴也。要在审详而治之。又闻玉田隐者治卫生礼病恶寒，虽盛夏必袭重裘拥火坐密室中，他医投以乌附，转剧，曰：此热极似寒，非寒也。以大黄、芒硝服之而愈。又抱一翁治一人泄泻恶寒，见风辄仆，日卧密室，以毡蒙其首，又火助之，出语呷呷如婴气，众作沉寒痼冷治，屡进丹附，益甚，翁诊之曰：此脾伏火邪，湿热下流，非寒也，法当升阳散火，以逐其湿热。以升麻、柴胡、泽泻、羌活等剂，继以神芎丸。彼曰：

苦久泄，今复利之，恐非治也。翁曰：公之六脉浮涩而弱丑微数①，濡者湿也，数者脾伏火也，病由湿热而又加以热剂，若非苦寒逐之不可，法曰：通因通用，正谓此也。顷之，利如木屑者，三四泄而毡去，次日而火去，遂安。若此之例，果可以为寒哉？

阳虚恶寒，参、芪之类，甚者少加附子。

发热恶寒，宜解表，柴胡、苍术。

恶寒久病，亦用解郁。

寒不得热，是无火也。按：经曰热之而寒者取之阳。由乎真火之不足也。王注云：取之阳所以益心火之不足，而使其制夫肾水之有余也。经曰益火之源以消阴翳是也。

医　案

治一壮年，恶寒，多服附子，病甚。以江茶入姜汁、香油些少，吐痰一升，减绵衣大半。通②与通圣散去麻黄、大黄、芒硝，加地黄、川归，百贴而安。知其燥热已多，血伤亦深，且淡食以养胃，内观以养神，则水可升，火可降。必多服补血凉药乃可，否则附毒必发。彼以为迂，果发背而死。

一老妇肥厚，夏患恶寒战栗，啖③热御绵，大汗，已得附子三十余，浑身痒甚。脉沉涩，重取稍大，知其热甚而血虚也。以四物去芎，倍地黄，加白术、黄芪、炒柏、生甘草、人参，每贴二两。腹大泄，目无视，口无言。知其热深而药无反佐之过也。以前药熟炒与之，一贴利止，四贴精神回，十贴全愈。

---

① 浮涩而弱丑微数：《古今医案按·卷第二·泄泻》作"浮濡且微数"。

② 通：《名医类案·卷五·恶寒》作"又"。

③ 啖（dàn 但）：吃。

一女子患恶寒，用苦参一钱，赤小豆一钱，齑汁探吐，后以川芎、苍术、南星、黄芩，酒糊丸服。

一人形瘦色黑，素多酒不困，年半百，有别馆。一日大恶寒发战，言渴不饮。脉大而弱，右关稍实略数，重则涩，此酒热内郁，不得外泄，由表热而虚也。以黄芪二两、葛根一两饮之，大汗而愈。

滑伯仁治一人，七月病发热。或令服小柴胡汤，升发太过，多汗亡阳，恶寒甚，肉𥆧筋惕。视其脉，微欲绝。以真武汤七八服，稍愈，服附子八枚而痊。

恶热四十一

医　论

丹溪云：恶热非热，明是虚证。经曰：阴虚则外热，阳在外为阴之卫，阴在内为阳之守，精神外驰，嗜欲无节，阴气耗散，阳无所附，遂致浮散于肌表之间而恶热也，当作阴虚治之。

热不得寒，是无水也。经曰：寒之而热者，取之阴。由乎真水之不足也。王注云：取之阴，所以益肾水之不足，而使其制夫心火之有余也。经曰：壮水之主以镇阳光是也。

医　案

治一人，足常热，冬不用绵，自夸质壮。予知其足三阴之虚，教其早断欲事，以补养阴血。不听，患痿而死。

东垣治一人，目赤，烦渴引饮。脉七八至，按之则散者，此无根之脉。用姜、附加人参服之，愈。又一条，见汗门。

玉田隐者治一人，得热病，虽祈寒亦以水精浸水，轮取握手中，众以为热。曰：此寒极似热，非热也。治以附子而愈。按：此治例皆阴阳幽显之奥，水火征兆之微，学者深求《内经》之旨，则造化之理可得而明矣。

王太仆云：身热脉数，不鼓击者，此名阴盛格阳，非热也。

眩晕四十二

医　论

丹溪云：脉数为热，涩为死血，实为痰，大是久病，浮为风，紧为寒，暑则虚，湿则细。

痰在上，火在下，火炎上而动其痰也。

诸风掉眩，皆属肝木，此特一端耳。

属痰者多，盖无痰不能作晕。虽因风者，亦必有痰。《内经》云：徇蒙招摇，目眩①耳聋，下虚上实②，过在足少阳、厥阴，甚则入肝。许学士云：上虚者，肝虚也，故肝虚则头晕。徇蒙者，如以物蒙其首，招摇不定，目眩耳聋，皆晕之状，故肝厥则头晕也。《原病式》曰：诸风掉眩，皆属肝木。风主动故也。所谓风气甚而头目眩晕者，由风木旺，必是金衰不能平木，而木复生火，风③皆属阳，阳主乎动，二动相搏则为之旋转，故火本动也，焰得风则自然旋转也。或曰：眩晕之证，皆属于肝风上攻所致，然体虚之人外感六气，内伤七情，皆能眩晕，宜以脉症别之。风则脉浮，有汗，项强不仁；寒则脉紧，无汗，挛掣而痛；暑则脉虚，烦闷；湿则脉细，沉重吐逆。及其七情所感，遂使脏气不平，郁而生涎，结而为饮为痰，随气上逆，令人眩晕，或眉棱骨痛，眼不可开，寸脉多沉，为异耳。若疲劳过度，下虚

---

① 眩：《素问·五藏生成》作"瞑"。
② 下虚上实：《素问·五藏生成》作"下实上虚"。
③ 风：《素问玄机原病式·五运主病》作"风火"。

上实，金疮吐衄，便利，与夫妇人崩伤产后，去血过多，皆令人眩晕也。后之学者必求其本而疗之，无不效也。

火动其痰，二陈加黄芩、苍术、羌活。挟气虚者，亦治痰为主，兼补气。降火药如东垣白术半夏天麻汤之类。一云眩晕脉弱食少，挟内伤者，半夏白术天麻汤。因去血多者，芎归汤。

壮实气实人眩晕不可当者，以大黄酒炒三次为末，茶汤下。

参苓汤，治气虚头痛及运，补气降火为主，参、术、芩、连。

滚痰丸，治痰火眩晕。瓜蒂散，治痰厥眩晕。

治一老妇患赤白带一年半，只是头晕，坐立不久，睡之则安，专治带，愈，其眩自止。又见虚损门。

附　方

天麻半夏汤并东垣　治头晕目黑，胸膈不利，欲吐。

天麻　半夏各一钱　柴胡　黄芩　橘红　茯苓各七分　甘草五分

上剉，姜水煎。

羌活汤　治风热上攻，头目昏眩疼痛，及胸痛。

甘草　柴胡各七分　泽泻三钱　瓜蒌根　茯苓　酒柏各半两　防风　芩　连　羌活各一两

水煎服。

红豆散　治头重如山，此湿气在头也。

麻黄半两　苦丁香五分　羌活　连翘各三分　红豆十五粒

为末，鼻内嗺①之。

头晕方　利痰，清热，降火。

二陈加桔梗、黄芩、南星、枳壳，姜水煎服。

---

① 嗺：同"嗅"。

白附子丸 治风痰上厥，眩晕头疼。

全蝎半两　白附子炮　半夏　旋覆花　甘菊　天麻　川芎　橘红　僵蚕　干生姜—本有黄今人半角①，人参、白术、茯苓各一两，又南星。

上为末，姜汁糊丸梧桐子大。荆芥汤下五十丸。

早起眩晕，须臾自定，日以为常者，正元饮下黑锡丹。

香橘饮 治气虚眩晕。

木香　白术　半夏曲　陈皮　茯苓　砂仁各半两　丁香　炙甘草各二钱半

姜水煎。血虚加芎、归、桂。

人参前胡汤 治风痰眩晕。

导痰汤加木香、紫苏、人参、前胡。一本有半夏曲。

六合汤 治风虚眩晕。

四物汤、秦艽、羌活。

针灸法

上星在前发际上一寸半。灸三壮　神庭前发际上五分。灸三壮　后顶百会后一寸半。灸三壮　足三里　风池　百会　脑户并见前

头痛四十三附：胸痛

脉　法

寸口紧急，或短，或浮，或弦，皆头痛。浮滑为风痰，易治。短涩难治。浮紧为太阳。弦细，少阳。浮缓长，阳明。沉缓，太

---

① 一本有黄今人半角：文义不通，疑有误字。

阴。沉细，少阴。浮缓，厥阴也。

医 论

丹溪云：东垣《头痛论》极好。按：东垣论《经》云东风生于春，病在肝，俞在颈项，故春气者，病在头。又诸阳会于头面。如足太阳膀胱之脉，起于目内眦，上额交巅，上入络脑，还出别下项，病冲头痛。又足少阳胆之脉，起于目锐眦，上抵头角，额痛。夫风从上受之，风寒伤于上，邪从外入，客于经络，令人振寒头痛，身重恶寒，治在风池、风府，调其阴阳，不足则补，有余则泻，汗之则愈，此伤寒头痛也。头痛耳鸣，九窍不利者，肠胃之所生，气虚头痛也。心烦头痛者，病在耳①中，过在手巨阳、少阴，乃湿热头痛也。如气上不下，头疾②巅疾者，下虚上实也，过在足少阳③、巨阳，甚则入肾，此寒湿头痛也。如头半寒痛者，先取手少阳、阳明，此偏头痛也。其真头痛者，甚则脑甚痛，手足寒至节，死不治。有厥逆头痛者，所犯大寒，内至骨髓，髓者，以脑为主，脑逆故令头痛，齿亦痛。凡头痛皆以风药治之者，总其大体而言之也。高巅之上，惟风可到。故味之薄者为阴中之阳，乃自地升天者也。然亦有三阴三阳之异。故太阳头痛，恶风，脉浮紧，川芎、羌活、独活、麻黄之类为主。少阳经头痛，脉弦细，往来寒热，柴胡为主。阳明头痛，自汗，发热恶寒④，脉浮缓长实者，升麻、葛根、石膏、白芷为主。太阴头痛，必有痰，体重，或腹痛，为痰癖，其脉沉缓，苍术、半夏、南星为主。少阴头痛，三阴三阳经不流行而足寒，气逆而寒厥，其脉沉细，麻黄、附子、细辛为主。厥阴头项痛，或吐痰沫，厥冷，其脉浮缓，吴茱萸汤主之。血虚头痛，川芎、当归为主。气虚头痛，人参、黄芪为主。气血俱虚，调中益气，少加川芎、蔓荆子、细辛之类。白术半夏天麻汤，治痰

---

① 耳：《证治准绳·杂病·诸痛门·头痛》作"膈"。
② 疾：《证治准绳·杂病·诸痛门·头痛》作"痛"。
③ 阳：《证治准绳·杂病·诸痛门·头痛》作"阴"。
④ 恶寒：《证治准绳·杂病·诸痛门·头痛》作"不恶寒"。

厥头痛药也。清空膏，乃风热头痛药也。羌活附子汤，厥阴药也。如湿气在上者，以苦吐之，不可执方而治。先师尝病头，发时两颊青黄，眩晕，目不欲开，懒言身体沉重，兀兀欲吐，紫舌。曰：此厥阴、太阴合病，名曰风痰。以玉壶丸治之，更灸太溪穴三壮即愈。其论至为明白，学者必究其本而疗之可也。多主于痰。痛甚者，火多。有风者风痰结滞，或风毒上攻，有血虚者血不上营，有诸经气滞者经气聚而不行，有气虚，有四气外伤，有劳役所伤，有可吐者，有可下者。或曰：伤风头痛，或半边偏疼，皆因风冷所伤，遇风冷即发，脉浮。食积痛者，因胃中有阴冷，宿食不化，上攻而疼，右寸紧盛。气虚者，因下部气虚，上攻温温而痛，异乎邪毒所致，脉虚浮。伤寒在太阳经，其疼如破，人迎紧数者是。阳明经胃热上攻，右关洪大。膈上有风涎冷痰，或呕吐，寸口弦细者是。有阴毒伤寒，身不热，脉沉细者是。宜辨而治之。

偏头痛连睛痛

石膏、黍粘子炒，为末，茶、酒下。

劳役下虚之人，似伤寒发热汗出，两太阳作痛，此相火自下冲上，宜补中益气多加芎、归，甚者加知母、蔓荆子。

治头痛

片芩酒拌，晒干，一两　川芎三两　细辛八钱　甘草三钱

上为细末，食后茶清下。

清空膏　治诸般头痛，惟血虚头痛不治。方见☐。

东垣云：头痛须用川芎。如不愈，各加引经药。太阳，川芎；阳明，白芷；少阳，柴胡；太阴，苍术；少阴，细辛；厥阴，吴茱萸。

一云：肥人多是湿痰，宜半夏、苍术；瘦人是热，酒芩、防风。

感冒，防风、羌活、藁本、白芷。

气虚，黄芪、生地、南星，或安神丸。

风热上攻，天麻、蔓荆子、台芎、酒芩，苦头痛加细辛。

形瘦苍黑之人是血虚，芎、归、酒芩。

顶巅痛，藁本、柴胡、防风。

少阳头痛，大便多秘，或可下之。

湿热痛则心烦。

痰厥痛者吐之，火者清之散之，虚者补之。

壮实热痛，大便结燥者，大承气。

头面壅肿，有热，脉弦数者，凉膈散去硝、黄，加桔梗、枳壳、荆芥、薄荷。

面上红肿，因气实一作怒而痛者，胃风汤。

面肿生疮，调胃承气加薄荷、荆芥。

《经》云：真头痛，其胸甚痛，手足寒至节者死。手三阳之脉受风寒，伏留而不去，名厥头痛。或曰：厥者，逆也，逆壅而冲于头也，痛引脑巅，陷至泥丸宫者，名真头痛，非药之能愈，夕发旦死，旦发夕死。青，根气上绝也，斯言当矣。

《杂著》云：久病头痛，略感风寒便发，寒月须重绵厚帕包裹者，此属郁热，本热而标寒，世人不识，悉用辛温解表之药，暂时得效，误认为寒，殊不知因其本有郁热，毛窍常疏，故风寒易入，外寒束其内热，闭逆而为痛，辛热之药虽能闭逆散其标之寒邪，然以热济热，病本益深，恶寒愈甚矣。惟当泻火凉血为主，而佐以辛温散表之剂，以从法治之，则病可愈而根可除也。

脑痛

脉缓大者难治，因风热乘虚而入于脑，以辛凉之药行之。羌活汤等剂是也。

治一妇人心与头更痛。详见心痛门，又虚损门。

附 方

清空膏并东垣　治偏正头痛年深不愈者，善疗风湿热上壅损目及脑痛。

川芎半两　柴胡七分　黄连一半浸酒，一半炒　防风　羌活各一两　甘草炙，一两半　条芩三两，半生半炒

上为细末，每服二钱，热盏内入茶少许，调如膏，临卧抹在口内，少汤下。如苦头痛，加细辛二分。太阴脉缓，有痰，减羌活、防风、川芎、甘草，加半夏一两半。偏头痛，羌活、防风、川芎一半，加柴胡一倍。发热恶热而渴，只以白虎加白芷。

半夏白术天麻汤　治痰厥头痛。

麦芽　黄柏　干姜　泽泻　茯苓　天麻一钱　黄芪　人参　苍术各五分　炒曲　白术各一钱　半夏　陈皮各一钱半

上每服半两，姜三片，水煎。

一桂金

荜茇猪胆拌匀，复入胆内，悬待阴干，一两半　玄胡索　青黛　白芷　川芎各一两

为末，无根水丸。每用一丸，无根水化开，搐鼻，以铜钱二三文咬定，出涎。

川芎茶调散　治头痛有痰。

薄荷八两　川芎　荆芥各四两　防风　羌活　甘草　细辛　白芷各二两

为末，茶清下二钱。

玉壶丸　治风湿头痛，亦治痰。

白面　天麻　南星　半夏　雄黄

姜汁糊丸。

羌活附子汤 治大寒犯脑，脑痛及齿痛，名曰脑风。

麻黄　黑附子　升麻　防风　僵蚕　黄柏各三钱　羌活　苍术
各五分　甘草　白芷各二分　黄芪一钱

上作一服，水煎。

藿香散 治脑风、头风。

藿香　川芎　天麻　蔓荆子　白芷　槐花

为末，酒下。

吹搐方 治症同上。

铜绿、谷精草各二钱，硝石一钱，为末，吹鼻中。或细辛、
瓜蒂、良姜各三钱，硝半两，口含水搐之。或荆芥、木通、僵蚕、
薄荷、蝎梢末，茶清下二钱。

安神汤 治头痛，头旋目黑。

甘草生，四钱　防风二钱半　柴胡　升麻　生地　知母各半两
酒柏　羌活各一两　黄芪一两

水煎，加蔓荆子、川芎再煎服之。

顺气和中汤 治气虚头痛。

补中益气汤加芍药、川芎、细辛、蔓荆子。

不卧散 治头痛。

皂角、玄胡、青黛为末，吹鼻中，取涎。

灸　法

百会、后顶、合谷见前。棱头痛灸印堂。

头风四十四附：头风痒、发黄、风屑

医　论

丹溪云：属痰者多。在右属痰与热，用苍术、半夏，或二陈

汤，热用片芩。在左属风与血虚，风用薄荷、荆芥，血虚用芎、归、芍药、酒柏。诸家不言所属，故多不效。

一方

片芩一两，炒　苍术　羌活　防风各五钱　苍耳三钱　细辛二钱

为末，姜一片，和药三钱擂匀，茶下。

吐头风

常山二钱　甘草　细辛各一钱　乌梅一个

上剉，水煎，空心服，吐妙。

一方

大南星一个，全蝎一个。上将南星开一窍，置蝎于中，纸包，盐泥固济，烧红去泥，为末。每服，先噙水一口，将鹅管抄药些少，吹入鼻内，吐水愈。

一方

酒芩　苍术　羌活　防风各半两　苍耳子三钱

为末，姜一片，和末三钱擂匀，茶汤下。

圣散子　治偏正头风。

川芎　甘草各半两　防风　半夏　天麻各二钱　川乌六钱　生南星　干姜各七钱半

为末，姜汁糊丸芡实大，先阴一二时，于日中晒干，荆芥腊茶汤嚼五七丸。

瘦人搐药

软石膏　朴硝各半两　脑子　荆芥　檀香　薄荷各一钱　白芷　细辛各二钱

上为末，搐鼻中。

小清空膏　治少阳偏正头风，太阳亦治。

片芩酒浸透，晒干

为细末，茶、酒任下。

附　方

天香散　治远年头风甚者，一二服除根。

白芷　南星　川芎一作川乌　半夏

上水煎，加姜汁服。

又方

酒芩　川芎　细辛各三钱　白术　甘草各一钱

上末，姜一片捣匀，茶清下。

又方

甘菊三斤　槐花一斤，一作槐角，清油炒黄色　枸杞子一斤　粟米粉一斤　荆芥半斤　杏仁半斤，炒　芝麻二斤　没药一斤

上为末，每早用一匙温水，入盐少许下，日三服。忌食鲤鱼。

头风痒风屑发黄

大黄酒浸，炒，为末，茶调下。

香芎丸　治一切头风。

香附炒，二两　川芎　甘草炙，二两　石膏半两

为末，每一钱，细茶荆芥汤点。

又方

细辛　防风　川乌　草乌　白芷　荆芥　羌活

水煎。

又方

荜茇　良姜　白芷　细辛等分

为末，搐鼻中。

川芎散　治头目不清利。

川芎三分　柴胡七分　防风　羌活　藁本　甘草生　升麻各一钱　甘草炙　生地各二钱　酒连　酒芩各半两

为末，每服四钱，茶清下，忌酒、面。

灸　法

神庭、上星、后顶、印堂、百会、风池、中脘。见眩晕等篇。

眉眶痛四十五

医　论

丹溪云：属风热与痰，作风痰治，类头风。或曰眉骨痛有二：眼属肝，有肝虚而痛，才见光明则眉骨痛甚，宜生熟地黄丸；又有眉棱骨痛，目不可开，昼静夜剧，宜导痰汤入芽茶，或二陈汤吞青州白丸子。

一方

黄芩酒浸　白芷

为末，茶下二钱。

眉骨痛

川乌、草乌为君，童便浸，炒去毒，细辛、羌活、黄芩、甘草佐之，为末，茶清下。

又方

防风　羌活　甘草　黄芩　白术　半夏　南星　细辛

水煎。

选奇方　治眉骨痛甚。

羌活　防风　甘草各二钱　酒芩一钱

上到，每服三钱，水煎。

脾胃四十六

夫脾司转运之职，胃为纳受之器，运纳无穷，故能运化精微以分清浊，生长血气，营养人身，是为平人。若饮食失宜，脾胃乃伤，脾伤则不能运化，胃伤则不能容受，而诸病生矣。善摄生者宜保养焉。

医　论

丹溪云：诸病，先观胃气。《经》曰：胃者，水谷之海，六腑之大源也。又曰：饮食入胃，游溢精气，上输于脾，脾气散精，上居于肺，通调水道，下输膀胱，水精四布，五经①。是五脏六腑、四体百骸无不受气于脾胃，脾胃既虚，则无所禀受而俱病矣。故诸病必先观胃气之有无也。《难经》云：春脉微弦、夏微洪、秋微毛、冬微沉者，有胃气也。盖微沉者，是□候内之中沉脉也，中为胃气，故四微者皆有中之胃气，故为平脉。如弦，多气，胃气少者，是二分浮，一分中也。若脉但弦者，只见其浮而无中之胃气，为真脏之现，必死。余脏皆仿此。

脾胃虚东垣

本经四君子汤。

肝乘之。胁痛口苦，往来寒热而呕，四肢满闷，淋溲便难，转筋腹痛，宜柴胡、羌活、桂、芍药、茯苓、猪苓、泽泻、黄柏、细辛、滑石。

心乘之。心火亢，乘于脾胃之位，亦至而不至，为不及也，黄连为君，黄柏、生地为臣，芍药、石膏、知母、黄芩为佐，甘草为使。

肺受病。咳嗽短气，懒语嗜卧，洒淅寒热，宜补中益气汤。

水侵侮。作涎清涕，肩甲背脊痛冷也，宜干姜、术、附、乌、桂、苍术、茯苓。

脾食不进饮食

苍术　川椒　川楝子　破故纸各一两

---

① 五经：《素问·经脉别论》作"五经并行"。

上四味同炒焦黄，止用苍术为末，醋糊丸梧桐子大。每服二十丸，汤下。不过三五服，食大进。

补脾丸

白术一两　陈皮　芍药各四两

冬去芍药，加肉豆蔻。如肚泻，炒丸服。如不止，加矾、半夏各二钱五分。

又：**补脾丸**　脾虚恶药者，以此服之。

白术半斤　苍术　陈皮　茯苓各三两

粥丸，汤下。

《杂著》云：凡治诸病，时常审察有无饮食伤积。但见胸膈满闷，或噫气咽酸，腹痛肠泄，恶食少食，便问曾何饮食，审知伤积，即先调理脾胃，消导饮食，然后用本病之药，内加消导饮食药。若不审此，则药虽对症而不效。盖人以脾胃为本，胃气自伤则不能运化药味以成功也。亦有食后即药，药后即睡，或伤药太过，须要识此。

近世论治脾胃者，不分阴阳气血，而悉皆理胃，皆用辛温燥热、助火消阴之剂，遂致胃火益旺，脾阴胃伤，清纯冲和之气变为燥热，胃脘干枯，大肠燥结，脾脏渐绝而死期迫矣。殊不知脾胃属土属湿，位居长夏，故湿热之病十居七八，况土旺四季，寒热温凉各随其时，岂可偏用辛热之剂哉！

附　方

加减枳术丸《杂著》本方见第六

元气弱，食少，加陈皮一两。元气素弱，饮食难化，多①则腹

---

①　多：《明医杂著·卷之一·枳术丸论》作"食多"。

内不和，疼痛泄泻，此虚寒也，加人参、酒芍药、炒神曲、麦芽各一两、宿砂、木香各半两。素有痰火，胸膈郁塞，咽酸嗳气，及素有吞酸吐酸之证，或酒积泻结痛，此皆湿热也，加姜炒黄连、酒芍药、陈皮各一两，石膏、生甘草各半两，宿砂、木香各一钱，川芎四钱。伤食过多，痞塞不消，加神曲、麦芽、山楂肉各一两。食积痞块，再加黄连、厚朴（俱姜制）各半两。积坚者，加蓬术（醋炙）、昆布各三钱。伤冷食不消，腹痛溏泄，加半夏（姜炒）一两，宿砂、干姜、神曲、麦芽各半两。性多恼，夹气伤食，气滞不通，加川芎、香附各一两，木香、黄连（姜炒）半两，胸膈不利，过服辛香燥热之药，以致上焦受伤，胃脘干燥，呕吐、噎膈反胃，加黄连、栀子（各炒）半两，白芍药、川归各一两，桔梗、生甘草、石膏各半两。胸膈顽痰胶结，及大便燥秘，再加芒硝半两。素有痰，加半夏、橘红、白茯苓各一两，姜炒芩连各半两。能食，好食，但食后反饱难化，此胃火旺，脾阴虚也，加酒芍药一两半，人参七钱，石膏（煅）二两，生甘草半两，炒连、香附、木香各四钱。年老脾虚血燥，易饥易饱，大便燥难，加白芍药、当归各一两，人参七钱，升麻、炙甘草各四钱，山楂、麦芽、桃仁各半两，此老人常服药也。

调中益气汤东垣

补中益气汤减白术、川归，加苍术、木香、黄柏。

参苓白术散　治脾胃虚弱，饮食不进，或呕吐泄泻，及大病后调助脾胃。

扁豆一斤　炙甘草　人参　白术各一斤　白茯苓　山药二斤莲子　宿砂　桔梗　薏苡仁一斤

上为药汤下。

四君子汤

六君子汤见三十五

平胃散第八

八珍汤八物减白术加砂仁

加味枳术丸

白术三两　赤茯苓　陈皮　半夏　泽泻各一两半　黑枳实　川

芎　神曲炒　猪苓　白芍　萝卜子　麦芽各一两　厚朴　砂仁　茱

萸各半两。冬加　苍术二两　草豆蔻客寒犯胃心加，一两　木香　槟榔

气加

荷叶煨饭为丸。

灸　法

脾俞背十一椎下各开一寸半。灸七壮　中脘　足三里并见前

怠惰嗜卧四十七

丹溪云：脾胃受湿，沉困无力，怠惰嗜卧者，半夏、白术。
肥人是气虚，宜人参、二术、半夏、甘草。又云是湿，苍术、茯苓、
滑石。黑瘦人是热，黄芩、白术。饮食太过，转运不调，枳实、
白术。

心痛四十八

脉　法

右手实者，痰积。大是久病。紧实，不大便者，下之。痛甚
者，脉必伏。阳微阴弦，短而数者，心痛。若沉细而迟者可治，
坚大而实、浮大而长、滑而利、数而紧，皆难治。

医 论

丹溪云：心痛即胃脘痛。

有热厥寒厥，大实死血，食积痰虫。按：《机要》云热厥心痛，身热足寒，甚则烦躁而吐，额自汗出，脉洪，可汗，刺太溪、昆仑。寒厥心痛，手足逆，通身冷汗，便溺滑利，不渴，气脉微弱，可温，术附汤。厥心痛者，寒邪寒心包络也，良姜、菖蒲辛热主之，大实心痛，卒然发痛，大便或秘，久而注闷，心腹高起，按之则痛，不能饮食，可下，煮雄丸。属痛者，痛则懊侬发作，肿聚往来，上下行痛，有休作，腹热善渴，涎出，面色乍青乍白，午赤，呕吐清水。痰积者，隐隐然，得辛热汤则暂止。戴氏又曰：死血痛者，痛有常处，不动移者是。若痛甚欲大便，去后痛减者，食积也。学者须审积痰于疑似之间，辨寒热于隐微之际，使一学而万全，岂不美哉。

治法虽分新久，若明知身受寒气，口伤寒物，于初得之时，宜温散或温利之药如草豆蔻丸之类。稍久则成郁热，《原病式》中备言之矣，若欲行温散，宁无助火为病乎？由是古方多以山栀为主，加热药为向导，则邪易伏，病易退，正气伏[1]而愈矣。用山栀十五枚，大者九枚，去皮炒，浓煎，佐以姜汁令辣，服之，或加川芎一钱。或以二陈加川芎、苍术，倍栀子，煎服，甚者加干姜，轻者以麻黄、桂枝之类散之。或以桔梗、韭汁开提之，重者加石咸。一本有川芎、苍术、香附、炒栀子，作丸服之。因平日喜食热物，以致死血留于胃口而痛者，宜桃仁承气下之，或玄胡索一两半，桂、滑石、红花、曲各半两，桃仁三十枚，炊饼丸。或曰：时作时止，或咽汤水而痛者是死血。有劳后太甚，饮食失节，中气不足，或寒邪乘虚而客，或久不散，郁而生热，或素有热，虚热相搏，结于胃口

---

[1] 伏：《古今医统大全·卷之五十六·心痛门》作"复"。

而痛，或食积痰饮，或乘气而食，相郁不散，停结胃口而痛。

一方：栀子、苍术、香附各少半两，椒目、滑石、片芩各三钱，姜汁浸炊饼丸服。

虽日久不食，亦不死，若治而痛方止，即食必复痛，勿归咎于医也。

痛甚，用温药附子之类，不可用参、术，诸痛不可补气。补其气旺，不通而愈甚。凡用纯寒纯热之药，必以甘草缓其寒热之势。

气实者，用牡蛎粉一二钱，酒下，亦治心痛。

以物拄按而止者，挟虚，二陈加干姜和之。

食积急痛者，备急丸。

温饮而痛者，小胃丹下之。

山栀并劫药止之又发，前药必不效，以玄明粉一服立止。

一方：黄荆子炒为末，米饮下，甚效。又方：蓝叶杵细，取汁，以姜汁和服。又方：青黛、姜汁。又方：海粉佐以香附末，用川芎、山栀煎汤，姜汁调服。又方：盐置刀头烧红，焠入水中，就服。

虫痛者，面上白斑，唇红，有痛后便能食，时作时止者是也。上半月虫头向上，易治；下半月向下，难治。先用肉汁及蜜吃下，引虫头向上，然后用打虫药，苦楝根、锡灰之类。一本有□，即鹤虱草治之。或曰：痛而坐卧不安，自按心腹，时大叫，或青或黄，唇缓，目无睛光者，虫痛也。又云：腹痛肚大青筋者，取虫丸或安虫散（方见虫门）。

心膈大痛，攻走胸背，发厥，诸药不纳者，就吐中以鹅翎探吐之，出痰积碗许而痛立止。

客寒犯胃者，白术附子汤。服寒凉药过伤而痛者，益胃汤。秋病伤冷物者，草豆蔻丸。

积痰痛方

螺狮壳墙上年久者，炒　滑石　苍术　山栀　香附　南星各一两

枳壳　青皮　木香　半夏　砂仁各半两

春加芎，夏加连，秋冬加茱萸各半两。姜汁浸炊饼丸绿豆大。姜汤下。

垢积痛方

斑蝥，乌梅肉丸如豆大。泔下一丸。

又方

皂树上蕈，泡汤，肥珠起，饮之，微泄效。未已再服。

燥饮丸　治饮水吞酸作痛。

墙上蚬壳，末服。

万灵丸　治虫痛。

槟榔头末三钱，于十六日，待虫头向上，米汤下三钱。

心胃肠①胁散痛，二陈加苍术诸香药治之。

热饮痛，黄连、甘遂，作丸服之。

冬寒停饮，桂黄散。

心极痛，以生地黄汁调面煮吃②，打下虫积效。

实痛者，手不可近，六脉沉细甚，有汗，大承气加桂。强壮痛甚者，加桃仁、附子。小腹虚寒作痛，小建中汤。

寒热呕吐而痛，脉沉弦，大柴胡汤。

脾虚积黄而痛，胃苓汤。

胃虚感冷而痛，理中汤。

---

① 肠：《证治准绳·杂病·第四册·诸痛门·心痛胃脘痛》作"腹"。

② 吃：原脱，据《证治准绳·杂病·诸痛门·心痛胃脘痛》补。

内伤发热，不食，胃口作痛，补中益气加草豆蔻，热痛加栀子。

肥人心脾中脘当心痛，或痞气不食，用草豆蔻、炒三棱、白术各一两，白豆仁、桂枝、小草、远志、莪术、丁香、丁皮、木香、藿香，炊饼丸梧桐子大，姜汤下三十五丸。

胃脘停湿者，温中丸。

脾胃不和而痛，大安丸。

因气者，加减木香槟榔丸。

咳逆上气，痰饮心痛，海蛤粉煅、瓜蒌仁带瓤等分，研细和匀，米糊丸。

医 案

治一人，以酒饮牛乳，患心痛年久，无汗。医多以丁、附，羸弱食减，每痛，以物拄之，脉迟弦而涩，又苦吞酸。以二陈加芩、连、白术、桃仁、郁李仁、泽泻，每旦服之，涌出酸苦黑水并如烂木耳者，服至二百余贴，脉涩退，至添纯弦，而渐充满。时令暖，意其欲汗而血气未充，以参、术、归、芍、陈皮、半夏、甘草，痛缓。与麻黄、苍术、芎、归，才下咽，忽晕厥，须臾而更大汗，痛止。

许文懿公因饮食作痰，成心脾疼，后触风雪，腿骨痛。医以黄芽岁丹、乌、附治十余年，艾灸万计，又冒寒而痛加，胯难开合，脾疼时胯稍轻，胯痛则脾疼止。予谓初因中脘有食积痰饮，续冒寒湿，郁遏经络，气血不行，津液不通，痰饮注入骨节，往来如潮，涌上则为脾疼，降下则为胯痛。须涌泄之。以甘遂末一钱入猪腰子内，煨食之。连泄七行，足便能步。后呕吐大作，不食烦躁，气弱不语。予记《金匮》云：无寒热而短气不足以息者，实也。其病多年郁结，一旦泄之，徒引动其猖强之势，无他制御之药故也。仍以吐剂达其上焦，次第治及中下二焦，连日用瓜蒂、藜芦、苦参等药，俱吐不透而哕躁愈甚。乃用附子尖三枚，和浆水以蜜饮之，方大吐胶痰一大桶。以朴硝、滑石、黄芩、石膏、连翘等一斤，浓煎，置井中，极冷饮之，四日服四斤。后腹微痛，二便秘，脉歇至于卯酉时。予谓卯酉为手足阳明之应，此乃胃与大肠有积滞未尽，当速泻之。诸医惑阻，乃作紫雪，三①日服至五两，腹减稍安。后又小便闭痛，饮以萝卜子汁，得吐，立通。又小腹满痛，以大黄、牵牛等分，水丸，服至三百丸，下如烂鱼肠者二升许。脉不歇，又大便进痛，小腹满闷，又与前丸药百粒，腹大绞痛，腰胯重，眼火出，不言语，泻下秽物如柏油条一尺许，肛门如火，以水沃之。自病半月，不食不语，至此方啜稀粥，始有生意，数日平安。自呕吐至安日，脉皆平常弦大。次年行倒仓法，全愈。

一童子久疟方愈，心脾痛，六脉伏，痛减时，气口紧盛，余部弦实，而意其宿食，询之果伤冷油面食。以小胃丹，津咽下十余粒，禁余食三日，与药十二次，痛止。后又与谷太早，忽大痛连胁，乃禁食，亦不与药。盖宿食已消，今因新谷与余积相迸而痛，若再药攻，必伤胃气。至夜心嘈索食，先以白术、黄连、陈皮丸服，□以止其嘈②。此非饥也，乃余饮未了，因气而动耳。若与食，复痛。询其饥作，膈间满闷，又与前丸子，一昼夜不饥而昏睡，后少与粥，渐安。

---

① 三：《名医类案·卷六·心脾痛》作"二"。
② 嘈：原脱，据《名医类案·卷六·心脾痛》补。

一妇因久积忧患后心痛，食减羸瘦，渴不能饮，心与头更换而痛，不寐，大便燥结。以四物加陈皮、甘草百余贴，未效。予曰：此肺久为火所郁，气不得行，血亦畜塞，遂成污浊，气壅则头痛，血不流则心痛，通一病也。治肺当自愈。遂效东垣清空膏例，以黄芩细切，酒浸透，炒赤色，为细末，汤下，头稍汗，十余贴汗渐通身而愈。因其膝下无汗，瘦弱脉涩，小便数，大便涩，当补血以防后患，以四物汤加陈皮、甘草、桃仁、酒芩服之，愈。

一妇春末心脾疼，自言腹胀满，手足寒过①肘膝，须绵裹火烘，胸畏热，喜掀露风凉，脉沉细涩，稍重则绝，轻似弦而短，渴喜热饮，不食。以草豆蔻仁三倍加黄连、滑石、神曲为丸，以白术为君，茯苓为佐，陈皮为使，作汤下百丸，至二斤而安。

一妇形瘦色嫩味厚，幼时味②以火烘湿鞋，湿气上袭，致吐清水，吞酸，服丁香热药，时作时止。至是，心疼，有痞块，略吐食，脉皆微弦，重似涩，轻稍和。与左金丸三十四粒，姜汤下三十余次，食不进。予曰：结已开矣。且止药，或思饮，与水，间与青绿丸。脉弦渐添，与人参、酒芍药引金泻木，渐思食。若大便秘，以生芍药、陈皮、桃仁、人参为丸与之，又以蜜导，便通食进。

一老人心腹大痛，昏厥，脉洪大，不食，不胜一味攻击之药。用四君子加川归、沉香、麻黄服，愈。

东垣治一妇人，重娠六个月，冬至因恸哭，口吸风寒，忽病心痛不可忍，浑身冷气欲绝。曰：此乃客寒犯胃，故胃脘当心而

---

① 过：原脱，据《名医类案·卷六·心脾痛》补。
② 味：《证治准绳·杂病·诸痛门·心痛胃脘痛》作"曾"。

痛。急与草豆蔻、半夏、干生姜、炙甘草、益智仁之类。或曰：半夏有小毒，重娠服之，可乎？曰：乃有故而用也。岐伯曰：有故无殒，故无殒也。服之，愈。

滑伯仁治一妇人，盛暑洞泄，厥逆恶寒，胃脘当心而痛，自腹引胁，转为滞下，呕哕不食。人皆以中暑霍乱治之，益甚。脉三部俱微短沉弱，不应呼吸。此阴寒极矣，不亟温之则无生意。遂以姜、附三四进，间以丹药，脉稍有力，厥逆渐退。更服姜、附，七日而安。

附　方

草豆蔻丸东垣　治客寒犯胃而痛，热亦可服，只可二服。

草豆蔻去皮，面裹煨热，一钱四分　橘红　吴茱萸　人参　干姜　黄芪　益志各八分　生甘草　熟甘草　当归　青皮各六分　泽泻　半夏各□钱　桃仁七粒　麦芽一钱半　神曲　姜黄各四分　柴胡胁痛加

上为末，炊饼丸梧桐子大。姜汤下二十丸。

和中丸　治寒凉药伤胃，胃脘痛。

人参　干生姜　橘红各一钱　干木瓜二钱　炙甘草三钱

上为末，炊饼丸。

益胃汤　治证同上。

人参　甘草　厚朴　白豆蔻　姜黄　干姜　砂仁　泽泻各三钱　益智　陈皮各六钱

上剉，姜、水煎服。

姜橘丸　治中酒恶心，心脾痛，呕逆。

生姜一斤，青盐一两淹一宿　青皮　砂仁　木香各三分　莪术一两　甘草炙　陈皮一两半

上为末，蜜拌，杵千下，丸如樱桃大。盐酒下一丸。

金铃子散　治热厥心痛，或作或止。

金铃子　玄胡索等分

上为末，酒下三钱。热加芩。疝气加荔核。

煮雄丸　治大实心痛、痃癖①如神。

雄黄一两，另研　巴豆肉半两　白面二两

上水丸如梧桐子大。每服时，先煎沸汤下药二十四粒，煮三十沸，捞入冷水，沉水冷一时，下二丸，一日夜二十四丸也，加至微利为度，用浸药水下。

术附汤　或寒厥心痛，脉微气弱。

附子炮，去脐，一两　白术四两　炙甘草一两

上剉，姜、枣，水煎服。

术香散

木香　蓬术　干漆炒烟尽。等分

上为末，醋汤下一钱。

乌梅丸　治胃冷攻痛呕吐，四肢冷。

乌梅三百个　细辛　肉桂　附子炮　人参各六两　蜀椒炒　川归

干姜十两　黄连十六两　乌梅肉

蜜丸。

验方

铜青末些少，淡醋汤下。或荔枝核烧存性，醋汤下一钱。或五灵脂、蒲黄等分为末，先以醋调二钱，熬成膏，入水一盏，食前服。

---

① 痃癖（xuánpǐ 悬痞）：病名。脐腹偏侧或胁肋部时有筋脉攻撑急痛的病症。

灸 法

上脘脐上五寸。直针入一寸半 中脘脐上四寸。灸五七壮

脾疼四十九

丹溪云：用海石、香附、川芎、山栀为丸，姜汤。

腹痛五十

脉 法

脉多细小紧急。若弦为食，滑为痰。阴弦或紧，或尺紧而实，或伏者，可下。若细小迟者生，坚大而疾，浮大而长，痛而喘，滑而利，数而紧者，皆难治。脐下或大痛，人中黑色者不治。

医 论

丹溪云：有寒、积热、死血、食积、湿痰、虫。按：《经》云寒气入经而稽迟，泣而不行，客于脉外则血少，客于脉中则气不通，故卒然而痛。或卒然而止，或痛甚不可按，或按之痛止，或不止，或喘动应手，或胁肋与小腹相引而痛，或腹痛引阴股者，或痛死，少间复生，或呕或泻，或小便不通者，皆寒也。戴氏又曰：绵绵痛而无增减者，寒也；时作时止者，热也；痛有常处，不走移者，死血也；痛甚欲大便，利后痛减者，食积也；大抵痛而小便不利，或得寺①辣热汤则暂止者，痰也；痛定即能食，时作时止，或肚大，青筋汇②聚，往来无有休止，涎出呕吐清水者，虫也。宜详辨之。

---

① 寺：《古今医统大全·卷之五十七·腹痛门》作"辛"。
② 汇：《古今医统大全·卷之五十七·腹痛门》作"肿"。

凡心腹痛，必用温散，以其郁结不行，阻气不运故也。

初得元气未虚，必推荡之，壮实与初病宜下，虚与久病宜升宜消。

大法之方，台芎、苍术、香附、白芷为末，姜汁入汤调下。

气用气药，木香、槟榔、枳壳、香附之类；血用血药，芎、归、桃仁、红花之类。

腹中鸣，乃火击动其水也。盖水欲下，火欲上，相触而然。用二陈加栀子、芩、连。

白芍药止治血虚腹痛。恶寒加桂，恶热加黄柏。

宜分三阴部分而治：中脘太阴，脐腹少阴，小腹厥阴也。

肥白人是气虚与湿痰，宜半夏、人参、二术。

苍瘦人是实热，以硝、黄下之。

久病有实热，大便燥秘者，润肺丸。

在下者多属食，宜温散之，干姜、苍术、川芎、白芷、香附、姜汁。

饮食过伤而痛者，木香槟榔丸下之。

气虚伤饮食而痛，调补胃气并消导药，参、术、枳实、麦芽、木香、神曲，小腹实痛用青皮。

小儿多是饮食所伤，白术、陈皮、山楂、神曲、青皮、麦芽、砂仁、甘草，寒加藿香、茱萸，热加芩。

跌扑损伤而痛，是瘀血，桃仁承气加当归、苏木、红花下之。

诸痛不可用参、术补气，气旺，不通而愈甚。

食宜温散，盖食得寒则凝，得热则化，更用行气或利药助之。

痰因气滞而聚，阻隘道路，气不通而痛，宜导痰解郁。

寒客之则阻不行。

热内生郁而不散。

死血、食积、湿痰结滞，妨碍升降，故痛，宜导痰解郁气，温散之。

虫痛者，苦楝根、槟榔、鹤虱之类。

中气虚者，理中汤。

寒者，理中、建中。一云小建中加干姜、桂、台芎、苍术、香附、白芷，呕加丁香。

热痛，二陈加芩、连、栀子，甚者加干姜。一云调胃承气加木香、槟榔。

腹大痛，脉沉细实，附子理中汤合大承气汤。

医 案

治一人不禁，用川芎、苍术、香附、白芷、干姜、茯苓、滑石，愈。

又一人六月投渊取鱼，至秋雨凉，半夜忽小腹痛甚，大汗。脉沉弦细实，重取如循刀责责然。与大承气加桂二服，微利痛止。仍连日于酉时复痛，每与前药，得微利，痛暂止。又以前药加桃仁，下紫黑血数升，依时复痛。脉虽减而责责然犹在，又于前药加附子，下紫黑血如破絮者二升而愈。又伤食，酉时复痛，在脐腹间，脉和，与小建中汤一服，愈。

一少年自小面微黄，夏间腹大痛。医与小建中汤加丁香，不效，加呕吐清汁。又与丁沉透膈汤一贴，不食，困卧，痛无休止，不可按。又与阿魏丸百粒，夜热不寐。左脉沉弦而数，关尤甚，右沉滑数实。与大柴胡加甘草四贴下之，痛呕虽减，食未进。以小柴胡去参、芩，加芍药、陈皮、黄连、生甘草，二十贴安。

一妇人腹隐痛，常烧砖瓦熨之，面胸畏火气，六脉和，皆微弦，苦夜不寐，悲忧一年。众作心病治，遂觉气自下冲上。形不瘦，予谓肝受病。与防风通圣散吐之，时寒加桂，入姜汁调之，日三四次。夏稍热，与当归龙胆丸，间枳术丸服一月，愈。

一人中脘作疼，食已口吐血，紫霜色。二关脉涩，乃血病也，因跌仆而致。治以生新去陈之剂，吐出片血碗许而安。

附　方

厚朴温中汤东垣　治胃虚寒，胀满疼痛。

厚朴　陈皮各一两　茯苓　草豆蔻　甘草　木香各半两　干姜二钱

上剉，姜、水煎。

四物苦楝汤　治脐下虚冷痛。

四物汤四两，加玄胡、苦楝各一两，水煎。

酒积腹痛

槟榔　厚朴　三棱　莪术　香附　桂心　苍术　陈皮　甘草茯苓　木香

为末，曲糊丸。

七气汤　治七情气郁而痛。

人参　甘草　肉桂　半夏

姜、水煎。

大承气汤　治脉实腹满，大便秘，或绕脐痛。方见第二。

针灸法

大陵掌后横纹二筋间。灸二七壮　外关大陵上二寸。灸二七壮　中脘见前

腰痛五十一

脉　法

大者肾虚，涩为瘀血，缓为湿，或滑或伏为痰，尺沉为腰背痛。又脉沉而弦，沉为滞，弦为虚，沉弦而紧为寒，沉弦而浮为风，沉弦而涩细为湿，沉弦而实闪肭。

医　论

丹溪云：有肾虚、瘀血、湿热、挫闪、痰、外感。按：戴氏曰疼之不已者，肾虚也；日轻夜重者，瘀血也；遇天阴，或久坐而痛者，湿也；四肢缓，足寒逆，腰冷如冰，冷汗精滑，扇痛，是湿热也。大抵因于房室过伤而肾虚者为多，盖肾虚则火旺，火旺则阴愈消而不能荣养，故作痛也，久而不治则成骨痿。夫腰为肾之府，乃一身之大关节，故《经》曰：转摇不能，肾将惫矣。又或六气乘虚而外入，七情所感而内伤，如失①志伤肾，郁怒伤肝，或负重损伤，瘀血蓄而不行，皆使气停血滞，着而成病矣。

肾虚者，杜仲、龟板、黄柏、知母、枸杞子、五味、猪脊髓，丸服。

瘀血者，行血顺气，补阴丸加桃仁。宜刺委中出血。见霍乱门。

痰，南星、半夏，佐以快气，使痰随气运。

湿，燥湿行气，黄柏、杜仲、苍术、川芎。湿热亦因肾虚。

诸腰痛，不宜补气药，亦禁寒凉。

腰曲不能伸，宜针人中。

失志者，虚羸不足，面黑，远行久立，力不能任。

郁怒者，腹急胁胀，目视眈眈，所祈不得，意淫于外。

---

① 失：原为墨丁，据《古今医统大全·卷之五十八·腰痛门》补。

忧思者，肌肉濡渍，痹而不仁，饮食不化，肠胃胀满。

房劳者，精血不足，无所荣养。《经》曰：转摇不能，肾将惫矣。

湿热者，四肢缓，足冷逆，腰冷如冰，冷汗精滑，扇痛。

外感，因虚袭之。如太阳腰痛，引项尻重；阳明腰痛，不可以顾，善悲；少阳，如刺其皮，不可俯仰；太阴，烦热，如有横木居其中，遗溺；少阴，引脊内；厥阴，如张弓弦。大抵太阳、少阴多中寒，阳明、太阴多燥湿，少阳、厥阴多风热。

气郁痰积腰痛

莎草根二钱半　柏叶一两　黄柏半两

剉气丹　治剉闪。

楂肉四两　北茴香炒，二两

为末，酒下。

腰腿膝痛

龟板一两　炒柏　青皮各半两　甘草一□

姜研服。或加苍术、苍耳、威灵仙、柏叶为末，酒糊丸。或黑豆煎汤煎四物汤，加陈皮、甘草、生姜吞。

湿热腰腿痛，两胁搐急，露湿地，不能转侧，用苍术、柴胡、黄柏、防风、附子、杜仲、川芎、肉桂等分煎服。

风湿身痛吐法

生葱、茶擂，入香油数滴，水荡□数沸，入芎、郁金末吐之。

补肾丸　治肾虚腰痛。

杜仲　龟板　黄柏　知母　川归　五味　枸杞子等分　猪脊髓

丸加减法同羌活汤

摩腰膏　治寒湿腰痛。

附子尖　乌头尖　南星各二钱　朱砂　干姜各一钱　雄黄　樟脑　丁香各一钱半　麝香五粒

上为末，蜜丸如圆眼大，姜汁化如粥厚，烘热，置掌中摩腰上，令粘肉，烘绵衣缚定，腰热如火。间三日用一丸。或加茱萸、桂。

肾气丸　治房室痨伤而痛。即六味地黄丸，方见三十五。

封髓丹　治膏粱之人。

天门冬　熟地黄　人参各半两　黄柏酒炒，三两　砂仁一两半　甘草七钱半

为末，水丸梧桐子大。用苁蓉半两，酒一盏浸一宿，煎三四沸，下五十丸。

医　案

东垣治一人，露宿寒湿之地，腰痛不能转侧，两胁搐急作痛月余。《腰痛论》云：皆足太阳、足少阴血络有凝血作痛。间有一二证属少阳胆经外络脉病，皆去血络之凝乃愈。《经》云：冬三月禁针，只宜服药。通其经络，破血络中败血。以汉防己、防风各三分，炒曲、独活各五分，川芎、柴胡、肉桂、当归、炙甘草、苍术各一钱，羌活一钱半，桃仁五粒，作一服，酒煎服，遂愈。

附　方

羌活汤东垣

羌活　当归　独活　柴胡　防风　肉桂

如卧寒湿地，足太阳、少阴血络中有凝血，加归尾、苍术、桃仁、防己；湿热痛加黄柏、杜仲、苍术、川芎；虚加杜仲、五味、当归、知母、龟板；瘀血加桃仁、苏木、麝香、水蛭。水

煎服。

煨肾散　治肾虚腰痛。

杜仲末三钱，猪腰一枚，批开五七片，先以盐淹去腥水，掺末在内
包以荷叶，外包湿纸数重，煨热，酒下。

青蛾丸　治同上。

破故纸四两，炒　杜仲四两，炒　生姜二两半

为末，用胡桃肉三十个研膏入蜜杵匀，丸梧子大。酒下百丸。

治腰痛　壮精气，补筋骨。

萆薢四两，一两童便浸，一两米泔浸，一两盐汤浸，一两酒浸，各浸二
日夜　补骨脂酒炒　杜仲炒。各四两　胡桃肉八两，留皮，水浸去油腻，
另研

共和杵千下，春加糯米粥丸、秋冬蜜丸桐子大。酒下五十丸。

煨肾散

甘遂末三钱，豮猪腰子细批，以盐、椒淹透，切，掺药在内，
以荷叶包煨热，酒下。按：此泻湿药也，又名益肾散。

独活汤　治劳役腰痛如折。

羌活　独活　防风　桂心　泽泻　大黄煨。各三钱　甘草　川
归　连翘各半两　桃仁三十粒　黄柏

酒、水煎。

苍术汤　治湿热腰痛。

防风　柴胡　黄柏一钱　苍术三钱

水煎。

如神汤　甚者不过三服。

川归　桂心　玄胡索

为末，酒下三钱。

趁痛丸　治蹴扑闪损腰痛。

白莴苣子炒黄　白栗子炒　乳香　没药各一钱　乌梅一枚

炊饼丸弹子大。酒嚼一丸。

牛膝丸　治肝肾损伤而痛。方见三十五。

针灸法

人中针　委中出血　命门对脐是穴。灸七壮　肾俞命门二旁各开一寸半。灸七壮　昆仑在外踝下一寸，大筋后骨宛宛①中。灸二七壮。名下昆仑

腰软五十二

丹溪云：肾肝伏热用黄柏、防己。

肾着五十三

肾着为病，体重，腰冷如水，饮食如故，小便自利，腰以下冷痛，如带五千钱。治宜流湿兼温散。

肾着汤即四君子减参加干姜是也

渗湿汤见湿②第九

肩背痛五十四附：背胛痛

脉　法

洪而大洪为热，大为风，脉促上击者，肩背痛，沉而滑者膂痛。

医　论

因风热乘肺，手太阴经肺气郁甚不行，病则颊颔肿，颈、肩、

---

① 宛宛（wǎn 碗）：凹入，低洼。

② 湿：原脱，据文义补。

臑、肘、臂外后廉痛，汗出，小便数而欠者，皆风热乘肺也。小便遗失者，皆肺金虚也。

治法

通经，益元气，散风泻火。

附　方

通气散　治风热乘肺，肩背疼。

防风　藁本　独活　羌活以上通经血　黄芩　黄连二味降火

虚加人参。

通气防风汤　治肩背痛，汗出，小便数而少，风热乘肺，肺气郁甚，宜泻风热。方见第九。

羌活胜湿汤　治肩背痛，不可回顾。

此太阳经气郁而不行，以风药散之。脊背项强，腰似折，项似拔，此是太阳经不通。如身重沉沉然，此寒湿也，加汉防己五分，轻者附子五分。

拈①痛汤亦治。

苍术复煎散　治寒湿相合，脑右痛，恶寒，项筋、脊骨强，肩背胛眼痛，膝膑痛无力。

红花　黄柏　柴胡　藁本　泽泻　白术　升麻各五分　苍术羌活一钱

上先煎苍术汤二大盏，复入前项药煎至一盏，热服，取微汗。忌酒、面。

肩胛痛

因小肠经气不行小肠、心病及腑，外有肺风肺寒，骨虚而致。

---

① 拈：原作"粘"。据文义改。"拈痛汤"即"当归拈痛汤"。

身体痛五十五

丹溪云：伤寒，太阳经表证，六脉俱紧。

阴毒伤寒，身如被杖，脉沉紧。

伤寒发汗后，身体痛，气血未和，脉弦迟。

伤湿流关节，一身尽痛，风湿相搏，肢体重痛，不可转侧，脉缓。

虚劳人气血虚损，脉弦小。

有湿郁而周身走痛，或关节间痛，遇寒即发者，以湿郁治。

周身骨节疼痛，宜南星、白术、香附、羌活，或陈香附煎服。

风湿身痛

苍术一两　黄柏半两　羌活　威灵仙各二钱半

姜擂服。又吐法，见腰痛门。

腰胯痛五十六

丹溪云：尺脉粗，常热，为热中痛。

因伤寒湿，流注经络，结滞骨节，气血不和而痛。有痰积郁滞经络，流搏于血内亦然。

附　方

除湿丹

槟榔　甘遂　芍药　威灵仙　泽泻　葶苈各二两　乳香　没药各一两　大戟炒，三两　陈皮四两　牵牛头末①

为末，面糊丸。

---

① 头末：疑误。

禹攻散

黑丑四两　茴香炒，一两

为末，姜汁下一二钱。

一方阮氏　治膝痛，脚骨热痛，或赤肿。

苍术泔浸一日夜，晒干，盐水炒，四两　黄柏酒浸一日，炙焦，四两

上剉，水煎。

胁痛五十七

脉　法

朱云：双弦两手俱弦也沉涩是郁，细紧或弦者怒气。

医　论

有汗，木气实，火盛。或因怒气大逆，肝气郁甚，谋虑不决，风中于肝，皆使木气实，生火盛，火盛则肝急矣。有死血瘀血、恶血停留于肝，归于胁下而痛，其病则自汗而痛，若按之益甚矣，有痰。又云：痰积流注厥阴之经亦使胁下痛，病则咳□急，引胁痛。又有郁而兼痰者。如脉沉涩，当以六郁治之。木气实，用川芎、苍术、青皮。

肝火盛，以辛散之，当归龙荟丸，泻火要药，或泻青丸。

死血宜破血行气，用留尖桃仁、红花、川芎、香附，或加青皮、苍术。又云：宜破①血为主，润血为佐，复元活血、当归导滞等药治之。

痰流注，二陈加南星、苍术、川芎。一本有青皮、香附、青黛、黄芩、栀子、枳实。

痰积，宜去痰行气，二陈加南星、半夏、香附、青黛。一本有

---

① 破：原作"血"，据《脉因证治·卷上·二十五胁痛》改。

青皮。

肝急，辛以散之，抚芎、苍术，或小柴胡。一云胁下痛，发寒热者，属少阳经，小柴胡汤。又云：胁痛以柴胡为主。

两胁走痛，或可用控涎丹。有痰积者可用。痰在胁下，非白芥子不能达故也。

咳嗽痛，二陈加南星、香附、青皮、青黛、姜汁。

气弱人胁下痛，脉细紧，或弦，多以劳役怒气得者，八物汤加木香、青皮，或加官桂。一云气弱人胁下痛，痛左右为肝经移病于肺，宜片姜黄、枳实、桂也①、甘草。

肥人因气虚发寒热，胁下痛者，补虚用参、芪，退热用柴胡、黄芩，调气用木香、青皮。

瘦人胁下痛，发寒热，多怒者，必有瘀血，宜桃仁、红花、当归、柴胡、青皮、大黄、栀子、草龙胆。

去滞气须用青皮。青皮乃肝胆两经之药，多怒、胁下有郁积者固宜，以解二经之实。若二经气不足者，必先补血，少加青皮可也。

发寒热，胁下痛，似觉有积块，必是饮食过伤、劳力所致，宜龙荟丸。

胁下有食积，一条红②起，用吴茱炒黄连。

痛不得舒冲者，龙荟丸，蜜丸服。

外有肝中风左胁偏疼，肝中寒胁下挛急，肝实，肝虚，筋实，悬饮，息积，内虚右胁因咳而痛，肝积左胁痛，胆实热胁下满硬，饮水胁下鸣满逐。

---

① 桂也：《证治准绳·杂病·诸痛门·胁痛》作"桂心"，义长。
② 红：《丹溪心法·卷四·胁痛七十一》作"扛"。

辨非

血枯证胁胸支满经气不行，妨于食肝伤脾，病至先闻腥臊臭，出清液肝病肺叶伤之，四肢清，目眩，前后血肝血，此年少脱血，或醉房，肝伤气竭，皆至胁病，须详之。

当归龙荟丸

当归　草龙胆　栀子　黄连　黄芩各一两　大黄　芦荟　青黛各五钱　木香二□　麝香五分

神曲糊丸。姜汤下。一本有柴胡半两，青皮□两。

如胁下作痛，脉实而大便秘者，木香槟榔丸。

医　案

治一人，年三十六，虚损瘦甚，右胁下疼，四肢软弱。二陈汤加白芥子、枳实、姜炒黄连、竹沥，八十贴安。

抱一翁治一人，胁痛。众以为痛，投诸香、姜、桂药，益甚。翁诊之，曰：此肾邪也，法当先温利而后竭之。以神保丸，下黑溲，痛止。即令更服神芎丸。或疑太过，翁曰：向用神保丸，以肾邪透膜，非全蝎①不能引导。巴豆性热，非芒硝、大黄涤之，遇热必举。乃大滞数出，病已。其阳明脉弦②，阴脉微涩，弦者痛也，涩者肾邪有余也，肾邪上搏于胁，不能下，且肾恶燥，热发之，非得利不愈。

附　方

心胁痛

黄连炒　苏叶各二钱　黄芩炒，半两　甘草三钱　茯苓　白芷各

---

①　蝎：原作"竭"，据《名医类案·卷六·胁痛》改。
②　阳明脉弦：《名医类案·卷六·胁痛》作"阳脉弦"。

五分 南星 陈皮一钱 滑石一钱半

上用水煎服。

推气散 治右胁疼痛胀满。

片姜黄 枳壳麸炒 桂心各半两 炙甘草

为末，姜枣汤下二钱。

一方 治左右胁痛。

白僵蚕炒 桂枝各半两 炙甘草三钱

为末，米汤下。

枳芎散 治左胁痛。

枳实 川芎各半两 炙甘草一钱半

煎法同前。

左金丸 治肝火。见火门。

导痰汤 治痰积流注。见痰门。

正气天香汤 治诸痛皆生于气。

破血散疼汤 治损伤，血滞胁下痛。

防风 羌活 中桂各一钱 苏木一钱半 连翘 归梢 柴胡各二

钱 水蛭三钱，炒烟尽 麝香少许，另研

余作二贴，酒二盏、水一盏煎至一盏，去渣，调二味末，空

心服。

贴痛

芥菜子，水研敷。或琥珀膏贴。或茱萸，醋研敷。

熨痛

灰醋炒热熨之，或葱、艾，或韭菜，皆可炒熨。

脚气五十八

脉　法

浮弦为风，濡细为湿。洪数为热，迟涩为寒。微滑为虚，牢坚为实。浮为表，沉为里。沉弦为风，沉紧为寒，沉细为湿，沉数为热。结因气，散因忧，紧因怒，细因悲。左寸乍大乍小乍无，与左尺绝者，皆不治。

医　论

丹溪云：有湿热，有食积流注，有风湿、寒湿。按：《三因》云自汗走注为风胜，无汗挛急掣痛为寒胜，肿满重着为湿胜，烦渴热类为暑胜。四气兼中者，但推其多者为胜，又须分表里以施治也。盖古无脚气之说，《内经》明①厥，二汉间名缓风，宋齐之后谓之脚气，名虽不同，其实一也。初得不觉，因他病乃作，始发或奄然大闷，虽三二日方觉，先从脚起，或缓弱疼痹，或行起忽倒，或两胫肿胀，或足膝枯细，或心中忪悸，或小腹不仁，或举体转筋，或见食吐逆，恶闻食气，或胸满气急，或遍体酸疼，此其候之不同。初觉即灸所觉处二三十壮，随愈，亦良法也。

脚气从湿从下，须提起其湿，在下之药，随气血用。

南方之人自外而感，北方之疾自内而致。盖南方之人当风取凉，醉房久坐湿地，或履风湿毒气，血气虚弱，邪气并行肤腠，邪气盛，正气少，故血气涩，涩则痹，虚则弱。病发热，四肢酸疼烦闷者，因暑月冷湿得之；四肢结转筋者，寒月冷湿得之。北方之疾因湩酪②醇酒之湿热下注，积久而成肿满疼痛也。治宜下药

---

① 明：疑作"名"。

② 湩（dòng 动）酪：即奶酪。湩，乳汁。

泄越其邪。

病胫肿，小腹不仁，头痛烦心，痰壅吐逆，时寒热，便溲不通，甚者攻心而势迫，治之不可后也。此壅之疾。壅未成，当宣通之，调以黄柏、苍术湿类是也；壅既成，当砭恶血，而后以药治之。

脚气攻心，乃血虚而有湿热也，四物加黄柏。

转筋而痛者，血受湿热也，四物加桃仁、芩、连。有痰积流注，加竹沥、姜汁、南星。又云：转筋属血热，四物加酒芩、红花。

筋动于足大指，上至大腿近腰结了，此奉养厚，因风寒而作，又加苍术、南星。如常肿者，专主乎湿。

治法

东垣云：湿淫所胜，治以苦温，以苦辛散之，透关节胜湿为佐，以苦寒泄之，流湿清热为臣，宜当归拈痛汤。

不治证

入心则恍惚谬妄，呕吐食不入，眠不安，脉左乍大乍小乍无者，不治。左寸属心，心绝故也。入肾则腰脚俱肿，小便不通，呻吟，目额黑，冲胸而喘，左尺绝者不治。左尺属肾，肾绝故也。

治湿与气方

紫苏　黄柏　芍药　木瓜　泽泻　木通　防己　槟榔　苍术枳壳　甘草　香附　羌活

痛加木香，肿加大腹皮，发热加黄连、大黄。水煎。

防己饮

炒柏　苍术盐炒　白术　防己　生地　槟榔　川芎　犀角　甘草梢　木通　黄连

热加芩，时令热加石膏，痰加竹沥、姜汁、南星，便秘加桃仁，小便涩加牛膝。

健步丸 寻常服之。

生地　陈皮　芍药各一两半　归尾　苍术各一两　大腹子三钱牛膝　茱萸　条芩各半两　桂枝一钱

炊饼丸。白术通草汤下。

脚气冲心

四物加炒柏，又以附子末，津调贴涌泉穴，外用艾灸以引其热。

食积流注

苍术　防己　黄柏　南星　川芎　白芷　犀角　槟榔

血虚加牛膝、龟板。酒糊丸服。

一人足肿，方用生地、黄柏、苍术、南星、红花、牛膝、川芎、龙胆草。

项彦章治一人足病，发则两足如柱，溃黄水逾月乃已，辄复发，六脉沉缓。沉为里有湿，缓为厥为风，此风湿毒，俗名湿脚气也。以神芎丸与神佑丸，下浊水数十出而愈。

附　方

《三因》论乃风寒暑湿毒气袭之也。风则脉浮，寒则脉紧，湿则脉细，表则脉浮，里则脉沉，风则痛，湿则重，暑则烦，风则行，随所中经络而治之。

太阳经则头项腰脊皆痛，六淫中之论同前，宜以：

麻黄左经汤

桂　麻黄　干葛　细辛　白术　茯苓　防己　防风　甘草

阳明则寒热伸欠，鼻干，腹胀，膝髀腨中循外皆痛，宜：

大黄左经汤

大黄　细辛　茯苓　防己　羌活　黄芩　前胡　枳壳　厚朴
杏仁

少阳，口苦胁痛，面垢，体无膏泽，头项锐痛，宜：

半夏左经汤

半夏　干葛　细辛　白术　茯苓　桂　防风　柴胡　麦门冬
黄芩

三阳合病，寒热，关节重痛，手足拘挛冷痹，缓缓气上，呕
吐下利，脉必浮弦紧数，合前三方治之。

太阴，腹满，咽连舌急，胸膈痞满，骨节烦疼，四肢拘急浮
肿，宜：

六物附子汤

桂　附子　防己各四两　甘草　茯苓各二两　白术三两

少阴，上气喘急，小腹不仁，腰、脊、足、腨、腘皆痛，八
味丸三十五枚。

厥阴，胁腰偏疼，阴器、小腹夹脐诸处胀痛，中风，宜用：

神应养真丹

川归　川芎　天麻　木瓜　羌活　熟地　芍药

三阴经无并，脏腑不同故也。

羌活导滞汤

羌活　独活各半两　防己　川归　枳实各三钱　大黄

应通丸　治痛甚。

赤芍　草乌煨，去皮、尖。等分

上为末，酒为丸。汤下，每服十丸。

除湿丹　治诸湿。

赤芍药　槟榔　甘遂　威灵仙　泽泻　葶苈各一两　乳香　没药各半两　黑丑三钱　大戟一两半　陈皮二两

上糊丸如梧桐子大。水下八十丸。

除湿汤　治风寒暑湿，足常履之所致。

木瓜　槟榔　白芷各半两　半夏曲　厚朴　苍术各二两　藿香　陈皮　白术　茯苓各一两　甘草七钱

上㕮，加姜、枣，水煎。

独活寄生汤　疏①风养血。

独活　川归　芍药　熟地各三两　桑寄生如无，以续断代之　牛膝　细辛　秦艽　茯苓　桂心　防风　川芎　人参各二两　甘草半两

上㕮，姜、水煎服。

脚气痿，壮人凉膈散，老人八味丸。

虚人脚气肿者，用枳实、大黄、羌活、川归。

脚气烦疼，面②背沉重，胸膈不利，及偏③疼下注于足胫肿痛，用当归拈痛汤。见湿门。

八珍丸　治一切脚气、痛风、头疼。方见痹门。

脚气肿痛

白芥子、白芷等分，为末，姜汁调贴。或用仙术、羌活、独活、白芷、细辛为末，作袜用。

---

① 疏：此字前原有"治"字，按文义删。
② 面：《证治准绳·杂病·第四册·痿痹门·脚气》作"肩"。
③ 偏：《证治准绳·杂病·第四册·痿痹门·脚气》作"遍"。

煠①洗

威灵仙　防风　州芥　地骨皮　川芎　升麻　蒴藋②

煎汤渫洗。

验方

杉树争、葱白、橘叶、槟榔煎水浸洗，煎服尤妙。

针灸法

足三里　绝骨　三阴交　昆仑　委中并见前　阳辅足外踝骨头上。灸七壮

远行脚肿

防风　细辛　草乌

上为末，捘③鞋底内。

① 煠（zhá 闸）：把食物放入油或汤水中，一沸而出称"煠"。

② 蒴藋（shuòzhuó 硕灼）：又名接骨草。

③ 捘（zùn）：按，捏。

卷之六　二六九

卷之七

诸气五十九

脉　法

沉为气。沉气极则伏，涩弱难治。沉滑，兼痰饮。沉而无力为气。

医　论

凡治病，调气。

丹溪云：周流一身以为生者，气也。苟内无所伤，外无所损，何病之有？今冷气、滞气、逆气，皆是肺受火邪，气得炎上之化，有升无降，熏蒸清道，甚而转成剧病。《局方》类用辛香燥热之剂，以火济火，咎将谁执？

《经》云：诸痛皆因于气，百病皆生于气，怒则气上，喜则气缓，悲则气消，恐则气下，寒则气收，炅古惠、古迥二切，烟出貌则气泄，惊则气乱，劳则气耗，思则气结，九气不同也。按：子和云天地之气，常则安，变则病，而况人禀天地之气，五运迭侵于外，七情交战于中，是以圣人啬气如持至宝，庸人投收①而反伤太和，此轩岐所以论诸痛皆因于气，百病皆生于气，遂有九气不同之说。气本一也，因所触而为九，怒、喜、悲、恐②、寒、炅、惊、思、劳也。盖怒气逆甚则呕血及飧泄，故气逆上矣，怒则阳气逆上而肝木乘脾，故甚呕血及飧泄也。喜则气和

---

① 投收：《证治准绳·杂病·诸气门·诸气》作"役物"。
② 恐：原脱，据文义加。

志达，荣卫通利，故气缓矣。悲则心系急，肺布叶举而上焦不通，荣卫不散，热气在中，故气消矣。恐则精却上，则上焦闭，上则气逆上，则下焦胀，故气不行矣。寒则腠理闭，气不行，故气收矣。炅则腠理开，荣卫通，汗大泄，故气泄矣。惊则心无所倚，神无所归，虑无所定，故气乱矣。劳则喘息汗出，内外皆越，故气耗矣。思则心有所存，神有所归，正气流而不行，故气结矣。抑尝考其为病之详，变化多端，如怒气所至为呕血，为飧泄，为煎厥，为薄厥，为阳厥，为胸满胁痛，食则气逆而不下，为喘渴烦心，为消瘅，为肥气，为目暴盲，耳暴闭，筋缓，发于外为痈疽①。喜气所至，为笑不休，为毛革焦，为肉病，为阳气不收，甚则为狂②。悲气所至，为阴缩，为筋挛，为肌痹，为脉痿，男为数溲，女为血崩，为酸鼻辛頞，为目昏，为少气不能报息，为泣，则臂麻。恐气所至，为破䐃③脱肉，为骨酸痿厥，为暴下清水，为面热肤急，为阴痿，为惧而脱颐。惊气所至，为潮涎，为目寰，为口呿，为痴痫，为不省人事僵仆，久则为瘒④痹。劳气所至，为嗌噎病，为喘促，为嗽血，为腰痛骨痿，为肺鸣，为高骨坏，为阴痿，为唾血，为寰目视，为耳闭，男为少精，女为不月衰甚，甚则溃溃乎若坏都，汩汩乎不可止。思气所至，为不眠，为嗜卧，为昏瞀，为中痞，三焦闭塞，为咽嗌不利，为胆痹呕苦，为筋痿，为白淫，为得后与气快然如衰，为不嗜食。寒气所至，为上下所出水液，澄澈清冷，下利青白云云。炅气所至，为喘呕吐酸，暴注下迫云云。窃又稽之《内经》，治法但以五行相胜之理互相为治。如怒伤肝，肝属木，怒则气并于肝而脾土受邪，木太过则肝亦自病；喜伤心，

---

① 疽：原作"直"，据《证治准绳·杂病·诸气门·诸气》改。
② 狂：原作"在"，据《古今医统大全·卷之四十一·诸气门》改。
③ 䐃（jùn 竣）：筋肉结聚的地方。
④ 瘒（qún 群）：麻木。

则气并于脾而肾水受邪，土太过则脾亦自病；寒伤形，形属阴，寒胜热则阳受邪，寒太过则阴亦自病；炅伤气，气属阳，热胜寒则阴受病，热太过则阳亦自病。凡此数者更相为治，故悲可以治怒，以怆恻苦楚之言感之；喜可以治悲，以谑浪亵狎之言娱之；恐可以治喜，以迫遽死亡之言怖之；怒可以治思，以污辱欺罔之言触之；思可以治恐，以虑彼亡此之言夺之。凡此五者，必诡诈谲怪无所不至，然后可以动人耳目，易人视听，若胸中无才器之人亦不能用此法也。炅可以治寒，寒可以治热，逸可以治劳，习可以治惊。《经》曰：惊者平之。夫惊，以其忽然而遇之也，使习见习闻则不惊矣。如丹溪先生治一女子，许婚后，夫经商二年不归，因不食，困卧如痴，他无所病，但向里床坐，此思想气结也。药难独治，得喜可解，不然令其怒。俾激之，大怒而哭之三时许，令解之，与药①一贴，即求食矣。然其病虽愈，必得喜方已，乃诒以夫②回，既而果然，病不举。盖脾主思，思过则脾气结而不食。怒属肝木，木能克土，木气冲发而冲开脾气矣。又如子和治一妇人久思而不眠，令触其怒，妇果怒，是夕困睡，捷于影响。惟劳而气耗、恐而气夺者为难治，喜者少病，百脉舒和故也。又闻庄先生治喜劳之极而病者，庄切其脉，为之失声，佯曰吾取药去，数日更不来，病者悲泣，后即愈矣。《素问》云：惧胜喜，可谓得玄关者也。凡此之类，《内经》自有治法，庸工废而不行亦已久矣，幸河间、子和、丹溪数先生出，而其理始明，后之学者宜知所从事。

气无补法，世俗之言也。以其为病痞闷壅塞，似难于补，不思正气虚者不能运行，邪滞着而不出，所以为病。经曰：壮者气行则愈，怯者着而成病。苟或气怯不用补法，气何由行？

气属阳，无寒之理，上升之气觉恶寒者，亢则害、承乃制也。

---

① 与药：原脱，据《名医类案·卷二·郁》补。
② 夫：原脱，据《名医类案·卷二·郁》补。

气有余便是火。冷生气者，高阳生之谬言也。自觉冷气自下而上者，非真冷也，盖上升之气自肝而出，中挟相火自下而出①，其热为甚，火极似水，阳亢阴微也。按：河间论气为阳，而主轻微，诸所动乱劳伤乃阳火之化，神狂气乱，而病热矣。又云五志过极皆为火也，而其治法独得言外之意，凡见喜怒悲恐思之证皆以平心火为主，至于劳者伤于动，动便属阳，惊者骇于心，心便属火，二者必以平心火为主，俗医不达此者，遂以寒凉之谤。气郁用香附、苍术、抚芎。

调气用木香，然味辛，气能上升，如气郁而不达固宜用之，若阴火冲上而用之则反助火邪矣，故必用黄柏、知母，而少用木香佐之。

气从左边起者，肝火也。

气刺痛，皆属火，当降火药中加枳壳。

破滞气用枳壳，壳能损至高之气，二三服即止，恐伤真气，气实者可服。

实热在内，相火上冲，有如气滞，用知母、黄柏、芩、连。

阴虚气滞，用四物以补血。

因事气郁不舒伸②而痛者，木香调达之。

忧而痰气，香附半两，瓜蒌一两，贝母、山楂各三钱，半夏一两。

禀受素壮而气刺痛，用枳壳、乌药。

因死血而痛者，桃仁、红花、归头。

解五脏结气，益少阴经血，用栀子炒黑为末，入汤同煎，饮之甚效。

---

① 出：《证治准绳·杂病·诸气门·诸气》作"上"。
② 伸：原作"仲"，据《证治准绳·杂病·诸气门·诸气》改。

河间云：妇人性执，故气疾为多，宜正气天香汤先导之。

子和治一妇人，劳苦太过，大便结燥，咳逆上气，时喝喝然有音，唾呕鲜血。以解毒汤加木香、汉防己煎服，时时啜之。复以木香槟榔丸泄其逆气，一月而安。

附　方

正气天香汤

香附八钱　陈皮　乌药　紫苏各三钱　干姜　甘草各□钱

上剉，水、姜煎。

治气六合汤

四物汤加木香、槟榔。

木香槟榔丸

木香　槟榔　青皮　陈皮　黄柏　莪术煨　枳壳　黄连　香附各等分　牵牛头末　大黄各加二倍　川归一两半，妇人加

上为末，水丸。

木香顺气汤　治浊气在上。

升麻　柴胡各一分　木香　草豆蔻煨　苍术各三分　厚朴四分青皮　陈皮　益志　茯苓　泽泻　干生姜　半夏　吴茱萸各二分川归五分

上剉，水煎。

升阳顺气汤　治七情所伤，及劳役、饮食不节，满闷短气。

升麻　柴胡　陈皮　川归　草豆蔻各一钱　半夏　人参各二钱黄芪四钱　甘草　黄柏各五分　神曲炒，一钱半

上剉，姜、水煎。恐则气下者宜服此。

四磨汤　治七情所感，上气喘急，妨闷不食。

人参　槟榔　沉香　乌药

上件各浓磨水，和煎三五沸，温服。

苏合香丸

沉香　麝香　诃子　丁香　青木香　安息香　香附　荜茇

白术　白檀各三两　熏陆香①　苏合油　龙脑各一两　朱砂　乌犀角

各制

上末，用安息膏并蜜丸桐子大。汤下四丸。

木香化滞汤　治因忧气，食湿面，结于中脘，腹皮底微痛，心下痞满，不食。方见二十九。

流气饮子　治五脏不和，三焦气壅，心胸痞闷，腹胁膨胀，肩背攻痛，呕吐，气喘痰盛，浮肿。

木香二钱半　槟榔　青皮　半夏　茯苓　桔梗　枳壳　当归

芍药　防风　川芎　紫苏　枳实　黄芪　乌药　大腹皮　甘草

陈皮七钱半

上㕮咀，姜、枣，水煎服。

疏气丸

大黄二钱半　甘遂一钱，冬七日，春秋五日，夏三日　萝卜子二钱

黑丑末四钱

滴水丸。

清膈丸　治湿热气滞。

黄芩　黄连各半两　香附一两半　苍术

上新取瓜蒌杵烂和丸小豆大。温水下。

---

① 熏陆香：即乳香。

疝癞六十 _{《经》}云疝癞者，阴器连小腹急痛也

脉　法

寸口弦紧为寒疝弦则卫气不行，气不行则恶寒，紧则不饮食。寸口迟缓迟为寒，缓为气，气寒相搏，转绞而痛，沉紧豁大为虚。弦急搏皆疝，视在何部而知其脏：心脉微滑为心疝；肝脉滑为癞疝；肾脉滑为①癃癞，大急沉为肾疝；肝脉大急沉为肝疝；心脉搏急为心疝，肺脉沉搏为肺疝；脾脉紧为脾疝。寸弦而紧，弦紧相搏为寒疝。跌阳虚迟为寒疝。

医　论

丹溪云：疝气，睾丸连小腹以痛也。有痛在睾丸者，痛在五枢穴边者，皆足厥阴之经也。或无形无声，或有形如瓜，有声如蛙②。自《素问》而下皆以为寒，盖寒主收引，经络得寒则引而不行，所以作痛。然亦踢冰涉水终身不病此者，无热在内故也。大抵此病始于湿热在经，遏而至久，又得寒气外束，不得疏散，所以作痛，若只作寒论，恐为未备。或曰：厥阴经湿热，何由而致？予曰：大劳则火起于筋，醉饱则火起于胃，房劳则火起于肾，大怒则火起于肝，火积之久，母能令子虚，湿气便盛，浊液凝聚，并入血队③，流于厥阴，厥阴属肝，为将军之官，其性急速，火性又暴，为寒所遏，宜其痛之太暴也。尝以乌头、栀子作汤服之，其效亦敏。后因此方随形证加减，无不验。但

---

① 为：原作"之"，据《证治准绳·杂病·大小腑门·疝》改。
② 蛙：原作"哇"，据《格致余论·疝气论》改。
③ 队：《医学正传·卷之四·疝气》作"隧"。

热、湿又分多少而治，湿则肿多，癫病是也，其痛亦轻，但重坠牵引耳。

《经》有七疝，寒、水、筋、血、气、狐、癫也。按：诸书所论寒疝，因湿地雨水风凉处，使内过多，其状囊冷，结硬如石，阴茎不举，或控睾丸而痛，宜温剂下之，久则无子。

水疝，因醉、过内，汗出遇风湿之气，聚于囊中，其状肾囊肿痛如水晶，或痒极，出黄水，小腹或按之作水声，阴汗，治宜逐水。

筋疝，因房方及邪术所使，阴茎肿，或溃脓，或痛而裹鱼①筋缩，或挺不收，或白物如精，或茎痛，痛极则痒，宜降火下之。

血疝，因使因②气血流注，溢渗入脬囊，留而不去，结成痈肿，多血，状如黄瓜，在小腹两旁，黄骨约□③，俗云便痈，治宜和血。

气疝，因号哭忿怒，气郁之而胀，哭怒止即散，其状上连肾区，下及阴囊，宜疝气药下之。小儿有此，因父积怯，故不治。

狐疝，与气疝大同小异，状如仰瓦，卧则入小腹，行立则出入囊中，宜逐气流经之剂下之。

癫疝，因地气卑湿，江淮所生，其状肿如升斗，不痒不痛，宜去湿之药下之。专主肝经，与肾经绝无相干。或曰：肝经与冲、任、督所会聚于阴器，伤于寒则阴缩入④，伤于热则纵挺不收，属木，性急速，火性暴而痛暴矣。前人论疝甚多，或曰膀胱，或曰肾余，或曰小肠气，其实皆归于肝经也。

疝不可下。

疝宜灸大敦穴。在足大拇指甲后一韭叶大，聚毛间。灸三壮。

因痰饮、食积流入厥阴，聚而成核。

---

① 裹鱼：《脉因证治·卷下·四十七疝癫》作"里急"，义胜。
② 因：《脉因证治·卷下·四十七疝癫》作"内"，义胜。使内，即行房。
③ 黄骨约□：《脉因证治·卷下·四十七疝癫》作"横骨约中"。
④ 入：原脱，据《脉因证治·卷下·四十七疝癫》补。

因瘀结其本经。

因虚而感，或内火外寒郁之。

挟虚者用参、术为君，佐以疏导药。又云：按之不痛者属虚，加桂枝、姜汁服之。大抵虚而得者，亦不可以虚而骤补，必先涤其所蓄，而后补之可也。

盖湿热因寒郁而发，劫药用栀子以降湿热，乌头以破塞郁，二味皆下焦之药，而乌头为栀子所引，其性急，不容胃中停留也。

定疝痛，用海石、香附为末，姜汁调下，亦治心痛。

诸疝定痛速效，枳实、山栀、棠球、茱萸各炒，湿盛加荔核炒，丸服。一云长流水下一二钱。

食积与瘀血成痛者，栀子、桃仁、山楂、枳实、茱萸为末，顺流水入姜汁作汤下。一本有茴香、附子。

阳明受湿热，传入大肠，恶寒发热，小腹连毛际结核，闷痛不可忍，用山栀、桃仁、枳核炒、山楂等分，入姜汁煎服。

癫有四。

一云：不痛者是癫。按：《三因》论肠癫，因房室过度，原脏虚冷，肠边膋①系不收，坠入癫中上下，难治。

气癫，因七情，脏气下坠，阴癫肿胀急痛，易治。

水癫，湿气得之则肿胀其阴，易治。

卵癫，因劳役坐马，致卵核肿胀，或偏有大小，上下无常，此难治也。

外有妇人阴门挺出，亦名癫病，但治不同耳。

癫，非痛断房事与厚味，不可用药。

癫不痛者，苍术、神曲、白芷、山楂、川芎、枳子、半夏。

---

① 膋（liáo 疗）：肠上的脂肪。

木肾

或曰：因肾虚寒冷凝治，其间胀大作痛，顽痹结硬，宜温散利逐之。

医 案

丹溪治一人，旧有疝积，后因山行饥甚，遇橘芋食之，即右丸肿大，寒热。先服平胃剂一二贴，次早神思清①，气至下焦，呕逆，觉积动，复吐后和胃气、疏通经络而愈。

一人虚损潮热，肾偏坠，小肠气。四物加小茴香、吴茱萸、胡芦巴各五分，枳子、青皮、棠球，渐愈。

滑伯仁治一妇，病寒致疝，自脐下上心皆胀攻痛，而胁尤甚，呕吐烦闷，不进饮食。脉二手沉结不调，曰：此由寒在下焦，急攻之。与灸章门、气海、中脘，服玄胡、桂、椒，佐以蘹②、木诸香，茯苓、青皮等，十日一服温利药丸，聚而散之也。

一老人病脐腹疞音绞痛，医以温中散寒，无验。视之，脉两尺搏甚而沉。曰：此大寒由外入也，寒喜中下，故为疝，治宜在下。加沉降之剂引入下焦，数服愈。

一人病气则脐下筑筑，渐至心下，呕涌痛瀽，手足青色③，喉中淫淫而痒，眉本酸疼，目不欲视，头不欲举，神昏欲睡而不寐，恶食气，睾丸控饮④，小便数而欠，年未三十，尪瘠尤甚，人劣劣不自持。脉沉弦而涩。曰：是得忧郁愤怒，寒湿风雨乘之，为肝疝也。属在厥阴，故当脉所过处皆病焉。厥阴，肝也，张从正云

---

① 清：原脱，据《名医类案·卷六·疝癞》补。

② 蘹（huái 怀）：蘹香即"茴香"。

③ 青色：原脱，据《名医类案·卷六·疝癞》补。

④ 饮：《名医类案·卷六·疝癞》作"引"，义胜。

诸疝皆属肝经，且肝欲急，以辛散之。遂取吴茱萸，佐以姜、桂，及治气引药，兼以茴、楝等丸，每日①一温利之，三月安。

秘方　治诸疝。

枳实治痛　山栀　茱萸　橘子　山楂肉　桃仁瘀血加之　川乌劫痛，同栀　桂枝不定必用　荔核湿加　青皮

守效丸　治癩之要药，不痛。

苍术　南星　半夏　白芷散水　川芎　枳实　山楂

参术汤　治虚疝。脉豁大者是。

人参　白术　栀子　香附

附　方

丁香楝实丸东垣　治疝。

川归酒洗　附子炮　川楝实　茴香各一两

上剉，好酒三升同煮，酒尽，焙干，干作末，入丁香、木香各五分，全蝎十三枚，玄胡半两，为末，酒糊丸。酒下。

君卒散　治寒疝入腹，心腹卒痛，小肠、膀胱气绞痛，腹冷重如石，自汗。

山栀五十枚，烧一半过　附子一枚，炮，或以乌头代之

每服二钱，酒煎。

神应散　治诸疝，心腹绞痛不忍，能散气开郁。

玄胡索　胡椒或加四香

上每二钱，酒下。

牡丹丸　治寒疝，心腹刺痛及血。

川乌炮，去皮、尖　牡丹皮四两　桃仁去皮、尖　桂　青皮

---

①　每日：《名医类案·卷六·疝癩》作"每十日"。

蜜丸。酒下①。

桃仁汤　治癫疝。

桃仁　茱萸　桂枝　蒺藜　青皮　茯苓　槟榔　木香　海藻
枳壳　三棱　莪术

随意加减。

天罗②筋烧灰治疝。

应痛丸　治败精恶物不出，结成疝痛不忍。

阿魏二两，醋和荞麦面煨熟　槟榔大者，括空，乳香满盛，将刮下末
用荞麦面拌作饼，慢火煨

上末，入硇砂一钱，赤芍药一钱，面糊丸如梧桐子大。盐
酒下。

雄黄散　治阴肿如▨。

雄黄一两　矾二两　甘草半两

煎洗。

治疝

苍术　香附各盐炒　又黄柏酒炒，君　玄胡索　青皮　益智
桃仁以上臣　茴香佐　戊子盐炒　甘草使

上判，水煎服，后一痛过则不再作矣。

五叶汤

枇杷叶　野紫苏叶　椒叶　苍耳叶　水晶葡萄叶

上煎水洗。

疝气神方　甚至上冲如有物筑心脏欲死，手足冷者，二三服

---

① 下：原脱，据《脉因证治·卷下·四十七疝癞》补。
② 天罗：丝瓜的别名。

除根。

硫黄铫中熔化，即投水中，毒去研细　陈皮等分　荔枝核为末，炒焦黄

等分为末，饭丸桐子大。每服四五丸，酒下，疼立止。甚者用六丸，不可多也。

橘核散

桃仁　橘核　栀子　川乌　吴茱萸

上水煎。

积疝方

山楂炒，一两　茴香炒　柴胡三钱　牡丹皮

上末，酒糊丸如桐子大。盐汤下五十丸。

木肾

雄黄、楮树叶为末，酒糊丸桐子大。盐酒下五十丸。

又方

枸杞子　南星　半夏　黄柏炒　苍术盐炒　山楂　白芷　神曲　滑石　昆布　吴茱萸

上末，酒糊丸。盐汤下七十丸。

茴香楝实丸　治阴疝痛及小肠气。

川楝炒　茴香炒　山茱萸　石茱萸　青皮　陈皮　芫花醋炒　马蔺花等分

上醋糊丸梧桐子大。酒下，每服三十丸。

川苦楝散　治小肠气。

川楝子一两，用巴豆十五粒破后同炒黄，去巴豆　木香　茴香盐炒。各一两

上末，空心酒下二钱。

治小肠气肾核作痛

苍术　陈皮　川楝子各三钱　紫苏二钱　葱五根。一方有甘草五分

阴囊肿胀，大小便不通

白丑二两　白术　桑白皮　木通　陈皮各半两

上为末，空心姜汤下，每服二钱。

熨法

白盐半斤，炒极热，包熨痛处。或白泥一握，置脐上，用熨斗熨之。或以艾灼之皆可。

灸　法

大敦、气海、章门、中脘、归来等穴。取法见前。

偏坠木肾肿火

阑门二穴在阴茎根两旁各开三寸是穴。针一寸半，灸二七壮

痹音闭六十一

丹溪痹入痛风中。兹以痹为偏门，而诸痹分于其下。

麻木　痒　痛风　肢节痛　臂痛　转筋　挛急　痉强

脉　法

沉涩或微涩而紧，又大而涩或急，皆痹。右寸沉而迟涩为痹。左寸结不流利为血痹。右关脉举按皆无力而涩为肉痹。左关弦紧而数，浮沉有力为筋痹。迟为寒，数为热，濡为湿，滑为痰为虚。

医　论

丹溪云：因风寒湿三气合而成之。寒气胜者为痛痹寒则阴受之，故痛而夜剧，湿气胜者为着痹湿则肌肉筋脉着而不去，风气胜者为行痹风则阳受之，故走注，行而旦剧。

病作于阴雨，及三九月，太阳寒水用事之时，麻木不仁，或仁或不仁，或痛或不痛，或筋屈而不伸，或引而不缩，寒即虫行，热即纵缓，不泪乱也。皮痹不已而成肉痹，肉痹不已而成脉痹，脉痹不已而成筋痹，筋痹不已而成骨痹，久而不已内舍，其合难治矣。

《痹论》云：风寒湿三气乘虚而客于五脏所致，客于心则烦心上气，嗌干，恐噫，厥胀。客于肺，使人烦满，喘而吐。客于肝，多饮数溲，小腹痛，如怀妊，夜卧则惊。客于脾，四肢解堕，发咳呕沫，上为大塞。客于肾，善胀，尻以代踵，脊以代头。客于肠，数饮而小便不得，中气喘争，时发飧泄，夫大肠乃传导为冲和之气，三气客之而和气闭矣，水道不通，故糟粕不化则喘争而飧泄也。若客于胞，小腹膀胱按之内痛，若沃以汤，小便涩，上为清涕，夫三气客于胞中，其气不能化出，故胞满而水道不通，随经出于鼻窍。客于血脉，随脉流通，上下升降一身，谓之周痹。

华佗论痹乃四时不正之气感于脏腑，有气、血、肉、筋、骨之分。气痹者，愁思喜怒过则气结于上，久而不消则伤肺，生气疾①，邪气胜于上，则胸腹痹②而不能食③，注于下，则腰脚重而不能行，贯于舌而不言，遗于肠而不溺，壅则痛，流则麻，右寸迟而沉涩者是。血痹者，饮酒过多，怀热太甚，或寒热折于经络，或湿犯于荣卫，因而血搏，渐成枯削失血之证，左寸脉结而不流利是也。肉痹者，饮食不节肥羹之为。肉不荣，肤不泽，则文理疏，三气入之，则四肢缓而不收持，右关脉举按之无力而涩也。

---

① 生气疾：《脉因证治·卷上·二痹》作"正气衰"。
② 痹：《脉因证治·卷上·二痹》作"痛"。
③ 食：原脱，据《脉因证治·卷上·二痹》补。

筋痹者，由叫怒无时，行步奔急，淫邪伤肝，肝失其气，客热客之，流入筋会，使筋急而不舒，左关脉弦急而数，浮沉皆有力是也。骨痹者，乃嗜欲伤于肾气，内消则不能关禁，邪气妄入故也。

麻木

丹溪云：麻木是气虚，木是湿痰、死血。又云：十指麻是胃中有痰。又云：风湿热下陷入血分阴中，阳道气不行，故合目则浑身麻木，亦有痰在血分者。

戴人：以苦剂涌寒痰，次与淡剂。

白术除湿　茯苓养水　桂伐水　姜　附寒胜加之

医　案

东垣治一妇麻木，六脉俱中得弦洪缓相合，按之无，弦在上①，是风热下陷入阴中，阳道不行。其证闭目则浑身麻木，昼减夜甚，开目则渐退，久则止，惧而不睡，身体重，咳嗽烦躁，气促喘，余无所苦，色脉相应。经曰：阳病瞋目而动轻，阴病闭目而静重。又云：诸脉皆属于目。又云：开目则阳道行，阳气遍布周身，闭目则阳道闭而不行，如昼夜之分。知阳衰而阴旺也。且麻木为风，皆以为然，细校之亦有区别耳。久坐亦有麻木，喻如绳缚之人，释之觉麻作而不敢动，良久自已。以此验之，非风邪，乃气不行也。治当补肺气则已。如经脉中阴火乘其阳分，火动于中而麻木，当兼去其阴火则愈矣。痰嗽者，秋凉在外在上②而作也，宜以温剂实其皮毛。身重脉缓者，湿气伏匿而作也，时见躁

① 按之无弦在上：《名医类案·卷五·麻木》作“按之无力，弦在其上”。

② 在上：《名医类案·卷五·麻木》作“湿在上”。

作，当升阳助气益血而泻阴火，与①湿通行经脉，补其阴阳则已矣。遂以补气升阳和中汤服之愈。

一老人病身体热麻，股膝无力，饮食有汗，善笑善饥，痰涎不利，舌强难言，声嘎。脉左寸洪大有力，此邪客于经络之中。二臂外有数瘢，问其故，对以燃香所致。予曰：病皆由此也。盖手之三阳，从手表上行于头，加以火邪，阳并于阳，势尽炽焉，故邪热妄行，流散于周身而为热麻。经云：胃热则虫动，虫动则廉泉开，故涎下。热伤元气而为沉重无力。饮食入胃，慓悍之气不循常度，故多汗。心火盛则喜笑，脾胃热则消谷善饥，肺金衰则声嘎。仲景云：微数之脉真②不可灸。君奉养以膏粱之味，无故而加以火燔之毒，热伤经络而致。治以清神③补气汤，不旬日而愈。

一人五月间两手指麻木，怠惰嗜欲卧。此热伤元气也。以补中益气汤减白术、陈皮、川归，加芍药、五味，遂安。

一人年四十余，面目十指俱麻，乃气虚也。以补中益气汤加木香、附子、麦门、羌活、防风、乌药，服之愈。

一人四肢麻木，乃气虚也，四君子加天麻、麦门、黄芪、川归，大剂服之，愈。

附　方

附子汤　治风寒湿痹。

人参　附子炮，去皮、脐　桂枝　白芍药　甘草　茯苓各三钱

---

① 与：《名医类案·卷五·麻木》作"去"，义胜。
② 真：《名医类案·卷五·麻木》作"慎"。
③ 神：《名医类案·卷五·麻木》作"阳"。

白术一两

行痹加桂枝汤，痛痹加附子姜苓汤，胞痹加四苓，肠痹加平胃、茱萸、草豆蔻。

五痹汤 治风寒湿痹，肌肤手足缓弱，顽麻不仁。

姜黄　羌活　白术　防己各一两　甘草半两

水煎。一本有海桐皮、川归、芍药。

麻木方

人参　黄芪助阳道　川归行阴　甘草生，去肾热　黄柏　白术
苍术　茯苓去湿热　升麻　柴胡　芍药

痰加二陈。

忍冬藤膏 治五痹拘挛。

清气补气汤

黄柏　知母为君，味苦寒，泻火□，壮筋骨，乃肾欲坚，急食苦以坚之　黄芪　生干姜泻热实表　五味止汗，补肺不足。臣　炙甘草　当归和血润燥　升麻　柴胡行少阳、阳明经，自地升天也，佐

上剉，水煎，取清汁服。

补气汤 治皮肤麻木。

黄芪　陈皮　甘草各一两　泽舍①　芍药各半两

水煎。

补气升阳和中汤 治闭目则麻木。

黄芪半两　佛耳草　人参三钱　陈皮　白术　川归二钱　草豆蔻　苍术一钱半　甘草生　升麻　柴胡　黄柏炒　茯苓　泽泻一钱
芍药三钱

---

① 泽舍：泽泻。

水煎。

中和补气汤 治合目则麻木作，四肢无力，痿弱醋心，目昏头眩。

羌活七分　独活　川归　黄柏三分　黄连　麻黄　柴胡　神曲　木香　草豆仁各二分　人参　白术　猪苓　泽舍各□钱　甘草　升麻各五分　黄芪　苍术　陈皮各二钱　芍药三钱

上作二服，水煎。

痒

痒乃血不荣于肌腠，四物加黄芩煎，调浮萍末。一法用防风通圣散。又论见燥门。

痛风

丹溪云：四肢百节走痛是也。属风、热、湿与血虚，因血受热，已自沸腾，或再涉冷受湿取凉，热血得寒，污浊凝涩，不得运行，故痛，夜则痛甚，行于阴也。治以辛热，流散寒湿，开发腠理，则血行气和而愈。然有数种，治法亦异。因湿痰浊血流注为病，以其在下焦，道路远，非乌、附气壮不能行，故用为引经。若以为主治，非惟无益，而有杀人之毒，宜行气流湿，舒风导滞，补新血，降阳升阴。治有先后，须分肿与不肿可也，不可食肉，肉属阳，大能助火，素火盛者，因水少不能制，若食厚味，下有遗溺，上有痞闷，虽鱼、面、酱、醋、酒皆断之。先以二陈加酒浸白芍药，少佐黄连以泻心火。

治法

苍术、南星、白芷、川芎、当归、酒芩。在上加羌活、桂枝、桔梗、威灵仙，在下加牛膝、防己、木通、黄柏。又云：四物汤加桃仁、牛膝、陈皮、茯苓、甘草、白芷、草龙胆。在上属风，在下属湿，加药同，俱二倍，桂一倍，无桔梗。气虚加参、术、龟板。痰加南星。血虚加芎、归，佐以桃仁、红花。

俗人用草药以取速效，如石丝为君，过山龙等佐之，皆性热而燥，不能养阴，却能燥湿。病之浅者，湿痰得燥而开，热血得热而行，故亦暂效。若病深而血少者，则愈劫愈虚，而病愈深矣①。

痰用二陈汤加酒芩、羌活、苍术。亦治臂痛。

湿用苍术、白术之类，佐以竹沥及下气药。又云：有湿郁而周身走痛，或关节痛，遇阴寒即发者，当作湿郁治之。

风者，小续命汤极验。

血虚，用芎、归之类，佐以桃仁、红花。

瘦人多是血虚与热，脉必涩，宜当归、红花、桃仁、牛膝、槟榔等同用。

肥人是湿痰流注经络。脉必滑。

下部有湿肿痛，防己、草龙胆、黄柏、知母，固是捷法。若肥人宜苍白术、南星、滑石、茯苓之类。

薄桂味淡，能横行手臂，令他药至痛处。威灵仙治上体痛风，虚弱勿用。一云：白姜黄能引至手臂，尤妙。

上中下痛

黄柏炒　苍术泔浸一宿　南星各一两　神曲炒　台芎各一两　防己　白芷　桃仁各半两　威灵仙酒洗　桂枝横行手臂　羌活各三钱　草龙胆五分　红花一钱半

上为末，曲糊丸。食前下，每服一百丸。

---

① 俗人……病愈深矣：此段文字引自《医学正传·卷之四·痛风》，有改动。

血气两虚，有痰浊阴火痛风

人参　山药　海石　南星各一两　白术　熟地　黄柏炒黑　龟板酒炙。各二两　干姜烧灰　锁阳半两

上为末，酒糊丸服。

三妙散　治筋骨疼痛因湿者。

黄柏酒炒　苍术泔浸，炒

上为末，沸汤入姜汁调服。二味皆雄壮之气，表实气实加酒少许佐之，有气加气药，血虚加补血药，痛甚者加姜汁服。

潜行散

黄柏酒浸，炒

上末，汤调服。

一方 治痛风。

黄踯躅即羊踯躅根一把，擂水一盏，黑豆半盏，酒、水各一碗，徐徐服之，大吐大泻，一服便能行动。

附　方

定痛丸　治风湿一切痛。

乳香　没药　地龙去土　木鳖子去壳　金星草　五灵脂等分

上末，蜜丸弹子大。酒下一丸。

定痛黑丸子

杏仁　黄蜡半两　江子　宿砂一个。各研

上三件，炒上烧存性，加乳香少些，熔蜡丸黍米大。服十丸。

走注疼痛

灵仙　川芎七钱　桃仁炒　川归　苍术　桂枝各一钱　生桃仁七粒　甘草三分

姜五片，水煎至半，入童便、竹沥各一盏再煎，热服。忌鸡、湿面、猪肉。

治痛风

赤芍药一两半　青皮　木鳖各一两　灵仙二两　紫葳　台芎各□两　防风半两　甘草三钱

上水煎服。

因利后脚软，百节疼痛，是久利亡阴故也，以大剂川归补阴降火自愈，不可作风治，反燥其阴。

因饮酒湿痰痛风

黄柏炒　灵仙酒炒。各半两　苍术　羌活　甘草各三钱　陈皮芍药各一钱

上为末，姜汤下一钱。

控涎丹　治一身及两胁走痛。

甘遂制　大戟制　桃仁死血加之　真白芥子炒。等分

上为末，糊丸桐子大。姜汤下七八丸，加至十丸。

痰带湿热者，先以舟车丸或导水丸下，后以：

趁痛散

乳香　没药　桃仁　红花甘草炙　香附　当归　地龙去土，酒炒牛膝　羌活　五灵脂酒淘，或加酒芩、酒柏

上为末，酒下二钱。

龙虎丹　治走注疼痛，或麻木不遂，或半身痛。

草乌　苍术　白芷各一两，为粗末，拌发热，盦过，入后药　乳香没药各二钱，另研　当归　牛膝各半两

上为末，酒糊丸弹子大。酒下一丸。

八珍丸　治痛风走注脚疾。

乳香　没药　赤赭石　穿山甲生，三钱　羌活　草乌生。各半两
川乌生，不去皮、尖，一两　全蝎炒二十一个

上末，醋糊丸桐子大。酒下十一丸。

四妙散　治痛风走注。

威灵仙酒浸，半两　苍耳一钱半　羚羊角灰，三钱　白芥子一钱

上末，姜一片擂汁，入汤调服。

食积肩腿肿

龟板酒炙

酒糊丸。四物加陈皮甘草汤下。

痛有常处，赤肿灼热或壮热，此欲成风毒，宜败毒散。

风湿走注痛

粟壳一两　陈皮　虎骨　乳香　没药　甘草各二钱半

上剉，水煎。

飞步丸

草乌酒浸一宿，去皮，晒干，另研　二蚕沙酒浸，晒干　木鳖子半
两　全蝎　地龙　麝香一钱

上为末，酒糊丸，土朱为衣。至二十丸。骨痛，自然铜五钱
醋煅。

脚跟痛

有血热，有痰，四物、知母、黄柏、牛膝之类。

肢节痛

肢节肿痛，痛属火，肿属湿，兼受风寒而发动于经络之中，
湿热流注肢节之间而无已也。用麻黄去节、芍药各一钱，防
风、荆芥、羌活、独活、白芷、苍术、灵仙、片芩、枳实、桔
梗、葛根、川芎各五分，甘草、归须、升麻各二分。下焦加炒

柏，妇人加红花，肿多加槟榔、大腹皮、泽泻。更调没药，定痛尤妙。

肢节痛须用羌活、防风，去风湿亦宜用之。肥人多是风湿与痰饮流注经络而痛，宜南星、半夏。瘦人是血虚与热，四物加防风、羌活、酒芩。瘦人或性急躁而痛，发热，是血热，四物加酒炒芩、柏。脉滑者，用燥湿苍术、南星，兼行气以木香、枳壳、槟榔。涩数为瘀血，芎、归、桃仁、红花，大黄微利之。倦怠无力而痛，用参、术、南星、半夏之类。

臂痛

凡臂肩冷痛，是上焦湿热横行经络，用半夏、白术、南星、香附、甘草、酒芩、羌活各一钱，陈皮、茯苓各半钱，灵仙三钱，苍术五分，姜、水煎服。

劫劳散　治提挈伤筋而痛。

人参　黄芪　甘草　川归　芍药　熟地黄　阿胶等分　白姜黄些少，引用

或加五味、乌药、桂。姜、枣煎服。

血不荣筋而痛

四物加黄芪、羌活、姜黄、甘草。

茯苓丸　治臂痛。

半夏二两　茯苓一两　枳壳半两　风化硝三钱

上末，面糊丸。姜汤下三十丸。

转筋

属血热，四物汤加酒芩、红花。

按：河间云转，反戾也。热气燥烁于筋则挛瘈而痛，火主烦灼燥动故也。

或以为客①于筋者，误也。盖寒虽主于收引，然止为厥逆禁固，屈伸不便，安得为转筋也？所谓转者，动也。阳动阴静，热证明矣。夫转筋者，多因热甚，霍乱吐泻所致。脾胃土衰，则肝木自甚而热燥于筋故也。大吐泻则为热，凡霍乱转筋而不渴者，未之有也。或不因吐泻，但外冒于寒而腠理闭密，阳气郁结怫热，内作热燥于肝然也，故诸转筋。因以汤清之而使腠理开泄，阳气得散即愈。故世俗反疑为寒也。

医　案

挛急

丹溪治一人，因湿气，右手疼痛挛拳，二陈加金毛狗脊、杜仲、川芎、升麻。

又一人湿气脚挛，拳身不直，用当归拈痛汤加杜仲、黄柏、川芎、白术、甘草、枳壳，愈。

一人背偃偻，足挛，成废疾，脉沉弦而涩。与煨肾散，以甘遂末入猪腰子内，煨食之，上吐下泻。过一月，又行一次，凡三四贴即愈。

项痉强

丹溪治一人，项痉强，动则微痛。脉弦而数实，右为甚，作痰热客太阳经。治之以二陈、黄芩、羌活、红花，煎服即愈。

东垣治一人，时冬忽有风气暴至，六脉弦甚，按之洪大有力，其证手挛急，大便秘涩，面赤热。此风寒始至于身也，四肢者脾也，以风寒之邪伤之，则搐而挛痹，乃风淫末疾而寒在外也。《内经》曰：寒则筋挛，正谓此也。素饮酒，内有实热，乘于肠胃之

---

① 客：《古今医统大全·卷之二十一·积热门》此前有"寒"字，义胜。

间，故大便秘涩而面赤热，内则手足阳明受邪，外则足太阴脾经受风寒之邪。用桂枝二钱，甘草一钱，以却其寒邪而缓其急缩；黄柏二钱，苦寒，滑以泻实润燥，急救肾水；升麻、葛根各一钱，以升阳气，行手阳明之经，不令遏绝；桂枝辛热，入手阳明之经为引，用润燥；复以甘草专补脾气，使不受①风寒之邪而退贼②邪，专益肺金也；佐以人参补气，当归和血润燥。作一贴，水煎服，令暖房中摩搓其手，遂安。

丹溪治一老人，性急作劳，二腿痛甚。此兼虚证，宜温补，以四物加桃仁、陈皮、牛膝、生甘草煎，入姜汁调，潜行散热，服三四十贴而安。

一妇性急味厚，痛风拘挛数月。此挟③痰与气，当和血疏气导痰，以潜行散入生甘草、牛膝、枳壳、通草、陈皮、桃仁、姜汁煎服，半年而安。

一少年患痢，用涩药取效，致痛风叫号。此恶血入经络也，血受湿热凝浊，所以未尽，留滞隧道，久则必成偏枯。与四物汤加桃仁、红花、牛膝、黄芩、陈皮、生甘草煎，入生姜研，潜行散入少酒饮之，数十贴，又刺委中，出黑血三合而安。以上三人，正所谓病有数种而治法少异也。

一人贫劳，秋深浑身发热，手足皆疼如煅，昼轻夜重。服风药愈痛，气药不效。脉涩而数，右甚于左，饮食如常，形瘦。盖大痛而瘦，非病也。用苍术、酒柏各一钱半，生附一片，生甘草三分，麻黄五分，桃仁九个煎，入姜汁令辣，热服四贴，去附，

---

① 受：此下原有"不"字，据《名医类案·卷八·痛风》删。
② 贼：原作"木"，据《名医类案·卷八·痛风》改。
③ 挟：原作"援"，据《名医类案·卷八·痛风》改。

加牛膝一钱，八贴后气喘定，痛略减。意其血虚，多服麻黄，阳虚被发动而上奔，当补血镇坠，以酸收之，用四物加芎、人参[①]二钱，五味十二粒，倍芍药，二贴喘定。三日后，脉[②]减大半，涩如旧，仍痛，以四物加牛膝、参、术、桃仁、陈皮、甘草、槟榔、生姜，五十贴而安。后因负重复痛，食少，前药加黄芪三分，二十贴安。

一人患背胛缝一线痛起，上髃骨至胸前侧胁而止，昼夜不住。脉数，重取左豁大于右。意其背胛小肠经，胸胁胆经也，必思虑伤心，心脏未病而小肠腑先病，故痛从背胛起，及虑不能决，乃归之胆，故痛至胸胁，乃小肠火乘胆木，子来乘母，是为实邪。果因谋事不遂。用人参四分，木通二分，煎汤为使，吞龙胆丸，数服而安。

一壮年味厚多怒，秋间髀枢左右发痛一点，延及膝骭，痛处恶寒，昼静夜剧，口或渴，膈或痞。医以补血及风药，至春痛甚，食减形瘦，膝肿如碗。脉弦大实数，寸涩甚，痛大。作饮食积痰在太阴、阳明治之，以炒柏一两，生甘草梢、生犀角屑、盐炒苍术各三钱，川芎二钱，陈皮、牛膝、木通、芍药各半两，遇热加黄芩二钱，为末，每三钱与姜汁同研细，煎令带热，食前服之，日夜四次，半月后脉减病轻。去犀角，加牛膝，春夏用叶，秋冬用根，取汁尤妙，龟板、归身尾各五钱，如前服，又半月肿减食增，不恶寒。惟脚痿弱，去苍术、芩，夏加炒柏，中年人加生地，冬加桂、茱萸，病痊。

---

① 加芎人参：《名医类案·卷八·痛风》作"减川芎""加人参"，义胜。

② 脉：《名医类案·卷八·痛风》此下有"数"字，义胜。

痿六十二

脉　法

浮而大浮为虚，大为热。滑而大滑为痰，大为虚。洪而缓洪为热，缓为虚。

医　论

丹溪云：《内经》谓诸痿生于肺热，又谓治痿独取阳明足。肺金体燥，居上而主气，畏火者也。脾土性湿，居中而主四肢，畏木者也。火性炎上，若嗜欲无节则水失所养，火寡于畏而侮所胜，肺得火邪而热矣。性刚急，肺受热则金失所养，木寡于畏而侮所胜，脾得木邪而伤矣。肺热则不能管摄一身，脾伤则四肢不能为用，而诸痿作矣。泻南方则肺金清而东方不实，何脾伤之有？补北方则心火降而西方不虚，何肺热之有？故阳明实则宗筋润，能束骨而利机关矣。治痿之法无出于此。虽然，天产作阳，厚味发热，凡病痿者，若不淡薄食味，必不能保其全安也。

有湿热；有痰一云湿痰；有血虚气弱，死血、食积妨碍不得降者；有湿热伤筋，不能束骨。谨按：《经》论有筋、脉、骨、肉之分。若悲哀太甚，阳气内竭，数溲血，大经空虚，起于心，病则枢纽如折，不相提挈，名曰脉痿；有思虑无穷，入房太甚，宗筋弛纵，热入于肝，病则筋急甲爪枯，名曰筋痿；有由湿地，以水为土，湿生于脾，病则胃干而渴，肌肉不仁，名曰肉痿；有时远行劳倦，偶大热而渴，阳气内之，热舍于肾，病剧腰脊不举，甚则骨枯而髓减，名曰骨痿，皆热熏于肺也。又曰：心气热，生脉痿，故胫纵不任地；肝气热，生筋痿，故宗筋纵；脾气热，生肉痿，故痹而不仁；肾气热，生骨痿，故足不任身。学者宜详审之。

因肾水不能胜心火，心火上烁肺金，六叶皆焦，皮毛虚弱，急而薄着，则生痿躄，皆好色之故。

《内经》论风、论痿各有篇目，源流不同，治法迥异。《局方》以治风之药通治诸痿，何其谬哉。夫风因外感，痿属内伤。风主发散，痿宜补养。其大不同，可不辨哉？

治法

取于阳明。阳明者，胃脉也，五脏六腑之海，主润宗筋，宗筋主束骨而利机关也，故阳明虚而然也。

专主养肺气，养血清金。

东垣取黄柏为君、黄芪为佐以治诸痿，无一定之方，有湿多、热多者，有湿热相半者，有挟风者，临病制方，其善于治痿者乎？又云：甘寒泻火，苦寒泻湿热，四君子补阳明之虚，宜清暑益气汤之类。

湿热，东垣健步丸加燥湿降火之药，芩、柏、苍术。

湿痰，二陈加苍术、白术、黄芩、黄柏之类，入竹沥、姜汁。

血虚，四物加黄柏、苍术，下补阴丸。

气虚，四君子加苍术、黄柏、黄芩。

黄柏、苍术，治痿要药也。

虎潜丸、补肾丸治痿。方见虚损门。

子和云：痿因肺热相传四脏，其脉以浮而大，今人便作寒湿脚气治之、骤用燥药、针灸、汤蒸，痿弱转甚。此证与治痹不同：风寒湿痹犹可蒸汤燔灸，惟痿属热而成，不可作寒治，宜黄连解毒加当归等剂。

医　案

朱治一人，形肥味厚，多忧怒，脉常沉涩，病痰气。医用燥热香窜之药，至夏，足弱，气上冲，食减。此热郁而脾虚痿厥。虽形肥脉沉，未当死，但药并火旺，难治。且与竹沥下白术膏，尽二斤，气降食进。又一条见恶热门。

李治一壮年，病脚膝痿弱，脐下尻臀皆冷，阴汗臊臭，精滑不固。或以鹿茸丸治，不效。求治，脉沉数而有力，即以滋肾丸治之，以寒因热用，引入下焦，适其病所，泻命门相火之胜，再服而愈。

滑伯仁治一妇，误服姜、桂等药后，火燔炽，致消谷善饥，日数十饭犹不饱，终日端坐如常人，第目昏不能视，足弱不能复，胯膝旧软，肌肉虚肥，脉大而虚濡。曰：痿证也，长夏过服热药所致。盖夏湿令当权，刚剂太过，火湿俱甚，肺热叶焦，故二足痿弱而不为用也。遂以东垣湿热成痿法治之而愈。

附　方

茯苓渗湿汤东垣　治六七月湿令大行，子能令母实，是热旺也，湿热大胜，必刑庚大肠，以天令言之，则清燥之气绝矣。古人之法，夏月以救热伤天真元气，燥金若受湿热之邪，是绝寒水生化之源，源绝则肾亏，痿厥之病大作，腰以下痿软瘫痪，不能动矣。

黄芪一钱半　陈皮　白术　泽舍各五分　人参　白茯苓　升麻各三分　炙甘草　麦门冬　归身　生地黄　神曲　猪苓各二分　柴胡　黄连　苍术各一钱　五味九粒

上㕮，每服五钱，水煎。

中和补气汤　治痿。方见痹门。

健步丸　治膝中无力，屈伸不得，腰背腿脚沉重。

羌活　柴胡　滑石炒　甘草炙　瓜蒌根酒洗　桂各五分　防风　泽泻各三分　防己酒洗，一两　川乌　苦参各一钱

上末，酒糊丸，愈风汤下七十丸。

清肝丸 治前阴有汗如水，二脚痿弱。

黄芪七分　甘草五分　升麻　猪苓四分　人参　葛根三分　茯苓　柴胡　羌活　归身　连翘　炒柏　泽泻　苍术　神曲　知母　防风　陈皮

上剉，水煎服。

手足痿弱无力

芍药炒　柏炒。各一两　苍术一两二钱　香附半两

上为细末，粥丸服。

治痿痛

桂枝半两　灵仙　酒柏各一钱　苍术　滑石各二钱半　川芎　羌活　甘草

水煎。

耳病六十三

脉　法

肾脉浮而盛，为风。洪而实为涩①。热而濡为虚②。

医　论

丹溪云：耳聋属热，少阳、厥阴热多。有气闭者，亦是为热。气闭者，耳不鸣。按：诸书论聋症不一，有气聋、热聋、阴虚、脓耳、聤耳、气厥而聋，又挟风与劳损而聋者。盖十二经脉上络于耳，其阴诸经适有交并，则脏气逆而厥，厥气传入于耳，是为厥聋，必兼眩晕。况耳为宗脉之

---

① 洪而实为涩：《丹溪心法·卷四·耳聋七十五》作"热则洪而实"。
② 热而濡为虚：《丹溪心法·卷四·耳聋七十五》作"虚则涩而濡"。

所附，若脉虚而风邪来①之，经气痞而不宣，谓之风聋，必兼头痛。如瘦猝力疲，昏昏聩聩而哄哄然者，为劳聋，必兼虚怯等症，此好色肾虚有之。有痰火上升，郁于耳中而鸣，有热气乘虚随脉入耳，结为脓汁，谓之脓耳。或耳有津液，风热搏之，结硬成核塞耳，亦令暴聋，为聤耳。大抵耳属足少阴之经，肾之寄窍也，肾气通于耳，所主者精，精气充足则耳闻而聪。若劳伤气血，精脱肾败，故耳聋矣。治之之法，风者散之，热者凉之，肾虚者补而养之，痰火者清而降之，各随其宜，不可不察也。

宜开痰，散风热，通圣散、滚痰丸之类。

大病后与阴虚火动而聋者，宜降火，以四物为主。

耳鸣，宜当归龙荟丸。

饮酒人宜木香槟榔丸。

耳聋用蓖麻子四十九粒，枣肉十枚，入人乳捣膏，石上晒干，丸如桐子大，绵裹塞耳中。又方：雄鼠胆汁滴入耳中妙，仍开痰，散风热。

耳痛，以茱萸、乌尖、大黄为末，盦涌泉穴。又方：以白矾粘青箬②烧灰，吹入尤妙。

聤耳脓出，桑螵蛸一个炙，麝香二分，为末掺之。或染坏、枯矾次之。

《杂著》云：耳鸣证，或鸣甚如蝉，或左或右，或时闭塞，世人多作肾虚治，不效，殊不知此是痰火上升，郁于耳中而为鸣，郁甚则壅闭矣。遇此证，但审其平昔所饮酒厚味，上焦素有痰火，只作清痰降火治之。大抵此证多因先有痰火在上，又感恼怒而得，怒则气上，少阳之火客于耳也。若肾虚而鸣者，其鸣不甚，人必

---

① 来：《丹溪心法·卷四·耳聋七十五》作"乘"，义胜。

② 箬（ruò 若）：竹皮，竹叶。

多怒①，当见劳怯等证。

附　方

耳中脓出

枯矾、胭脂、麝香少许为末，绵杖送入耳内，愈。

风毒耳痛

全蝎一两，生姜二两切作四块，同炒，去姜，为末，汤点。

虫入耳

香油灌入。或驴牛乳、鸡冠血皆妙。

蔓荆子散　治上热，耳出脓汁。

甘草　升麻　木通　赤芍　桑皮炒　麦门　生地　前胡　甘菊
赤茯苓　蔓荆子

水煎服。

耳热出汁

石膏、防风、硝、天花粉，为末掺之。

因郁而聋者，通圣散内大黄酒煨，再用酒炒三次，后入诸药，通用酒炒。

因酒过而鸣者

火剂加枳壳、柴胡、大黄、甘菊、南星、桔梗、青皮、荆芥，不效，用四物妙。

凉膈散加酒炒大黄、黄芩酒浸、防风、荆芥、羌活服，脑多麝少，温加枯矾。

流气饮加菖蒲、生姜。治聋皆当调气。

地黄丸　治痨损而聋。

---

① 怒：《明医杂著·卷之三·耳鸣如蝉》作"欲"，义胜。

川归　川芎　芍药　熟地　辣桂　菟丝子　川椒炒　故纸炒　白蒺藜　胡芦巴　杜仲各炒　白芷　石菖蒲各三钱　磁石火烧醋淬七次，三钱

蜜丸桐子大。酒下五十丸。

益肾散　治肾虚耳聋。

磁石煅　巴戟去心　川椒炒。各一两　沉香　石菖蒲各半两

上末，每二钱，用猪肾一枚细切，和以葱白、少盐，并药，湿纸包煨热，空心细嚼，酒送下。

耳鸣

草乌烧　石菖蒲等分

为末，绵裹塞耳中，日①二度即止。

耳鸣暴聋

川椒　石菖蒲　松脂各三钱　山楂肉半两

上末，熔蜡丸枣核大，塞之。

耳出脓

龙骨　枯矾　赤小豆　黄丹　乌贼鱼　胭脂

为末掺之。

又方

石膏　枯矾　黄丹　真蚌粉　龙骨等分　麝少许

为末掺之。

聤耳　风热搏之，津液结饤，成核塞耳。

地龙　百草霜　生猪脂

以葱汁和捏如枣核，绵裹入耳令润，即挑出。

---

①　日：原作"目"，据文义改。

黍粘子汤 治耳疮痛。

昆布　苏木　生甘草　蒲黄　草龙胆各一分　连翘　生地　归梢　黄芩　黄连　甘草各三分　柴胡　黄芪各三分　桔梗三钱　桃仁三枚　红花少许

上作一服，水煎。

目病六十四

医　论

丹溪云：属风，血少目得血而能视，神劳目者，神之主，肾虚目者，肾之窍。按：东垣云十二经脉，三百六十五络，其清阳气上散于目而为精，其气走于耳而为听。若因心烦事冗，饮食失节，劳役过度，致脾胃虚弱，心火大盛，则百脉沸腾，血脉逆行，邪害空窍，犹天明而日月不明也。夫五脏六腑之精气皆禀受于脾，上注于目。脾者，诸阴之首也。目者，血脉之宗也。脾虚则五脏之精气皆失所司，不能归于目矣。心者，君火也，主人之神，宜静而安。相火化行其令，相火者，包络也，主百脉，皆荣于目。既劳役运动，势乃妄行，又因邪气所并而损血脉，故诸病生焉。《经》云：目得血而能视①。血气盛则精盛，血气衰则精弱，精弱则精虚，精虚则火动，火动则东方实，东方实则肝邪盛而视物不真矣，所以视植物为动物者有之，视动物为植物者有之。然血有太过不及，皆能为痛。太过则目壅塞而发痛，不及则无血养而枯痛。目之锐眦，少阳经也，血少气多。目之上纲，太阳经也，血多气少。目之下纲，阳明经也，血气俱多。惟足厥阴连于目系而已，血太过者，血得太热而溢于上，所以作痛。治之之法：风热者，发表以散之。血少、神劳、肾虚者，补血滋阴以调之。实者决之，虚者补之，辛以散之，凉以清之，汗之吐之，随其病而药之，无不愈也。

---

① 视：原脱，据《脉症治方·卷三·火门》补。

瞳子散大，皆辛热之为也。辛主散，热乘之。当除风热，凉血益血，以收耗散之气。芩、连苦寒，除邪气之盛，为君；归身、熟①地黄养血凉血，为臣；五味酸寒体浮，收瞳散，地骨皮、天门冬泻热。补气用滋阴地黄丸妙。

久病目昏暗，熟地、归根为君，羌活、防风、甘菊佐之。

暴发赤肿，防风、黄芩为君以泻火，黄连为佐以养血，羌活、柴胡、升麻、白芷、甘菊为使。白睛红，白豆蔻少许。

血气壅痛，四物加草龙胆、防己、防风、羌活。

实热上冲而痛，黄连泻火，当归补血，心烦加栀子，便秘加大黄。

肥人风热上壅目痛，防风、羌活、荆芥、酒芥以散湿热。瘦人是血少兼热，用养血药少加风药，川归、酒生地黄、参、川芎、防风、荆芥、菊花。

劳役饮食不节，内障昏暗，蔓荆子汤

蔓荆子　人参　黄芪　甘菊　黄柏　芍药

又：用四物汤加酒炒芩、连、柏等药。

河间云：在腑为表，当除风散热；在脏为里，当养血安神。如暴失明昏涩，翳膜眵泪，斑入眼暴散，皆表也。风热，宜表散以去之。如昏弱不欲视物，内障见黑花，瞳散，久病，皆里也，血少、神劳、肾虚也，宜养，补水安神。

王节斋云：眼痛赤肿，古方用药内外不同。在内汤散，用苦寒辛凉之药以泻其火；在外点洗，则用辛热辛凉之药以散其邪。故点药莫要于冰片，而冰片大辛热，以其辛性急，故借以拔出火

① 熟：《医学正传·卷之五·目病》作"生"，义胜。

邪而散其热气。古方用烧酒洗眼，或用干姜末、生姜汁点眼者，皆此意也。盖火眼是火邪上攻于目，故内治用苦寒之药，治其本也。然火邪既客于目，从内出外，若外用寒凉以阻逆之，则郁火内攻，不得散矣，故点药用辛热，而洗眼用热汤，是火抑则发，因而散之，从内法也①。世人不知冰片为劫药，而误认为寒，常用点眼，遂致积热入目而昏暗障翳，故云眼不点不瞎者，此也。又不知外治寒凉②，而妄将冷水冷物冷药挹③洗，当致昏瞎者有之。

医 案

朱治一壮年，忽早起视物不见，就睡片时略见而不明，食减倦甚。脉缓大，重则散而无力，意其受湿所致，询之，果卧湿地半月。遂以白术、黄芪、茯苓、陈皮为臣，附子为使，十余贴，愈。

一老人目忽盲，他无所苦。予以大虚治之，急煎人参膏二斤，服二日。不信，一医用青礞石药，予曰：今夜死矣。果然。

一人形实，好热酒，目盲，脉涩。此热酒所伤胃气，污浊血死其中而然也。以苏木作汤，调人参末，服二日，鼻及二手皆紫黑。予曰：滞血行矣。以四物加苏木、桃仁、红花、陈皮煎，调人参末服，数日愈。

吕治一人，病二目视物皆倒植，屡治不效。曰：视一物为二，视直为曲，古人尝言之矣。视物倒植，诚所未喻也，愿闻其因。彼曰：因大醉甚，吐，睡达曙，遂病。脉之，左关浮促，余部皆平。必吐时上焦及④覆，致倒其胆腑，故视物皆倒植，此不内外因

---

① 从内法也：《明医杂著·卷之三·眼赤肿痛》作"从治法也"。

② 寒凉：《明医杂著·卷之三·眼赤肿痛》作"忌寒凉"。

③ 挹（yì 抑）：舀。

④ 及：《名医类案·卷七·目》作"反"。

而致内伤者也。法当复吐，以正其胆腑。遂以藜芦、瓜蒂等，俾平旦涌之，随愈。

李治一人，因多食猪肉煎饼，同蒜醋食之，后复饮酒大醉，卧于暖炕，翌日，二瞳子大于黄精①，视物无的实，以小为大，行步踏空，百治不效。曰：《经》云五脏六腑之精，皆上注于目而为之精，精之窠为眼，骨之精为瞳子。又云筋骨气血之精而为脉，并为系，上属于脑。又瞳子黑眼法于阴。今瞳子散大者，由食辛热物太甚故也。所谓辛主散，热则助火，乘于脑中，其精故散，精散则视物亦散也。夫精明者，所以视万物者也。今视物不真，则精衰矣。盖火之与气，势不两立，《经》曰壮火食气。手少阴、足厥阴所主，风热连目系，邪之中各从其类，故循此道而来攻。头目肿闷而瞳子散大，皆血虚阴弱故也。当除热凉血益血，以收耗散之气，则病愈矣。以滋阴地黄丸。《经》云热淫所胜，平以咸寒，佐以苦甘，以酸收之。以黄连、黄芩大苦寒，除邪气之盛为君；当归身辛温，生熟地黄苦甘寒，养血凉血为臣；五味辛②寒，体轻浮，上收瞳子之散大，人参、甘草、地骨皮、天门冬、枳壳苦甘寒，泻热补气为佐；柴胡引用为使。

一人目翳暴生，从下而起，其色绿，瞳痛不可忍。曰：翳从下而上，痛从阳明来也。绿非五色之正色，此肾肺合而为病。乃以墨调腻粉合之，却与翳色相同，肺肾为病无疑矣。泻肺肾之邪，入阳明之药为使，既效而复作，其所从来之经与翳色各异，因悟曰：诸脉者皆属于目，脉③病则目从之，此必经络不调，故目病未

---

① 大于黄精：《名医类案·卷七·目》作"散大于黄睛"。
② 辛：《名医类案·卷七·目》作"酸"。
③ 脉：《名医类案·卷七·目》作"肺"。

已也。问之果如所言。治之，疾遂不作。

附　方

眼痛

生地黄酒浸，杵，遍眼上，用草南星、干姜、桂枝为末，醋调，涂二足心，时用牛膝膏洗目。

倒睫拳毛者，二目紧急，皮缩之所致也。盖内复热，致阴气外行，当去内热并火邪，眼皮缓，则眼倒睫立出，翳膜亦退，用手法扳出内睑向外，以三棱针出血，以左手爪甲迎其针锋，立愈。

赤瞎目眶岁久赤烂者是，用三棱针刺目眶外以泻湿热。

能远视不能近视，阳气不足，阴气有余，乃气虚而血盛也。血盛者，阴火有余；气虚者，气弱也。宜定志丸。

能近视不能远视，阳气有余，阴气不足，乃血虚气盛。血虚气盛者，皆火有余，元气不足。火者，元气、真气、谷气之贼也。宜地芝丸。

地芝丸

生地黄　天门冬各四两　枳壳炒　甘菊炒。各二两

上为末，炼蜜丸。茶、酒任下一百丸。

定志丸

白茯苓　人参各三两　远志　菖蒲各二两

上为末，蜜丸桐子大，朱砂为衣。饮下三十丸。

滋阴地黄丸

熟地黄一两　生地黄一两，阵①　柴胡八钱　天门冬　炙甘草枳壳各三钱　地骨皮　人参各二钱　黄连　五味各三钱　归身　黄芩

---

① 阵：疑误字。

各半两

蜜丸服。

神仙退云丸　治一切翳晕，内外障昏无睛，屡效。

川归　川芎　木贼各一两半。去节　犀角　枳实　黄连　蝉蜕
薄荷各半两　瓜蒌根六钱　甘菊　蛇蜕　密蒙花　荆芥　地骨皮各
三两　白蒺藜　干地黄一两

上蜜为丸。饮下。妇人当归汤下。有气，木香汤下。

还睛丸

川芎　白蒺藜炒　羌活　密蒙花　甘草炙　防风　木贼　白术
青葙子　菟丝子三两　后人加甘菊　楮实　川归各二两

上为末，蜜丸弹子大。每服嚼一丸，白汤下。

羊肝丸　治一切目病，不问障盲。

黄连一两　白乳羊肝一具，去膜　甘菊　防风　薄荷　荆芥
羌活　川芎　川归各二钱

上为末，羊肝杵丸。水下。

烂翳

茜根烧灰，以灯草点之，须臾大痛，以百节草刮去之。

眼睫①

木鳖子一个，去壳

为末，绵裹塞鼻中，左塞右，一夜自分。

泻青丸治风热暴发肿疼。方见火门。

清神益气汤东垣　治因脾胃虚损黄证之人，误服泻肝散致目疾。

茯苓　升麻　陈皮　生甘草　芍药　白术各二分　五味　麦门

---

① 眼睫：疑作"倒睫"。

泽泻　苍术　防风各三分　黄柏　青皮各一分　人参　生姜五分

上剉，水煎。

救苦汤　治赤肿苦痛。

桂枝　连翘　红花　细辛　归身　甘草各五分　苍术　草龙胆各七分　羌活　黄芩　麻黄　柴胡　防风　藁本　黄连　黄柏　生地　知母各一钱　芍药二钱

上水煎服。

柴胡散　治眼眶涩烂，因风而作，用气药燥之。

柴胡　羌活　防风　生地　赤芍药　甘草　桔梗　荆芥

上剉，水煎。

因血热内障

四物加酒炒连、柏等药。

血弱阴水，少阳火旺，瞳子散及损昏花者，滋阴地黄丸。

防风饮子　治倒睫。

黄芪　甘草　人参各一钱　葛根　防风　细辛　蔓荆各五分当归七分半

上作一服，水煎，食后服之。

滋阴肾气丸

滋阴补阴丸即六味地黄丸加生地、柴胡、川归、五味，蜜丸。以上二方滋阴药也

点药　治赤眼风热壅痛，风沿①诸翳障。

炉甘石煅如鸭头色，以好醋少滴之，多则痛，另研，再入下项并研，一两　珍珠另研　辰砂　乳香另研　没药各一钱　硼砂二钱　熊胆无即

---

①　风沿：疑作"风眼"。

止　胆矾　轻粉各二分　片脑①　麝香各一分

碾末收点。

治久近赤白障膜

冰片半分　珍珠三分　玛瑙一钱半　琥珀一钱八分　辰砂　硼砂各一钱半　炉甘石烧过，二钱半

为末，点之。

赤眼

铜绿　黄连　艾叶

上以黄连、铜绿为末，水调成，熬，摊瓷盏内，却将揉软为丸，烧艾炮黑，盏内药干，用沸汤泡，澄清，以银簪点之。

风眼痒痛有泪

铜青一钱　风化硝一钱半　防风　黄连各一钱　飞矾一分

为沸汤泡，澄清点之。

口病六十五

医　论

脾热则口甘②。肝热则口酸，心热则口苦，肺热则口辛，肾热则口咸，胃热则口淡也。三黄丸治口甘。

胆热口苦，谋虑不决，口苦，柴胡汤加麦门冬、酸枣仁、地骨皮、远志。

服凉药不愈者，此酒色过度，劳役不睡，舌上光滑而无皮，或因忧思损伤中气，虚火泛上无制，用理中汤，甚者加附子或官

---

① 片脑：冰片的别名。

② 甘：原作"干"，据文义改。

桂噙之。一方，生白凡末贴之。实热主疮，凉膈散、甘桔汤。

口疮，用西瓜浆水徐徐饮之。如无，以皮烧灰噙之。又方：细辛、黄柏炒为末，掺，取涎。又方：黄连酒煮服。又方：焰硝、硼砂含。又方：南星末醋调敷涌泉穴。又方：五倍一两，黄柏蜜炙、滑石各半两，铜绿，末，掺之。

赤口疮

枯矾、没药、乳香、铜绿，末敷。

白口疮

雄黄、乳香、没药一钱，轻粉五分，巴豆去油，为末，掺之。

一小儿口疮，不下食，众以狐蜃治之必死，后以矾汤于脚上浸半日，顿宽，以黄柏蜜丸，僵蚕炒，为末敷，立效。

唇紧燥裂生疮

青皮烧灰，猪脂调敷。夜卧头垢敷亦可。

口糜

野蔷薇根煎汤漱之良。一本白蔷薇。

上焦热壅，口舌生疮，如圣汤、甘桔汤，加芩，掺以杏花散。

附　方

黑参丸　治口舌生疮久不愈。

天门冬　麦门冬　黑参等分

上为末，炼蜜丸如弹子大。含化，津咽。

柳花散　治口舌生疮。

玄胡索一两　黄柏　黄连各半两　密陀僧二钱　青黛一钱

上为末，贴口内，有津即咽。

饮酒人口糜，导赤散、五苓散。

泻黄散　治脾热口臭。以上方并见火门。

神芎丸　治食肉多口臭。

兰香叶藿香亦可　归身　藿香　木香各一钱　升麻二钱　生地酒洗　生甘草各三钱　黄连炒　砂仁各半两

蒸饼丸绿豆大。汤下二百丸。

满口生疮或肿毒重舌

薄荷　甘草　荆芥半两　青黛　百药煎　玄明粉另研　硼砂三钱半

上为细末，每服一二字，点疮上。

验方　治口疮，或蜒蚰①虎蚀入喉中者皆治。

枯矾　黄丹　蛴虫②焙　戎灰　五倍烧　穿山甲　轻粉少许　麝香　黄柏　硫黄　雄黄　车粪龟　硼砂　胆矾等分

细末敷之。

噤口牙关难开

霜梅蘸白矾、僵蚕末擦之。又方：白矾、荆芥等分为末，擦大牙根，自涎自开。

又方：南星、脑子③为末，以指蘸姜汁，揾④药于大牙根上擦之，立效。

狐惑

上唇有疮曰惑，虫蚀其脏，因腹内热，肠胃虚，虫行求食，泻心汤。方见火门。

下唇有疮曰狐，虫蚀其肛，黄芩汤洗之。

---

① 蜒蚰（yányóu 炎由）：俗称鼻涕虫。
② 蛴虫：蛴螬，金龟子的幼虫。
③ 脑子：冰片的别名。
④ 揾（wèn 问）：按。

验方 治噤口风，牙关不开。

雄黄、炒盐、川椒各一钱，独子皂子一枚烧灰，为末，吹大牙根上，立愈。

咽喉六十六

医 论

丹溪云：喉痹痹，不仁之义，俗作闭，犹闭塞也多属痰热。

喉舌之疾多属火热，虽有数种之名、轻重之异，乃火之微甚故也。微而轻者可以缓治，甚而急者惟用针砭刺血最为上策。子和云：热气上行，搏于喉之两旁，近外肿作，以其形似，是谓乳蛾，一为单，两为双也。此①乳蛾差小者名闭喉，热结于舌下，复生一小舌子，名曰子舌胀。热②结于舌中，古③谓之肿，名曰木舌胀。热结于咽喉，肿绕于外，且麻且痒，肿而大者名缠喉风。喉痹暴发暴死者，名曰走马喉痹。其名虽殊，火则一也。夫手少阴君火，心主之脉，手少阳相火，三焦之脉，二火皆主其脉，并络于喉，气热则内结，结甚则肿胀，肿胀甚则闭，闭甚则不通而死矣。至如嗌干痛，咽颔肿，舌本强，皆君火之为也。惟喉痹急连属相火也。《经》云：甚者从之。又云：龙火以火逐之，故古人疗喉痹等证用甘桔汤等治之，世医不达此旨，妄云大寒之剂或至冷草药，服之扞格其气而不救者，吾见多矣。其出血之法最为紧要，但人畏针，委曲旁求，若病之急者，即闭而死，良可痛哉。

外有伏气之病，古方谓之肾伤寒，谓非时有暴寒，中伏毒气，结于少阴，

---

① 此：《儒门事亲·卷三·喉舌缓急砭药不同解二十一》作"比"。
② 热：原作"舌"，据《儒门事亲·卷三·喉舌缓急砭药不同解二十一》改。
③ 古：《儒门事亲·卷三·喉舌缓急砭药不同解二十一》作"舌"。

始受不觉，旬日乃发，其咽亦痛，非喉痹之，此次必下利。又有风燥，亦喉痛，咽肿则不能吞，干则不能咽，多因饮食啖辛热，或复呕吐烙①伤，致咽系干结之所为也。

以上之喉证颇相似，而治实不同，可不审哉。

治法

微者以酸软之。甚者以辛散之。痰结吐之。甚而急者，砭出血之。人火，以凉治之。龙火，以火逐之，凉剂热②服是也。

喉痹重者，宜用吐法，或桐油，或灯油脚，以鹅翎探吐之，轻者用新取园中李实根噙之，更研，水敷项上。《纂要》云：本草有蠡实根，即马蔺草根，治喉痹。此云园中李实根，误也。《衍义》又疑蠡实非马蔺，今必试验之，方知其是否也。

或用射干，逆流水吐之。皂角亦可。或僵蚕研末，姜服亦可。或生又汁皆可吐。

缠喉风属痰热，又宜探吐。又方：远志去心，为末，调敷项上。又方：或灯心草烧灰，吹入喉中。或马屁勃、白矾末吹喉中吐痰。

咽喉痛

荆芥、当归、桔梗、甘草，温漱服，宜刺少商出血。

喉干燥痛

四物加桔梗、荆芥、知、柏，热加芩、枳壳。

喉疮并痛

属虚火游行无制，用人参、黄柏蜜炙、荆芥。

---

① 烙：原作"各"，据《三因极一病证方论·卷之十六·咽喉病证治》改。

② 热：此下原衍一"热"字，据《古今医统大全·卷六十五·咽喉门》删。

实热

黄连、荆芥、薄荷、硝石，蜜、姜汁丸，噙化。

虚火

人参、竹沥。血虚，四物、竹沥。又方：倒摘刺根，入少酒研，滴入喉中。

又方：灯笼草为末，酒调敷喉间。

医　案

张治一男子，缠喉风，表里皆作，药不能下。予以凉药灌入鼻中，下十余行，外以拔毒散敷，阳起石烧赤，与伏龙肝等分为末，新水调扫百遍，三日热始退，肿消。

一贵妇喉痹，盖龙火也，须用凉剂，而不可冷服，为龙，宜以火逐之。人火者，烹饪之火是也。乃使曝于烈日之中①，登于高堂之上，令侍婢携火炉坐药铫于上，使药常微热，不至大沸，适口时时呷之，百余次，龙火自散。此法以热行寒，不为热病扦格②故也。

咽与喉，会厌与舌，同在一门而用各异。喉以候气，故通于天。咽以咽食，故通于地。会厌管乎其上，以可开关③，掩其厌则食不下。掩其喉必错，必舌抵上腭则会厌能闭其咽矣。四相相交为用，缺一则饮食废而死矣。

附　方

咽痛状咽，咽物聚也：肿则不能吞，干则不能咽，或呕吐咯伤，

---

①　曝于烈日之中：原作"爆于烈是中"，据《名医类案·卷七·咽喉》改。

②　扦格（hàngé 汉隔）：互相抵触，格格不入。

③　以可开关：《证治准绳·杂病·第八册·七窍门下·咽喉》作"以司开合"。

或多啖辛热，皆致咽系干枯之所为也。

喉痛状喉，声音出入聚也：脏热则肿其发暴肿闭塞，或心虚热，悬痈在上腭，俗亦名蛾也，咳而声嘶喉破也。

喉痹，心腹腰胁痛者，多难治。

一方朴硝、牙硝末，入青鱼胆中，待干，吹入喉中，痰出即愈。

玉匙散　治风热痹及缠喉风。

朴硝半两　硼砂半两　脑子三钱　僵蚕一钱

上为细末，吹入。

神效散　治热肿，语声不出。

草麻①生，去皮，另研。各一两　荆芥另研

上末，蜜丸弹子大，嚼化。

雄黄解毒散　治缠喉风及喉痹，倒仆失声，牙关紧急。

雄黄飞　郁金各一钱　巴豆十四粒，去皮、油

上醋糊丸绿豆大。茶清下九丸，吐利即止。

龙火拔毒散　治缠喉急证，先针出血，后敷之。

阳起石煅　伏龙肝各一钱

新水扫之，一日百余次。

一方

乌梅肉包胆矾，绵裹含之。

又方

白瑞香花根，研水灌之。

喉痹

马蔺草叶，入香油些少，杵汁，点喉中就退。

---

① 草麻：蓖麻的别名。

三因玉钥匙　治风热喉痹及缠喉风。

焰硝一两半　硼砂半两　脑子一字　白僵蚕一钱

上研，以竹管吹半钱许入喉中，立愈。加雄黄二钱，名金钥匙。

牛蒡子散　治风热上攻，咽喉窒塞，或肿痛生疮。

牛蒡子　玄参　升麻　桔梗　犀角屑　木通　黄芩　甘草
等分

上剉，水煎，每服四钱。

夺命散

枯矾三钱　铜绿半钱

上末，吹喉中。

舌病六十七

医　论

心脉系舌本，脾脉络系舌旁，肝脉络舌本。

因风寒所中则舌卷缩而不言。

七情所郁则舌肿满，不得息。

肝壅则血上涌。

心热则裂而疮。

脾热则滑而苔。

脾闭则白苔如雪。

脾热则舌强。

舌卷囊缩，厥阴绝也，不治。

舌无故出血如线

槐花炒，为末掺之。

附　方

金沸草散见伤风门　治风寒伤心脾，寒热，齿浮舌肿。

升麻柴胡汤　治心脾虚热上攻，舌生疮，舌本强，二颊肿痛。

升麻　芍药　栀子　木通　大青　黄芩一两　石膏二两　柴胡

上水煎服。

舌肿硬

锅底墨，醋、盐敷。

白苔语涩

薄荷汁、白蜜，姜片揩之。

医　案

子和治一妇人，木舌胀，其舌满口，诸药罔效。令以铍针砭之三七度，肿减，三日方平，血出盈斗。

吕治一人病喑不能言也，脉之右关浮滑，余部皆平，曰：右关为脾，络胃，挟舌本，盖风中廉泉，得之醉卧当风而成喑。遂以荆沥化至宝丹服之，遂愈。

周治一妇人产子，舌出不能收。令以朱砂末敷其舌，乃令作产子状，以二女掖之，乃于壁外潜累盆盎置危处，堕地作声，声闻而舌收矣。

卷之八

牙病六十八

医　论

丹溪云：牙疼，或出血，属热，胃口热，有风，有寒，有虫，有湿热矣。按：东垣云：齿者，肾之标，骨之余。上龈隶于脾土，足阳明之脉贯络也。手阳明，恶寒饮而喜热；足阳明，喜寒饮而恶热。热甚则齿动龈脱，作痛不已。有恶寒痛者，有恶热痛者，有恶寒恶热痛者，有恶热饮，少寒饮多痛者，有动摇痛者，有齿袒则痛者，有齿龈为疳所蚀，血出而痛者，有齿□肿起痛者，有脾胃有风邪，但觉风而痛者，有为虫所蚀，其齿缺少而色变，为虫牙痛者，有痛而臭不可近者。盖齿为关门，肾之荣，骨之余也。肾衰则齿豁，精固则齿坚，大肠虚则齿露，大肠壅则齿浮，挟风则攻于头面，眼目疳蜃则龋脱为痔，亦有气郁而致者，学者诚能求其本而疗之，厥疾弗瘳者，未之有也。

实热肿痛，调胃承气加黄连。又方：升麻、白芷、防风、荆芥、薄荷、桔梗、甘草之类。或为末，绵裹纳痛处。又方：胡桐泪、麝香擦之。

上爿①牙痛，灸足三里。下爿牙痛，灸三间。一名小谷，在小大指次指本节后内侧陷中。牙大痛，胡椒、荜茇、升麻、寒水石、薄荷。

走马牙疳，干姜、枣烧存性，枯矾为末敷。

节斋云：牙床肿痛动摇，或黑烂脱落，世人皆作肾虚治，此

---

① 爿（pán 盘）：边。

属阳明经湿热。盖齿虽属肾，而生于牙床，上下床属阳明大肠与胃，犹木生于土也。肠胃伤于美酒厚味膏粱甘①滑之物，致湿热上攻，则牙床不清而为肿为痛，或出血，或生虫，故齿不得安而动摇，黑烂脱落也。宜泻阳②明之湿热，则牙床清宁而齿自安固矣。

医　案

东垣治一妇人，齿痛甚，口吸凉风则暂止，闭口则复作。乃湿热也。用黄连、胡桐泪苦寒，薄荷、荆芥辛凉治湿热为主；升麻行阳明为使；牙者骨之余，以骱③骱骨灰补之为佐；麝香少许，入内为引。用细末擦之，痛减半。又以调胃承气去硝，加黄连，治其本，二三行而止。

附　方

寒邪、风邪客脑，则脑痛，项筋急，袒露则痛。

虫蚀色变痒痛

用蟾酥。又方：巴豆烟熏之。

牙疼

生草、乌尖、芒硝等分，为末擦之。又方：薄荷、荆芥、细辛为末，擦漱。又方：蟾酥涂绵上，阴干，如米粒许塞牙缝。

牙龈肿须针刺出血，如血污难刺者，烙铁物烙其齿，又灸颊车二穴。

清胃散　治牙痛。

---

① 甘：原作"目"，据《明医杂著·卷之三·牙床肿痛》改。
② 阳：原脱，据《明医杂著·卷之三·牙床肿痛》补。
③ 骱：《名医类案·卷七·牙》作"羊"，义胜。

川归　黄连二分　生地三分　升麻　牡丹皮五分

上剉，姜、水煎服。

羌活散

麻黄去根、节　羌活一钱半　防风三钱半　细辛　升麻　柴胡　苍术各五分　白芷三钱　黄连　骨灰二钱　桂

为末，漱净擦之。

牙疼

土蒺藜五分，青盐三钱，水二碗，煎一碗，热漱。又方：乌头，热艾、葱二株，川椒十粒，浓煎漱，出痰效。

治虫散气

草苹芨、木鳖子，为末，搐鼻。

风气走注痛

藁本、剪草、细辛热漱。

骨槽风

皂角不蛀者，去子，入杏仁一枚在原子位，烧存性，为末，入青盐少许揩之。

牙痛

巴豆一粒，大蒜一瓣，杵烂为丸，绵裹一丸塞鼻中，左入右，半时即去之，久则药汁入耳内。二次效。

一方

倒摘刺取刀烟，绵蘸塞痛处，即止。

走马牙疳，一时腐烂即死。以妇人溺桶中白垢，火煅一钱，铜绿三分、麝香一分半再研，敷。

风蛀牙

北枣一枚，去核，入巴豆一粒，合起，炙焦，出火毒，研细，

以纸捻入孔中十数次，效。又方：天仙子烧灰，以竹筒抵牙熏之即死。或韭菜子如法熏之皆可。

取牙

草乌　荜茇各一两半　川椒　细辛各三两

上末，每少许揩之，牙自落。

一方

皂角树上蛾子或白蛆，或草乌、川椒、细辛。

白芷散　治大寒犯脑牙疼。

草豆蔻　麻黄各一钱半　黄芪　升麻各一钱　吴茱萸　白芷各四分　川归　熟地各五分　藁本三分　桂枝二分半　羌活八分

为末擦之。

牙痛出血不止

调胃承气，蜜丸服之。

肾虚痛

八味丸。

浮肿虚壅而痛

三因安肾丸。

擦牙方

去风，生血，黑发，滋肾。

川归　川芎　地黄　青盐　石膏各一两　细辛半两

为末擦之。

牙缝出血者

槐树嫩叶杵烂，敷牙关。

牙疼

绿豆六粒　胡椒七粒　韭菜根一钱

上同杵烂，用绵裹如豆大，咬牙上。痛甚者，先用烧酒漱后敷。

鼻病六十九

医 论

丹溪云：鼻为肺之窍，因心肺上病而不利也。有寒，有热。寒邪伤于皮毛，气不利而壅塞。热垫①清道，寒则表之，热则芩、连。

面鼻紫黑，面为阳中之阳，鼻居面中，一身之血运到面鼻，皆为至清至精之血。多酒之人，酒气熏蒸，面鼻得酒，血为极热，热血得冷，污浊凝结不行故也。治宜化滞血，生新血，四物加酒炒片芩、酒拌红花、茯苓、陈皮、甘草、生姜煎，调五灵脂末服。气弱加芪，酒制。

酒齇鼻，乃血热入肺治同前方。或用桐油，入黄连，以天吊藤烧油热敷之。又方：硫黄入萝卜内煨，乳香、轻粉、乌头尖，酥调敷。或鸭嘴、胆矾敷。或以山栀为末，蜜、蜡丸弹子大，空心嚼一丸，白汤下。或曰：酒齇者，皆壅热所至，肺气通于鼻，清气出入之道路，或因饮酒，气血壅滞，上焦中热，邪热伏留不散，为鼻疮矣。或肺素有风热，虽不因酒亦自生也。

齆②鼻塞肉，乃肺气盛

枯矾末，脂绵裹，塞鼻数日自消。或瓜蒂末，绵裹塞。或木通、细辛、附子，蜜丸，绵裹纳鼻中。或防风通圣散加三棱、山

---

① 垫：《医学正传·卷之五·鼻病》作"壅"。
② 齆（wèng 瓮）：鼻道阻塞。

茱萸、海藻，并酒浸炒，末服之。

鼻渊

胆移热于脑，则辛頞①鼻渊，通圣散一两，薄荷、黄连各二钱半。

《杂著》云：鼻塞不闻香臭，或但寒月多塞，或略感风寒便塞，不时举发者，世俗皆以为肺寒，而用解表开利辛温之药不效，殊不知此是肺经素有火邪郁甚，则喜得热而恶先寒，故遇寒便塞，遇感便发也。治法，清肺降火为主，而佐以通气之剂。若如常鼻塞不闻香臭者，再审平素，只作肺热治之，清金泻火消痰，或丸药嚼化，或末药轻调，缓服久服无不效矣，此予所亲见而治验者。其平素原无鼻塞旧证，一时偶感风寒而致窒塞声重，或流清涕者，作风寒治之。

鼻尖微赤及生疮

辛夷斫末，入脑、麝少许，绵裹纳之。或以枇杷叶去毛，煎汤调消风散。或牛耳内垢敷之。或白盐常擦之。

丽泽通气散 治鼻不闻香臭。

羌活　独活　防风　升麻　葛根各三钱　炙甘草　苍术各二钱
川椒　白芷各一钱　麻黄留节，一钱

冬加黄连、黄柏。上剉，加姜、枣、葱，水煎服。

防风汤 治鼻渊。

黄芩　人参　甘草　川芎　麦门各一钱　防风一钱半

上为末，汤调下。

---

① 辛頞（è 饿）：鼻梁及额头内有辛酸感。頞，即鼻梁或额头。

治鼻渊并臭俗名控脑痧

沉香少许　宿砂二钱，去白　雄黄　皂角各少许　白牛毛　橙叶
各二钱

上为末，吹入。有少血，加栀子。

验方

丝瓜藤之蒂三尺，烧为末，酒下。或壳亦可。

鼻赤及生疮

白龙丸末，逐日洗面，如澡豆法，更罨①少时，以汤洗去，又
宜间服龙虎丹一贴。又方：黄柏、苦参、槟榔末敷。或青黛、槐
花、杏仁研敷。或乳汁调杏仁末敷。

铅红散　治风热上攻，面鼻紫赤，刺瘾疹，俗呼肺风。

舶上硫黄　白矾各半两

为末，黄丹少许，染与病面色同，每上半钱，津液涂之，兼
服升麻汤下泻青丸。

衄血七十

诸血证脉法

涩濡弱，为亡血。细弦涩，按之虚，为脱血。浮弱，按之绝，
为下血，烦咳者，吐血。沉弦，必衄。沉为吐血。太阳大而浮，
必衄、吐血。脉轻在肌肉，尺自滑，睛晕黄，衄未止。芤为失血。
涩为少血。脉来悬钩为衄血，常脉脉至而搏，血衄，身热者死。
肠澼，下脓血，弦绝则死，滑大则生。吐血，唾血，脉滑小弱者
生，弦强者死。血温身热，脉躁者死。热则血气败，故死。脉沉小留

---

① 　罨（yǎn 眼）：掩盖。

连，或微者，易治，浮大洪数者难治。

医 论

凡血证，身热脉大者难治火邪胜也，身凉脉静易治正气复也。衄血，大抵与吐血同，火载血上，错经妄行。衄血者，血出于鼻也。河间云：衄者，阳热怫郁于足阳明而上热，则血妄行为衄。《经》云：怒气逆甚则吐血，暴瘅内逆，肝肺相搏，血溢鼻口，取天府穴。又足少阴肾之脉，从肾上贯肝，入肺中，循喉咙，其病则饥不欲食，面如土色，咳唾则有血。夫气者阳也，血者阴也，气主煦之，血主濡之，今血妄行，上出于口鼻者，皆是阳盛阴虚，有升无降，其血随火上越故也。

凉血行血为主，犀角地黄汤入郁金。盖犀角能解毒。又云：无真郁金，以山花代之。又云：四物加郁金亦可。

《内经》谓身热则死，寒则生，亦是大概言之，岂无热生而寒死者乎？必兼症详之可也。

一 方

荆芥穗研服。或用萝卜上半截杵汁服，又滴鼻孔，并灸大椎穴在顶后第一椎上。针入五分，灸随年、哑门穴在顶后入发际五分。针入三分，二穴俱能止。或用寒水纸于脑、吻、大椎三处贴之。

本草以萱草根研汁一盏，入姜汁半盏，细呷之，治衄。

衄血吐血上行

山茶花为末，入童便、姜汁，好酒调服，加郁金尤妙。又方：郁金末，童便、姜汁、酒调服。

经血逆行，或血腥，或吐血，或唾血，服韭汁最好。

《杂著》云：凡酒色过度，损伤肺肾真阴，咳嗽吐痰，衄、吐、咳、咯血等证，误服参、芪等日温之药，则病日增，世人不识，往往服之致不救者多矣。

东垣云：伤寒衄血者，仲景言不可发汗，为脉微也。若浮紧者，麻黄汤。浮缓者，桂枝汤。已微者，二药俱不可用，宜黄芩芍药汤。杂病见血，多责其热，如衄血出于肺，以犀角、升麻、栀子、黄芩、芍药、生地、紫生①、丹参、阿胶主之。或曰：实者犀角地黄汤，虚者小建中汤加黄连主之，吐血衄血皆可用。

医　案

治一贫者，虚弱气促，精神短少，衄血吐血。以麦门冬二分，人参、归身二②分，黄芪、甘草各一钱，五味五枚，作一服，水煎，热服，愈。继而至冬天，居大③室，卧大热炕，而吐血再来。治此久虚而有大热在内，上气不足，阳气外虚，当补表之阳，泻里之热。夫冬寒衣薄，是重虚其阳，表有大寒，壅遏里热，火邪不得舒畅，故血出于口。忆仲景《伤寒论》有云：太阳伤寒，当以麻黄汤发汗，而不愈④，遂成衄，却以麻黄汤，立愈。此法相同，予遂用之。以麻黄桂枝汤，人参益上焦元气而实其表，麦门冬保肺气，各三分，桂枝以补表虚，当归和血养血，各五分，麻黄去根节，甘草补脾之虚，实表益卫⑤，白芍药各一钱，五味五⑥枚，安其脉⑦气，一服而愈。

朱治一妇人，贫而性急，忽衄作如注，倦甚。脉浮数，重取

---

① 紫生：《古今医统大全·卷之四十二·血证门》作"紫参"。紫参，又名石见穿。

② 二：《名医类案·卷八·血症》作"三"。

③ 大：《名医类案·卷八·血症》作"密"。

④ 愈：《名医类案·卷八·血症》作"与之"。

⑤ 实表益卫：《名医类案·卷八·血症》此前有"黄芪"二字。

⑥ 五：《名医类案·卷八·血症》作"三"。

⑦ 脉：《名医类案·卷八·血症》作"肺"。

大且芤。此阳滞于阴，病虽重可治。急以萱草根、姜汁各半，饮之。就以四物加香附、侧柏子①，四服觉渴，仍以四物，十余贴而安。

滑治一妇人，肥而气实，因无子，多服暖子宫药，积火迫血上行为衄，面赤，脉躁疾，神恍恍如痴。又以治上盛下虚丹剂镇坠。予曰：《经》云上者下之。今血气俱盛溢而上行，法当下导。与桃仁承气汤三四下，积秽既去，继服既济汤，十二剂而安。

项治一妇，患衄三年许。医以血得热则淖溢，服泻心凉血之剂益困，衄数滴而昏，六脉微弱，寸为甚。曰：肝藏血而心主之。寸口脉微，知心虚也。不能司其血，故妄行。法当养心，补脾实其子，子实则心不虚也。以琥珀诸补心药，遂安。

吕治一人，衄血，浃旬不止。时天暑，众以气虚不能统血，且②进艾、归、茸、附，而衄尤甚，求治。脉两手皆虚芤，右关滑数而浮躁，其鼻亦觥而色白，曰：此得之涵酒，酒毒暴悍，而风暑乘之，热蓄上焦，故血妄行。彼曰：尝因饥走赤日，又醉酒风卧。以地黄汁三升许服防风汤即愈。

附　方

麻黄汤　治伤寒大塞壅，内热火气不伸成衄。脉浮紧为寒。

桂枝汤　治证同上。

脉浮缓为风。以上二方，并见伤寒门。

五苓散　治伏暑热流入经络。方见燥门。

黄芩芍药汤　治伤风、伤寒二证，脉微衄血。

---

① 侧柏子：《名医类案·卷八·血症》作“侧柏叶”。
② 且：《名医类案·卷八·血症》作“日”。

黄芩　芍药　甘草等分

上剉，水煎。

人参饮子　治脾胃虚弱，衄血吐血。

麦门冬二分　人参　归身各三分　黄芪　芍药　甘草各一钱

上水煎服。

黄芪芍药汤　治衄多，面黄，眼涩多眵，手麻木。

黄芪三两　甘草炙，二两　升麻　葛根　芍药各一两　羌活半两

上剉，每服三钱，水煎。

益阴散　治阳浮阴翳，咯血衄血。

黄柏　黄连　黄芩并蜜水浸，炙干　芍药各一两　人参　白术

干姜三钱　炙甘草二钱　谷雨茶一两二钱，香油炒

上为末，红米饭丸，下三四钱。

四生丸　治吐血衄血。方见咯血门。

三黄丸　治衄血不止，大便结者，下之。

大黄半两　地黄三钱　栀子　芩连各一钱

炼蜜为丸。汤下一百丸。

血污血衄

人中白即溺白垽①，秋石也，瓦上火逼干，入麝香少许，研细末，酒下。

犀角地黄汤

犀角一两　生地八两　芍药二两　牡丹皮二两

上剉，每服四钱，水煎服。一方用生地黄、黄芩、黄连，以大黄为君，与此不同也。

---

①　垽（yìn 印）：沉淀物，渣滓。

内伤病似伤寒汗下后衄血大出不止者，真武汤。

龙骨散　治衄血不止。

龙骨为末吹之。

麝香散

枯矾、龙骨、麝香为末吹。或蒲黄炒黑吹之。

一法　治衄不止。

以纸一张，作八折，水湿，置顶上熨，干即止。

又法

左鼻出，以线扎左手中指，右扎右，俱出并扎。

吐血七十一

脉法详见衄血门，可参看

丹溪云：因火载血上，错经妄行，脉必大而芤大为火邪胜，芤为失血。血从上出，皆是阳盛阴虚，有升无降，血随气上，越出上窍，宜补阴抑阳，气降则血归经。

医　论

大法：四物汤加酒炒栀子、童便、姜汁一本有郁金、韭汁、山茶花，痰加竹沥，喉痛是气虚，加参、芪、柏、术。呕血用韭汁、童便、姜汁、郁金饮之，其血自清如无郁金，以山茶花代之。一本为末，好酒调服。吐血用《良方》四生丸甚妙亦治衄血。又方：童便调香附末服。又方：侧柏叶研细，童便加少酒调服。

肥人咳嗽，寒热而吐者，琼玉膏。

吐血亦有因怒气而得者。《经》曰：怒则气逆，甚则呕血。怒则阳气逆上而肝木乘脾故也，其证必暴而甚，治以柴胡、黄连、黄芩、黄芪、地骨皮、生熟地黄、白芍药，虚者以《保命集》生地黄散加天门冬、枸杞、甘草等分。

东垣云：呕吐，血出于胃也，实者犀角地黄汤，虚者小建中汤加黄连。又云：凡血证上行，皆逆也，若变而下行为恶利者，顺也。上行为逆，其治难，下行为顺，其治易。

吐血不止，用干姜炮为末，童便调服此从治之法。

山栀子最清胃脘之血。

有先吐血，后见疾①者，是积热，降痰火为急。

有暴吐紫血成碗者，是热伤血结于中，吐出为好，用四物汤加清热之药调之。

医　案

朱治一少年，贫劳，患恶寒证，吐血三日②。

一人咳嗽吐血，四物加贝母、瓜蒌、五味、桑白皮、杏仁、款冬花、柿霜。

一人年五十，劳嗽吐血。人参、白术、茯苓、百合、白芍药、红花、细辛、黄芪、半夏、桑白皮、杏仁、甘草、阿胶、诃子、青黛、瓜蒌、海石、五味、天门冬。

一人年三十八，咳嗽吐血。四物换生地，加桑白皮、杏仁、款花、五味、天门冬、桔梗、知母、贝母、黄芩。

滑治一人，呕血甚至盈盆二年，素劳役致中气损。先与八宝散一二日，服黄芩芍药汤，少有动作，即进犀角地黄汤加桃仁、大黄，稍间服宁神散，有痰用礞石丸，其脉始芤大，后渐平，三

---

① 疾：疑作“痰”。
② 吐血三日：文意未尽，疑有脱文。

月而愈。屡试屡验。

一人乘暑往途中，吐血，拒痛①，体热头眩。脉洪而滑，曰：此必大醉冒暑，血壅遏，为暑迫上行。先与犀角地黄汤，继以桃仁承气汤去瘀血，后治暑而安。

沧洲翁治一宪使出道病，察色切脉，面戴阳，气口皆长而弦。盖伤寒三阳合病也。以方涉海，为风涛所惊，遂血菀而神摄，为热所搏，故吐血胁痛，烦渴谵言。一医以左尺脉不应为肾已绝，泣告左右，惧甚。予曰：今年岁运，左尺当不应，此天和脉，无忧也。以小柴胡减参，加生地黄半剂。俟胃气实，以桃仁承气下之，得利遂安。

附　方

人参救肺汤　治吐血咳血。

甘草　苏木　陈皮各五分　升麻　柴胡　苍术各一钱　归梢
熟地　白芍药　黄芪　人参各二钱

上水煎服。

吐血痰血，酒色过度

枇杷叶　款冬花　紫菀茸　杏仁　鹿茸　桑白皮　木通各一两
大黄半两

上为末，炼蜜丸弹子大。卧时白汤下。

罗面丹　治内损吐血。

飞罗面略炒

京墨磨下二钱。

吐血咳嗽

红花　杏仁　枇杷叶去毛　紫菀茸　鹿茸炙　木通各一两

---

① 拒痛：《名医类案·卷八·血症》作"胸拒痛"。

大黄

　　蜜丸，嚍化。

　　呕血

　　黄柏蜜炙为末，麦门冬汤下二钱。

　　又方

　　侧柏叶为末，米饮下二钱。

　　三黄补血汤　治面赤，善惊，上热，六脉大，按之虚，乃手少阴心之脉也，此气盛而亡血，泻火补气，以坠气浮。

　　生地　熟地各三钱　柴胡　川归各一钱半　升麻　黄芪　牡丹皮各一钱　白芍五钱　川芎二钱

　　上水煎服。

　　三茸丸　治吐血衄血。

　　鹿茸　紫菀茸　红花　杏仁　大黄煨　桑白皮　木通　枇杷叶

　　为细末，蜜丸弹子大。每服一丸，嚍化。

　　吐血不愈

　　三棱针刺气冲出血。

　　门冬清气汤　治脾胃虚弱，气弱，吐血衄血。

　　紫菀一钱半　黄芪　白芍药　甘草各一钱　人参　麦门冬　归身各三分　五味三粒

　　上作二服，水煎服。

　　麦门冬饮子

　　黄芪一①钱　川归　麦门冬　生地　人参各五分　五味十粒

　　上剉，水煎。

---

　　①　一：原脱，据《兰室秘藏·卷中·衄血吐血门》补。

归脾汤　治思虑伤脾，不能统摄心血，致妄行。方见健忘门。

枇杷叶散　治暑毒攻心，呕吐鲜血。

香薷二钱　厚朴一钱半　甘草炙　麦门冬　干木瓜　茅根各一钱
枇杷叶　陈皮　丁香各五分

为末，每二钱，姜、水煎。

生地黄散　治郁热衄血、咯血、吐血。

枸杞　柴胡　黄连　黄芩　地骨皮　天门冬　白芍药　甘草
黄芪　生地　熟地等分

水煎。下血加地榆。

治吐血之方极多，验者甚少，此方极效。

苎麻灰　棕榈灰　发灰　茅花灰等分

研细，茶清下二钱。血止后，以四物各一钱，加炒蒲黄、炒
栀、炙甘草各四分，茯苓、远志、麦门冬、柏子仁、贝母各八分，
热盛加柴胡、地骨皮八分，阿胶七分，五味七粒，灯心十五茎，
水煎服，愈。

咳血七十二咳血者，嗽出痰有①血也

脉法见衄血门

丹溪云：曰痰盛痰火伤血也身热，多是血虚，出于肾，青黛、
瓜蒌仁、诃子、海石、山栀为末，姜汁、蜜丸，噙化。一云：四物
治虚，姜汁、童便、蜜丸，噙化。嗽盛加杏仁，后以八物加减调理。痰
盛加痰药。

医案详见咳嗽并吐血门

---

①　有：此下原衍"有"字，据文义删。

附方清心莲子饮治嗽

肾虚咳血

天门冬　麦门冬　紫菀　远志　知母　熟地　泽泻　贝母

牡蛎　桔梗　黄柏　干姜　桂　百部

水煎服。

咳血

白术一钱半　川归　芍药　牡丹皮　桃仁一钱　栀子炒黑，八分

甘草三分　青皮五分

水煎服。

鸡苏散　治劳伤肺经，咳嗽，唾内有血。

薄荷　黄芪　生地　阿胶炒　贝母　甘草　茅根一两　桔梗

天门冬　蒲黄等分

上姜、水煎服。

黄芪散　治咳血成劳。

黄芪　麦门冬　熟地黄　桔梗　芍药各半两　甘草四分

水煎服。

嗽血　治因肺损。

薏苡仁为细末，煮熟猪肺白蘸食之。或以猪心一个，竹刀刮

开，勿令相杂，以沉香一钱、半夏七个入在缝中，纸裹，蘸小便

内令湿，煨熟，去半夏，只吃猪心，亦治吐血。

人参救肺散见前

王氏方见劳瘵门

唾血七十三血随唾而出也

丹溪云：唾血出于肾，亦有瘀血内积，肺气壅遏，不能下降，

用天麦门冬、知母、贝母、桔梗、黄柏、熟地、远志，或加干姜。一本有百部，寒加干姜、肉桂。

鸡苏散 治劳伤肺经，唾内有血，咽喉不利。

王氏方见劳瘵门

咯血七十四咯出血疙瘩也

医　论

丹溪云：用姜汁、童便、青黛入血药中用，如四物汤、地黄膏、牛膝膏之类。有咯出痰带血丝者同治，俱宜加痰药。

医　案

一壮年患嗽而咯血，发热肌瘦。医用补药，数年而病甚。脉涩，此好色而多怒，精神耗少，又因补塞药，荣卫不行，瘀血内积，肺气壅，不能下降。治肺壅，非吐不可；精血耗，非补不可。惟倒仓法二者兼备，但使吐多于泻耳。兼灸肺俞乃愈。

一壮年，因劳倦，不得眠，嗽痰如脓，声不出。时春寒，医与小青龙汤，喉中有血丝腥气逆上，渐多有血线自口右边出，昼夜十余次。脉弦大散弱，左大为甚。此劳倦感寒，强以辛甘燥热之剂动其血，不急治恐成肺痿。以参、芪、归身、白术、芍药、陈皮、生甘草、带根麻黄煎，入藕汁服之。二日而嗽止，去麻黄。与四日而血除，但脉散未收，食少倦甚，前药除藕汁，加黄芩、砂仁、半夏而愈。

附　方

七珍散 治劳瘵咯血。

四君子汤加山药、黄芪、粟米炒、姜、枣煎。一本加阿胶、川归。

四生丸 治吐血衄血，阳乘于阴，血热妄行。

生荷叶　生艾汁　生地黄　生柏叶等分

上弹子大。每盐汤下一丸。

肾饼子 治咯血。

青黛一钱　杏仁四十粒，去皮、尖，黄蜡煎黄色

上研杏仁细，入青黛，捏作饼子，用时以柿一枚破开，以饼置其中合定，湿纸裹煨，研米饮下。

生地散 治咯血方见吐血。

王氏方 见劳瘵门

甘露饮 治血妄流溢，或吐①，或咯，衄，齿龈臭出血。并治。

痰涎血七十五附

东垣云：痰涎血出于脾。用葛根、黄芪、黄连、芍药、川归、甘草、沉香。

腘中出血七十六

沧洲翁治一人，偶搔腘中疮，或出血，汩汩如涌泉，竟日不止，困甚。脉二尺如蛛丝，他部皆无。予曰：夫脉，血气之先也。今血妄行，故荣气暴衰。然二尺尚可按，当益荣以泻阴火。以四神汤加荆芥、防风连进，脉渐出，更服十全大补汤等药，遂愈。

---

① 吐：原作"且"，据《玉机微义·卷十七·血证门》改。

下血七十七

脉　法

洪数而疾。余见衄血门。

医　论

丹溪云：属热与虚。热则流通，虚则下溜。《三因》论便血，或清或浊，或鲜或黑，或便前，或便后，或与泄物并下，由内外有所感伤，凝停于胃，随气下通，亦妄行之类。或云：清者属荣虚有热，浊者属热与湿，鲜者属火，黑者火极，与泄物并下为积或络脉伤也。宜详审之。

热用四物加炒栀子、升麻、秦艽、阿胶。一本有白芷，虚加干姜、五倍，湿加连，如寒，药用辛升湿散，一行一止。虚用四物加干姜、升麻。

不可纯用寒凉药，必加辛味为佐。久不愈者，后用温剂，必兼升举药中加酒浸炒凉药，如酒煮黄连丸之类，寒因热用故也。

凡用血药，不可单行单止。

下血，用白芷、五倍为末，糊丸桐子大，每服五十丸，米汤下。

有风邪下陷者，盖风伤肝，肝主血故也，宜升提之。

有湿伤血者，行湿清热。

因积热下血者，用苍术、陈皮各一两半，连翘半两，黄连、黄芩、黄柏各七钱半，为末，生地黄膏丸服。又方：生地黄、苍术等分为末，丸服。

《脉经》云：先见血，后见屎，是近血；先见屎，后见血，是远血。

有血脱甚，色白而夭不泽，脉濡，此大寒也，乃始同而末异，以辛温益血，甘热温经，干姜炮是也。

丹溪云：一人嗜酒，因逃难下血而痔痛，脉沉涩似数，此阳滞于阴也，以郁金、芎、芷、苍术、香附、白芍药、干葛、炒面、生姜、半夏，汤调服。

医　案

一老妇性沉多怒，大便下血十余年，食减形困，心摇动，或如烟熏，早起面微浮，血或暂止，则神思清，忤意则复作，百法不治。脉左浮大虚甚，久取带①涩而不匀，右沉涩细弱，寸沉欲绝，此气郁生涎，涎郁胸中，清②气不升，经脉壅遏不降，心血绝少，不能自养故也。非开涎不足以行气，非气升则血不归隧道。以壮脾之药为君，诸药佐之，二陈加酒红花、升麻、归身、酒连、青皮、贝母、泽泻、黄芪、参、术、酒芍药，每贴附子一片，煎服，四贴后血止，去附，加干葛、牡丹皮、栀子，而烟熏除。乃止③所加之药，再加炒曲、砂仁、地黄、木香，倍参、芪、术，服半月愈。

一人虚损，大便下血，每日三二碗，身黄瘦。以四物加藕节汁一合，红花、蒲黄一钱，白芷、升麻、槐花各半钱，服之愈。

《宝鉴》治一人，年四十二，形体本瘦，因强饮酸酒，少时腹痛，次传下利无度，待十余日，便后见血，或红或紫，腹鸣时痛。诸医以为血热。用芍药柏皮丸未效。仍不欲饮食，则呕酸④，形体

---

① 带：《名医类案·卷八·下血》作"滞"，义胜。
② 清：《名医类案·卷八·下血》作"心"。
③ 止：《名医类案·卷八·下血》作"去"。
④ 则呕酸：《名医类案·卷八·下血》作"食则呕酸"。

愈瘦，面色青黄不泽，心下痞，恶冷物，口干有时，烦躁不安。脉弦细而微迟，手足稍冷。《经》曰：结阴者，便血一升，再结二升，三结三升。又：邪在五脏则阴脉不和，阴脉不和则血留之。结阴之病，阴气内结，不得外行，无所禀，渗入肠间，故便血也。其脉虚涩，非肠风脏毒也。外灸中脘、三里、气海等穴，内服平胃地榆汤。

附　方

越桃散　治下血及血利。

栀子　槐花　大枣　干姜烧，等分

为末，米饮下三钱。

平胃地榆汤　治结阴便血。

白术　陈皮　茯苓　厚朴　葛根各半钱　地榆七分　干姜五分　甘草　当归　炒曲　白芍药　人参　益智各三分　苍术　附子　升麻各一分

姜、水煎服。

黄连香薷饮　治伏暑下血。方见暑门。

伏龙肝散　治便血，内外有感，凝停在胃，随气下通。

甘草　伏龙肝半两　白术　阿胶　黄芩　干地黄三两

上水煎服。

赤豆当归散　治先血后便，为近血。

赤豆风芽出，晒干

为末，水下。

五灵脂散　治下血。

五灵脂炒，为末，芎归汤调下。

结阴便血

生地黄汁　小蓟汁　砂糖熬膏　地榆　阿胶　柏叶

一云：下血以莲蓬散。又若内蕴热毒，毒气入肠胃，或因饮酒过多，及啖糟藏炙煿，引血入大肠，故下鲜红血，宜黄连丸，或一味黄连煎服。若大下不止者，四物加黄连、槐花，仍以血见愁少许，姜汁和米饮服，或加侧柏叶、生姜同捣汁。有毒，肠胃下血者，亦宜加黄连。

《内经》云：下血为内伤络脉所致。一云：用枳壳一味服之。又方：黄连二两，枳壳二两，以槐花八两炒二味，煎服，以解络脉之结也。

一方

血余灰、鞋底灰、皂角灰等分，酒下三钱匕。

劫药

百药煎一两半，烧灰

为末，糊丸桐子大。米汤下，每服六十丸。

一方 治下鲜血。

栀子烧灰，酒下一钱匕。

溺血七十八 小便出血也

丹溪云：属热。一云：因心肾气结，房劳，致伤精气，肾脱，阴虚火动，荣血妄行故也。

用山栀子炒，水煎服。或用小蓟、琥珀。小蓟治下焦结热血淋妙。

血虚者，四物加牛膝膏。一本加生地。或生地黄四两，小蓟、滑石、通草、蒲黄、淡竹叶、藕节、川归、炒栀子、炙甘草各半两，水煎服。

小儿尿血

甘草、升麻煎汤，调益元散。

尿血

发灰消瘀血通关最妙

每服二钱，米醋下。

五苓合四物煎服，或米饮调棕榈灰亦可。

三汁丹　治小便出血。

水杨树脑　老鸦饭草　赤脚马蔺

各取自然汁饮之。

又方

苍术　夫曲　侧柏叶　滑石各半两　川芎三钱　香附四钱

上为末服。

或曰：痛者为淋，不痛者为溺血。若好色者属虚，以五苓和胶艾汤下鹿茸丸或辰砂妙香散。或四物加黄连、棕灰。又六味地黄丸为要药。

茎中痛

甘草梢，血药中少加，地榆、陈皮、白芷、棕灰。

劫痛

用炒蒲黄、炒故纸、古石灰，为末调服。或单用蒲黄。或葱汤调金玉末服。或文蛤灰入煎剂亦妙。大抵小便出血则小肠气秘，气秘则小便难忍，以油发灰水下，或车前子末以车前草汤下二钱，或生地汁、姜汁和服。

玉屑膏　治尿血。

黄芪、人参等分为末，大萝卜切一指厚四五片，蜜淹少时，蘸蜜炙干，尽二两为度，盐汤点下。

痔漏七十九附：肠风脏毒

医　论

丹溪云：因火就燥也。木乘火势而侮燥金，归于大肠为病，皆风、热、燥、湿也。《生气通天论》云：因而饱食，筋脉横解，肠澼为痔。东垣推而广之，谓因饱食、用力、房劳，脾胃湿热之气下迫大肠，致僻裂努出，其肉如樱桃、鸡心等状，赘于肛门而成，盖为病者皆湿、热、风、燥四气所伤，而热为最多也。四气者，非六淫之邪，乃内五脏之气扰动，故其发因于忧怒，如饮食劳倦动乎脾，忧恐动乎肺，恚怒动乎肝之类。诸动属阳，故火多也。其肿而后重者，湿兼热也。大便结者，燥兼热也。肠头成块者，湿也。大痛者，风兼热也。此皆脏气为病而显其形也，治宜行气和血、泻火疏风、流湿润燥以调于内，淹洗涂敷以治其外。肿痛虽定，而痔犹存也，若不去其本根，遇触即发。以枯药消去其痔而绝其源，亦须调饮食，戒房劳，慎忧怒，内观自养，使火不起，可保全安，否则虽服良药，难获效也。

治血为主，以苦寒泻火，辛温和血润燥，疏风止痛。

用条芩凉大肠、人参、黄连、生地黄、槐角凉血生血、当归和血、升麻、川芎、枳壳宽肠。一云八物汤加条芩、枳壳、槐角、升麻。

洗药

五倍、朴硝、桑寄生、莲蓬煎汤熏洗。一方：天仙子、荆芥子煎洗。

肿者

木鳖子、五倍子为末调敷。一方：胡麻子煎汤洗之。

漏疮，先须服补药以生气血，参、芪、归、术为主，大剂服之，外以附子为末，和作饼子如钱厚，以艾灸之，随漏大小，令微热，不可令痛，干则易之，再和再灸，如困且止，直至肉平为度。或仍前用补气血药作膏贴之。经云：陷脉为漏，留连肉腠。以其先陷血脉，次陷肌肉腠理，是气不能营运，遂作死肌，经久不愈，疮口不收，风寒袭之，血脉内脓水，渐成鹅管之状。大抵漏疮多生于肛门之畔，始起如豆，忽便肿疼，长如梅李，五六日溃脓而止，稍可而不能收口，过半月或一月复肿而痛溃脓，发歇无定，后渐脓水不干，终不能愈。《集验》治法，或灸百余壮令开，或用针开之，一日三次敷药，不耐疼者一日二次敷之，取之死肌，鹅管令尽，次用兔毛、松香烧烟熏之，北艾煎汤洗之，聚①香膏贴，生肌药敷之，即愈矣。病深者又不同也，用麦草心顶替针丸探入鹅毛管，屈曲住处，再用火针开之，或替针丸咬开，次用稻草叶捻纴之，取去死肉，鹅管路尚未断，又依前法以鹅管死肌尽去为度。肠穿者治之亦愈，但穿处不能完补耳。

附　方

一法治疮久成漏，脓水不干，其脓不臭，内无歹肉，用附子浸透，厚切，厚三二分，于疮上灼艾灸之，仍服内托之药，隔三二日再灸之，不五七次自然肌肉长满矣。至有脓水恶物渐溃根深者，用白面、硫黄、大蒜同杵烂，作饼子，厚约三分，于疮灸二十一壮，一灸一易，后隔四五日，方用翠霞锭子，并信效锭子互相用之纴入疮，歹肉尽去，好肉长平，然后贴收敛之药，内服应病之剂调理即差矣。大抵始发宜灸，要补养之药。至灸冷疮，亦须内托之药调理，无不愈者。

塞药

炉甘石煅，童便淬　牡蛎煅

---

① 聚：《古今医统大全·卷之七十四·痔漏门》作"取"。

又方

马蔺根敷上片时，看肉平去药，稍迟恐肉反出。

痔疮

腊茶为末，入脑子同研，津调，纸花贴上，后以白矾四钱，半枯半生、乳香三钱，香油同研为膏，纸贴。大便秘，用枳壳川归汤下三黄丸。

皂角散

黄牛角鰓一斤，切　蛇蜕一条　皂角五枚　穿山甲七片

上并切，入瓷瓶，泥固济，候干，先以小火烧烟，出火，方以大火煅红，冷，研细，胡桃酒下临卧，引出虫，五更却以酒下二钱。

脉痔　血自肛门另作一窍。

黄连　乌头炮，去皮。各一两

又方

荆芥、槐花、石菖蒲。又方：丝瓜连皮、子烧灰，为末，酒下二钱，治酒痔。

酒痔

黄连酒浸，酒煮，酒丸，米饮下。

腐痔核为水

硼砂煅　炉甘石煅　轻粉

以朴硝洗净，辰砂，或加信①，煅，敷外四围，点核上。

贴痔

麝、脑子、朱砂研入山田螺内，将成水不拘遍，以干收为度。

---

① 信：即信砒、砒石。

痔血不止

检漆根烧灰，空心下。

木槿散 治痔，专封口，能干。

木槿花八九月采，阴干

杵敷。叶亦可。

金宝膏 治漏疮，去腐朽肉，不伤良肉。

桑柴灰五碗，用沸汤十碗淋汁，用草纸一层、皮纸二层放罗底，次放灰
上面淋之　　山甲二两　　信如指头大　　杏仁去皮，七枚，同信研，涂山甲上

生地黄二两　　辰砂一字　　粉霜①一钱半　　麝香半钱

上将灰汁澄清，下锅煎滚，下甲末，候煎干一半，下麝香，
次下粉霜，干及九分，下辰砂，候成膏，下石灰，以成块为则，
收罐内，不可见风。

枯痔法

凡欲枯去其痔，先调令痔不肿痛，小便如常，有血先当止血，
并兼用煎药，必用护药，勿令侵好肉。或用生丝绵于痔根上缚定，
内痔用翻痔药取出，方用枯药如法治之。

翻痔药

草乌一味为末，津液调敷肛门内，其痔即翻出。

护肛膏 凡用枯药，先以此药护四边好肉。

白及　　石膏煅　　黄连等分

为末，鸡子清调如膏擦上，剪油纸如月样，圈痔护四畔好肉，
一次洗，一换药。

---

① 粉霜：轻粉的精制品。

枯痔方

信二钱，用铫内炒烟尽　硇砂二钱　辰砂　江子五粒，去壳　蝎梢五个　麝香一字　明矾二钱半　轻粉　石灰一钱。一方加黄丹

末，津调搽痔上，日三次。加脑子、熊胆、矾三味，则不疼而效速。

秦艽苍术汤

秦艽一钱半　泽泻二分　苍术七分　防风五分　大黄少许　桃仁一钱　皂角仁一钱，烧存性　槟榔一分　归尾二分　黄柏炒，五分

上除桃仁、皂角、槟榔外，作一服，水五盏煎至一盏半，入槟榔等分三味，再煎一盏服。

秦艽防风汤　治痔漏，大便时痛。

秦艽　防风　白术　甘草各一钱半　当归一钱　黄柏五分　红花少许　桃仁二十八枚　大黄制，三分　升麻三分　柴胡二分　泽泻六分

上剉，作一服，水煎，空心热服。

当归郁李仁汤　治痔漏，大便硬，大肠头努出，多血而痛者。

郁李仁一钱　麻子仁　秦艽各一钱半　苍术　归尾　生地各半钱　泽泻三分　大黄煨，二钱　枳实七分　皂角仁一钱，去皮，另研，煎成调服

上作一服，水煎。

秦艽羌活汤　治痔漏成块下垂，极痒。

秦艽　黄芪各一钱　羌活一钱二分　防风七分　升麻　炙甘草麻黄　柴胡各半钱　藁本三分　细辛　红花少许

上作一服，水煎。

一法　治痔疮。

韭菜煎汤，盛盆内，用器具盖之，留一窍熏患处。将韭菜轻轻洗疮数次，自脱。后将生韭菜手揉热贴患处。窍中出脓水者，

用蓖麻子、枯矾为末掺之。

一法

端午前蜈蚣一条，浸香油一酒盏满月，常敷自愈。亦治头上白花癫，先剃去痂，川椒汤洗净，以此油擦数次，效。

肠风脏毒

丹溪云：独在胃与大肠。出，用条芩、秦艽、槐角、升麻、青黛。一云兼风者，苍术、秦艽、芍药、木香。又方：大黄煨、桃仁去皮、尖、当归、槟榔、皂角仁、黄柏、荆芥、枳壳各半两，猬皮炙、黄连炒、秦艽、槐角子各一两，为末，面糊丸桐子大。每五十丸，白汤下。下鲜血加棕灰、莲房灰。

东垣治一人，宿有阳明血症，因五月大热，吃杏，肠澼下血，唧远散漫如筛，腰沉沉然，腹中不和，血色紫黑，病名湿毒肠澼，阳明、少阳经血证也。以芍药一钱①半，升麻、羌活、黄芪各一钱，生熟地黄、独活、牡丹皮、炙甘草、柴胡、防风各五分，归身、葛根各三分，桂少许，作二服，水煎。

附　方

加减四物汤　治肠风下血不止。

生地黄　侧柏叶　川芎　川归各一两　枳壳　荆芥　槐花　甘草半两

上剉，每服四钱，姜、水煎服。

当归和血散

生地　槐花　青皮各六分　归身　升麻各一钱　川芎五分　荆芥白术六分

---

① 钱：原作"盏"，据《名医类案·卷八·下血》改。

上为末，饮下。

阳虚阴乏①之人久年便血，面皆黄白灰色

理中汤加附子、百草霜，丸服。

凉血地黄汤见崩中　治下焦湿热大盛，起居不节，为飧泄者。

酒煮黄连丸

黄连十二两，酒五斤煮干，为末，曲丸，汤下。

验方

黄连、吴茱萸等分，同炒转色，各择各碾为末。粪前见血，酒下茱萸末一钱；粪后见血，酒下黄连末一钱，不过一两。

椿皮散　治血利，肠风下血。

椿根皮三两　槐角四两　明矾二两　甘草一两半

为末，每三钱，米饮下。

乌梅丸　治登厕见血。

乌梅肉一两、僵蚕一两为末，糊丸，白汤下。

《保命集》治肠风痛痒不仁，大便下血

苍术四两　地榆二两

上剉，水煎，食前多服，除根。

熟地黄丸　治血虚久痔。

苍术一斤　熟地黄一斤　干姜冬一两，夏半两　北五味八两

上末，枣肉丸桐子大。酒下一百丸。

又方

归身一两　绿豆粉一合　乌梅肉烧存性，二两　柏叶一两　地榆

---

① 阴乏：原作"阴之"，据《丹溪治法心要·卷五·下血第六十三》改。

一两半　槐花炒，一两　荆芥①

上末醋糊丸，早末饮下七十丸。脏毒加黄连一两。妇人加艾叶半两。

脱肛八十

医　论

丹溪云：属气血虚与热。

气虚，参、芪、芎、归、升麻。

血虚，加黄柏外，以五倍为末托而上之，一次未收，至五七次必收。又方：陈壁土泡汤，先熏后洗。或理省桑白皮、白矾煎洗。

医　案

东垣治一老人，面尘脱色，神气弱，脱肛日久。服药未验，复下赤白痢，里急后重，白多赤少，不任其苦，求治。曰：此必饮食不节，天气虽寒，衣盖犹薄。不禁而脱下者，寒也。真气不禁，形质不收而血滑脱，此乃寒滑气泄不固，故下脱也。当以涩去其脱而除其滑，微酸之味固气上收，以大热之剂而除寒补阳，以补气之药升阳益气。以御米壳、蜜炒橘皮各五分，干姜六分，诃子煨七分，为末，作一服，水煎服。

附　方

一方以泽泻、□栗烧灰敷，不再下其主在涩。又方用蜣螂烧过，出火毒，研细，入冰片再研匀，掺肛上，托之即上其主在凉。又方冬瓜藤煎汤洗，送上即收。

① 荆芥：原书无用量。

一方以赤皮葱带根、韭叶带根二味煎汤，入大风子、防风末熏洗，立上，再灸百会一壮，次服：

吊肠丸

白术　甘草　黄连　白芍药　桔梗　人参　白茯苓各等分

上为末，醋糊丸。汤下五十丸，立效。

香荆散　治肛门脱出。

香附、荆芥等分为末，每服三钱，水煎淋洗，服亦可。

又方：五倍子三钱，为末煎洗。一方加白矾。

又方：木贼烧灰掺肛门上，按入。

又方：浮萍杵细，干，贴患处。

又方：龙骨半两（煅），木贼二钱半（烧存性），为末掺，托。

又方：木鳖子肉、枳壳烧烟熏之。

又方：五倍烧，浓①煎二桑叶汤洗，香油搽末子敷上。

又方：□桃叶浓煎，入白矾末在内，洗之，拭干，轻轻送上。顶上剃去少发，以草麻捣贴，用苡米煨熟，坐肛门。

前阴病八十一

医　案

丹溪云：一少年玉茎挺长，肿而痿，皮塌常润，磨股不能行，二胁气上冲，手足倦弱。先以小柴胡加黄连，大剂行其湿热，少加黄柏，降其逆上之气，挺肿渐收及半。但茎中有一坚块未消，遂以青皮为君，佐以②散风药，为末服之，外以丝瓜子汁调五味末

---

① 浓：原作"脓"，据文义改。

② 以：原作"黄"，据《名医类案·卷八·前阴病》改。

一作五倍，敷之而愈。

一人年近三十，旧有下疳疮，常求治，因其不守禁忌而却之。忽一日，头痛发热，自汗。众作伤寒治之，病反剧。脉之，弦甚，七至，重按则涩。予曰：此病在厥阴，而与症不相应。遂以小柴胡汤加草龙胆、黄连、胡黄连，带热服，四贴安。

东垣治一人，前阴臊臭，又因连日饮酒，腹中不和，求治。曰：夫前阴者，足厥阴肝之脉络，循阴器出其挺末。凡臭者心之所主，散入五方为五臭，入肝为臊。当于肝经中泻行间，是治其本，后于心经中泻少冲，乃治其标。如恶针，当用药除之。酒者，气味俱阳，能生里之湿热，是风燥热合于下焦为邪。故《经》云下焦如渎。又云在下者引而竭之。酒是湿热之水，亦宜决前阴以去之。治以龙胆泻肝汤，又治阴邪热痒，柴胡梢二钱，泽泻二钱，车前子、木通各五分，生地黄、当归梢、草龙胆各三分，上作一服，水煎服，以美膳压之。

阴茎痛，是厥阴经气滞兼热，用甘草梢，盖欲缓其气耳，若病淋而作痛，似难一概论之，必须清肺气而清浊自分矣。气虚六君子，血虚四物等，各用黄柏、知母、滑石、石韦、琥珀之类。

《杂著》云：阴痿不起，古方多云命门火衰。精气虚冷固有之矣，然亦郁火甚而致者，《经》云壮火食气。譬如人在夏暑而倦怠痿弱，遇冬寒而坚强也。予见一二人肾经郁火而致，令服黄柏、知母坚肾之药而效，宜审之。

囊脱

肾胞肿烂，丸欲脱者，月曰：苏一云白紫苏叶为末，香油调敷。

附 方

清震汤东垣　治小便溺黄，臊臭淋沥，二丸如冰，阴汗多。

羌活　酒柏各一钱　升麻　苍术　黄芩各五分　泽泻四分　麻黄

根　猪苓　防风各三分　炙甘草　归身　藁本各二分　红花二分

作一服，水煎。忌酒、面。

固真汤　治两丸冷，前阴痿弱，阴汗如水，小便后有余滴，尻臀并前阴冷，恶寒而喜热，膝下亦冷。

升麻　羌活　柴胡各一钱　炙甘草　龙胆草　泽泻各一钱半　黄柏　知母各二钱

作二服，水煎服，美膳压之。

清魂汤　治外肾冷，两髀阴汗，前阴痿，囊湿痒臊气。

柴胡　生甘草　酒柏各二钱　升麻　泽泻各一钱半　归梢　羌活　麻黄根　防己　草龙胆　茯苓各一钱　红花少许

作二服，水煎。

清肝散　治前阴有汗如水。方见痿门。

椒粉散　治前阴二丸湿痒痛。

肉桂二分　小椒　归梢　猪苓各三分　蛇床子　黑狗脊各五分　麻黄根一钱　轻粉　红花少许　斑蝥二枚

为末掺上。

阴囊肿胀，大小便不通

白丑二两　桑白皮　白术　木通　陈皮各半两

为末，每二钱，姜汤下，未觉时服。

阴疮

麝香、杏仁研末，以小袋贮，紧纳阴户中。

阴脰痒

大甘草浓煎，冷浸洗，后以海螵蛸末敷。

阴虫蚀

狗脊不去毛　黄连　黄柏　黄丹　水银　光粉　赤石脂

为末，干敷。

肾脏风 乃湿也，阴胫肿痛不可忍。

苦参　大黄　荆芥　皂角

熏洗。

小儿玉茎热肿，缠转如螺蛳肉状，小便难者

伏龙肝、韭汁调敷。

汗八十二

医　论

丹溪云：东垣有法有方。自汗属气虚，属湿与热。一云属阳虚。按：东垣云人之汗犹天地之雨也，阴滋其湿则为雾露为雨也，阴湿下行，地之气也，汗多则亡阳，阳去则阴胜也，甚则寒中。湿胜则其声如从瓮中出，言其壅也，不出也，以明其湿审矣。《经》曰气虚则外寒。虽见热中，蒸上为汗①，终传大寒。知始为热中，表虚亡阳，不任外寒，中②传寒中，多成闭塞矣。色以候天，脉以候地，形者乃候地之阴阳也，故以脉气候之，皆有形无形之可见者也。大抵心之所藏，在内者为血，发外者为汗。盖汗乃心之液，而自汗之症，未有不由心肾俱虚而得之。故阴虚阳必凑，发热而自汗，阳虚阴必乘，发厥而自汗，皆阴阳偏胜所致也。

自汗，宜人参、黄芪，少佐桂枝，阳虚者附子亦可少用。

扑法

牡蛎　麸皮　麻黄根　藁本　糯米　防风　白芷

为末，周身扑之。

有痰亦自汗，湿能自汗，热亦自汗，虚则盗汗。

---

① 汗：原作"干"，据《兰室秘藏·卷下·自汗门》改。
② 中：《兰室秘藏·卷下·自汗门》作"终"。

火气上蒸胃中之湿，亦能作汗，凉膈散主之。

盗汗睡中出也属血虚、阴虚，小儿不须治，宜当归六黄汤。

四炒白术散　治盗汗。

白术四两，一两用黄芪同炒，一两用石斛同炒，一两用牡蛎同炒，一两用麸皮同炒，除去，只用白术

为末，每服三钱，米汤调服。

头额汗

阴阳俱虚，枯燥头汗，亡津液也。热入血室，头汗。伤湿，额上汗，因下之，微喘者死。胃上热熏，额汗。发黄，头汗，小便不利而渴，此瘀血在里也。心下懊憹，头汗。伤寒结胸，无大热，以水结在胸胁间，头汗。往来寒热，头汗。

医　案

东垣治一人，二月天寒，阴雨寒湿，又因饮食失节，劳役所伤。病解之后，汗出不止，沾濡数日，恶寒，重添厚衣，心胸间时烦热，头目昏愦，上壅，食少减。此乃胃中阴火炽盛，与外天雨之湿气，峻然二气相合，湿气大作，汗出不休，兼见风邪。以助东方甲乙风药以去其湿，甘寒泄其热，羌活胜湿汤。

滑先生治一妇，暑月身冷，自汗，口干烦躁，欲卧泥水中。脉浮而数，按之豁然虚散，曰：《素问》云脉至而从，按之不鼓，诸阳皆然，此为阴盛格阳。得之饮食生冷，坐卧当风。以真武汤，冷饮之，一进汗止，再进躁去，三进全安。

饮食汗出。东垣云：饮食入①胃，慓悍之气不循常度，故汗出也。

---

① 入：原脱，据《证治准绳·类方·着痹》补。

附　方

调卫汤　治湿胜自汗，补卫气虚弱，表虚不任风寒。

麻黄根　黄芪各一钱　羌活七分　生甘草　归梢　黄芩　半夏各五分　苏木　红花各一分　五味七粒　麦门冬　生地各三分　猪苓二分

上剉，水煎。

羌活胜湿汤

甘草炙　生芩　酒芩　人参　羌活　防风　藁本　独活　细辛蔓荆子　川芎各三分　黄芪　生甘草　升麻　柴胡各半两　薄荷一分

上作一服，水煎。

当归六黄汤

当归　黄连　黄柏　黄芩　生熟地等分　黄芪加倍

每服五钱，水煎。

正气汤　治盗汗。

黄柏　知母各一钱半　甘草炙，五分

上水煎服。

牡蛎散　治诸虚不足，津液不固，自汗。

麻黄根　牡蛎　黄芪

或加柴胡、秦艽、浮麦。同煎服。

大补黄芪汤　治虚弱自汗。

黄芪　防风　川芎　山茱萸　川归　白术炒　肉桂　炙甘草五味　人参各一两　白茯苓一两半　熟地二两　肉苁蓉一两

上每服五钱，加枣，水煎。

黄芪建中汤

黄芪　肉桂各三钱　甘草二两　白芍药六两

上每服五钱，姜、枣、少饧、水煎。

别处无汗，独心孔一片有汗，思虑多则汗亦多，病在用心，名曰心汗，宜养心血，以艾煎汤调茯苓末服之。

又方

二桑叶焙干为末，米饮下，止盗汗。

痫八十三

脉　法

脉洪长伏，为风痫。弦细缓，为诸痫。浮为阳痫。沉为阴痫。虚弦为惊。沉数为实热。若沉小急实者，虚而弦急者，皆不治也。

医　论

大率属痰火与惊，不必分五等。按：《内经》只言癫而不及痫，古方以癫痫或并言，或言风癫、癫狂、惊痫、风痫，命名不一，何以依据？盖痫病归于五脏，故有五痫之分；癫病只属于心。又痫与痉略相似而实不同，若时作时止，身软时醒者，或如猪犬牛羊而鸣者，则谓之痫也；身强直反张如弓，不时醒者，谓之痉也，比痫为甚。为虚而痫，则随其痰火上潮，故有时而醒；癫则失心妄作，痰结胸膈，妨碍于心，故经久不差；若大开目，与人语所未尝见之事者，谓之狂也。考之诸书，所论不一。河间以热甚而风燥为真，兼化涎溢胸膈，燥烁而气癪昏冒僵仆也。《三因》以惊动脏气不平，郁而生涎，闭塞诸经，厥而乃成，或在母腹中受惊，或感六气，或饮食不节，逆于脏气而成。盖忤气得之外，惊恐得之内，饮食属不内外所因，不自同，治法亦异。如惊者，安神丸以平之；痰者，三重散以吐之；火者，承气汤以下之。故云：寻火寻痰，分多少而治之，无不效也。

治法

行痰为主，黄连、南星、瓜蒌、半夏。寻火寻痰，分多少而治，无有不愈。有热者，以凉药清其心；有痰者，必用吐法，吐后用东垣安神丸及平肝之药，青黛、柴胡、川芎之类。

一方：取入蛰大蝙蝠一介，用大粒朱砂三钱装入腹内，以新瓦盛，火炙令皮焦酥，为末，每一分，分作四服，气弱及少弱作五服，空心调服。

方

黄连　辰砂二味降火　瓜蒌　南星　半夏三味行痰　青黛　柴胡　川芎三味平肝

子和云：痫病不至目瞪如愚者，以三圣散，更用火盆于暖室中，令汗吐下三法并行，次服通圣散，百余日则愈矣。此疾乃肝经有热，吐后宜泻青丸下之。

《难知》云：惊痫发狂，恶人与火，灸第三、第九椎，服《局方》妙香丸。诸痫似狂，以李和南五生丸。

《千金》云：病先身热，瘛音至疭音纵，惊啼，而后发者，脉浮洪为阳痫，在六腑，外在肌肤，犹易治也。先身冷，不惊掣，不啼叫，病发，脉沉者，为阴痫音闲，在五脏，内在骨髓者，难治也。

洁古云：昼发灸阳跷，夜发灸阴跷音乔，又脚。

不治证

目瞪如愚者，神乱者，寻衣缝者，五痫重者，病后甚者，脉虚而弦急者，皆不治。

医　案

丹溪治一妇，有孕六个月，发痫，手扬直，面紫黑，合眼流涩，昏瞆而苏，医与镇灵丹五十贴，时作时止，至产自愈。其夫疑丹毒发，求治。脉举弦按涩，至骨则沉带数。予意其痫必于五月复发，至则果作，皆巳午时。乃制通圣散，其甘草生用①，加桃仁、红花，或服或吐，四五剂愈。

一妇久积怒与酒，病痫，目上视，扬手掷足，筋牵，喉响流涎，定则昏昧，腹胀痛冲心，头至胸大汗，痫与痛间作。此肝有怒邪，因血少而气独行，脾受刑，肺胃间尤②有酒痰，为肝气所侮而为痛。酒性喜动，出入升降，入内则病③，出外则痛。用竹沥、姜汁、参术膏等药甚多，痫痛间作无度，乘痛时灸大敦、行间、中脘，间以陈皮、芍药、甘草、川芎汤调膏，与竹沥服之无数，又灸太冲、然谷、巨阙，及大指半甲肉，且言鬼怪，怒骂巫者。曰：气因血虚，亦从而虚，邪乘虚入，理或有之。与前药佐以荆沥防④痰，又用秦承祖灸鬼法灸之。哀告我自去，遂安。

一少年夏间因羞怒发昏，手搐如狂，面黑，睾丸能动，左右相过。一医以金箔镇心丸等药不效。脉微弦，六至。此素有湿热，因激起厥阴相火与令火，不宜麝香之药，况肝病先当救脾，诸药多燥血坏脾者。遂以黄连为君，人参为臣，酒浸芍药和白陈皮为佐，甘草为使，姜一片，煎服，八贴而安。

一女子八岁，病痫，阴雨及惊则作，羊鸣吐涎。知其胎受惊也，但病深难愈。乃以烧丹丸，继以四物汤，入黄连，随时令加

---

① 其甘草生用：《名医类案·卷八·痫》作"减甘草"。
② 尤：《名医类案·卷八·痫》作"久"。
③ 病：《名医类案·卷八·痫》作"痛"。
④ 防：《名医类案·卷八·痫》作"除"。

减，且令淡味，以助药力，半年而愈。

一产妇左脚、右手发搐。见妇人门。

一少妇气实多怒，事不发，一日大叫。详见厥门。

附　方

东垣升阳汤　治阳跷痫疾，足太阳寒，恐则气下行。

甘草炙，半两　麻黄不去节　防风各八钱　羌活一两半

每服五钱，水煎。

治痫

川芎　防风　皂角　郁金各一两　蜈蚣黄赤足者各一条　明矾一两

饼蒸丸桐子大。茶清下十五丸。

又方

黄丹、白矾八两，研细，杨树火煅过，曲丸服。

钱氏五色丸

朱砂　珍珠各半两　水银一作二两，止一两，分　雄黄一两，一作三两　铅三两，同水银熬

蜜丸麻子大。金银薄荷汤下，每服三钱。

三痫丸　治小儿一百二十种惊痫。

荆芥一两　白矾一两，半生半枯

上为末，面糊丸黍米大，朱砂为衣。姜汤下二十丸。如慢惊，用来复丹。急惊，三痫丸。食痫，醒脾丸。

治痫

川芎　川归　熟地　茯神　远志　柏子仁　南星　半夏　石菖蒲　宿砂各一两　人参　桂　厚朴　龙脑各半两　酸枣仁各二两　琥珀　沉香二钱半

上姜汁为丸服。

《宝鉴》治一小儿，四岁因惊惧发搐，痰涎有声，目多白睛，项背强，一时许方醒，后遇惊则发。多服犀、珠、脑、麝镇坠之药已四年余，此证尚在，又加行步动作神思如痴。诊其脉沉细而急，《针经》云心脉满大，痫瘛，筋挛。病久气弱，多服镇坠寒凉之剂，复损正气，攻添动作如痴。先灸二跷各二七壮，服此药。又肝脉小急，盖小儿神气尚弱，因而被惊，神思无依，又动于肝，肝主筋，故痫瘛筋挛。治以：

沉香天麻汤

沉香　益智　川芎各二钱　天麻　防风　半夏　附子各二钱
羌活半两　甘草　当归　僵蚕各一钱半　独活四钱

《经》云恐则气下。精怯而上焦闭，以羌活、独活苦温，引气上行，又入太阳为引，用为君。天麻、防风辛温以散之，当归、甘草辛甘温以补气血之不足，又养胃气，为臣。附子、川乌、益智大辛温，行阳退阴，又治客寒伤胃；肾主五液，入脾为涎，以生姜、半夏燥湿化痰，沉香辛温，体重气清，去怯安神，为使。每五钱，姜、水煎服，三剂即安。

当归龙荟丸方见胁痛门

子和朱砂滚涎散

朱砂　生白矾　赤石脂　硝石等分

上为末，研①蒜膏，丸如绿豆大。荆芥汤②下，每服三十丸。

---

① 研：原脱，据《儒门事亲·卷十五·诸风疾证》补。
② 汤：原脱，据《儒门事亲·卷十五·诸风疾证》补。

五生丸李和南

南星　半夏　川芎　白附子各一两

上末，滴水为丸。每服二丸至五丸，不过七丸。

癫狂八十四

脉　法

虚者可治，实者难治。大而坚实者，癫病。若大而滑者自已。

医　论

丹溪云：《原病式》所论甚精。盖为世以重阴为癫，重阳为狂也，大概皆是热耳。按：《素问》注云多喜为癫，多怒为狂。《原病式》云五志所发皆为热，心热甚则多喜，火实制金，不能平木，则肝实而多怒也。又发热于中则多干阳明，《经》谓阳明厥则癫疾。又谓服膏粱、芳草、石药则热气慓悍，发为癫疾，此河间本《素问》之论以明癫狂俱是热病，而重阴之说非也。

大率多因痰结于心胸间，宜开痰、镇心神。亦有中邪者，则以治邪法治之。

神不守舍，狂言妄作，经年不差。如心经蓄热，当清心除热；痰迷心窍，当去痰宁心。

宜大吐下则愈。三化汤、滚痰丸等下之，藜芦散、瓜蒂散、三圣散吐之，火剂清之，安神丸平之，通圣调之。

医　案

滑治一僧，病发狂谵妄，视人皆为鬼。诊其脉，累累如薏苡子，且喘且搏。曰：此得之阳明胃实。《素问》云阳明主肌，其经血气俱盛，则弃衣升高，逾垣妄骂。遂以三化汤三四下，复进以火剂即愈。

一妓心痴，狂歌痛哭，裸裎妄骂，瞪视默默，脉之沉坚而结。曰：得之忧愤沉郁，食与痰交积胸皮①。涌之，皆积痰裹血，复与火剂。

沧洲翁治一人，因恐惧，遂惊气入心，疾作如心风，屡作奔走，不避水火，语则自贤自贵，或泣或笑。脉上部皆弦滑，左倍劲于右。盖痰溢膻中，灌心胞，因惊而风经五脏耳。即投以涌剂，涌痰涎数碗，徐以惊气丸服之，一剂而安。

一人方饭，闲坐甫定，即捕中灰杂饭猛噬，且喃喃骂人。令左右掖而脉之，皆弦直上下行，而左手寸口尤浮滑。盖风痰留心胞证也，法当涌其痰而凝其神。涌出痰沫四五升②，即熟睡，次日乃寤，寤则病已去矣。徐以治神之剂调之，如旧。

附　方

《宝鉴》龙脑安神丸　治五般癫痫。

茯神　人参　地骨皮　甘草　麦门冬　桑皮各一两　马牙硝二钱　龙脑　麝香　牛黄半两　朱砂二钱　犀角一两　金箔三十五片

上为细末，蜜丸弹子大，金箔为衣。二三岁者日进二服，小者一丸，分二服，汤下。

矾丹　治五癫五痫。

虢丹　晋矾各一两

上用砖凿一窠，容二两许，先安丹在下，矾在上，以炭五斤煅，令炭尽，取出，研，猪心血丸绿豆大。陈皮汤下，每服十

---

① 皮：《证治准绳·杂病·神志门·癫》作"中"。

② 升：原作"耳"，据《名医类案·卷三·痰》改。

五丸。

控涎丹 治癫痫久不愈，顽涎散聚无时。

川乌生　半夏各半两　僵蚕不炒，姜浸汁一宿，半两　全蝎去尖
铁粉三钱　甘遂二钱半

为末，姜汁打薄糊丸绿豆大，朱砂为衣。姜汤下十五丸。忌
甘草。

痉八十五

脉　法

太阳病，发热，脉沉而细，痉，为难治。按之紧如弦，直上
下行。痉脉伏坚，直上下。

腹暴胀大，为欲解。脉反伏弦者，痉。发汗已，脉浛浛如蛇
沉细者，湿。

医　论

丹溪云：因气血内虚，四气外袭，不可作风治。大率与痫相
似，比痫为甚。为虚带补，多是气虚有火兼痰，用人参、竹沥之
类，不可用风药。仲景云：太阳病，发热无汗，而反恶寒，曰刚痉；汗出
而不恶寒，曰柔痉；病身热足寒，头项强急，时头热面赤，独头动摇，卒口
噤，背反张者，痉也。又云：太阳病，发汗太多，致痉；风病下之则痉，复
发汗，必拘急。又云：血气内虚，外为风寒湿热之气所中则痉。以风散气，
故有汗而不恶寒；寒泣血，故无汗而恶寒。原其所自，多由亡血，筋无所营，
故邪得以入之。所以伤寒汗下过多，与天疮口未合，风入之为破伤风，湿袭
之为破伤湿，与痉但多头项强急，余并相似。及产后、大病之后致此疾者概
可见矣。然有外感者，有内虚者，有因虚而受外邪，与挟痰火热湿及怒气，
或疮家发汗而痉者，所因不同。诸书只为外感者立方，但见今之病此，属虚

者为多，其可以风药通治之乎？大抵痫病身软时醒，痉病身强直反张，不时醒，甚有昏冒而遂亡者，尤宜审之。

《内经》云：诸痉项强，皆属于湿。或曰：寒湿同性，故湿可伤太阳，然病因于湿而反见风出者何也？亢则害，承乃制，故湿过极反兼风化制之，然兼化者虚象，实非风也。

项强亦有痰者。

医　案

一少年，痘疮靥谢后，忽口噤不开，四肢强直，时绕脐痛一阵则冷汗如雨，痛定汗止。脉极紧强如真弦。知其勤苦，劳倦伤血，疮后血愈虚，感风寒。当用温药养血，辛凉散风。以芍药、当归为君，川芎、青皮、钓钩藤为臣，白术、甘草为佐，桂枝、木香、黄连为使，加红花，煎服即愈。

子和治一妇，年三十，病风搐目眩，角弓反张，数日不食。诸医作惊风、暗风、痫，治之以南星、雄黄、乌、附，不效。予曰：诸风掉眩，皆属肝木。阳主动，阴主静，由火盛制金，不能平木故也。先涌风痰二三升，次以寒剂下之，又以𬭤针刺百会，出血而愈。

附　方

葛根汤　治痉无汗而小便少，或恶寒，名刚痉。

桂枝　芍药　甘草炙。各二钱　葛根四钱　麻黄三钱

水煎服，取汗。

桂枝加葛根汤　治有汗，不恶寒，名柔痉。

葛根四钱　桂枝　芍药各二钱　甘草一钱

上姜、枣、水煎服。

大承气汤方见伤寒门　治痉，胸满口噤，咬牙脚挛，难睡。或曰：此阳明经药也，阳明总宗筋，以风寒湿热之邪入于胃中，津液不行，宗

筋无所养，故急宜此汤下湿热，行津液，故《宣明》云：痓病目直口噤，背强如弓，卧摇动，手足搐搦，宜三一承气汤下之，亦此意也。然非察证之明，的有实热者，亦不可轻用也。

《金匮》瓜蒌桂枝汤 治太阳病，其证身体几几然，脉沉迟，此为痓。

瓜蒌 甘草炙。各二两 桂枝 芍药 生姜各三两 大枣十二枚

分作三服，水煎，取微汗。如未出，热粥发之。

神术汤海藏 治刚痓。

加羌活、独活、麻黄。

白术汤 治柔痓。

加桂枝、黄芪、白术。

新产血虚痓者、汗后中风发搐亦然

荆芥炒为末，大豆黄卷炒熟，以酒沃之，取汁调末三五钱服之，酒调亦可。

防风当归散《难知》 治发汗过多，发热，头面摇，卒口噤，背反张者，宜去风养血。

防风 当归 川芎 地黄各一两

每服一两，水煎服。

厥八十六

脉 法

沉微不数，为寒厥。沉伏而数，为热厥。细为气虚。大如葱管为血虚。浮实为痰。弦数为热。浮者外感。脉至如至如喘，为气厥。寸沉大而滑，沉为实，滑为气，实气相搏，血气入脏，唇口青，身冷，死。如身和，汗自出，为入腑，此为尸厥。

医 论

丹溪云：有阳厥，有阴厥，有痰，有气虚，有血虚，有外感，有寒，有热。《原病式》详矣。阳衰于下则寒，阴衰于下则热。

厥当分两种，次分五脏。寒厥，为手足寒也，阴气胜则寒，其由乃恃壮纵欲于秋冬之时，则阳夺于内，精气下溢，邪气上行，阳衰精竭，阴气独行，故为寒厥。热厥，为手足热也，阳气胜则热，其由乃醉饱入房，气聚于脾胃，阴气虚，阳气入，则胃不和，则精竭，精气竭则四肢不营，酒气与新谷气相搏，则内热而溺赤，肾气衰，阳独胜，故为热厥。

厥亦有腹满不知人者，一二日稍知人者，皆卒然闷乱者，皆因邪气乱，阳气逆，是少阴①肾脉不至也。肾气衰少，精血奔逸，使气促迫，上入胸胁，宗气反结心下，阳气退下，热归股腹，与阴相助，令身不仁。又五络皆会于耳，五络俱绝则令人身脉皆动，而形体皆无知，其状如尸，故曰尸厥，正由脏气相刑，或与外邪相忤，则气郁不行，闭于经络，诸脉伏匿，昏不知人。

厥有涎潮，如拽锯声在咽中，为痰厥。手足搐搦，为风厥。因酒而得，为酒厥。暴气而厥，为气厥。骨枯爪痛，为骨厥。身直如橼，为骭厥。喘而强，为阳明厥，此由气逆也。治法：痰者，竹沥、白术；热者，承气下之；外感，解散药中加姜、酒；气虚，补气，四君子；血虚，补血，四物。子和法：降心火，益肾水，通血和气，必先涌之以瓜蒂散。

医 案

一少妇气实多怒而不发，一日大叫而欲厥。盖痰闭于上，

---

① 阴：原脱，据《证治准绳·杂病·寒热门·厥》补。

火起于下而上冲。用香附五钱，生甘草三钱，川芎七钱，童便、姜汁炒，煎服。又用青黛、人中白、香附丸服，稍愈。后用吐法，乃安。再用导痰汤加姜炒黄连、香附、生姜，下龙荟丸，遂安。

滑伯仁一条。见心痛方。

附　方

四逆汤　治寒厥，表热里寒，下利清谷，食入即吐。脉沉伏，手足冷。

白虎汤　治热厥，腹满身重，难以转侧，面垢，谵语遗溺，厥冷自汗，脉沉滑。方并见伤寒门。

苏合香丸　治不问何厥，先灌此，醒后随证议论下药。方见诸气门。

瓜蒂散

吐之。口噤者或先用搐鼻药。

追魂汤《三因方》　治卒厥暴死及客忤，鬼击飞尸，气绝不觉，口噤。

八味顺气散　治气厥。见中风门。

平胃散见湿门

调气散

丁香　檀香　白豆蔻　木香各二钱　藿香　甘草各八钱　砂仁四钱

为末，每服二钱，盐汤点服。

四七汤

厚朴三两　茯苓四两　半夏五两　紫苏二两

上剉，每服四钱，姜、枣煎服。

卒尸八十七

脉　法

寸口沉大而滑。沉则寒①，滑则气，实气相搏，入脏则死，入腑则愈。唇青、身冷为入脏，身温和、汗自出为入腑。紧而急者，遁尸厥。呼之不应，脉绝者死。当大反小者死。

医　论

丹溪云：因心气虚，有恐，精神不全，有热，其证万端，如醉如狂，如为邪鬼所辅，世所谓中恶是也，宜镇心神，降火。

中恶之病，心腹胀满，吐利不行，如干霍乱，或骂詈，或登高，悲泣呻吟，不欲见人，为中恶也。

若因风寒暑湿中人之虚而卒然晕倒，自依风寒暑湿法治之，有痰随气所使亦然，宜辨之。

附　方

还魂丹　治中恶已死。

麻黄三两　桂二两　杏仁百二十粒

上剉，水煎服。

桃奴丸　治心气有热，尸注，魇梦，惊痫。

桃奴七枚，另研　辰砂半两　桃仁十四个　玳瑁镑，一两　牛黄

龙脑　麝香各一钱　雄黄桃叶煮水飞，三钱②　琥珀三钱，另研③　犀

---

① 寒：《脉因证治·卷上·一卒尸》作"实"。

② 飞，三钱："飞"原作"非"。"三钱"原脱，据《医学正传·卷之五·邪祟》改。

③ 三钱，另研：原脱，据《医学正传·卷之五·邪祟》改。

角石上水磨，半两　安息香一两，无灰酒研，飞，去土，银器中入桃仁、琥珀熬成膏

上为末，以前膏丸鸡头子大，阴干。人参汤下。

东垣法

参膏补之。

苏合香丸亦治。

魇死

半夏末吹鼻中。

追魂丹亦治。

邪祟八十八

脉　法

脉乍大乍小，乍短乍长，脉伏多变，与病相违者是。

医　论

丹溪云：血气者，身之神也。神既衰乏，邪因而入，理或有之。若夫血气两虚，痰客中焦，妨碍升降，不得运用，以致十二官各失其职，视听言动皆有虚妄，以邪治之，其人必死。

《外台秘要》有禁咒一科，乃移精变气之小术耳，可治小病，而谓内有虚邪，外有实邪，能治之乎？

医　案

治一少年，热月因大劳而渴，恣饮梅浆，又连得大惊，病似邪鬼。脉多弦而带沉数。数为有热，虚弦是惊，又梅浆郁中脘，补虚清热，导痰滞乃可。遂与参、术、陈皮、茯苓、芩、连，入竹沥、姜汁，未效，加荆沥，旬余而安。

一人醉饱后，妄语妄见。知其痰所为也，灌盐一大碗，吐痰一二升，大汗而愈。

一妇暑月因愧而病，言语失伦，脉弦数。当导痰清热补脾。其家不信，用巫治之，旬余而死。此妇痰热殆甚，乃以法尺惊其神，使血不宁，法水密其肌肤，使汗不得泄，不死何俟？一条见痫门。

陈易简治一人，得异疾，与神佛遇，不省人事，神志恍惚，或食或不食。以苏合香丸服之，遂愈。

卷之九

怔忡八十九

脉　法

寸动而弱，动为惊，弱为悸。趺阳脉微而浮，浮为胃气虚，微则不能食，如①恐怖之脉，忧迫所作也。寸口紧，趺阳浮滑，气虚②，是以悸。

医　论

丹溪云：属血虚有痰。有虑便动，属虚。时作时止者，痰因火动。瘦人是血少，肥人多是痰。寻常者亦是痰，时觉心跳者是血少。戴氏：怔忡者，心中不安，惕惕然，如人将捕是也。又云：怔者，心动不定，惊貌；忡，忧也。东垣谓心神烦乱，怔忡，兀兀欲吐，心中气乱而热，有似懊憹③之状，皆膈上血中伏火，蒸蒸然不安，宜用权衡法，以镇阴火之浮行，以养上焦之元气也，治以安神丸。

大法

四物汤、安神丸之类，痰用痰药。

劳役大虚心跳

朱砂　白芍药　归身　侧柏叶各三钱　川芎　甘草　陈皮各一

---

① 　如：《脉因证治·卷下·四十六惊悸》作"此"。

② 　趺阳浮滑，气虚：《脉因证治·卷下·四十六惊悸》作"趺阳脉浮，胃气则虚"。

③ 　懊憹（náo 挠）：烦闷。《素问·六元正气大论》："目赤心热，甚则瞀闷懊憹，善暴死。"

钱 炒连一钱半

为末，猪心血丸。

医　案

一人形质俱实，因大怒患心不自安，如人将捕之，夜卧亦不安，耳后火光炎上，食虽进而不知味，口干而不欲饮。以人参、白术、归身为君，炒陈皮为佐，炒柏、玄参煎服，半月而安。

一人虚损，心中如常有官事不了之状。以四君子加参、术、黄芪、茯苓多服，愈。

滑治一人，病怔忡善忘，口澹①舌燥，多汗，四肢瘦软，发热，小便白而渴②。众医以内伤不足，欲进茸、附等药，未决，请视。脉虚大而数。曰：是由思虑过度，厥阳之火为患耳，夫君火以名，相火以位，相火代君火行事者也。相火一扰，能为百病，况厥阳乎？百病之起，皆自心生，故忧愁思虑则伤心。其人平生志大心高，所谋不遂，郁遏积久致内伤也。然抱薪救火，望安奚能？以补中益气汤、朱砂安神丸，空心进坎离丸，月余而安。

一人胸膈胀痛，心怔忡，呕逆，烦闷不食，情思惘惘不暂安，目眊眊，六脉皆结涩不调，甚怪。徐而察之，因其机深，忧思太过，加之脾胃内伤，积为痰涎，郁于上膈然也。《经》云：思则气结。又云：阴气者，静则神藏，躁则消亡，饮食自倍，肠胃乃伤。此之谓也。以祛顺丸服之即安。

一人因事恐怖，心常惕惕，如畏人捕之状，脉豁然虚大而浮，体热多汗。曰：凡病得之从高坠下、惊仆击搏，留滞恶血，皆从

---

① 澹（dàn 但）：淡。《吕氏春秋·本味》："辛而不烈，澹而不薄。"
② 渴：《名医类案·卷八·怔忡》作"浊"。

中风论，终归厥阴。此海藏之说也。盖厥阴多血，其化风木故也。有形当从血论，无形当从风论，今疾是走无形也，从风家治之，兼化痰散结，佐以铁粉朱砂丸愈。

惊悸

丹溪云：因血虚肝主血，无血养则木盛易惊，心神忤乱，气与痰结，遂使惊悸。血虚者，朱砂安神丸。气痰相结者，温胆汤。在心、胆经有痰迷心窍，用治痰药。夫心为一身之主，神明系焉，其所恃以养者惟血而已，血虚则神无所养，而不能自守，故惊悸生焉。惊者，恐怖之意。悸者，心筑然而动也。或曰悸有三：惊、悸、怔悸。痰涎闭于中脘亦悸，其症短气而自汗，四肢浮重，饮食无味，心虚烦闷，坐卧不安是也。若心虚而痰郁之，则耳闻大声，目击异物，遇险临危，触事丧志，心为之忤，使人有惕惕之状，是则为惊。心虚而水停之，则胸中渗漉，虚气流动，水既上乘，心火恶之，心不自安，使人有怏怏之状，是则为悸。惊者，宜以豁痰定惊之药。悸者，与之逐水消饮之剂。使气血充足而神自宁矣。

或曰：怔悸因失志气郁，涎潮聚在心脾经，宜定志丸。失志者，为事不随意，久思所致。少阴心悸，乃邪热入于肾，水乘心，惟肾欺心，心惧水也。治在于水，以茯苓汤导湿，四逆散调之，枳实、芍药、甘草、柴胡是也。与惊惧不同，宜审之。

附　方

《杂著》治劳心思虑，损伤精神，惊悸烦热。方见烦热。

朱砂安神丸　治因血虚。

黄连炒，一钱半　朱砂一钱，飞　生地酒洗　归身酒洗　炙甘草各五分

汤浸蒸饼丸如黍米大。每服二十丸，津下。一本无地黄、川归，用生甘草。

或论：心虚惊悸恍惚，用茯神者，当用人参、远志、石菖蒲、麦门冬为末，甘草膏丸，以牛黄、朱砂为衣治之。

温胆汤　治心胆怯易惊。

二陈去茯苓，加竹茹、枳实，姜水煎服。

养心汤　治心虚血少，惊悸不宁。

黄芪　白茯苓　茯神　半夏曲　川归　川芎各半两　远志炒辣桂　柏子仁　酸枣仁炒　五味　人参二钱半　甘草四钱

上每服三钱，姜、枣煎服。停水忪忪①，加槟榔、茯苓。

宁志丸　治心虚血虚多惊，若有痰者吐之。

白茯苓　茯神　人参　柏子仁　琥珀　川归　酸枣仁温酒浸半日，去壳，纸炒　远志肉各半两　乳香　石菖蒲　朱砂二钱半

炼蜜丸桐子大。枣汤下三十丸。

朱雀丸　治忪忪。

白茯苓二两　沉香半两

蜜丸小豆大。参汤下三十丸。

加味四七汤　治心气郁滞，豁痰散惊。

石菖蒲一寸　半夏一两半　白茯苓　厚朴各半两　茯神　紫苏各一两　远志　炙甘草各半两

每服四钱，姜水煎服。

八物定志丸　平补心气，安神镇惊，除膈热痰实。

远志　石菖蒲　麦门冬　茯神　白茯苓各一两　白术半两　人参一两半　牛黄二钱

蜜丸桐子大，朱砂为衣。汤下二十丸。

---

①　忪忪（zhēngzhōng 争中）：惊惧。《玉篇·心部》："忪忪，懼貌。"

不寐九十

医　论

不寐有二：有病后虚弱者，有年高血气衰①者，有痰在胆经、神不归舍者。

《难经》云：老人血气衰，肌肉不滑，荣卫之道涩，故不寐也；少壮血气盛，肌肉滑，气道通，荣卫之行，不失于常，故不瞑也。

虚者，六君子汤加酸枣仁、黄芪。

痰者，温胆汤加南星、酸枣仁，煎下青灵丹。

伤寒不寐者，当求之本门。

因惊而致，亦用温胆汤加减。用金银煎、竹茹，或导痰汤加菖蒲丸妙。随病处方可也。

惊悸健忘，怔忡失志，不寐心风，皆是胆涎沃心，以致心气不足，若用凉剂太过，则心火愈微，痰涎愈盛，而病益深，宜理痰气。

医　案

沧州翁治一人，不睡，睡则心悸，神慑慑如处孤垒，而四面受敌兵状，达旦，目眵眵无所视，聩聩无所闻，虽坚卧密室，眵未尝交也。诸医罔效。予视之，左关之阳浮而虚，察其色，少阳之支外溢于目眦，曰：此乃胆虚而风。诸公独治其心，而不祛其胆之风。遂以乌梅汤、泡②胆丸，日再服，数服病如脱。

---

① 衰：原脱，据下文"老人血气衰"补。
② 泡：《名医类案·卷六·不寐》作"抱"。

健忘九十一

医 论

丹溪云：精神短少者，多亦有痰者。或曰：健忘者皆由忧思过度，损其心包，其致神舍不清，遇事多忘，而致此疾，非生成愚顽者也。又云：思伤脾，亦令人转昐遗忘，宜归脾汤，顽兼理心脾，宁神定志，其症自愈也。

附 方

归脾汤 治思虑过度，劳伤心脾，健忘怔忪。

甘草炙，二钱半　白术　茯苓　黄芪　圆眼肉　酸枣仁各一两　人参　木香各半两

每服四钱，姜、枣煎服。

定生丸 治心气不足，恍惚多忘。

远志二两　人参　菖蒲各一两　白茯苓三两

蜜丸如梧桐子大，朱砂为衣。米饮下二十丸。

二丹丸 治健忘。方见中风门，但此多菖蒲，以愈风汤送下。

人参定志丸 治心气不安，惊悸恍惚，神思不宁。

酸枣仁　远志　人参　黄芪各半两　桔梗　丹砂　官桂各三钱半　天门冬　白茯苓　菖蒲各七钱半

上为末，蜜丸如豌豆大。每服二十丸至三十丸，用米饮下。

消渴九十二

脉 法

心脉滑为渴滑者阳气胜。心脉微小为消瘅。濡散者，气实血虚。洪大者，阳余阴亏。寸浮而迟浮为虚，卫气亏；迟为劳，荣气弱。趺阳

浮数浮则为气，数为消谷。消瘅，脉实大，病久，可治；小坚急，病久，不可治。脉数大沉小者，可治；实坚大者、细浮短者，皆难治。

医 论

丹溪云：东垣有法。兹采东垣论，分注于下。

上消者，肺也。多饮水而少食，大小便如常。东垣云：高消者，舌上赤裂，大渴引饮。《气厥论》① 云：心移热于肺，传为膈消者是也。以白虎加人参汤主之。或曰：上焦渴，是心火刑炼肺金所致，宜降火清金，以兰香叶、白葵花、白豆蔻、荜澄茄、升麻、黄柏引清气升，而渴自止矣。

中消者，胃也。多饮食，而小便赤黄。东垣曰：中消者，善食而瘦，自汗，大便硬，小便数。叔和所谓口干饮水，多食肌虚，瘅成消中是也，以调脾承气汤②、三黄丸治之。或曰：中焦渴，饮食入胃，传达太急，不生津液，已则肌□食③，胃中有热，宜用黄芩、石膏治之。

下消者，肾也。小便浊淋，如膏之状。东垣曰：下焦④者，烦躁引火⑤，耳轮焦干，小便如膏，焦烦水易亏也，此为肾消，宜六味地黄丸。《总录》所谓末传能食者，必发痈疽背疮，不能食者，必传中满鼓胀，皆为不治之证。洁古分而治之，能食而渴者，白虎加人参汤；不能食而渴者，钱氏白术散倍加干葛治之，上中既平，不复传下矣。

---

① 气厥论：原作"调逆论"，据《素问·气厥论》改。
② 调脾承气汤：《兰室秘藏·卷上·消渴门》作"调胃承气"。
③ 已则肌□食：《古今医统大全·卷五十二·消渴门》作"食已即饥"。
④ 焦：《兰室秘藏·卷上·消渴门》作"消"。
⑤ 火：《兰室秘藏·卷上·消渴门》作"饮"。

因膏粱甘肥之①变，则阳盛矣，阳脉大盛，则阴气不得营也。津液不足，结而不润，皆燥热为病。《经》曰：二阳结谓之消。东垣云：二阳者，阳明也。手阳明大肠主津，病则消，目黄口干，是津不足也。足阳明胃主血，热则消谷善饥，血中伏火而血不足。此皆津血不足然也，虽有三者之分，因于火一也。盖心火甚于上，为膈膜之消，病则舌赤裂，大渴引饮，论云②：心移热于肺，传为膈消。火甚于中，为肠胃之消，病善③食身瘦，自汗，大便硬，小便数，论云：瘅成为消中。火甚于下，为肾消，病则烦渴，小便浊淋如膏油之状，焦烦水易亏是也。大抵三消之疾，本湿寒之阴气极衰，燥热之阳火太甚，皆因于饮食服饵失节，肠胃干涸，而气液④不能宣平。或耗精神过违其病，或因大病阴损血衰，阳气悍而燥热郁甚，因久食咸物，恣食炙煿过度，或服金石丸散积久，实热结于下焦，虚热血气不能制湿热燥甚于肾而致。又有心肺气厥而渴者，有肝痹而渴者，有脾痹而渴者，有肾热而渴者，有脾热而渴者，有肥甘美食而渴者，有醉饱入房而渴者，有胃干而渴者，有病风而渴者，虽五脏之部分不同，而病之所遇各异，其为燥热亡液则一也。

或曰：末传疮疽者何也？东垣曰：此火邪胜也，其疮痛甚而不溃，或赤水者是也。《经》云：有形而不痛，阳之类也。急攻其阳，无攻其阴，治在下焦，元气得强者生，失强者死。末传中满者何也？以寒治热，虽方士不能废其绳墨而更之。然脏腑有远近，心肺位近，宜制小其服，肾肝位远，宜制大其服，皆适其所至为故，如过与不及，皆诛伐无过之地也。如高消、中消，制之太急，速过病所，久成中满之病，正谓上消未除，中寒复生者也，非药

---

① 之：原脱，据《脉因证治·卷下·三十一消渴》补。
② 云：原作"之"，据《脉因证治·卷下·三十一消渴》改。
③ 善：原作"渐"，据《脉因证治·卷下·三十一消渴》改。
④ 液：原作"溢"，据《玉机微义·卷二十一·消渴门》改。

之罪，失其缓急之制也。处方之际，宜加意焉。

治法

养肺、降火、生血为主。《经》云：热淫所胜，治以甘苦。以甘泻之热，热伤气，气伤则无润，折热①补气，非甘寒不治。

秘丹　生血为主，总治三消。

黄连　天花粉二味为末　藕汁　人乳汁　生地黄汁

佐以蜜姜汁为膏，和二末，徐徐留舌上，白汤下。能食加石膏。

消渴泻者

先用白术、炒芍药为末服。

消渴，血虚，口干咽干，肠燥大便难，汗②过者，俱忌半夏。不已，必以姜、盐制之。

内伤病退后，燥渴不解者，有余热在肺经。可用参、芩③、甘草少许，姜汁调服，虚者参汤。

猪肚丸

黄连五两，麦门冬、知母、蒌根各四两，入雄猪肚中缝之，蒸熟，乘热于石臼中杵烂，如干加炼蜜，丸桐子大。米饮下，每服百丸，清心止渴。一云治消中。

缫丝汤

饮之。此物属火，有阴之用，能泻膀胱中相火，引气上潮于口。如无缫丝汤，以茧壳丝绵煮汤代之。

---

① 热：原脱，据《脉因证治·卷下·三十一消渴》补。
② 汗：原作"汁"，据《丹溪心法·卷三·消渴四十六》改。
③ 芩：原作"芪"，据《丹溪心法·卷三·消渴四十六》改。

医　案

滑治一人消渴，众以肾虚水竭，津不上升，以附子服之，甚。曰：阴阳之道相为损益，水不足则济以水，火不足则济以火，未闻水不足而以火济之，不焦则枯。乃以寒剂荡去火毒，继以苦寒清润之剂，月余而安。

附　方

琼玉膏　治三消。方见嗽门。

珍珠丸见浊门

参膏　治□①消，上焦渴，食少。

人参半两　知母六钱　甘草三钱

水煎。一本有寒水石、滑石。

天花粉、芦根、麦门冬、知母、竹叶、牛乳，治消渴要药也。

东垣法

六经分治：太阳渴，脉浮无汗，五苓散加滑石。

阳明渴，脉长有汗，白虎、凉膈散。

少阳渴，脉弦而呕，小柴胡加瓜蒌。

太阴渴②，脉细不欲饮，纵饮不思水，四君子、理中汤③。

少阴渴，脉沉自利者，猪苓、三黄汤。

厥阴渴，脉微饮水，少与之滑石④。

滑石治渴，本为窍不利而用之，以其燥而能亡津液也。天令

---

① 　□：《脉因证治·卷下·三十一消渴》作"膈"。

② 　渴：原脱，据《脉因证治·卷下·三十一消渴》补。

③ 　四君子理中汤：原脱，据《卫生宝鉴·卷十二·辨六经渴并治法》补。

④ 　滑石：原脱，据《卫生宝鉴·卷十二·辨六经渴并治法》补。

湿气太过者用之，不然是为犯禁。

生津甘露饮

石膏　甘草　黄连　栀子　知母　黄柏泻热补水　杏仁　麦门冬　全蝎　连翘　白葵　白芷　归身　兰香和温润燥　升麻　柴胡行经　木香　藿香反佐加之　桔梗

为极细末，舐①之。

酒煮黄连丸　治中暑热渴。

假令小便不利，或渴，或不渴，知内有湿也。小便自利而渴，知内有燥也。湿宜渗泄之，燥以润之，则可矣。杂症有汗而渴，以辛润之；无汗而渴，以苦坚之。伤寒食少而渴，以和胃之药止之，忌凉药，恐损胃不食也，白术、茯苓。太阳无汗而渴，不宜白虎，若汗后脉洪大而渴，宜与之。阳明有汗而渴，不宜五苓，若小便不利②，汗少脉浮而渴，宜与之。病者心肺热而不渴，知不在太阴、少阴之本，只在标也。在标则高矣，渴者是在下也③。

甘露膏　治消渴饮水，善食而瘦，自汗，大便结燥，小便频数。

半夏二分　炙甘草　白豆仁　人参　兰香叶　升麻　连翘　桔梗各五分　生甘草　防风各一钱　知母一钱半，酒炒　石膏三钱

上为细末，汤浸炊饼和匀成剂，捻作薄片子，日中晒干一半，擦杵如米，食后姜汤下二钱。

---

①　舐：原作"憩"，《脉因证治·卷下·三十一消渴》改。

②　不利：原脱，据《卫生宝鉴·卷十二·辨六经渴并治法》补。

③　在标……在下也：《卫生宝鉴·卷十二·辨六经渴并治法》作"在标则不渴矣，若渴者，是在本也"。

生藕节汁、淡竹叶、生地黄汁相间服，以润之。

寒水石、甘草、葛粉末、麦门冬叶，汤下二钱。

茯菟丸　治三消渴，亦治白浊。

五味七两　白茯苓五两　菟丝子十两，酒浸　石莲肉三两

山药糊丸桐子大。汤下五十丸。

麦门冬饮子　治膈消①，胸满心烦，津液干少而渴。

炙甘草　知母　瓜蒌根　五味　人参　葛根　茯苓　麦门冬
生地　竹叶

水煎。

钱氏白术散　治消渴食少。方见小儿，但加枳壳、柴胡、五味，与
木香。

川连丸　治渴。

川黄连　天花粉　麦门冬

上为末，生地黄汁和牛乳，杵丸桐子大。粳米汤下三十丸。

玉泉丸　治烦渴口干。

麦门冬　人参　茯苓　黄芪半生半炙　乌梅肉　炙甘草各一两
瓜蒌根　葛根各一两半

蜜为丸如梧桐子大。温汤化下，每服一丸。

补阴丸　地黄饮子为滋阴之剂。

紫背浮萍（去蛭）捣汁，每顿服半盏。

灸法

百会一穴一炷发火，吹令爆　中指尖二穴以手指甲剪去，以艾炷如
大豆大，令二人发火，仍令二人吹去，其火必爆　太冲脉上亦依前法吹爆，

---

① 消：原作"与"，据《丹溪心法·卷三·消渴四十六》改。

各高五寸，灸处有小孔，此其验也

便浊九十三附：带下

脉　法

洪大而涩，按之无力，或微细，或沉紧而涩，为元气不足。若尺脉虚，或浮者、急疾者，皆难治，迟者易治。弦细者，白带。洪数疾者，赤带。

医　论

丹溪云：属湿热，有痰有虚。赤属血，丙小肠；白属气，申大肠，属金政也，痢、带同法。寒则坚凝，热则流通。戴氏曰：俱是温湿，虽有赤白之异，终无寒热之分。河间云：天气热则水浑浊，寒则澄清，由此观之，湿热明矣，何疑之有哉？

浊因湿痰流注，宜燥中宫①之湿。

胃中浊气下流，渗入膀胱，用青黛、蛤粉。又方：炒柏一两，生柏二钱半，滑石三两，神曲半两，水丸服之。

治法

宜燥湿降火，甚者上必用吐，以提其气，下用二陈加二术，仍用瓦垄子即蚶壳。赤者，湿伤血也，加白芍药煎服丸药，樗②根、黄柏、青黛、干姜、滑石、蛤粉，神曲糊丸服。戴氏曰：黄柏治湿热，青黛解热，蛤粉咸寒入肾，滑石利窍，干姜味苦，敛肺气下降，使阴血生，且能监制。

二陈加升提之药，能使大便润而小便长。

---

① 中宫：原作"宫中"，据《医学正传·卷之六·便浊遗精》乙正。
② 樗（chū 初）：臭椿。

肥白人必多痰，以二陈去其湿。

珍珠粉丸

黄柏炒赤　蛤粉一斤　珍珠三两

上为末，水丸。酒下，每服一百丸。或加滑石、青皮。一本无珍珠。

半苓丸　治白浊。

神曲　半夏燥湿　猪苓分水

姜汁糊丸服。

虚劳者，用补阴药，大概不宜凉药。胃弱者，兼用人参。

燥湿痰

南星　半夏　蛤粉或海石代

神曲糊丸，青黛为衣。有热者，青黛、滑石、黄柏之类。

肥人方

滑石流湿热　半夏　南星治痰　黄柏治湿热　苍术治湿　海石　川芎升之　牛膝风痛加之

瘦人方　利热。

黄柏　滑石　椿皮　川芎　黄连

滑加龙骨、石脂，滞加葵花，血虚加四物。

肝脉弦者，用青黛以泻肝。

带下

丹溪云：痢、带同法，是湿热为病。白属气，赤属血。治湿为主，气虚入参、术，血虚入芎、归。《机要》云：赤者，热入小肠。白者，热入大肠。其本实热，冤结于脉不散，故为赤白带下也。冤，屈也，结也。屈滞而病热不散，先以十枣汤下之，后服苦楝丸，大玄胡散调下之，热去湿除，病自愈也。

带病须断厚味。

胃中浊气下流，渗入膀胱，宜升之，以二陈加二术、升麻、柴胡。甚者上必用吐，以提其气，下服此。与上下浊之法大同而小异。

肥人带下，多是湿痰，用海石、半夏、南星、黄柏、苍术、川芎、香附、樗皮，冬加干姜。

瘦人少此病，如有是热，滑石、樗皮、川芎、海石、青黛，丸服之，即愈。

结痰带下

小胃丹津下数服，候积下后，以补药治。一本用白术、红白葵花、黄芩、白芍药一钱半，丸服。

白带

樗根皮　山茱萸　苦参　香附各半两　龟板　枳子各二两　黄柏一两　干姜　贝母各一钱半　白芍药七钱半

上为末，酒糊丸服。

又方

白芷四两，以石灰半斤淹三宿，去灰用

上将白芷炒焦，为末服。

又方

黄荆子炒黄

为末，酒下。

葵花，白者治白带，赤者治赤带。一云性躁者加黄连。

罗先生治带用十枣汤、神佑丸、玉烛散，实者可用此法，虚者不可峻用。

血虚者，四物加减。气虚者，参、术、陈皮间与之。湿胜者，固肠丸。相火动者，诸药中少加黄柏。滑者，龙骨①、赤②石脂。滞者，加葵花。痰气带下，苍术、香附、滑石、蛤粉、半夏、茯苓，寒月少加干姜。

白带

良姜　芍药　黄柏二钱，各炒成灰　椿根皮一两半

上为末，粥丸。每服五十丸。

又方　治赤白带，或时腹痛。

龟板二两　黄柏炒，一两　干姜　枳子二钱半

酒糊丸桐子大。每服七十丸，日二服。

孕妇白带

苍术　黄芩各三钱　黄连炒　白芍药　山茱萸各二钱半　椿皮炒炒柏各一钱半　白芷三钱

糊丸。酒下。

固肠丸

治湿气下利，大便血，白带。去脾胃陈积之痰，用此以燥其湿，不可单用，看病作汤使。方见利门。

又方

椿皮　滑石

上为末，粥丸桐子大。汤下一百丸。

又方　治崩中，白带。

椒目为末服。或白芷末，粥丸服。

---

① 骨：原脱，据《丹溪心法·卷五·带下九十》补。
② 赤：原脱，据《丹溪心法·卷五·带下九十》补。

又方

生狗头骨烧灰，调服或入药服。

东垣论有三阳真气俱欲竭，血海将枯，滑物下流，其有一切虚寒之证，脉洪大而涩，按之全无，宜温以养之，以酒煮当归丸治之。血虚，多加四物。气虚，加参、术。滑甚者，以龙骨①、赤②石脂涩之。

陈氏论：带起于风气寒热之所伤，或产后起早，风邪入于胞门，或中经脉，流转脏腑而发下血，名为带下。若伤于肝经，则色青如泥；伤心经，色如红津；伤肺，色白如涕；伤脾，黄如烂瓜；伤肾，则黑如衃血也。《玉机》论云：按此言风气寒热之所伤，诸脏致③证，似言外邪。大抵此症多有，本于阴虚阳竭，荣气不升，经脉凝涩，卫气下陷，精气累滞于下焦奇经之分，蕴积而成其病，或醉饱房劳，服食燥剂所致也。白物如涕之状，故言带者亦病形也。经云带脉为病而得名，白者属气，赤者属血。言崩中者，始病血崩，久则血少，复亡其阳，故白滑之物下流不止。此可见未得拘于带脉矣。详病亦有湿痰流注于下焦，或有肾肝阴淫之湿胜，或因惊恐而木乘土位，浊液下流，或思慕为筋痿，《内经》所谓二阳之病发于脾是也。或余经湿热屈带于小腹之下，而病本殊。则皆为气血虚损，荣卫之精气累滞而成，其病标一也。前人立论，殆尽病机，则治法无定。若戴人以带下得二手脉俱滑大而有力，乃上用宣法去痰饮，下用导水丸荡湿热，继以淡剂渗之，此为泻实也。如其诸脉微细，或沉紧而涩，按之空虚，或洪大而涩，按之无力，正为元气不足，阴虚筋痿，虚极中寒等症。东垣有补阳、调经、固真等例，乃兼责虚也。丹溪先生治因湿痰下注，用海石、南星、椿

---

① 骨：原脱，据《脉因证治·卷下·六十带下》补。
② 赤：原脱，据《脉因证治·卷下·六十带下》补。
③ 致：原作"殊"，据《玉机微义·卷四十九·妇人门》改。

皮等类，较之前人下之而复吐以提其气，或发中兼补，补中兼利①，燥中兼升发，润中益气，温而兼收涩之类不同。盖病有轻重浅深之异耳。

医 案

丹溪治一妇人，气血二虚，有痰，痛风时作，阴火间起，小便白浊，或赤带下，以青黛、蛤粉、樗皮、滑石、干姜、黄柏，曲糊丸，仍用燥药。

一人便浊半年，或时梦遗，形瘦，作心虚治，以珍珠粉丸合定志丸。

一人年近六十，形肥味厚，中焦不清，浊气流入膀胱，下注白浊，浊气即湿痰，以二陈加二术、升麻、柴胡，四贴浊减半。觉胸满，因升动胃气，痰阻满闷，用二陈加炒曲。素无痰者，升动不闷。

一人便浊而精不禁，用倒仓法效。

一人上有头风鼻涕，下有白带。用南星、苍术、酒芩、辛夷、川芎、炒柏、滑石、半夏、牡蛎粉。

东垣治一妇人，带②漏久矣，诸药不效。诊得心胞尺脉微，其白带下流不止崩中者，始病血崩，久则血少，复亡其阳，故白滑之物下流不止。如本经血海将枯，津液复亡，枯干不能滋养筋骨，以本部行经益津液，以辛热之气味补其阳道，生其血脉，以苦寒之药泄其肺而救上热伤气。以人参二钱，白葵花四分，橘红五分，生黄芩（细研）、郁李仁（去皮、尖，研）、炙甘草、柴胡各一钱，干姜细末二钱，除黄芩外，水煎，将干入芩，热服而愈。

---

① 兼利：原作"类例"，据《玉机微义·卷四十九·妇人门》改。
② 带：原作"常"，据《名医类案·卷五·便浊》改。

吕治一壮年，嗜酒善食，忽疾作，肌肉顿消，骨立，六脉皆洪数，而右口尤躁疾。曰：此三阳病，由一水不胜五火，乃移热于小肠，不癃则淋。曰：前溲如脂者已数日，如饪釜置烈火，涌沸不少休。以虎杖、滑石、石膏、黄柏等剂清之，痛稍减，而涌沸犹存，以龙脑、辰砂末之，蘸以椑柿①，食方寸匕，沸亦愈。

附　方

苦楝丸调之

苦楝酒浸　川归等分

酒糊丸，酒下。腰腿痛，加四物、羌活、防风。虚加参、芪、甘草、芍药。

治白带因七情所伤而脉数者

炒连　扁豆　炒柏半两　香附酒炒　白芍药　白术　椿皮炒。各一两　白芷炒，二钱

上为末，粥丸桐子大。饮下七十丸。

治赤白带湿胜者

苍术盐炒　白芍药　滑石炒。各一两　枳壳　甘草　椿皮各一两　干姜炮，一钱　地榆半两

上为末，粥丸。空心饮下一百丸。

东垣酒煮当归丸　治癞疝，白带下疰②，脚气，腰以下如冰冷，汤火不能温，寒之极也。面如枯鱼，肉如刀刮，小便不止，与白带常流不禁，面白目青如菜，目眈眈无所见。身重如山，腰腿

---

①　椑柿（bēishì卑市）：柿子的一种。果实小，色青黑，性甘寒涩，无毒。压丹石药发热，利水，解酒毒，去胃中热。

②　疰：通"注"。

枯细，大便秘难，口不能言。饮食不下，烦懊侬，面停垢，背恶寒，哕呕。此上中下三阳真气欲竭，脉沉紧而涩，按之空虚。此虚之极也。

茴香半两　附子炮，去皮、脐　良姜各七钱　川归一两

四味剉，以好酒一盏半，煮酒尽，焙干。

炙甘草　苦楝生　丁香各五分　木香　升麻各一钱　柴胡二钱　炒盐　全蝎各三钱　玄胡四钱

上共为细末，酒煮面糊丸桐子大，每服五七十丸，醋汤下。

固真丸

治白带久下不止，脐腹冷痛，阴中亦然。目中溜火①，视物䀮䀮然无所见。齿恶汤饮，惟喜干食。此寒湿乘其胞内，故喜干而恶湿。肝经阴火上溢，走于标，故上壅而目中溜火；肾水侵肝而上溢，致目䀮䀮无所见；齿恶热饮者，足阳明经伏火也。当大泻寒湿，以丸药治之。故曰寒在下焦治宜缓，大忌汤散。以酒制白石脂一钱、龙骨二钱以枯其湿，炮干姜四钱辛热泻寒水。黄柏五分大寒，为因用，又为向导，又泻齿中恶热饮也。柴胡为本经之使，以芍药五分导之，恐辛热之药太甚，损其肝经，故微泻之。以当归身二钱，辛温和其血脉，此用药之法备矣。上除龙骨、石脂水飞外，同为细末，面糊丸鸡头仁大，空心白汤下。

一方治浊

萆薢去刺　莲肉　黄芩　益智　地骨皮　黄芪　车前子　石菖蒲　人参　茯苓　乌药　甘草

固本丸　治白浊。

---

①　溜火：中医外科病名，即丹毒。也称流火。

莲须　黄连炒，二两　白茯苓　宿砂　益智　半夏　炒柏各一两　炙甘草三两　猪苓二两半

上为蒸饼丸如豆大。温酒下。

秘真丸　治浊。

宿砂　龙骨　五倍各一两　白茯苓　辰砂各半两

为末，糕糊丸，辰砂为衣。

定志丸　治浊。见目门。

清心莲子饮　治赤浊沙漠。见火热门。

遗精九十四

脉　法

尢动微紧者，男子失精，女子梦交。弦而大者，女子漏下，男子失精。

医　论

丹溪云：梦遗主热，精滑主湿热。带下与脱精同治法。若自遗者为精滑，因梦交者为梦遗，俗云夜梦鬼交是也。

大法

青黛、海石、黄柏。

内伤气血，不能固守，以八物汤加减，吞樗根丸。

思想而得，其病在心，治宜安心神带补。一云用温胆汤去竹茹，加人参、远志①、莲肉、酸枣仁、茯神各五分。

精滑，用黄柏、知母降火，牡蛎、蛤粉燥湿。又方：良姜三

① 志：原脱，据《医学正传·卷之六·便浊遗精》补。

钱，芍药、黄柏二钱，樗根皮一两半，粥丸服。

《杂著》云：梦遗精滑，世人多作肾虚，用补肾涩精之药不效，此乃脾胃，饮酒厚味，痰火湿热者有之。盖肾脏精之所生，由脾胃饮食化生，而输归于肾。今脾胃伤于浓厚，湿热内郁，中气浊而不清，则所生之精亦得浊气。肾主闭藏，阴静则宁，人①所输之精，既有浊气，则邪火动于肾中，而水不得宁静，故遗而滑也。此症与白浊同。丹溪论白浊，为胃中浊气下流，渗入膀胱，而云无人知此也。其有色心太重，妄想过用而致者，自从心肾治，但兼脾胃者多，当审察之。

或论遗精有四：有用心过度，心不摄肾而致者；有因色欲不遂，精气失位，输精而出者；有色欲太过，滑泄不禁者；有年壮气盛，久无色欲，精气满溢者；有小便出多不禁者，或不出小便而自出，或茎中出而痒痛常如欲小便者。宜辰砂妙香散，或威喜丸，或分清饮加龙骨，或加五倍、牡蛎、白茯苓、五味子煎服。

医 案

丹溪治一人，便浊而精不禁，用倒仓愈。

一人虚损，盗汗，遗精白浊。用四物加参、术、黄芪、知母、黄柏、牡蛎、牛膝、杜仲、五味煎服而愈。

一人虚损，小便中常出精血。以四物加山栀、参、术、麦门冬、黄柏、木通、车前子、茯苓、宅舍②。

一人年六十五，精滑常流。以黄柏、知母、蛤粉、山药、牡

----

① 人：《明医杂著·卷之三·梦遗精滑》作"今"。

② 宅舍：疑作"泽泻"。《名医类案·卷五·遗精》载有此医案，但无"宅舍"二字。

蛎，饭丸桐子大，盐汤下八十丸。

一人潮热精滑，八物加黄柏、知母、牡蛎、蛤粉。又见浊门。

东垣治一人，年三十二，病脚膝痿弱，脐下、尻臀皆冷，阴汗臊臭，滑不固。诸医以茸、附热药治，不效。予脉之，沉数有力。曰：此因醉①酒膏粱，滋火于内，逼阴于外，又投热药，反泻其阴而补其阳，真所谓实实虚虚也。以滋肾丸方见小便闭门，大苦寒之剂制之以急，寒因热用，引入下焦，适其病所，以泻命门相火。再服而愈。

附　方

王氏以补阴丸加牡蛎、白术、山茱萸、椿根皮。方见虚损门。

固真丸、固精丸俱治精滑。方见虚损门。

珍珠丸方见浊门

大便秘结而梦泄者，锁阳煮粥食之。

大便溏而梦泄者，牡蛎醋煅，醋丸服之。

锁金丹　治遗精、鬼交、便浊。

牡蛎　龙骨　茯苓　远志

上末，酒糊丸服。一方有茯神。

淋证九十五

脉　法

细而数，少阴脉数，妇人则阴中生疮，男子气淋。脉盛大而实者生，虚小而涩者死。下焦气血干者死，鼻头色黄者小便难。

---

① 醉：《名医类案·卷五·遗精》作"醇"，义胜。

医　论

丹溪云：淋有五，皆属于热。小便滴沥涩痛者为淋，急满不痛者谓之闭也。

膀胱有热则淋。赤涩淋滴，如脂膏，如砂石，皆因内热，如水煎盐而成矾。有肾虚极而淋者，当补肾精而利小便，不可独用利药。有死血作淋者，牛膝膏。一云四物加杜仲、牛膝亦妙。老人气虚而淋，参、术，带木通、山栀。一云八物汤加黄芪、虎杖、甘草，诸药中可加牛膝。痰热膈滞中焦，淋涩不通，用二陈汤服大碗，调其气而吐之。

淋用益原散加山栀、木通，或用栀子一合，白汤吞之。夏月以茴香煎汤调益原散。

涩数有血因火燥，下焦无血，气不得降，而渗泄之令不行也。若下焦无血，小便涩数而黄，四物加黄柏、知母、牛膝、甘草梢。

小便黄，用黄柏。涩数加泽泻。若湿热流注下焦而小便黄赤，用山栀、泽泻切当。湿多者宜滑石利之。

牛膝膏

牛膝一合

剉，以水五钟煎至一钟，入麝香少许，空心服。只单以酒煮亦可。

医　案

丹溪治一老人，因疝疼多服乌、附，患淋十余年，又服硝、黄，诸淋药不效。项发一大疽，淋痛愈甚，叫号困惫，脉短涩，左微似弦。皆毒所致，凝积滞血满膀胱，脉涩为败血，短为血耗，忍痛伤血，叫号伤气，知其溺后有如败脓者，询验果然。多取杜牛膝①浓煎汤，并四物汤大剂，与三日后，痛与败脓渐减，淋止，疮势亦定，盖四物能生阴血也。

一少年自生七个月患淋，五七日一发，大痛，下如漆如粟者一盏乃定。脉轻涩，重弦，形瘦长，色苍。意其父必多服下部药，遗热在胎，流于子之命门而然。以紫雪和黄柏末丸，晒极干，与二百丸，汤下。经二日，又与三百丸，以食压之，又半日，大痛连腰腹，下如漆粟者一大碗，病减八分。又以陈皮一两，桔梗、木通各半两，作一服与之，又下如漆粟者一合，愈。

一产妇因收生者不谨，损破尿胞而致淋沥，因思肌肉伤破尚可补完，脉之虚甚，差难产，是气血虚，产后虚，试与峻补。以参、术为君，芎、归为臣，桃仁、陈皮、黄芪、茯苓为佐，煎猪羊胞汤，令极饥饮之，一月而安。盖是气血骤长其胞，恐稍迟亦难成功。

一人年四十一，口干溺数，春末得之，夏求治。脉俱涩，右略数而不弦，重取似大而稍有力，左稍沉，略弱而不强，然涩却多于右，喜二尺皆不甚起。当作饮食厚味生热，此谓之痰热。禁其厚味，降火以清金，抑肝而补脾，三补二十一粒、阳明五粒、阿魏五粒，姜汤吞下，一日六次，又以四物汤加参、术、陈皮、生甘草、五味、麦门冬，煎服。一日三次，与丸药间服之。一二日自觉清快，小便减三之二，口不干，只是渴未消，头运眼花，久坐则腰疼。遂以摩腰丹治腰疼，仍以四物减芎，加参、芪、术、牛膝、五味、炒柏、麦门冬煎，调六一散，反觉便多，遂去六一散，仍服丸药。

---

① 杜牛膝：一名天名精，功能清热化痰，解毒杀虫，破瘀止血。

附　方

治淋方

五苓散　牛膝　葵子　滑石　瞿麦　附子冷加　黄芩热加　栀子血加　秋石膏加　石韦石加　沉香气少加　木香腹满闭加

小蓟汤　治下焦结热血淋。

生地　小蓟根　通草　滑石　栀子　蒲黄　淡竹叶　当归　藕节　甘草等分

每服五钱，水煎服。

又方

人参　三白根　黑豆　麦门冬　葱头带根

浓煎服。

立效散　治小便黄赤，淋闭痛，或血从大小俱出。

甘草三分　山栀半两　瞿麦一两

加灯心、葱白七寸、姜，水煎服。

琥珀散　治五种淋沥疼痛，或有脓血。

琥珀　没药　海金砂　蒲黄各等分

为末，甘草汤下三钱。

葵花散　治淋沥。

葵花根

水煎服。

参苓琥珀汤　治淋，茎痛不可忍。

人参　茯苓各五钱　川楝肉　生甘草　琥珀　柴胡　归梢各三分　玄胡索七分

上剉，水煎服。

淋闭服血药不效者

炒柏　牡蛎煅

上为末，调服，或小茴香汤下亦可。

小便闭九十六

脉法与上参看

医　论

丹溪云：小便闭，有气虚虚则气不利，气不利则渗泄之令不行也，有血虚血虚则气不升，有痰多痰多则气闭而不运，有实热热结下焦故闭，有气结气结则滞而不行，有湿湿伤脾，脾湿不运而精气不升，故肺不能生水也，有痰气闭塞，皆宜吐，以提其气，气升则水自降，盖气乘载其水也。喻如滴水之器，必上窍通而下窍之水出焉。气不利，故不通。《经》云小肠为气所化，气不化故不通也。

治法

宜清，宜燥，宜升。有隔二、隔三之治。如固①肺燥不能生水，则清金，此隔二。如不因肺燥，但膀胱有热，宜泻膀胱，此正治。如因脾湿不运而精不升，故肺不能生水，当燥胃健脾，此隔三。清肺用车前子、茯苓之类，泻膀胱用黄柏、知母之类，健脾燥胃用苍术、白术之类。

气虚用参、术、升麻等先服后吐，或就参、芪药中探吐。又云气虚补气，参、术、木通、山栀。

血虚用四物先服后吐，或芎归汤探吐。

---

① 固：《证治准绳·杂病·大小腑门·小便不通》作"因"，义胜。

痰多者，二陈汤先服后吐。痰气闭塞，导痰或二陈加木通、香附探吐。

实热者利之，八正散。大便动则小便自通。

因热郁不通，用赤茯苓、黄芩、泽泻、车前子、麦门冬、桂①、滑石、木通、甘草梢。气加木香、黄芪。淋痛加黄柏、生地。夏月调益元散。

气血二虚，中有热者，八物加黄柏、知母。

东垣论小便不通皆邪热为病，分在气、在血而治之，以渴与不渴而辨之。如渴而不利者，热在上焦肺分故也。夫小便者，是足太阳膀胱经所主也。肺合生水，若肺热不能生水，是绝其水之源。《经》云虚则补其母，宜清肺而资其化源，故当从肺之分，助其秋令，水自生焉。又如雨、如雾、如霜，皆从天而降下也，且药有气之薄者，乃阳中之阴，是感秋清肃杀之气而生，可以补肺之不足，淡味渗泄之药是也。茯苓、泽泻、琥珀、灯心、通草、车前子、木通、瞿麦、萹蓄之类以清肺之气，泄其火，资水之上源也。如不渴而小便不通者，热在下焦血分，故不渴而小便不通也。热闭于下焦者，肾也，膀胱也，乃阴中之阴。阴受热邪，闭塞其流。易上老云：寒在胸中，遏塞不入，热在下焦，填塞不便，须用感北方寒水之化，气味俱阴之药以除其热，泄其闭塞。《内经》云：无阳则阴无以生，无阴则阳无以化。若服淡渗之药，其性乃阳中之阴，非纯阳之剂，阳无以化，何以补重阴之不足也？须用感地之水运而生大苦之味，感天之寒气而生大寒之药，此气味俱阴，乃阴中之阴也。大寒之气，人感之生膀胱；寒水之运，

---

① 桂：《医学正传·卷之六·淋闭附关格》作"肉桂"。

人感之生肾。此药能补肾与膀胱，受阳中之阳热火之邪，而闭其下焦，使小便不通也。夫用大苦寒之药，治法当寒因热用。又云：必伏其所主，而先其所因，其始则气同，其终则气异也。如热在上焦，以栀子、黄芩。热在中焦，以黄连、芍药。热在下焦，以黄柏。

医　案

丹溪治一妇，转胞，小便闭。胎妇禀受弱，忧闷多，性急躁，食味厚，皆能致之。古方用清利疏导药鲜效。因思胞为胎堕，展在一边，胞系了戾不通。胎若举起，胞①系得疏，水道自行。然胎堕必有其由。一妇患此，脉似涩，重取则弦，左稍和。此得之忧患，涩为血少气多，弦为有饮。血少则胞不举，气多有饮，中焦不清而隘②，则胞之所避而就下，故坠。以四物汤加参、术、半夏、陈皮、生甘草、生姜，空心饮，探吐出药，俟气定又与，至八贴而安。此恐偶中，后又治数人，皆效。

又一妇，孕九月，转胞，小便闭，脚肿形瘁，脉左稍和而右涩。此必胞③气伤，胎系弱不能举，而压膀胱偏一迩④，气急为其所闭。当补血养气，以参、术、归、芍、陈皮、炙甘草、半夏，服四贴，次早以渣煎，顿饮，探吐之，小便、大便皆黑水。

一孕妇小便不通，脉细弱，乃气血虚弱，胎压膀胱下口，用

---

① 胞：原作"胎"，据《名医类案·卷十一·转胞》改。
② 隘：《名医类案·卷十一·转胞》作"溢"。
③ 胞：《名医类案·卷十一·转胞》作"饱食"。
④ 迩：《名医类案·卷十一·转胞》作"边"，义胜。

补药升起恐迟，反加急满。令稳婆①以香油抹手，入产户，托起其胎，溺出如注。却以参、芪、升麻大剂服之，或少有急满，如前再托。《纂要》云：一法，将孕妇倒竖起，胎自运，其溺溅出，胜于手托远矣。

一妇脾疼，后大小便不通。此痰隔中焦，气聚下焦。以二陈加木通煎服，再服，探吐之。

又一人小便不通，医用利药益甚。脉右寸弦滑，此积痰在肺。肺为上焦，膀胱为下焦，上焦闭则下焦塞，如滴水之器，必上窍通而后下窍之水出焉。以药大吐之，病如失。

东垣先生治一人，病小便不利，目睛突出，腹胀如鼓，膝以上坚硬，皮肤欲裂，饮食不下。服甘淡渗泄之药，皆不效。予曰：疾急矣，非精思不能处。思之半夜，曰吾得之矣。《经》云：膀胱者，津液之府，必气化而能出焉。多服淡渗之药而病益甚，是气不化也。启玄子云：无阳则阴无以生，无阴则阳无以化。甘淡气薄皆阳药，独阳无阴，欲化得乎？遂以滋肾丸群阴之剂投之，再服愈。

附　方

清肺饮子东垣　治渴而小便闭塞不通，邪热在上焦气分。

灯心一分　通草二分　泽泻　瞿麦　琥珀各五分　萹蓄　木通各七分　车前子炒，一钱　茯苓二钱　猪苓三钱，去皮

上为末，每五钱，水煎服。或八正散、五苓散皆可服。

导气除燥汤　治小便不通，乃血涩致气不通而窍涩也。

---

①　稳婆：原作"混婆"，据《名医类案·卷十一·转脬》改。稳婆，指旧时民间以替产妇接生为业的人。

茯苓　滑石　知母　宅舍　黄柏

水煎服。

滋肾丸　治不渴而小便闭，热在下焦血分也。

黄柏　知母各酒洗，焙，一两　肉桂五分

水丸桐子大。汤下一百丸。

八正散

甘草　大黄　瞿麦　木通　滑石　扁竹①　车前子　山栀等分

加灯心，水煎服。

发灰散　治饮食忍小便，走马房劳，皆致转胞，脐下急满不通。

发灰二合

醋调服。一本加葵子。

一方　治小便不通。

甘遂和大蒜杵饼，置脐心令实，以艾灸三十壮。

小便不禁九十七

医　论

丹溪云：属热与虚。赤者有热，白者是气虚。

膀胱不约，为遗溺。小便不禁，常常出而不觉也。遗尿者，睡中遗出也。《内经》曰：膀胱为津液之府。水注由之。然足三焦脉实，约三焦而不通，则不得小便；足三焦脉虚，不约下焦则遗溺也。

《杂著》云：小便不禁或频数，古方多以为寒，而用温涩之药，殊不知属热者为多。盖膀胱火邪妄动，水不得宁，故不能禁

---

① 扁竹：萹蓄。

而频数来也。故老人多频数者，是膀胱血少，阳火偏旺也。治宜补膀胱阴血，泻火邪为主，而佐以收涩之剂，如牡蛎、山茱萸、五味之类，不可用温药也。病本属热，故宜泻火。因水不足，故火动而致小便多，小便既多，水益虚矣。故宜补血、泻火治其本也，收之、涩之治其标也。

医 案

东垣论治一人，立夏前误服白虎汤过多，致遗溺者，以温药升阳以解之。

或曰：小便不禁，有虚热、虚寒之分。虚寒自汗者，秘元丹、三因韭子丸，或大菟子丸，猪胞煎汤下。内虚湿热者，六味地黄丸，或八味丸，加杜仲、石脂、五味，减泽泻。

附 方

或曰：虚者，五苓散加四物汤；热者，五苓加解毒散。

茯苓丸 治心肾俱虚，神志不守，淋沥不禁。

赤白茯苓等分

为末，酒煮地黄膏丸。盐汤送下。

阿胶散 治失①。

阿胶炒，二两 牡蛎煅 鹿茸炙，四两

煎散任用。

三因韭子丸

韭子六两，炒，君 鹿茸 苁蓉 牛膝 桂 巴戟 菟丝 石斛 杜仲 川归 地黄佐之

---

① 失：《脉因证治·卷上·十九淋》作"湿"。

暖肾丸 治肾虚多溺，或不禁而浊。

胡芦巴炒　破故纸炒　川楝用牡蛎炒，去牡蛎　熟地　益智　鹿茸酒炙　山茱萸　代赭醋淬七次　赤石脂各七钱半　龙骨　海螵蛸　熟艾醋拌，炙焦　丁香　沉香　乳香各半两　禹余粮醋淬，八钱

糯米粥丸桐子大。空心，菖蒲汤下五十丸。

秘元丹 助阳消阴，正气温中，自汗时出，小便不禁，阳衰足冷，真气不足虚寒。

砂仁　灵砂各一两　龙骨煅，三两　诃子一个

糯米粥丸麻子大。酒下二丸或三丸。

小便多九十八附：或论小便多乃下元虚也，宜八味丸、菟丝子丸

附　方

小菟丝子丸

菟丝子五两　石莲肉　白茯苓　山药　五味各二两

山药糊丸桐子大。酒下五十丸。

五苓散减泽泻之半，加阿胶，吞八味丸。方见虚损门。

有盛喜致小便多，日夜无度。乃喜极伤心，心与小肠为表里。宜分清饮、四七汤各半服，和煎，仍以辰砂妙香散，吞菟丝子丸。

分清饮

益智　萆薢　石菖蒲　乌药

水煎。

妙香散

麝香一钱，另研　人参　桔梗　甘草各半两　木香二钱　茯苓　茯神　黄芪　远志　山药各一两　辰砂三钱

为末，每二钱，温酒下。

交肠九十九交肠者，大小便易位而出也

医　案

丹溪治一人，嗜酒，痛饮不醉，忽糟粕出前窍，尿溺出后窍。脉沉涩。与四物汤加海金砂、木香、槟榔、木通、桃仁，八贴安。又一条见肠疽。

又一妇患此，破漆帽烧灰，米饮下，愈。

或曰：因气不循故道，清浊混淆。宜五苓散、调气散各一钱，阿胶五分，汤下。或黄连、阿胶、木香末，亦用前药送下。

附　方

调气散

白豆蔻　丁香　檀香　木香各一两　藿香　甘草各四两　宿砂二两

为末，二钱，汤下。

黄连阿胶丸

阿胶一两　黄连三两　茯苓二两

上为末，阿胶膏丸桐子大。米饮下二十丸。

关格一百

脉　法

两寸俱盛四倍以上。《经》曰：人迎大四倍于气口，名曰格；气口大四倍于人迎，名曰关。此谓俱盛四倍，盖以其病而致于上则遏绝，下则闭塞，关格俱病者言也。古人治一妇吐逆，大小便不通，烦乱，四肢冷，无脉，凡一日半。与大承气二剂，至夜半渐得大便通，脉渐生，翌日乃安。此为关格

之病，极难治也。

医 论

丹溪云：此证多死，寒在上，热在下。易上老云：寒在胃中，遏绝不入，无入之理，故曰格；热在下焦，填塞不通，无出之理，故曰关。格则吐逆，关则不得小便。《难经》云：邪在六腑则阳脉不和，阳脉不和则气留之，气留之则阳脉盛矣；邪在五脏则阴脉不和，阴脉不和则血留之，血留之则阴脉盛矣。阴气太盛则阳气不得相营，故曰格；阳气太盛则阴气不得相营，故曰关。阴阳俱盛，不得相营，故曰关格。关格者，不得尽其命而死矣。

法当吐，以提其气之横格。戴氏曰：膈中觉有所碍，欲升不升，欲降不降，此为气之横格也。

不必在出痰也。有痰，二陈汤探吐，吐中便有降。有气虚不运者，补气药中升降。

秘结一百一

脉 法

脾脉沉数，下连于尺，为热结。二尺脉虚，或沉细而迟者，为阴结。右尺浮，为风结。

多面黄可候。

医 论

丹溪云：有虚，有风，有湿，有火，有津液不足，有寒，有气结者，切不可一例用芒硝、大黄、巴豆、牵牛等利药。按：《金匮真言论》云北方黑色，入通于肾，开窍于二阴，藏精于肾。又云肾主大便，大便难，取足少阴。而东垣惟广其意，曰肾主五液，津液润则大便如常。若饥饱劳逸，损伤胃气，及食辛热味厚之物，而助火邪，伏于血中，耗散真阴，津液亏少，故大便结燥。切详燥之为病不一，有热燥，有风燥，有阳结，有阴结。若吐泻后肠胃虚，服热多者，为热结，宜承气下之。肺受风邪，传入肠中，为风结，宜麻仁丸。年老气弱，津液不足，或产后内亡津液而结，为气虚也，宜地黄丸。大便秘，小便数，则为脾约，脾约者，脾血耗散，肺金受火，无所摄脾津液，故渴，宜养血润燥。若能饮食，小便赤，为实秘，麻仁、七宣等药主之。不能饮食，小便清，为虚秘、为气秘也，厚朴汤主之。小肠移热于大肠，为宓瘕，为沉宓瘕，是便涩秘也。俗医不究其源，一概用巴豆、牵牛等药下之，损其津液，燥结愈甚，复下复结。极则以致引导于下而不能通者，遂成不救之症，可不谨哉！

治法

肾恶燥，急食辛以润之，结者散之。如少阴不得大便，以辛润之。太阴不得大便，以苦泻之，如食腹满响是也。阳结者散之，阴结者热之，有物结者下之。久病，腹中有实热者，大便秘者，以润肠丸，慎勿峻利。

大肠虚秘而热

白芍药一两半　陈皮　生地黄　归身一两　甘草二钱

为末，粥丸。白汤下八十丸。

古方有脾约证，制脾约丸，谓胃强脾弱，约束津液，不得四布，但输膀胱，故小便数而大便难，曰脾约。与此丸以下脾之结燥，肠润结化，津液入胃而愈。然既曰脾约，必阴枯槁，内火燔灼，热伤元气，故肺金受火而津竭，必窃母气以自救，金耗则土受木伤，脾失转输，肺失传送，宜大便难、小便数而无藏蓄也。理宜滋养阴血，使阳火不炽，金行清化，脾土清健，津液入胃，肠润而通矣。今此丸用之热甚而气实，与西北方人禀壮实者，服无不安；若用之于东南方人，与热虽盛而气血不实者，虽得暂安，将见脾愈弱而肠愈燥矣。须知在西北以开结为主，东南以润燥为主。

医　案

一老人因内伤挟外感，自误汗后，以补药治愈，脉尚洪数。予谓洪当作大论，年高误汗后，必有虚证，乃与参、术、归、芪、陈皮、甘草等。自言从病不曾更衣，今虚努并痛不堪，欲用利药。予谓：非实秘，为气因误汗而虚，不得充腹，无力可努。仍用前药，间以肉汁粥及锁阳粥与之，浓煎葱椒汤浸下体，下软块五六枚。脉大未敛，此血气未复，又与前药，小便不通，小腹满闷苦，仰卧则点滴而出。予曰：补药未至。倍参、芪，服二日，小便通，至半月而愈。

一妇产后秘结，脉沉细，服黄柏、知母、附子愈。

附　方

麻仁丸　治大便秘、风秘、脾约。

郁李仁　麻子仁各半两　大黄煨，一两半　山药　防风　枳壳炒，七钱半　槟榔　羌活各五钱

炼蜜为丸如梧桐子大。汤下五七十丸。

实热结者，大承气汤。

胃中停滞寒冷之物，大便不通，心腹作痛者，备急丸。

食伤太阴，气滞不通者，木香槟榔丸。

大便秘，服承气不利者，四物加枳壳、槟榔、桃仁、红花即利。

润肠汤　治大便结燥不通。

熟地黄　归梢　升麻　桃仁　麻仁　大黄各一钱　红花三分
生地　生甘草各二钱

水煎，温服。

润肠丸　治胃中伏火，大便秘涩，不食，风结血秘。

桃仁去皮、尖　麻仁　归梢　大黄煨。各一两　羌活一两

上除二仁另研，余为末，蜜丸，白汤下。风湿，加皂角（去皮，煨）、秦艽。脉涩，觉气塞，加郁李仁。

通幽汤　治大便难，幽门不通，上冲吸门，噎塞气不得下，治在幽门，以辛润之。

炙甘草　红花各一分　生地　熟地　升麻　桃仁　归身各一钱

上水煎，调槟榔末五分，稍热服。

润体丸　治血燥，大便不通。

麻仁　当归　生地　桃仁　枳壳等分

蜜丸服。

脾约丸

麻仁一两三钱　枳实　厚朴　芍药各二两　大黄蒸，四两　杏仁去皮、尖，二钱

蜜丸桐子大。每服三十丸。

活血润燥丸　治风秘血秘，常燥结。

归梢一钱　防风二钱　羌活　大黄煨。各一两　麻仁一两半　皂角烧存性，一两半

上除二仁另研外，余为末，蜜丸桐子大。汤下五十丸，二三服后，以麻子苏子粥食。

《元戎》治脏结秘涩，加四物、煨大黄、桃仁，煎丸任用。

六味地黄丸　治下焦燥热秘涩。

大补丸并见虚损门

黄疸一百二

脉 法

脉多沉，渴欲饮水，小便不利，皆发黄也。凡黄候，寸口近掌无脉，口鼻冷，并不治。

丹溪云：不必分五种，同是湿热，如盦曲相似①。

脉沉，渴欲饮水，小便不利，皆发黄。沉乃阳明蓄热，喜自汗。汗出入水，热郁身肿，发热不渴，名黄汗。脉浮紧，乃因暴热浴冷水，热伏胸中，身目面悉如金色，名黄疸。脉紧数，乃饥②发热，大食伤胃，食则腹满，名谷疸。数为热，热则大食。紧为寒，寒则腹满。

阳明病，脉迟者，食难用饱，饱则发烦，头眩者，小便难，欲作谷疸。

脉沉弦或紧细，因酒③百脉热，当风入水，懊憹心烦，足热，名酒疸。

其脉浮，或欲呕者，先吐之。沉弦者，先下之。

脉浮紧，乃大热交接入水，肾气虚流湿于脾，额黑，日晡热，小腹急，足下热，大便黑，时溏，名女劳疸。腹如水状，不治。

诸黄家，但利其小便愈。假令脉浮，以汗解之。如便通自汗，当下愈。当以十八日为期，治之十日以上为差，反剧者为难治。

因内热入水，湿热内郁，冲发胃气，病虽有五，皆湿热也。

---

① 盦曲相似：黄疸发病的原因，和造曲时湿热熏蒸日久发酵变色的道理一样。

② 饥：《脉因证治·卷上·十二疸》作"失饥"，义胜。

③ 酒：《脉因证治·卷上·十二疸》作"饮酒"，义胜。

病则身热，一身尽痛，发黄便涩。治宜流湿清热，五苓加茵陈、黄连之类。

轻者小温中丸，重者大温中丸。热多加连，湿多者茵陈五苓散加食积药。

小温中丸　治黄疸与食积，又可制肝燥脾。脾虚者以白术作汤下。

白术五两　苦参夏加冬减　山楂各二两　茱萸一两①，冬加夏去　针砂十两，炒红，醋淬七次，再炒，另研　苍术　川芎夏减　神曲各半斤　香附米②一斤，便浸

上为末，醋糊丸桐子大。食前盐汤下。一方有栀子，无术、山、苦参、茱萸。

大温中丸

针砂十两，制同前　陈皮　苍术　青皮　厚朴　三棱　莪术　黄连　苦参　白术各五两　生甘草三两　香附一斤

制同上。一本无黄连、苦参、白术。

附　方

或曰：黄疸倦怠，脾胃不和，食少，胃苓汤。小便赤，加滑石。或芩、连、山栀、茵陈、猪苓、泽泻、苍术、青皮、草龙胆。女劳疸，加三棱、莪术、宿砂、陈皮、神曲。又曰：气实人心痛，浑身发黄，宜吐。川芎、山栀、桔梗、芽茶、虀汁，探吐之。

五苓散加茵陈、山栀、黄连，治诸疸，随证加减。方见第八。

---

①　一两：原脱，据《古今医统大全·卷十八·疸证门·药方》补。
②　香附米：原作"香便"，据《古今医统大全·卷十八·疸证门·药方》改。

茵陈栀子汤 治疸。

茵陈一两，去茎①　大黄半两　山栀十个　豆豉

煎，下五苓散。热加苦参，渴加瓜蒌根，便涩加葶苈，素热加黄连。

滑石石膏丸 治女劳疸。

白滑石　石膏

上末，为丸。米饮下，便利即止。

茯苓渗湿汤 治黄疸寒热，呕吐而渴，欲饮冷，身体、面目俱黄，小便不利，食少。

白茯苓五分　泽泻三分　茵陈三分　黄芩　栀子　青皮　陈皮
防己　白术　苍术　枳实各二分　猪苓二钱　黄连二分

上㕮咀，水煎服。

如神散 治酒毒不散，发黄，久久浸渍，流入清气道中，宜此药鼻中取黄水。

苦瓠②　蠡③子去皮，三七个　苦瓠子去皮　黄黍米三百粒　安息香二皂子大

上为末，以一字搐入鼻中，滴出黄水一升。忌勿吹。吹或过多，即以黍穰烧灰、麝香末各少许吹鼻内，立止。

针砂丸

芍药　川归　陈皮　川芎　青皮各一两半　针砂半斤，煅淬三次
苍术四两，泔浸一宿　茵陈　厚朴制　麦芽各一两半　莪术　三棱

---

①　茎：原脱，据《脉因证治·卷上·十二疸》补。
②　瓠（hù 户）：葫芦的一个变种，一年生攀缘草本。《说文解字·瓠部》："瓠，匏也。"
③　蠡（lú 芦）：瓜名。《玉篇·瓜部》："蠡，瓠蠡也。"

生地姜汁炒。各二两　姜黄　山栀炒　升麻　干漆炒烟尽。各五钱

上为末，醋调神曲糊丸。

绿矾丸　治黄胖。

针砂二两，炒，醋淬　绿矾四两，姜汁煮　五倍半斤　神曲半斤

上末，大枣半斤取肉为丸。忌荞麦、诸母肉毒物。

退黄胖

以平胃散料一分，香附一分，加神曲、麦芽、白术，丸服。

斑疹一百三

医　论

丹溪云：斑、痘、疹、疮，皆恶毒血热蕴蓄于命门，遇相火合起则发也。戴氏云：有色点而无头粒者为斑，盖疮发焮肿于外，属少阳三焦相火也。疹则浮小而有头粒，随身即没，没而又出。有小红靥行皮肤之中不出，属少阴君火，俗云麻子是也。愚切详之，亦有数种，阴阳不同。有伤寒发斑，有时气发斑，有热病发斑，有温毒发斑，有内伤发斑。有斑斑如锦文，或发面部，或发胸背，或发四末。色斑赤者胃热，紫黑者胃烂。亢则害，承乃制故也。此外感热病而发，治以玄参、升麻、白虎等药。有阴症发斑，亦出胸背并手足，亦稀少而微红，若作热治，投之凉药，误矣。此无根失守之火聚于胸中，上独熏肺，传于皮肤，而为斑点，但如蚊蚋、蚤、虱所咬之状，而非锦文也。治宜调中温胃，加茴香、芍药或大建中之类，其火自下，斑自退。如《略例》治一人，病寒热间作，有斑三五点，鼻中微血出，脉皆沉涩，胸膈四肢按无大热，此内伤寒也。问之，因卧殿阁伤风，又渴饮水酪冰。此外感者轻而内伤者重。从内病者，俱为阴也，故先斑而后显内阴，寒

热间作，脾亦①有之，有伤寒病不当下而下之，热则乘虚入胃，当下而失下，则胃热不得泄而感斑，此医之误也。凡显斑症，若自吐泻者，慎勿妄治而多吉，谓邪气上下皆出也。斑疹首尾俱不可大下，大抵安表②之药多而发表之药少。大便闭者微疏之，令邪气内疏也。身温者顺，身凉者逆也。

发斑属气一作风热挟痰而作，自里而发于外，一云发斑似伤寒者，痰热之病发于外也。通圣散中消息，当微汗以散之，下之非理。有属里者，因胃热助手少阴火，入手太阴肺也，故红点如斑，生于皮毛间耳，白虎、泻心、调胃承气，从长用之。

内伤发斑，胃气极虚，一身之火游行于外所致，宜补以降之。其伤寒发斑者，当求之本门。尝以玄参、升麻、白虎等药治之，亦效。

疹属热与痰在肺，清肺火降痰，或解散出汗，亦有可下者。一云主乎解散，汗之则愈，通圣散。

冷瘰

属血风血热，用通圣散、消风散。有痰血相搏，用蝉蜕、僵蚕、荆芥、南星治之，又用吐法。

凡瘰从四肢入腹者，难治。

外有赤游风、天蛇漠、丹疹、瘾斑，其状不同，因则一也。

医　案

一乳孩因胎毒，二腋生疖，后腹胀，发赤疹如霞片，以剪刀草汁调原蚕沙，敷之，愈。

滑治一人病伤寒，众以为痉，欲用附子，未决，请视之。脉二手俱沉实而滑，四肢觉微清，以灯烛之，遍体皆赤斑，舌黑而

---

① 亦：《名医类案·卷十二·瘫疹》作"寒"。

② 表：《玉机微义·卷四十九·妇人门》作"里"，义长。

燥如芒刺，身火热，神恍惚，谵妄。予以小柴胡加知母、石膏服之，朝夕三进，次以大承气下之而愈。

附　方

消风散

荆芥　甘草炙　陈皮　厚朴各半两　僵蚕　蝉蜕　人参　茯苓
防风　芎藭　藿香　羌活

为末，荆芥汤下二钱。

消毒汤

甘黄根　羌活　川芎　藁本　细辛　柴胡　升麻　葛根　黄
芩　地黄　黄连　黄柏　连翘　红花　苏木　川归　苍术　白术
吴茱萸　陈皮　甘草　防风

上剉，水煎。

又方

紫草　胡莫①　红花子　芍药　川归

调中汤　治内伤外感而发阴斑。

苍术一钱半　陈皮　砂仁　藿香　芍药　甘草炙　桔梗　半夏
白芷　羌活　秋壳各一钱　川芎半钱　麻黄　桂枝各一钱

上姜水煎服。

消毒犀角饮子　治斑及瘾疹。

大力子　荆芥　防风各二钱　甘草一钱

上剉，水煎服。

阳毒升麻汤　治阳毒，发狂妄语，面赤咽痛，身斑如锦，下利赤黄，吐脓血。阳毒者，内外结热，舌卷焦黑如烟煤，狂言见

---

① 胡莫：《丹溪手镜·卷之下·斑疹》作"胡荽子"。

鬼，面赤发斑，五日可治，七日不可治。

玄参升麻汤　化斑汤　黑膏皆治，并与伤寒门参看

升麻牛蒡子散　治时毒疮疹，脉浮洪在表者，疮发于头面胸膈之际。

升麻　牛蒡子　甘草　桔梗　葛根　玄参　麻黄　连翘各一钱

水煎服。

中和汤　治时毒，脉弦洪，在半表半里者。

荆芥　菖蒲　牛蒡子　羌活　川芎　防风　漏芦①　甘草　麦门冬　前胡

水煎服。

羌活散　治感四时所传肌肤，发为瘾疹，憎寒壮热。

羌活　前胡　人参　桔梗　甘草　枳壳　川芎　天麻　茯苓各一两　蝉蜕　薄荷各三钱

上为粗末，每三钱，姜水煎服。

冷瘅验方

蜂渣泡汤洗之，或无名异②、晚蚕沙、环草煎汤洗。

瘿气一百四

或曰瘿有五，多着肩项。若坚硬不可移者，名石瘿；皮色不变，名肉瘿；筋脉露结，名筋瘿；赤脉交络，名血瘿③；随忧怒消长，名气瘿。

丹溪云：先须断厚味。

①　漏芦：原作"漏芄"，据《玉机微义·卷十五·疮疡门》改。

②　无名异：矿物类药物，功能祛瘀止血，消肿止痛，生肌敛疮。

③　赤脉交络，名血瘿：原作"筋脉交结，名斤瘿"，据《丹溪手镜·卷之下·肺痿肺痈肠痈二十二》改。

海藻一两　　黄柏一作连，二两

为末，置掌中，时时舐之，连咽下，如消之二，止药。

结核一百五

丹溪云：在项在眦，在臂在身，如肿毒，不红不痛，不作脓者，是痰注不散。

耳后项间①各一块

僵蚕炒　　大黄酒炒　　青黛　　胆星

为末，蜜丸，噙化。

颈颊下生核万痰②

二陈汤加大黄炒、连翘、桔梗、柴胡。

臂核作痛

二陈汤加连翘、防、川芎、皂角刺、酒芩、苍术。

一身俱是块块即痰也

二陈加白芥子（炒，研）、姜炒黄连。

瘤一百六

或曰：瘤有六，筋、血、肉、鸡冠、番花、粉瘤也。

神应丹

荞麦楷灰一斗，如无，以荆柴灰亦可，内入好新矿灰罗过一大升，和前灰匀，以乌盆一个，底下透一箸头许孔，用瓷器一个盒

---

①　项间：原作"□门"，据《丹溪心法·卷四·瘰气八十一附结核》改。

②　颈颊下生核万痰：《丹溪心法·卷四·瘰气八十一附结核》作"颈项下生痰核"。

其盆内孔，将前二灰放在上面，沸汤十五六碗，流下灰汁，下亦用瓷盆接之，复淋三次，或一次，忌木器盛汁，复用铁锅，于避风静处文武火将熬至一灯盏许，再用罗过细矿灰于汁内，用铁刀搅和如硬面相似，收入小口罐内，纸封其口，如干，以小唾润之，再打黏，方上患处。

——看瘤根。若根小，只上根头。若根大，满身上。待一日，或用刀剪去一层。如肉痛，或有血，再上药，平即止。

——粉瘤、血瘤，亦看根大小。小者只上根，待一日后用刀剪去，齐根去之。如头根一般大，满身上药，待一日，皮黑，自若不破，用针刺破，挤去粉、血即好。

——鸡冠、番花等瘤，满疮上药，待一饭时，用竹片轻轻刮，连药刮下。未尽，再上药。量疮存根头好肉。若筋肉瘤，须好肉一指远上药。若粉瘤，须存肉一韭叶许上药。其番花等瘤，不要存肉，一概上药。凡上药，上许一钱厚。如血、粉、番花等瘤，只上一次。其筋、肉，上三次，少只上次。可量疮大小仔细用之。

十六味流气饮　瘤。十宣散加乌药、槟榔、芍药、紫苏叶三倍，治瘤甚捷。

疠风一百七疠音赖

医　论

丹溪云：大风是受得天地间杀物之气，古人谓之疠风者，以其酷烈暴悍可畏耳。得之，须分上下，气受之则在上，血受之则在下，气血俱受则在上复在下。然皆不外乎阳明一经，阳明胃与大肠也，无物不受。治之者，须致意看其疙瘩与疮。若上体先见者，多者，在上也；下体先见者，多者，在下也。在上者，以醉仙散取涎血于齿缝中出；在下者，以再造散取恶物虫积于谷道中出。后用通圣散，三棱针刺委中出血。夫上下同得者甚重，自非医者神手，病者铁心，罕能免此。或从上或从下，以渐而来者，皆是可治之证，人见其病势之缓，多忽之。虽按法治之已愈，若不绝味断欲，皆不免再发，再发则终于不救也。予尝治五人，其不举者惟一妇人，因贫甚无物可吃也，余皆三四年后再发。

孙真人云尝治四五百人，终无一人免于举。非真人不能治，盖无一人能守禁忌耳。其妇本病外，又是百余贴加减四物汤，半年之上方经行，十分安愈。《玉机》论云：《三因》以疠风为大风恶疾者，以其疮肿疙瘩荼毒，脓汁淋漓，眉发堕落，手足指脱，顽痹痛痒，鼻塌肉烂，病势之可畏耳。故《内经》云：骨节重，须眉堕，名曰大风。由风气与太阳行诸脉，输散于分肉之间，与卫气相干，其道不利，故使肌肉䐃䐜而为疡。卫气凝而不行，故其肉有不仁也。荣卫热而不清，故鼻柱坏而色变，胀大而为疮，俗呼肺风，乃血随气化也。气既不施，则血为之聚，血既聚则肉烂而生虫。又厥阴风木主生五虫，盖三焦相火热甚而制金，金衰故木来克侮。宜先泻火热利气之剂清之，虫自不生也。宜升麻汤下泻青丸之类。至于《三因》乃谓嗜欲劳动，气血热兼受外邪，然亦有传染所致者，不可例用风药，必究其所因以治之。而《内经》用刺法，使出汗疏散，以泻荣卫之怫郁，盖针同发汗之义。《灵枢》以锐针刺肿上，使出恶气恶血，肿尽乃止。子和用汗、吐、下、出血之法，首用疏风泄热之剂，皆不分病之所因。大抵古人治法相为参用而不可偏废，若专以房劳嗜欲、饮食积毒所致，何由遽至于是？故丹溪先生亦谓也，而受得杀物之风，其治法分在上在下、血气受病多少而施治，用药之详，殆无余蕴矣。若夫用药之外，守禁忌，谨调养，清心绝欲，独淡内观，又在乎人而不在乎医也，前人戒之深矣。

《外科精要》为诸疮立法，而不及疠风，风为百病之长，以其残坏肤体，去死为近，比之疮疡，治法为难，乃不言及。夫八方之风，因起于八方，应其时则生物，违其时则杀物。人之禀受素有杀气者，则感而受之，如持虚受物，后又因起居饮食男女，渐成①郁气，二气积于厥躬，脾先受之，乃为湿病，湿积之久，火气出焉，火气滋蔓，气浊血污，化生诸虫，以次传历脏腑。必死之病，而有可生之理。其始也，胃气微伤，脾主肌肉，流行甚缓，传变而渐，或可藉医之功而免。谓之必死，非惟医不知药，悉是不守禁忌，可哀也。

近见粗工用大风子油，不知此药性热，有燥痰之功而伤血，至病将愈而先失明矣。

醉仙散

须量病人大小虚实与之。证候重而急者，须先以再造散下之，候补养得完，复与此药。须断盐、酱、醋、诸鱼、椒料、果子、煨烧、炙煿等物，只可淡粥及淡煮时菜，虽茄亦不可吃，惟乌梢蛇、菜花蛇，淡酒蒸熟食之，以助药力。

胡麻子　牛蒡子　蔓荆子　枸杞子同炒紫色，各一两　白蒺藜　苦参　瓜蒌根　防风各五钱。一本有大戟五钱

上为末，每一两五钱，入轻粉二钱拌匀。大人每服一钱，淡酒调下，晨、午、夕各一服，后五七日，先于牙缝内出臭黄涎水，浑身觉痛，昏闷如醉，后利下脓血、恶臭屎为度。

再造散

服之当日必利下恶物或异物，或臭或脓或虫。如虫口黑色乃是多年，赤色者近。数日又服，无虫乃止。

郁金五钱　皂角刺黑者　大黄炮。各一两　白牵牛六钱，半生半炒

---

① 渐成：原作"涛诚"，据《医学正传·卷之六·疠风》改。

为末，每服半两，早晨无灰酒面东送下。一本无郁金、牵牛。

医 案

丹溪治一士人，因脚弱求诊，二手脉俱洪浮稍鼓，饮食如常，懒语，肌上起白屑如麸片。时冬月，予作极虚处治。询之，于半年前眦、臀、腿节次生疽，率用五香连翘、十宣等与之，今结痂久矣。令急作参芪归术膏，以二陈汤饮之，三日后尽药一斤半，白屑末大半，呼吸有力。其家反怨效迟，自作风治，服青礞石等药。予谏不听，因致不救，故书以为戒云。

一人虚损，身蒙刺，以四物加紫浮萍、蒺藜、当归。

李治一人，疠风，满面连须极痒，眉毛脱落，须用热水沃之稍缓，或砭刺亦缓。《风论》中：疠者荣卫热，腑气不清，故鼻柱坏而色败，皮肤疡溃，风寒客于脉而不去，名曰疠风。当刺其肿上，以锐针刺出恶气，肿尽乃止。宜疏食粝饭①。以破血去热，升阳去痒，泻荣逆，辛温散之，甘温升之，行阳明经，泻②心火，补肺气，乃治之正也。升麻、连翘各六分，当归、全蝎、地龙、黄芪各三分，甘草五分，人参二分，生地四分，桃仁三枚，桔梗五分，麝香少许，胡桐泪一分，虻虫去翅足微炒，水蛭二个炒令烟尽。上剉，除连翘另剉，胡桐泪研，白豆蔻二分为细末，二味另放，麝、虻虫、水蛭三味为细末，另放，外都作一服，水二大盏，酒一匙，入连翘煎至一盏六分，再入白豆蔻二味并麝等三味，再煎一二沸服。忌生冷硬物。

张治一人，疠风十余年。曰：足有汗，尚可治。当发汗，其

---

① 粝饭：糙米饭。《尸子·君治》："珍羞百种，而尧粝饭菜粥。"
② 泻：原脱，据《名医类案·卷九·疠风》补。

汗当臭，涎当腥。以三圣散吐之，大吐，汗①果臭，痰腥如鱼涎。次以舟车丸、浚川散下五七次，数服乃安。一人病风，爬搔不已，眉毛脱落。刺其面，大出血如墨，刺三次，血变色。每刺自额至颐，铍针上下俱刺，间日一刺，至二十余日方已。吕治一女子，病疠。诊其脉，来疾去迟，上虚下实，盖得之醉酒接内，而风毒乘之。今发虽秃眉堕，然鼻根幸未陷，肌肉幸未死。遂以防风通圣散加以下药，下瘀血数升及虫秽青黑等物，并蕲蛇、长松等汤丸，佐以雄黄、大风子油，作膏摩之，逾月差。

宋侗虚云：大风有五，黑色不治，余皆可治。虫食肝，眉落；食肺，鼻崩；食脾，声哑；食心，足底穿，膝虚肿；食肾，耳鸣啾啾，耳沿生疮，或瘅，或痛如针刺；食身，则皮痒如虫行。自头面来为顺风，自足起为逆风，多因感寒热与秽浊杂气而成。治法：先用雷公散即再造散五钱，下去恶物积虫，以稀粥养半月，勿妄动作劳，后以醉仙散，中间或吐或利，不必怕怯，但腮喉头面肿，吞不得出②，旋出恶水，或齿缝出臭水血丝，或言不得，或闷如死，难以饮食，只稀粥以管吸入，或一旬、半月、一月，面渐白而安。重者又与换肌散。

附　方

一法：桃、柳、桑、槐、楮五枝，浓煎汤一大缸，浸坐没颈一日，候汤如油，安矣。本草治恶疾遍身生疮，浓煎萍汤，浴浸半日，大效。又以荆芥穗、大黄、栀子、郁金、地黄、杜仲、防风、羌活、独活、白蒺藜等分，细末，以大风子油入熟蜜，丸梧

---

① 大吐汗：原作"汗大吐"，据《名医类案·卷九·疠风》乙正。
② 出：《医学正传·卷之六·疠风》作"下"，义胜。

桐子大，茶清下四五十丸，日三次。须守戒三五年。

一法：苦参五斤，好酒三斗浸一月，每服一合，日三次，当与不绝，觉痹既安，细末服之亦良，尤治瘾疹。隐居以酒浸饮治恶疮，久服轻身。《日华子》以为杀虫，本草除伏热，养肝胆气。予曾以苍耳①叶为君，以此为佐，煮乌蠡，补蛇之或缺，糊丸桐子大，每服五六十丸，加至七八十丸，茶清下，一二月而安。入紫萍尤捷，萍多蛭，寒月于山池取之，择净洗泥，略蒸干用。

一法：治手指挛曲，节间痛甚，渐至斩落。用蓖麻去壳、黄连剉如豆②大，每③一两，水一升，小瓶浸，水渐添，春夏三日，秋冬五日，取蓖麻拍破，平旦时面东，以浸药水服一粒，渐加至四五粒，微利不妨。忌猪肉，茹淡，神效。

一法：治疬疾，必忌盐、酱、房室。先刺委中出血，后服：

宣风散 下出毒秽，消核饼。

黑丑头末　黄柏二钱　巴豆肉三钱，同黄柏炒，取出。各一两

上和作一处，每用一字，空心，姜汤下虫并恶血，后服换肌丸。次服此：

防风　荆芥　全蝎　蒺藜　川芎　川归　黄柏　菊花　乳香花蕊石醋煅　何首乌　蝉蜕去土　雷丸　苍术　茯苓各一两　蛇肉酒浸，去骨，二两　大风子去壳，六两　麝一字

饭丸。茶清下六十丸。

活血丹 第三服此药。

大风子半斤，去壳　木香　乳香各一两　麝香　皂角三钱

---

① 耳：原作"茸"，据《医学正传·卷之六·疬风》改。
② 豆：《医学正传·卷之六·疬风》作"豌豆"。
③ 每：《医学正传·卷之六·疬风》作"各"。

上末，和大风子加饭又椒，丸如鸡头子。茶清下五丸，加至七丸，至十五丸。

通天再造散

比前再造散有木香、朴硝。以酒下，当利黑头虫出。轻者，虫如鱼肠臭秽之物，忌毒食半月，只食白粥，渐至眉毛皮肤如常。甚者，不过三二次，须依法将理，不可妄有劳动，终身忌牛、马、驴、骡、雉鸡、野味、糟脏，犯者再举不治。

芥珠丸　服此药，风毒从中出。

土珠水飞，去砂，令十分细腻，晒干　青萍七月半收，晒干　荆芥苦参各四两

以皂角熬膏丸一分，留三分，粥丸桐子大，茶清下六十丸。一方如①蛇肉四两。

夺命丹　此药除根。

草乌去皮、尖，生用　何首乌　没药　黄芩　禹余粮　白蒺藜威灵仙　石菖蒲　天麻　雷丸水浸，切　蓖麻去壳。各一两　牛蒡子二两　川乌去毛，生用　荆芥穗二两　胡麻子炒　赤芍药二两　乳香麻仁去根、节，二两　全蝎去毒　玄参各半两　苍耳四两　麝香一钱轻粉三钱　白花蛇一条，去头、尾，酒浸一宿，去皮、骨，取肉　乌梢蛇制同上　赤脚蜈蚣十条，去毒，酒浸，焙

上除乳香、没药、麝香、石菖蒲②另研外，余并同为末，前六味及轻粉拌水煮面糊，为丸如桐子大。每服三十丸，茶清下，日三服。服此药后，自面至足皆痒而退色，白如故。

---

①　如：疑为"有"字之误。
②　石菖蒲：原作"石草"，据夺命丹药物组成改。

换肌散 治大风年深不差，眉毛脱落，鼻梁崩坏，不逾月取效。

白花蛇 黑花蛇制同前 地龙各二两 当归 细辛 白芷 天麻 蔓荆子 灵仙 荆芥 甘菊 苦参 紫参 沙参 木贼 不灰木① 炙甘草 沙苑 蒺藜 天门 赤芍 定风草 何首乌 菖蒲 胡麻子 草乌去皮、脐 苍术 川芎 木鳖子各一两

上为末，每服五钱，以酒尽量送下。

愈风丹 治疠疾，手麻木，毛落眉脱，遍身疮疹，皮肤痒，爬之成疮，及一切疥癣风疾。

苦参头末，四两 土桃蛇一条②，酒浸三日，取□③，晒干 乌梢蛇 白花蛇各一条④，制同上

上为末，以皂角一斤，剉寸许，无灰酒浸一宿，去酒，以新水一碗挼⑤取浓汁，去渣，银石器内熬膏，和末丸桐子大。煎通圣散下七十丸，以粥饮压之，日三次，三日浴，以大汗出为应，再三日又浴，大汗，三浴乃安。浴法用前五枝汤并萍汤。

苦参丸 治大风疮，眉毛脱落，子心起疮。

苦参三十两 荆芥十六两

饭丸桐子大。茶清下三十丸。

疠风脉大而虚

苦参七钱半 苍耳 大力子 酒蒸柏各三钱 黄精 浮萍各一两

---

① 不灰木：矿物类药物，功能清热止咳，除烦利尿。

② 条：原作"朱"，据《医学正传·卷之六·疠风》改。

③ □：《医学正传·卷之六·疠风》作"肉"。

④ 各一条：原脱，据《医学正传·卷之六·疠风》补。

⑤ 挼（ruó）：揉搓。《说文解字·手部》："推也，一日两手相切摩也。"

为末，用蛇肉酒煮，如无，以黑鲤鱼亦可，糊丸。

四神丹 治大风。

羌活 玄参 当归 熟地黄等分

炼蜜丸桐子大。汤下七十丸。

一法 治疠风。

香药

麝至辰砂五味，另研极细，其木草亦另研，名曰紫花丸。各研细和匀。

木香 沉香各二钱半 人参一两 当归七钱半 天麻五钱 皂角五钱 麝香一钱半 乳香一钱 没药一钱 雄黄五钱 辰砂五分 肉豆蔻一枚 定风草一钱半 还童子一两

上另为细末，作一包。

蛇药

白花蛇一具，去头、尾，黑质白文新鲜者好，蛀者小效，一两为率，带皮骨一两半 何首乌 荆芥穗 灵仙 蛇床子二钱 麻黄留根、节，二钱 胡麻子一钱

上六味什蛇浸一宿，以蛇去皮骨，通晒干，仍还原酒浸，曝，酒尽为度，研细末，作一处包之。

什药

防风 羌活 甘草 细辛 川芎 独活 苍术 枇杷叶 白芍药 赤芍 白蒺藜 金银花 五加皮 白芷 苦参各五钱 胡麻子 白附子 麻黄 川牛膝 草乌 川乌泔浸泡 石菖蒲各二钱半

上为细末，作一处，另包。

总合法

以大风三斤去壳，新鲜者佳，发油，黄色者不堪用，瓷器盛

之，封其口，顿滚汤中，盖锅密封之，勿令透气，文武火煎，候黑烂为度，杵无渣如油，入上香药八钱、蛇药六钱、什药一两五钱，拌匀，加糯米饭，杵膏粘丸如桐子大，晒干，不见火。每五十丸，鸡鸣、午时、临卧各进一服，茶汤送下。轻者一料可愈，重者三五料，断根为度。只吃时菜白粥，余物总忌，庶免再举。

泻药

服前药，须先服此药泻出毒物恶气，又用三棱针望肉黑处针出死血，不可令出太过，要损人。

连翘一钱　防风　川芎　荆芥　桔梗　柴胡　羌活各五钱　芍药　川归　薄荷　麻黄去根、节，汤泡　山栀　甘草　黄柏　黄芩黄连　生地　熟地各三钱　枳壳　石膏　滑石各二钱半　大黄六两芒硝一两

上作八贴，水煎，空心热服，日进二服，渣再煎，五六日再服。

破伤风一百八

凡疮疡病，或损伤疮口不合，风伤之，为破伤风，湿袭之，为破伤风也。

医　论

丹溪云：破伤风，即生热也，风袭于疮，传播经络，病如痉状，治同伤寒。脉浮[①]无力，表之太阳也，汗之而愈。脉长有力，阳明也，下之而愈。脉紧而弦，少阳也，和解之愈。大便秘，小便赤，汗不止，病在里，可速下之。脉沉在里，承气下之。背后搐者，羌活、独活、防风、甘草。向前搐者，升麻、白芷、独活、

---

① 浮：原作"之"，据《丹溪手镜·卷之中·破伤风十四》改。

防风、甘草。二旁搐者，柴胡、防风、甘草。右搐加滑石①。按：破伤风症，考之诸书甚文②，岂非以此疾与中风同论，故不另立篇目也。惟河间论与伤寒表里中三法同治甚详。其言病固有因外伤于风，有因灸及内热所作者，然与中风略相似。但中风尚可淹延岁月，而此症犯之多致不救。盖中风有在经、在腑、在脏之异，惟入脏者最难治。其破伤风，或始而出血过多，或疮口闭合，瘀血停滞，俱是血受病。血属阴，五脏之所主，故风所伤始虽在表，即传入里，故多死也。又或疮口坦露，不避风寒而无所伤，或疮口闭合，密避风邪而反病此，或病已安全而忽病此者，皆由气虚而有郁热者得之。若气壮而无郁热者，虽伤而无害也。而其治法与伤寒无异，分别阴阳表里，以施汗、下、和解之法。故脉浮而无力者，太阳也；长而有力者，阳明也；浮而弦少者，少阳也。宜审之。

河间云：破伤风者，因疮热甚郁结，而营卫不得宣通，怫热因之遍体，故多白痂。是时疮口闭塞，气难通泄，热甚则生风也。不已，则表传于里。但有风热微甚之殊。若风热怫郁在表，而里尚平者，善伸数欠，筋脉拘急，或时恶寒，或筋惕而搐，脉浮数而弦，宜以辛热治风之药开冲结滞而愈。犹伤寒表热怫郁，而以麻黄汤辛热发散者也。凡用辛热开冲风热结滞，宜以寒药佐之则良，免致药不中病而风热转甚也。如治伤寒发热，用麻黄、桂枝加黄芩、石膏、知母之类是也。若世以甘草、滑石、葱头寒药发散之类，若表不已，渐邪入内，里大甚③而脉在肌肉者，宜以退风热、开结滞之寒药调之。犹伤寒半在表半在里，而以小柴胡和解之也。若里势已甚，而舌强口噤，项背及张，惊搐惕搦，涎唾稠

---

① 滑石：《丹溪手镜·卷之中·破伤风十四》作"白芷"。
② 考之诸书甚文：《玉机微义·卷四十二·破伤风门》作"古方药论甚少"。
③ 大甚：《玉机微义·卷四十二·破伤风门》作"未大甚"。

黏，胸腹满塞，或便溺秘结，或时汗出，其脉洪数而弦也。然汗出者，由风热郁甚于里，而表热稍罢，则腠理疏泄而心火热甚，故汗出也。法宜除风散结寒药下之，后以退风热、开结滞之寒药调之，热退结散，则风自愈矣。凡治此证，宜按摩导引，及以物干开①，勿令口噤，使粥药可进也。

附　方

羌活防风汤　治邪初在表。

防风　羌活　甘草　川芎　藁本　当归　芍药各四两　地榆细辛各二两

水煎热服。加大黄、黄芩。

防风汤　治破伤风表证未入于里，急宜服之。

防风　羌活　独活　川芎

煎，调蜈蚣散。

蜈蚣散

蜈蚣一对　鳔三钱

为细末，煎汤下。

防风散　治风入疮口，项强，牙关紧急，欲死者。

防风　天南星

为末，每三钱，童便煎服。

羌活汤　治半表半里。

羌活　菊花　麻黄　川芎　石膏　防风　前胡　黄芩　细辛甘草　枳壳　白茯苓　蔓荆子等分　薄荷　生姜减半

上咬咀，姜水煎服。

---

① 物干开：《玉机微义·卷四十二·破伤风门》作"概干开牙关"。

地榆防风散 治半表半里，头微汗，身无汗，禁发汗。

地榆　防风　地灯草　马齿苋

为末，汤下。

大芎黄汤 治破伤风小便赤，自汗不止。

川芎　羌活　黄芩　大黄等分

水煎服。

江鳔丸 治破伤风，惊而发搐，脏腑秘塞，知病在里，以此下之。

江鳔剉、烧，五钱　野鸽粪炒，半两　雄黄一钱　僵蚕半两　蜈蚣一对　天麻一两

只用前四味，名左龙丸。上为细末，分作三分，将二分烧饭为丸，桐子大，朱砂为衣，将一分入巴豆霜一钱同和，亦烧饭为丸，不用朱砂为衣。每服为衣者二十丸，入巴豆者一丸，第二服二丸，加至利为度，其为衣药服至病愈止。

白术防风汤 治服发表药过，有汗者。

白术　黄芪各一两　防风二两

上用水煎，温服。若脏腑和而自汗者，可服。若大便秘，小便赤，宜大芎黄汤急下之。

白术汤 治破伤风，又汗不止，筋挛搐搦。

白术　葛根各二两　升麻　黄芩各半两　芍药三两　甘草二钱半

上剉，每服一钱，水煎服之。

养血当归地黄散 治病日久，气血虚，邪气入胃，宜养血。

四物汤加防风、白芷、藁本、细辛，水煎服。

百药中伤一百九

脉　法

脉微涩而疾者，或洪大而迟者，可治。微细者不治。

附　方

解毒丸　治食毒物，救人于必死。

板蓝根①四两　贯众去土，一两　青黛　甘草

蜜丸，青黛为衣。

又方　解诸药毒及山岚瘴气，米肉鱼面菜毒，水肿热毒，伤寒遗毒，小儿斑疹，并一切热毒喉痹，急证壅肿等毒。

黄柏　贯众　茯苓　板蓝根　干葛　生地　雄黑豆　甘草
滑石　宿砂　阴地厥　薄荷各二两　益智　大黄　寒水石　紫河车
马勃　龙胆草　白僵蚕　百药煎　山栀各一两

蜜丸，每两作十丸。细嚼一丸，新水下。一云宜加黄连、白芷。

又：解毒丸　解一切毒，虫毒，鼠毒，河豚鱼毒，菌毒，疫死牛马肉毒，喉痹骨鲠，蜈蚣蜂蝎螫，刀斧汤火②伤。井花水③磨下，并涂伤处。妇人鬼胎，气积块，虫积，心胸痞闷，腹肚膨满，并好酒磨下。

射干　石膏　文蛤　杏仁　续随子去皮、油，另研　金线重楼

---

①　板蓝根：原作"攀蓝根"，据《脉因证治·卷下·四十四百药中伤》改。

②　火：原作"花"，据《医学正传·卷之六·疮疡》引《局方》改。

③　井花水：亦作"井华水"，即清晨初汲的水。

土朱　大戟　山豆根　山慈菇　白药子　大黄蒸　麝香二钱　青黛

滑石　百草霜　萝卜子醋浸　木香　灵仙　白芷各一两　黄连　风

化硝各半两

糯米糊丸弹子大，青黛、滑石为衣。

秘方

续随子　甘草　五倍子

为末，茶清下一碗。

治诸毒

五倍子二两

细末，酒下。在上则吐，在下则泄。

地浆水解诸毒烦闷，山中有毒菌，误食之令人笑不休，非此

不救。

治中毒

白矾末　芽茶末

冷水调下。

解附子毒

新汲水饮之。

预防虫毒

白襄荷为蛆，常服之，并不过毒。

香油，解一切毒，河豚鱼毒尤妙。

砒毒

汉椒四十九粒　黑豆十四粒　乌梅二个　甘草节二式①

水一碗煎七分，温服。

---

① 二式：《卫生易简方·卷之五·中诸毒物》作"二寸"。

又方

白扁豆、青黛、甘草、巴豆去壳不去油，为末，以砂糖一大块，水化开，调一大盏饮之，毒随利去，却服五苓散。

又方

新刺羊、鸡、鸭血，热①。

又方

地浆调铅粉末服之。

又方

早禾秆灰汁，冷服一盏，利下即安。

又方

蓝根、砂糖，擂水服。

解诸毒

黄连、甘草节，水煎服。

鼠莽草毒

大黑豆煮汁食之。

解诸毒

玉簪花根研水服。或生甘草、黑豆、淡竹叶煎服。

乌头天雄附子毒

大豆汁、远志、防风、枣肉、饴糖并解。

巴豆毒

黄连、火②豆、菖蒲汁并解。

---

① 热：《卫生易简方·卷之五·中诸毒物》作"热服"。
② 火：《卫生易简方·卷之五·中诸毒物》作"大"。

河豚鱼毒

清油灌之，吐为妙。

犬咬一百十

春末夏初，犬多发狂，狂者其尾必直下不卷起，口流涎，舌黑色，此狂犬也，伤之若不急治必死。

猘①犬咬

急于无风处嗍去疮口血，或孔干，则针刺去血，小便洗令净。以胡桃壳十片控空，人粪实之，掩疮上，艾灸三七壮。急用蛤蟆干一枚，斑蝥二十一个去头、翅、足，同糯米炒黄，去米，为末，酒调或水调服之，分四服，泻下恶物为度。未下恶物再服。又宜常服韭汁一盏，或生地黄、地榆取汁皆可常服。敷药以虎骨末、石灰，腊猪脂调敷。禁酒、猪肉、鱼、□②、肥腻。终身忌犬肉、蚕蛹。

治法

无出于灸，七日当一发，过三七日不发可免，百日可全免。如见痛定疮合便为好，而不治，必死。

附　方

一方

防风二钱　地榆六钱　甘草二钱　杏仁三钱，留皮、尖

分为三服，水煎。

---

① 猘（zhì 制）：疯狗。《广韵·祭韵》："猘，狂犬。"
② □：《急救良方·卷之一·诸虫蛇伤第六》作"鸡"。

风犬咬

香白芷　蝉蜕各五两

为末，酒调，尽量饮之。服后当有黄水从疮口中出，如未，再服，以水出为度。咬处，白头蚯蚓捣，盦上，外使火灸之□干。

凡风犬咬者，顶上必有红毛，可拔了□服后药：

斑蝥去翅足　糯米一撮

上同炒，以糯米半黄为度，出火毒，去米，为末，作二服，用韭叶根、姜汁调，空心服，当利下恶物如葡萄肉状为验。一云利后腹痛，急用水调靛青服之以解毒，或黄连水亦可。忌食热物。

颠犬伤，或经久复发，无药可疗者

雄黄五钱　麝香五分

研匀，酒下二钱。如不能服，则撚①其鼻而□之。服药后必使得睡，切勿惊起，任其自醒，候利恶物，再进前药。

治狗咬

杏仁去皮、尖、马蔺根杵细，盦之。先椒汤洗。

常犬咬

急于无风处嘬去疮孔血，如干，用针刺出血，小便洗净。以热牛粪敷之，或猪□②调鼠粪末敷之，或韭汁和石灰杵成饼子，阴干为末，敷。或杏仁熬黑，研，敷。更以生地黄、地榆、生姜各取汁服。虎骨灰敷亦可。

---

① 撚（niǎn 碾）：执。《说文解字·手部》："撚，执也。"
② □：《急救良方·卷之一·诸虫蛇伤第六》作"脂"。

蜈蚣咬一百十一

治法

皂角小片，钻孔，着伤处，艾灸三五壮。或人参嚼敷。或白蘞皮敷，或清油灯烟□，或香附嚼。

卷之十

疮疡门一百十二

脉法《集验》

沉实，发热烦躁，外无焮赤痛，其邪深在里，宜先疏通以绝其源。浮大数，焮肿在外，当先托里，恐邪入内。脉不沉不浮，内外证无，知其在经，当和荣卫。脉数，身无热，内有痛脓。脉数，应当发热，而反恶寒，若有痛处，当发其痈。若数脉不时见，当生恶疮。

浮：肿疡为虚，为风。溃疡为虚，宜补。

洪：肿疡为虚，为热盛，宜宣热拔毒，年壮形实宜下。溃疡为邪气盛，服药久不退者，难治。

滑：肿疡为热。溃疡为热，为虚，为邪气未退。

数：肿疡为病进，为热，数而洪者欲脓。溃疡为难愈，数甚者，难治。

散：肿疡为气不收敛。溃疡为痛未退，洪、滑、大、散，难治。

芤：肿疡为血虚。溃疡为虚，为相应。

长：肿疡宜消退之法。溃疡为易愈，谓长则气治也。

牢：肿疡为邪盛，为欲脓。溃疡为邪气不退。

实：肿疡为邪气大盛。溃疡为邪不退，实；缓、豁大者为虚。

弦：肿疡为痛，为欲脓，弦洪相抟，外紧内热，为疽发也。

溃疡为血虚，为痛。

紧：肿疡浮而紧，发热恶寒，或有痛处，是为痛疽。溃疡主气血，沉涩为痛，为有外寒。

涩：肿疡为气实，为气滞。溃疡为血虚，为病脉相应。

短：肿疡为元气不足。溃疡为大虚，宜补。

微：肿疡为虚，服药渐充者佳。溃疡若微而匀者为虚，为病脉相应。

迟：肿疡为寒，为虚，尺迟为血少。溃疡为虚，为气血不能滋荣于疮，为有外寒。

缓：肿疡为可治，大而缓为虚。溃疡缓而涩者愈，以其病脉相应，及胃气充也。

沉：肿疡为邪气深。溃疡为遗毒在内。寸沉为胸有痰。

伏：肿疡为阴中伏阳邪。溃疡为阳伏阴中，为内蚀，为流注浸淫，难治。

虚：肿疡便宜补而内托。溃疡脓既泄，宜大补气血。

弱：肿疡为元气不足，宜内补托里，宜补。溃疡为病脉相应，宜补。

结：肿疡为邪气结。溃疡渐匀则愈，不调则危。

促：肿疡为热，为病进。溃疡为热不减，渐进则死，渐退即生。

代：肿疡为气血败坏，元气损伤。溃疡为元气竭绝。

医 论

丹溪云：痛疽因阴阳相滞而成。盖气阳也，血阴也，血行脉内，气行脉外，相并周流。寒与湿搏之，则凝泣而行迟，为不及；热与火搏之，则沸腾而行速，为太过。气得邪而郁，津液稠黏，为疾①为饮，积久渗入脉中，血为之浊，此阴滞于阳也。血得邪而郁，隧道阻隔，或溢或结，积久渗出脉外，气为之乱，此阳滞于阴也。百病皆由于此，又不止痈疽而已。

因荣气盛，偏助火邪而作，从虚而出于经络也。如太阳虚从背而出，少阳从鬓，阳明从髭②而出。微热则痒，热甚则痛，血虚则痛甚，热甚则肿甚也。诸经惟少阳、厥阴所生宜预防之，以其多气少血也。血少而肌肉难长，疮久未合，必成死证。苟不知此，遽用驱毒利药以伐其阴分之血，祸不旋踵。

痈疽因积毒在脏腑，当先助胃壮气，使根本坚固，而以行经活血药为佐，参以经络、时令，使毒气外发，施治之早，可以内消。河间治肿燉于外，根盆③不深，形证在表，其脉多浮，病在皮肉，非气盛则必侵于内，急须内托，宜复煎散，除湿散郁，使胃气和平。如未已，再煎半料饮之。如大便秘及烦热，少服黄连汤。如微利及烦热已退，却与复煎散，使荣卫俱行，邪气不能内伤也。

治法

外者以辛凉发之，通圣、凉膈、解毒是也。内者以苦寒下之，三黄、玉烛散是也。如温经，加通经之药。夫邪气内蓄，肿热，宜砭射之也。气胜血聚者，宜射而泄之。

肿疡内外皆壅，宜以托里表散为主。如欲用大黄者，宜戒猛浪之非。肿疡者，初发经肿，而未出脓者是也。

《集验》论疮疡之法，其名有三：曰疖，曰痈，曰疽。疖者，初生突起，浮赤而无根脚，肿见于皮肤间，只阔一二寸，有少疼

---

① 疾：《医学正传·卷之六·疮疡》作"痰"。
② 髭（zī 兹）：嘴上边的胡子。
③ 盆：《医学正传·卷之六·疮疡》作"盘"。

痛，数日后则微软，薄皮剥起，始出清水，后自破，脓出，如不破，用替针丸、拔毒膏贴之，脓出即愈。痛者，初生红肿突起，无头，使用火针针之即散，不散，针侵根脚，阔三四寸，发热恶寒，烦渴，或不发热，抽掣疼痛，四五日后，按之微软，此证毒气浮浅，春夏宜用防风败毒散，加葱头、姜、枣煎服，秋冬去姜、枣、葱头，加木香。身半以上加瓜蒌，身半以下宜加射干，治早者即散。或用追毒丸、返魂丹、复元通气散微利之，脓成，用铍针①破开。或用替针丸咬开。又一等，皮色不变，但略微肿，肌肉内痛，夜间痛甚，发热恶寒，烦渴，此热毒深，亦名为疽，谓其能伤筋脉骨髓也，日久按之，心中微软，脓成后，用火烙烙开，以决大脓，外用拔毒乳香膏贴之，宜服内托之药。初发，急用大针于肿硬处针之则散。疽者，初生白粒如粟米大，便觉痒痛，触着其痛应心，此疽始发之兆也。急用火针于白粒上针开，或误触破，或入伤②，便觉微赤肿痛，三四日后不散，根脚赤晕展开，须则③看之，方见其晕阔狭。如阔四五寸左右，浑身发壮热，微渴，疮上亦热，此疽也。用火针于初起白粒上刺入一寸余，径寸之间，四边刺四处，便用四味紫葛汤淋洗，一日夜共五六次洗之，洗了以软帛拭干，看疽上或有渐生白粒如黍米，或多或少，可用银篦儿挑去，勿令见血，或有少血亦不妨，不见血尤妙，却用老皮散敷之，用凉水调大铁箍散围贴，却留疮口，疮口处用水调正铁箍散贴之，未可用膏药。如再要洗，须先去围药令净，然后洗之，

---

① 铍针：古针具名，九针之一。下端剑形，两面有刃。多用以刺破痈疽，排除脓血。

② 伤：《证治准绳·疡医·卷之一·肿疡》作"汤"。

③ 则：《证治准绳·疡医·卷之一·肿疡》作"详"。

一次洗，一次点检疽上渐生白粒，有则如前挑之，六七日疮头无数，如蜂房，脓不肯出，仍淋洗围贴，冬月用五香连翘汤，大黄一味随虚实加减，夏秋用黄连羌活散，春末夏初用防风败毒散，加葱白、枣煎服，秋去之，加木香。若形气实，脉洪滑有力，痛肿焮开，壮热便闭，于五利大黄汤、漏芦汤、返魂丹、追毒丸、复元通气散选一药以通利之。若大便润，便止药，四十岁以前可用之，虚弱年老之人须①有便闭之证，须慎之，勿令过也。疮热晕赤焮开，围贴，如赤晕收敛，却再换铁箍散，不及用火针证，七八日后，中间初起白粒处，此窍已溃，通内大脓，可用皮纸捻，小纸纤捻入窍中令透，渐渐流出，可不用针砭。如要脓透，必以大针刺开，或周围四五处，其窍四边如蜂房处，脓不肯出，用正铁箍散，香油调贴。一证初生白粒，误触后，便觉情怀不舒畅，背上沉重如负五七斤米样，身体烦疼，胸膈痞闷而躁，饮食无味，怕闻食气，所谓外如麻里如瓜者，疽毒深恶，内连腑脏也。三五日内皆可用烙，于中间左右上下，令毒气通畅，后脓从诸窍而出。五六日不散，疽顶生白粒如椒者数十，后渐生多，间有大如蜂房、莲子者，指捺有脓血而不流，时有清水流出，微肿不突，根脚红晕，渐渐展开，或痒痛，或不痛，或根脚晕紫赤焮开至七八寸，疽不甚热，此证甚重，用紫葛汤加米醋一盏淋洗，可使红活，如法去白粒，敷老皮散，围大箍散，疮口涂正铁箍散，每用前法，如得根脚红晕收，疽突，此药力到，变重为轻。如起第一颗顶上白粒，虽有脓，而纤引不透，按之尤硬，或渐不疼，便宜用火烙开透。若根脚仍旧紫黑，疮反陷下，如牛项之皮，渐

---

① 须：《证治准绳·疡医·卷之一·肿疡》作"虽"。

变黑色，肌骨腐溃，恍惚沉重，用拔毒乳香膏贴四边，仍用大铁箍散围，却用猪蹄汤洗，此数项变证必多，又宜随证调理。脉若虚弱，便用火①料人参、当归，浓汤调解毒行经之药。凡痈疽，必服万全散，夏月用桃红散服，以护心君。见脓之后，当以溃疡法调理。

溃疡，内外皆虚，宜以补接为主。如欲用香燥者，宜戒虚虚之失。溃疡者，已破出脓是也。

《集验》云：痈疽既破，脓出肉腐，当用拔毒膏贴之，邪风渐退，气血亦虚，脉之洪数渐宜减退，当内补托里，必使气血滋荣，正气强盛，脓色鲜浓，赤肿渐收。药宜补气生血，秋冬微加御风寒之药，十宣散、十全大补汤中用桂是也，气滞加香附子。如毒势大退，气血未复，多宜用人参、当归、黄芪、四物汤之类。痈疽虽已见脓，根脚赤晕反展开阔，或不痛，或大痛，此毒气不退，金银白芷散、十宣散去厚朴、桂，倍人参、川归、黄芪，加忍冬藤、连翘、犀角、瓜蒌根消毒之药。春末夏间及秋初，宜加酒芩、黄连、黄柏、羌活，腰以下可去桔梗。见脓后，须以补气血药为主，解毒药助之。或不宜于补药者，宜忍冬丸。四围肿焮处，用毫针烧赤，刺之约一米深，红肿则缩，复②药脉得和缓为佳。或破后不溃，疮口坚硬者，风也，用蜈蝎散敷之。或蠹肉不腐，用雄黄、轻粉敷之，大忌红肿不退。或饮食进少，从权且调理脾胃，或兼他证，又另议药治。腐肉不知痛痒，正黑者，可去之，但不伤四畔好肉及里面良肉，当去外之黑腐者，下皆去黄白如絮之状。

---

① 火：《证治准绳·疡医·卷之一·肿疡》作"大"。
② 复：《证治准绳·疡医·卷之二·溃疡·大法》作"服"。

脓内有红血丝路，又不可动，此项大脓次日必自脱落，庶免伤其良肉。若怕刀砭，三四日必自脱落，但用刀去者新肉易长，毒气渐消。凡腐肉亦有少臭气，腐败去后则无变。四围腐者，渐渐去令净，用长肉膏贴，间日用猪蹄汤洗，新肉长如梅李，如石榴子，红活可爱，日见堆阜，或上有白膜皆是吉兆。若腐败去后，下面良肉色白而平，略无纹理，亦不能如米如粟，不见生斩①之意，或脓水清淡，或臭，此积毒内连五脏，血气枯竭，乃是危症。肉不能长，气血不荣，卫气不护疮，则风寒着之，用北艾黄芪汤洗②熏洗，生肌长肉药末敷之，用乳香膏、长肉等膏贴之。或肉虽长起，色紫者，遗毒也，用地榆汤、活血散敷，追毒膏贴之，即自红活，疮口渐收，仍用长肉膏贴。或疮口痒，用细茶、葱、盐煎汤热洗。或疮口易收，乃气血中热毒不至分消，即便长肉，必防流注之患。或更迷□③，疮口如钱大，时恐转他证，危殆。凡痈疽疮口已收，但□④嫩，未可便去膏药。

《外科⑤精要》一书，惟务纪录旧方，应酬轻少证候耳。外科惟东垣《痈疽论》一书最妙，予得之，为人所窃。今《精要》等书盛行，而此书不复见，惜哉。集见丹溪与□娄学录书。

内消

《集验》云：痈疽之证，发无定处，欲令内消，于初起红肿结聚之际，施行气活血、解毒消肿之药是也。当审浅深大小，经

---

① 生斩：《证治准绳·疡医·溃疡·大法》作"渐生"。
② 洗：疑衍，《证治准绳·疡医·溃疡·大法》无此字。
③ □：《证治准绳·疡医·溃疡·大法》作"违"。
④ □：《证治准绳·疡医·溃疡·大法》作"皮"。
⑤ 科：原脱，据《医学正传·卷之六·疮疡》补。

络处所，形脉虚实。如发于脑、背、腰、项、臀、腨者，皆太阳经也，宜黄连、羌活。背连胁处，为近少阳，宜败毒散。形实脉实者，宜漏芦汤、五利大黄汤、追毒丸等疏利之。气虚者参、芪为主，血虚者当归、人参为主，佐以消毒之药，随分野以引经药行至病所。六经分野上有痈疽，其五经各随本经标本寒温、气血多少以行补泻，惟少阳一经，虽曰气多血少，而气血皆不足也，治与气虚、血虚同法。凡瓜蒌、射干、山甲、金银花、蟾酥、连翘、地丁、鼠粘子、木鳖子之类为内消之药，内消丸、黄丸丸①、牛胶饮子、车螯②散、柞木饮子、返魂丹为内消之方，众皆知之，殊不知补泻虚实，平治寒温，使气血各得其常，则可内消也。其外用紫葛汤淋洗，及用散涂膏贴之者，亦使气血和平而肿热消退也。

内托 《集验》

痈疽已成，血气虚者，邪气深者，邪气散漫者，不能突起，亦难溃脓。或破后脓少，或脓清稀，或坚硬不软，或虽得脓而根脚红肿开大，皆气血虚，邪气盛，兼以六淫之邪，而变生诸证，必用内托，令其毒热出于肌表，则易愈也。凡内托之药，以补药为主，活血、驱邪之药为臣，或以芳香之药行其郁滞，或加温热之药御其风寒。大抵小托里散、十宣散为要药，但用随时加减耳。冬月并气滞之人，五香连翘汤，虚弱人去大黄。素不宜于寒药者，小五香汤。形脉实，脓色稠，不可用补药者，忍冬丸之类。大脓出，败肉去，红肿消，当用黄芪、人参、当归、白术补之，令气

---

① 黄丸丸：疑衍，《证治准绳·疡医·卷之一·内消》无此三字。

② 螯：原作"鳌"，据《证治准绳·疡医·卷之一·内消》改。车螯，亦作"车熬"，蛤的一种。璀璨如玉，有斑点，肉可食，肉壳皆入药。

血滋茂，新肉易长也。

灸法

痈疽始发，即以艾灸之，可使轻浅。骑竹马灸法尤妙。男左女右，手以篾一根，前齐中指端，后至手腕横纹凹中截断为准。却以竹一根搁起，令病人骑之，两足不着地，挺身正坐，将前篾植于竹上，以上头着骨中尽处为守，两旁各开一寸，灸七壮，灸毕，宜服乳香绿豆托里散□，以防火之入心，其方用真绿豆粉与乳香为末，冷水调服之。盖火以畅达，拔引郁毒，此从治之意。惟头为诸阳所聚，艾炷宜小而少。若身上必痛，灸至不痛，不痛灸至痛。有因灸而死者，盖虚甚，孤阳将绝，其脉必浮数而大且鼓，精神必短而昏，无以抵挡火气，宜其危也。按河间灸刺法谓：灸疮疡须分经络部分，血气多少，腧穴远近。从背出者，当从太阳五穴选用，至阴在足小指外侧，去爪甲角如韭叶大、通谷在足小指外侧，本节前陷者中、束骨在足小指外侧，本节后陷中、昆仑在足外踝，后跟骨上陷中、委中在腘中央，约纹中动脉也。从鬓出者，当从少阳五穴选用，窍阴足小指次指端，去爪甲如韭叶、侠溪在足小指次指歧骨间，本节前陷中、临泣在足小指次指本节后间陷中、阳辅在外踝上四寸，辅骨前绝骨端，如前三分、阳陵泉在膝下一寸，外廉陷中也。从髭出者，当从阳明五穴选用，厉兑在足大指次指，去爪甲如韭叶、内庭在足大指次指外间陷中、陷谷在足大指次指间，本节后陷中、冲阳在足跗上五寸，肾间动脉，去陷谷三寸、解溪在冲阳后一寸五分，腕上陷中也。从脑出者，则以绝骨一穴在外踝上三寸，动脉中。一法云灸乃开结破硬之法，倘有一点白粒如米起，四围微肿如钱，便当于米粒上着艾火十四五壮，三日内灸者只成灸疮而散，三日外者，其肿渐少，宜多灸火。或艾火着处则结热可伸，灸处先溃则毒势分减，庶免展开，不致下陷，及坏筋骨、伤气血也。所谓灸至不痛者，谓着皮肉未坏处则痛，火至着毒处则不痛，必令火气至好肉则痛，必令火气至好肉方止。或独子大蒜切如钱厚，置疽顶上，用艾炷于上灸之，热则易去，以百壮为度。或椒、姜、盐烂捣，温作饼子，如当三钱厚，铺艾灸之，如热则易新饼灸之，可散也。

针烙

外科用烙得脓，服神仙追毒丸。此药能下积追毒，无取脓之功。若血气壮实，则脓自出，当以和气活血药佐参、芪补剂服之。其蜞针之法，可施于轻少证候，吮出恶血。若积毒在脏腑者，徒竭其血于外，无益也。一小儿二岁，赤疹，取七八大蜞吮其血，疹消。予曰：非其治也。三日大热而死。

《集验》云：凡用针烙，先察痈疽之浅深，及脓未成已成。高阜而软者，发于血脉；肿平而紧者，发于肌肉①；皮色不相辨者，发于骨髓。高阜而浅者，用铍针开之，疽始生白粒便可消退。渐长如蜂窠者，寻初起白粒上烙，及四围烙四五处如牛项之皮者。疽顶平而浅者，皆宜用火烙针之，其针用圆针如箸如纬，铤大头圆平，长六七寸，一样二枚，蘸香油于炭火中烧红，于疮头近下烙之，宜斜入向软处一烙，不透再烙，必得脓也。疮口烙者，名曰熟疮，脓水常流下，不假按抑，用纴药使疮口不合。凡药纴，用纸捻及新取牛膝根，如疮口大小，略刮去皮，一头系绵纴之为最，外用拔毒膏贴之。痈疽未成，烙之可散。毒深者不能早消，成则脓瘀蚀其膏膜，烂筋坏骨，下针须要的当。若毒深针浅，脓不得出；毒浅烙深，损伤良肉；不当其所，他处作头，此皆不能愈疾，反增痛耳。或瘰疬溃久不愈，漏疮经年或通或闭，痈疽疮口不收，皆因冷滞不能收敛，亦宜疮口内外四畔烙之。痈疽正

---

① 肌肉：《证治准绳·疡医·卷之一·针烙》作"筋脉"。

发，及脓见后，红肿焮开，用铁针烧赤，四围刺之，红肿随缩矣。

敷贴

外施贴药，亦发表之意。《精要》谓冷药有神效。夫气得热则散，得冷则敛，何谓神效？《经》曰发表不远热，是也。《集验》云：痈疽无头起者，用神矛膏、灵龟膏、拔毒膏、正铁箍散贴，即令消退。溃脓者，用灵龟膏贴之，或用追毒膏去脓，或用筒子收脓。有头疽疮，每于洗后，视赤晕阔狭，用凉水调大铁箍散成膏，隆冬用温水调如人肉温，贴之。肿赤盛，用生地黄捣汁调贴。围贴之法：从四畔红晕处围贴，用皮纸掩上疮，有旋生白粒，散漫如米、如豆者，用银篦尾拨去疮眼，用老皮散敷之，再换新药敷上。凡热多则赤焮肿散，热甚则紫黑，外寒郁之亦紫，血虚兼寒则青白，大铁箍散、正铁箍散乃常用之药。或因风、寒、热及秽气厌触等证，四时寒热不同，又宜从权设法。热者宜三黄散，热甚宜三消散；风者加羌活、防风，风气滞者加木香；寒郁加桂；秽气触者，宜加香药熏之；肿处脆嫩者，去白及。去贴药时，看毛下窍中当有汗珠，此则血脉疏通，热毒消散，赤晕渐缩，脓溃痛止，变逆为顺，皮毛润活，要作良肉，但疽顶有些少腐，开不用刀剪。如药下不生汗珠，腐败必阔必多也。脓后围贴，则收散漫遗毒，尽随脓出，疮口贴拔毒膏药。如脓出不顺，用追毒膏。恶肉不去，用金宝膏。败肉去后围贴，则气血活，新肉易长，疮口用长肉膏。敷贴之药，与淋洗药并行同功。

淋洗 《集验》

淋洗之法，每用药二两，水三升，煎取一升半，去渣，以净绵蘸淋洗之，次用软绵拭干。肿疡宜紫葛汤，一日五七次洗之，每洗后拭干，视疮顶上如有白粒如米大者，尽去之疮眼，敷老皮散，次用水调大铁箍散，围贴四边，红肿处用正铁箍散水调贴，疮口再洗，则先去旧药，每一次洗，换新药如前。溃疡用猪蹄汤，一日一二次洗之，仍用大箍散如前围贴，疮口上用追毒、拔毒等贴之，败肉去后，间二三日一洗之，可换长肉膏贴之。疮发后背、腹、股、淋洗射之。在四肢者，濡渍之。在下部委曲者，淹渍之。淋洗之功，痈疽初却①则宣拔邪气，可使消退。已成洗之，则疏导腠理，调血脉，探引热毒从内达外，易深为浅，缩大为小。红肿延蔓，洗之则收。疮色紫黑，洗之红活，去恶气，除风邪，逐旧生新。如疮口冷滞不收者，浓煎北艾汤洗，烧松香、兔毛熏之。淋洗之药，可与铁箍散并行同功。

追蚀脓蠹《集验》

疖之薄皮剥起，痈疽之疮口紧细，瘰疬火针破核之后，皆可用追蚀破脓之药。痈疽开后，疮口再闭，宜风药纤以通之，或用纸，或用发，或用干稻草叶，皆可涂捻纤，涂以蟾酥、硇砂、白丁香、巴豆、寒食面之类，或用五灰膏，随轻重涂纤用之。疽疮腐败，可用手法去之，或用金宝膏去之，或用雄黄、轻粉敷之，多待数日，亦自脱落。疽破后，有蠹肉努出者，远志末酒调涂之，则渐渐消去。如不消，用五灰膏涂之则消。痈疽久流脓水，不腐不败，气血不能滋养疮口，滞毒②日渐内浸，好肉而为蠹肉，脓水过处，渐成膜管，如鹅毛管而软，其疮口如鱼嘴样，日久不

---

① 却：《证治准绳·疡医·卷之一·淋洗》作"发"。
② 毒：原脱，据《证治准绳·疡医·溃疡·追蚀脓蠹》补。

能愈，筋烂骨坏。用金宝膏，或涂、或纤、或封之，一日三四次用之，不耐痛者，一日二次用之，其蠹肉膜管消尽，以滋润膏药贴之。

辨脓

用手按之，热则有脓，不热则无脓。

《集验》云：脉紧而数为脓未成，紧去但数为脓已成。以手按上，热者为有脓，不热者为无脓。按之牢硬未有脓也，按之半软半硬已有脓也，大软方是脓成也。大按之痛者，脓深也；按之不甚痛者，未成脓也；按之即复痛者，为有脓也；不复痛者，无脓也。肿处软而不痛者，血瘤也。虚肿而黄者，水也。薄皮剥起者，脓浅也；皮色不变，不高阜者，脓深也。浅者宜药点破，高突者宜铍针，深者宜烙。手足指梢及乳上，宜脓大溃，方开。麻豆后，肢节上痛，稍觉有脓，便用决破，迟则成挛曲之疾。辨腹内痈、胃脘痈，人迎乃结喉两旁动脉处是也迟紧者，瘀血也。肺痈，始萌可治，脓成则难已，咳嗽唾如粳米粥者不治，呕脓不止者不治，脓自止者愈。肠痈，绕脐生疮，脓从疮出，或从脐中出者难愈，从大便出者易愈。

辨痛

脓出而反痛者，虚也，宜补之。亦有秽气所触者，宜和解之。风冷所逼者，温养之。疽发深不痛者，胃气大虚，即死肉多而不知疼也。因热而痛者治以寒凉，因寒而痛者药以温热，因风而痛者散其风，因湿而痛者导其湿，燥而痛者润之，恶肉侵溃者引之，经络滞者行之，忧愁者远志酒饮之，虚寒而痛者乳香、没药止之。凡将溃脓之际必排脓，作痛而溃，大抵痈疽不可不痛，若大痛闷乱者危。

形证逆顺 《集验》

眼白睛黑而眼小，一逆也；不能下食，纳药而呕，食不知味，二逆也；伤痛渴甚，三逆也；髀项中①不便，四肢沉重，四逆也；声嘶色脱，唇鼻清黑，面目四肢浮肿，五逆也；烦躁时咳，腹痛渴甚，泄利无度，小便如淋，六逆也；脓血大泄，焮痛尤甚，脓大臭不可近之，七逆也；喘粗气短，恍惚嗜卧，八逆也；未溃先黑陷下，面青唇黑便污，九逆也；其气噎痞塞，咳嗽，身冷自汗，瞪目耳聋，恍惚惊悸，语言错乱，皆是恶证。若动息自宁，饮食知味，一顺也；便利匀调，二顺也；神采精明，语声清明，三顺也；脓溃肿消，色鲜不臭，四顺也；体气和平，五顺也。五顺见三则吉，七逆见四则危，俱至则恶之剧矣。

不治证

发背，肾俞空处，肝俞上透膜者死。未溃肉陷而青黑，唇黑便污者死。溃喉脓内外相通者死。阴入腹者不治，入囊者死。疕深及数者不治，数谓深一寸有余也。脑上诸阳所聚，穴透脑出者，在颐后一寸三分，毒锐入喉者死。一伏兔，二腓腨，三背，四五脏俞，五项上，六脑，七疕，八鬓，九颐，皆痈疽死之地分也。

经络气血多少

厥阴、太阳，少气多血。太阴、少阴、少阳，多气少血。阳明多气多血。气多之经可行其气，血多之经可出其血。

分痈疽经络

脑发督脉，足太阳经

---

① 髀项中：《医学正传·卷之六·疮疡》作"膊项转动"。

鬓发手足少阳经

背发中督脉，余皆足太阳经

眉①手足太阳经，手足少阳经

腮颔②手阳明经

肾③足厥阴

喉④任脉，阳明

脐⑤任脉，阳明

颐⑥手足阳明

乳⑦内阳明，外少阳，头厥阴

跨马⑧足厥阴

臀⑨足太阳

腋⑩手太阴

穿裆⑪督、冲、任三脉

髭⑫手足阳明

腿⑬表足三阳，里足三阴

---

① 眉：《医学正传·卷之六·疮疡》作"眉发"。
② 腮颔：《医学正传·卷之六·疮疡》作"腮颔发"。
③ 肾：《医学正传·卷之六·疮疡》作"肝痈"。
④ 喉：《医学正传·卷之六·疮疡》作"喉痈"。
⑤ 脐：《医学正传·卷之六·疮疡》作"脐痈"。
⑥ 颐：《医学正传·卷之六·疮疡》作"颐发"。
⑦ 乳：《医学正传·卷之六·疮疡》作"乳痈"。
⑧ 跨马：《医学正传·卷之六·疮疡》作"跨马痈"。
⑨ 臀：《医学正传·卷之六·疮疡》作"臀痈"。
⑩ 腋：《医学正传·卷之六·疮疡》作"腋发"。
⑪ 穿裆：《医学正传·卷之六·疮疡》作"穿裆发"。
⑫ 髭：《医学正传·卷之六·疮疡》作"髭发"。
⑬ 腿：《医学正传·卷之六·疮疡》作"腿发"。

呕

肿疡时呕者，当作毒气上攻治之。一云伏热在心，可降其火。溃疡作阴虚治之。若年老溃后发呕者，不食者，宜参芪白术膏峻补，随证加减。河间谓疮疡呕者，湿气侵胃也，宜倍白术。

渴

痈疽发热，乃气血两虚，用参、芪以补气，当归、地黄以养血，或忍冬丸、黄芪六一汤。

蒲公英化热毒，消恶肿结核，有奇功。田间路侧皆有之，三四月开黄花，似菊，味甘。解食毒，散滞气，可入阳明、太阴。同忍冬藤煎，以少酒佐之。

皂角刺，治痈疽已破、未破，能钻引至溃处。

白蜡，禀收敛①坚凝之气，外科之要药。生肌止血，定痛接骨，续筋补虚。当与合欢皮同用，入长肉膏，有神效。

朽骨

取久疽及痔漏中朽骨，用乌骨鸡胫骨，以砒实之，盐泥固济，煅红，出火毒，去泥用骨，研细，饭丸如黍米，以纸捻送入窍中，更以膏药贴之。

《精要》谓排脓、内补、十宣散，治未成者速散，已成者速溃，诚哉是言也。若用之于小疮疖与冬月，亦可转重就轻，移深于浅。若溃疡与夏月用之，其桂、朴之温散，佐以防风、白芷，吾恐虽有参、芪，难为倚仗。比见世人用此，不分轻重时令，经络前后，如盲人骑瞎马，半夜临深池，危哉。

---

① 收敛：原脱，据《医学正传·卷之六·疮疡》补。

加味十全大补汤，治痈溃后，补气血，进饮食，实为切要。凡脓血出多，阴阳两虚，此药有回生起死之功。但不分经络，不载时令，但见痛平肿退，遂以为安，漫不加省，无补接调养之功，愈后虚证乃见，因而转成他病者多矣。

医 案

丹溪治一人，质弱忧患，右髆外侧生核。脉浮大弦数，重似涩，此忧患伤血，宜用补以防变证。以人参下竹沥，他工以十宣、五香间与。后值大风，核高大，中起红线，过肩侧及左胁下，急作参膏，入芎汤①、姜汁饮之，尽参三斤，疮溃。又多与四物汤加参、术、芎、归、陈皮、甘草、半夏、姜，煎服愈。

一人面白神劳，胁下生一红肿如桃。或教用补剂，不信，乃用流气饮、十宣散，血气俱惫而死。以上二症，乃少阳经多气少血之部分也。

一人形瘦肤厚，忧患作劳，好色，左腿外侧膁②上一红肿，大如枣。医以大腑实，用承气二贴下之，又一医用大黄、朱砂、甘草三贴，事去矣。此乃厥阴经多气少血之部也。

一人左丝竹空穴壅出一角如鸡距③。此少阳经，气多血少者。予戒其断酒肉，与④毒食，须针灸以开发肿滞。他工以大黄、硝、脑等冷药贴之，一夜裂开如蚌肉，血溅出长尺余而死。此冷药所逼，热不得发故也。

一士人于背、臀、腿节次生疽，用五香连翘、十宣而愈。后

---

① 芎汤：《名医类案·卷九·疮疡》作"芎术汤"。
② 膁：《格致余论·痈疽当分经络论》作"廉"。
③ 鸡距：雄鸡的后爪。
④ 与：《名医类案·卷九·疮疡》作"解"。

脚弱懒语，肌起白屑，脉洪浮稍鼓。予以极虚处治，作参芪归术膏，以二陈汤化下，尽药一斤半，白屑没大半，呼吸有力。其家嫌缓，自作风药治之而死。

一老妇形实性急，嗜酒，胸一作脑生疽方五日，脉紧且涩。用大黄细切，酒炒，为末，酒炒人参，入姜煎，调末一钱服，少时再服，得睡，上身汗出而愈。

胎毒

一人连年病疟，后生一子，三月，病右①胁下阳明、少阳之间生一疖，甫平，右腋下相对又一疖，脓血淋漓，几死。医以四物汤、败毒散，数倍加人参，以香附为佐，犀角为使，大料饮乳母，二月而愈。逾三月，忽腹胀，生赤疹如霞片，取剪刀草汁，调原蚕沙敷，随消。又半月，移胀入囊为肿，黄莹裂开，二丸显露，水出，以紫苏叶盛麸炭末托之，旬余而合。此胎毒证也。

东垣治尹老，家寒，形志皆苦，时冬寒，于手阳明、太阳经分出痈，第四日稠脓，幼少有癞疝，其臂外皆肿痛甚，先肿在阳明。脉左右寸皆短，中得之皆弦，按之洪缓有力。此痈得自八风之变，以脉断之，邪气在表。其证大小便如故，饮食如常，腹中和，口知味，知不在里也；不恶风寒，只热燥，脉不浮，知不在表也；表里既和，邪气在经脉之中也，故凝于经络为疮痈。出身半以上，故风从上受之，故知是八风之变为疮，止经脉之中也。治其寒邪，调和经中血气，使无凝滞则已也。

---

① 右：《名医类案·卷十二·胎毒》作"左"。

背痛一百十三 中督脉，余皆足太阳经

医　论

丹溪云：脉数，身无热，而反恶寒，若有痛处，背发其痈。用大黄、羌活、防风、甘草节、生地黄、当归、贝母、白芷、赤芍药、皂角刺、黄芩，作大剂煎服。气虚加参、芪。疮溃亦用。

医　案

一人背痈，径尺许，穴深而黑。急作参芪归术膏，饮之三日，略以艾汤洗之，气息奄奄然，可饮食，每日作多肉馄饨，大碗与之，尽药膏五斤，馄饨三十碗，疮渐合。盖肉与馄饨，补气之有益者也。

一人背发疽，径尺，已与五香十宣散数十贴，呕逆不睡，素有淋病。急以参芪归术膏，以牛膝汤入竹沥饮之，淋止思食，尽药四斤，脓自涌出而愈。

一人发背疽，得内托、十宣多矣，见脓，呕逆发热，又用嘉禾散加丁香。时天热，脉洪数有力，此溃疡尤所忌，然形气实，只与参膏①、竹沥饮之，尽药十五六斤、竹百余竿而安。后不戒口味，夏月醉坐水池中，经年余，在②胁旁生软块，二年后成疽，自见脉息，呕逆如前，仍服参芪膏等而安。若与十宣，其能然乎？

---

① 参膏：原脱，据《名医类案·卷十·背痈疽疮》补。
② 在：《名医类案·卷十·背痈疽疮》作"左"。

一人形实色黑，背生红肿，近髀①骨下痛甚，脉浮数而洪紧。正冬月，与麻黄桂枝汤加酒柏、生附子、瓜蒌子、甘草节、人参、羌活、青皮、黄芪、半夏、生姜，六贴而消。

一妇人，因无子，服神仙聚宝丹，背生疮，甚危。脉散大而涩。急以四物汤加减百余贴补其阴血，幸质厚，可救。

附 方

托里散

一方 治一切痈疽发背，初服即散，亦下死血。

大黄 甘草 辰砂 血竭

为末，酒下。

解毒丹 治发背痈疽，并金石毒。

紫背车螯②大者

盐泥固济，煅红出火毒，为末，甘草膏丸、甘草汤下恶物。用寒水石煅红入瓷瓶中，沉井中、腊猪油调敷。一方：以轻粉佐之。又方：灯草佐，散肿消毒，轻者可服。

清凉膏 治发背。

川归 白芷 木鳖子肉 白及 黄皮 白蔹各一两半 乳香研腻粉 白胶香少许 黄丹五两 香油十两

上到，前六味煎，候黑色去之，入槐柳枝各七寸，再煎，入丹，临时入下。

射干汤 治痈疽发背，诸疮肿痛，脉洪实数者。

射干 犀角 升麻 玄参 黄芩 麦门冬 大黄各一两 山栀

---

① 髀：《名医类案·卷十·背痈疽疮》作"胂"。
② 车螯：螯，原作"鳌"，据《脉因证治·卷下·三十七痈疽》改。

半两　竹叶　芒硝各一钱

上剉，水煎，以利为度。

臀痈一百十四_{足太阳经}

医　论

臀居小腹之后，在下，此阴中之阴也。其道远，其位僻，虽曰多血，然气运不到，血亦罕来，中年后尤虑患此。才有肿痛，参之脉证，但见虚弱，便与滋补血气，可保终吉。一云：初有此，便用火针刺入三四寸，可愈。

附　方

内托羌活汤　治尻臀生痈，坚硬肿痛，左右手尺脉但紧，按之无力。

羌活　防风尾　藁本　肉桂二分　黄柏二钱　连翘　炙甘草归尾各一钱　黄芪一钱半　苍术　陈皮各五分

上作一服，酒水煎，热服。盖覆其痈，令药气行。

附骨疽一百十五

医　论

丹溪云：皆因久得厚味，及酒后涉水得寒，故邪深入髀枢穴左右，积疾相抟而成也。《内经》云：地之湿气，感则害人筋骨皮肉。盖湿从下受之，发于下体者，湿也。湿必兼寒，寒气郁而成热，热伏结而附骨成疽也。《集验》治法：初觉肿处，便用火针刺入二三寸，深浅之理，随肉肥瘦，肿□则刺二三处，窍多则郁结尽开，内热得以辛散也。神异膏贴之，羌活防风汤，形壮气实者可疏利之，以内消不能速去，须治一月或四十日方溃脓。亦宜火烙，向下烙透其脓，不愈，用金宝膏纴之，以取其坸腐。此症与贼风相类。盖附骨疽者，由寒湿折热，热伏结而附骨成疽。贼风之候，由风邪搏于骨节，遇夜则痛甚。附骨疽，痛不能移，初发之应骨，皮肉微急，洪洪如肥状者是也。其贼风，皮骨不甚热，而索索恶寒，时复汗出，常欲热熨，痛处即减。其附骨疽，初时暂痛无时，乍寒乍热而无汗，经久不消而溃脓也。亦有缓疽、石疽，亦与附骨疽相类。石疽者，但疽肿与皮肉相似，若痛而坚硬如石，故谓之石疽。缓疽者，其热缓慢，积日不溃，久乃紫黯色，皮肉俱烂，故曰缓疽。此二症皆不伤筋骨，惟附骨疽而能损筋骨也。又附骨疽与白虎飞尸、历节亦相类。历节走注不定，白虎飞尸痛浅，按之便痛，亦能作脓，着骨而生。附骨疽者痛深，按之无益。贼风不治，久则变为挛曲偏枯，治宜引越婢①治风之剂则差矣。其缓疽、石疽二者，初觉便宜补虚托里温热之剂以取消矣。临病之际，可不辨也？

环跳穴痛不已，防生附骨疽。

以苍术佐黄柏之辛，行以青皮，冬加桂枝，夏加条芩，体虚者加杜牛膝，以生甘草为使，大料煎，入姜汁，食前饮之。痛甚者，恐前药十数贴发不动，少加麻黄一二贴，又不动者，恐疽将成。急掘城地②坎，以火煅通红，沃以小便，赤体坐其中，以席围抱下体，使热气熏蒸，腠理开，气血畅而愈。

医　案

一后生，骹骨疼。以风药饮酒一年，予以防风通圣散去硝、黄，加生犀角、浮萍，与百余贴，成一疽，近皮革，脓出而愈。后六七年，其处再痛。予曰：旧病作，无能为矣。盖发于新娶之

---

① 婢：原作"脾"，据文义改。
② 城地：《证治准绳·疡医·股部十五·附骨疽》作"地成"。

后，多得香辣肉味。若能茹淡，远房，尤可生也。病脓血四五年，沿及腰背皆空，又三年而死。此纯乎病热者。

一女子，髀枢穴生附骨疽，在外侧廉少阳之分。始未悉用五香、十宣等药，一日恶寒发热，膈满，犹大服五香汤，一夕喘而死。此升散太过，阴血已绝，孤阳发越于上也。

一少年，天寒极劳，☒骨痛，二月后生疽，深入骨边，卧二年，取剩骨而安，此寒抟热者也。

东垣治一男子，于左大腿边近膝股内出附骨痈，不辨肉色，漫肿，皮泽水①硬，疮势甚大。其左脚乃肝②之髀上也，更在足厥阴肝之经，少侵足太阴脾经，其脉左三部细而弦，按之洪缓，微有力。用生地黄一分，黄柏二分，肉桂三分，羌活五分，归梢八分，土瓜根③、酒柴胡梢一钱，连翘一钱三分，黄芪一钱，作一服，酒一盏、水二盏煎至一盏，去渣，空心热服。

一老人年七十，因寒湿地气，得附骨痈于左腿外足少阳胆经之分，微侵足阳明分，阔六七寸，长一小尺，坚硬漫肿，不变肉色，皮泽深，但行步作痛，以指按，至骨大痛，与药一贴立止，再日坚硬而肿消，与内托黄芪酒煎汤愈。

附　方

内托黄芪柴胡汤东垣

生地黄一分　黄柏二分　肉桂三分　羌活五分　归梢八分　土瓜

---

① 水：《名医类案·卷十·附骨疽》作"坚"。
② 肝：《名医类案·卷十·附骨疽》作"胫"。
③ 土瓜根：《名医类案·卷十·附骨疽》此后有"三分"二字。

根酒制　柴胡梢各钱　连翘钱半　黄芪二钱

作一服，酒、水各一盏煎至一盏，空心热服。

内托黄芪酒煎汤

柴胡一钱半　连翘　肉桂　黍粘子各一钱　归尾　黄芪各二钱

升麻七分　黄柏五分　甘草五分

作一服，糯酒一盏半，煎至一盏，空心温服。少时以膳压之，使不令火热上攻中上二焦也。

《集验》云：如附骨疽久不愈，诸药不效者，骨必圬坏，名曰剩骨。用手法剖开，取去剩骨，外用金疮药敷，灵龟膏贴之即愈。剩骨去尽，用北艾叶煎汤熏洗，兔毛、松香烧烟熏之，内用生肌长肉末药敷之，外用膏药贴之。瘰疬、马刀、瘤赘、岩发、冷瘘久不愈者，金宝膏、龙朱膏追去蠹肉，皆可全愈。惟漏疮穿肠者，疮处已换，好肉已接，但伤补不能尽完，尤略有些少，已自不觉为害。骨烂者，须去烂骨，令才能平伏也。

防风通圣散加犀角、浮萍末，去硝、黄，治附骨痈。

三生散　治附骨痈，漫肿光色。

露蜂房　蝉蜕　头发烧存性。等分

上研细，酒下三钱。

五灰膏敷一宿，待恶肉腐，以刀去，去尽，以香油蘸在绵上，纽干覆之，待好肉如严盒状，方可收口，收口用龙骨、白蔹、乳香、没药等敷。

脑项疽一百十六督脉，足太阳经

医　案

东垣治一人，因饮酒太过，脉沉数，脑之下项之上有小疮，不痛不痒，谓是白疮，慢不加省，二日后觉微痛，又二日，脑项麻木，肿势外散，热毒焮发，又三日，痛大作。一医以五香连翘汤，又一医云：此疽也。然而不可速疗，须四月可愈。果如二子言，可畏之甚也。乃请明之视之，谈笑如平时，且谓：疮固恶，保无虑耳。且膏粱之变，不当投五香。疽已七八日，当用火攻之策，然后用药。午后，用火艾炷如二核许者攻之，至百壮乃痛觉。次为处方，云是太阳膀胱之经，其病逆，当反治。脉中得弦紧，按之洪大而数，且有力，必当伏其所主而先其所因，其始则同，其终则异。可使破积，可使溃坚，使气和则已，必先岁气，无伐天和。以时言之，可收不可汗。经病①禁下，治当结者散之，咸以软之。然寒受邪而禁针，以诸苦寒为君，为用甘寒为佐，酒热为因，用为使，以辛温和血，夫辛以散结为臣。三辛三甘，益元气而和血脉，淡渗以燥湿，扶持秋令以益气泻火，以入本经之药以和血，且为引用，既已，通经以为主用，君用芩、连、黄柏、生地黄、知母酒制之，本经羌活、独活、防风、藁本、防己、当归、连翘以解结，黄芪、人参、甘草配诸苦寒者三之一，多则滋荣气，补土也。生甘草泻肾之火，补下焦元气，人参、陈皮以补胃，苏木、当归尾去恶血，生地黄、归身补血，酒制汉防己除膀胱留热，泽泻助秋，去酒之湿热，必以桔梗为舟楫，乃不下沉。服后，疽当不痛大折，精气大旺，饮啖进，形体健，一夕已减七八矣。予疑疮适透喉，遽邀视之，惊喜曰：疮平矣。不五七日，作痂，遂愈。又见淋门。

---

① 经病：原作"经典病"，据《名医类案·卷十·脑项疽》改。

内疽一百十七

医 论

丹溪云：内疽者①，皆因饮食之火挟七情之火，相郁而发。饮食者阴受之，七情者脏腑受之，宜其发在腔子而白内②，非干肠胃肓膜也。内疽者，以其视之不见，故名之曰内，宜以四物为主加减治之。大抵痈疽之发，初无定处，随所发而命名，在外则为发背、发脑等症，在内则为肠痈、肺痈等症。内症难明，尤宜审察。

医 案

一人性急味厚，常服热燥之药，左胁一点痛，脉轻弦重芤，知其痛处有脓，作内疽治，与四物汤加桔梗、香附，姜煎十余贴，痛处微肿如指大，令针之，少时屈身而脓出，与四物调理而安。

沧洲翁治一小儿，十二岁，患内痈腹胀，脐突颇锐。一医欲刺脐出脓，母不许，请视之。彼曰：此儿病痈③小肠，苟舍针脐，无他法。翁喻之曰：脐，神阙也，针刺所当禁，矧痈舍于内？推④当以汤丸攻之。苟如若言，必杀是子矣。遂怒而去。以透脓散一剂，脓自溃，继以十奇汤下善应膏丸，渐差。

一人病伤寒逾月，既下，而内热不已，胁及小腹偏左满，肌肉色不变，俚医以为风矢所中，膏其手摩之，月余，其毒循

---

① 内疽者：原脱，据《医学正传·卷之六·疮疡》补。
② 白内：《医学正传·卷之六·疮疡》作"头向外"。
③ 痈：《名医类案·卷十·腹痛》作"痈发"。
④ 推：《名医类案·卷十·腹痛》作"惟"。

宗筋流入于睾丸，赤肿若瓠子。请视之。关尺皆数滑且芤，曰：数脉不时见，则生恶疮，关芤为肠痈。以保生膏，衣以乳香，用硝、黄作汤下之，脓如糜者五升许，明日再圊，余脓①，而差。

肺痈肺痿一百十八

医 论

肺痈，先须发表。《千金》云：病咳唾脓血，其脉数实，或口中咳，胸中隐痛，脉反滑数者，为肺②痈。其脉紧数，为脓未成，紧去但数，为脓已成。

肺痈乃风伤于卫，热过于荣，血为凝滞，蓄结成痈，病咳逆上气，浊唾如粥，脓血，胸中隐痛。《金匮》云：或曰热在上焦者，因咳为肺痿，肺痿之病何从得之？师曰：或从汗出，或从呕吐，或从消渴，利数，又被服药下利，重亡津液，故得之。问曰：寸口脉数，其人咳，口中反有浊唾沫者何③欤？师曰：此为肺痿④之病。若口内辟辟燥，咳则胸中隐隐痛，脉反滑数，此为肺痈⑤。咳唾脓血，脉虚者为肺痿，数实者为肺痈。问曰：病咳逆，脉何以知此肺痈？当有脓血，吐之则死，其脉何类？师曰：寸口微而数，微则为风，数则为热，微则汗出，数则恶

---

① 余脓：《名医类案·卷一·伤寒》作"下余脓"。

② 肺：此后原衍"肺"字，据《医学正传·卷之六·疮疡》删。

③ 何：原作"得"，据《金匮要略·肺痿肺痈咳嗽上气病脉证并治第七》改。

④ 痿：原作"痈"，据《金匮要略·肺痿肺痈咳嗽上气病脉证并治第七》改。

⑤ 肺痈：原脱，据《金匮要略·肺痿肺痈咳嗽上气病脉证并治第七》补。

风。寒中于荣卫，吸而不出。风伤皮毛，热伤血脉，风舍于肺，其人则咳，口干喘满，咽燥不渴，时唾浊沫，时时振寒。热之所过，血为凝滞，留结为痈，吐如米粥。始萌可救，脓成则死。病咳唾脓血，口燥，胸中痛隐隐然，喘满不渴①，唾沫腥臭，时时振寒，吐如米粥，寸口脉数而实，按之滑者，肺痈也。病多涎唾，小便反难而凝，大便如豚脑，欲咳不咳，咳出干沫，唾中出脓血，上气喘满，或燥而渴，寸口数而虚，按之涩者，此肺痈②也。

治法

《要略》先用小青龙汤一贴，以解表之风寒邪气，然后以葶苈大枣泻肺汤、桔梗汤、苇叶汤随证用之，以取脓，此肿疡之例也。终以韦宙独行方名黄昏汤。已破入风者不治，或用太乙膏丸服，搜风汤吐之。吐脓血如肺痈状，口臭，他方不应者，宜消风散加发灰。

医　案

丹溪治一少妇，胸膺间溃一窍，脓血与口中所咳相应而出。以参、芪、当归加退热排脓等药而愈。又云：此因肺痿所致。

抱一翁治一人，病胸膈壅满，昏不知人。予以杏仁、薏苡之剂灌之，立苏。继以升麻、黄芪、桔梗消其脓，服之，逾月而瘳。予所以知其病者，以阳明脉浮滑，阴脉不足也，浮为风，而滑为血聚，始由风伤肺，故结聚客于肺。阴脉之不足，则过宣逐也。诸气本乎肺，肺气治则出入矣，菀陈除，故行其肺气而病自已。

---

① 渴：原脱，据《丹溪手镜·卷之下·肺痿肺痈肠痈二十二》补。
② 痈：《丹溪手镜·卷之下·肺痿肺痈肠痈二十二》作"痿"。

附　方

葶苈大枣泻肺汤《金匮》　治肺痈，喘不得卧。

葶苈炒黄，扞①丸弹子大　大枣肉十二枚

先以水三升煮枣，取二升，去枣，内葶苈，煮取一升，顿服之。先进小青龙三贴，后服此。

甘桔汤　治咳胸满，唾如米粥，当吐脓血。

甘草　桔梗等分

煎服。

桔梗汤　治肺痈咳血脓血，咽干多渴，大小便赤红。

桔梗　贝母　当归　瓜蒌仁　枳壳　桑白皮　薏苡仁　防己各一两　甘草节　杏仁　百合炙。各半两　黄芪一两半

姜水煎。大便秘，加大黄。小便秘，加木通。

收敛疮口，只有合欢树皮即槿树也、白蔹煎饮之。

苇叶汤　治咳有微热，烦满，胸心甲错，为肺痈。此肿疡法也。

桔梗白散《外台》　治咳而胸满，脉数，振寒，咽干不渴，时或浊唾，久久吐脓如米粥者，为肺痈。

桔梗　贝母　巴豆

上末，强人服半钱匕，瘦人减之。病在膈上者泻出，若下多不止，饮冷水一杯即止。

又方

瓜蒌　当归　桔梗　贝母　甘草等分。一方有葶苈，无贝母、白芷

上水煎，食后服。

---

①　扞：《金匮要略·肺痿肺痈咳嗽上气病脉证并治第七》作"捣"。

新刊医学集成

四六六

肺痿附方

甘草干姜汤　治肺痿吐涎沫，不能咳者，其人不渴，必遗溺，小便数，所以然者，以上虚不能制下故也，此为肺中冷，必眩晕。

甘草炙，四两　干姜二两

上剉，水四升煮一升半，热服，温覆之。若渴者，属消渴。

炙甘草汤　治肺痿涎唾多，温液者。

炙甘草二两

上剉，水三升煮取一半，分三服。

生姜甘草汤　治咳唾涎沫不止，燥渴。

生姜半分①　甘草四两　人参二两　大枣十五枚，拍

分作三服，水煎服。

桂枝去芍药加皂角汤　治肺痿。

桂枝三两　甘草二两　大枣十一枚，拍　皂角十枚，去皮，炙焦

上作三服，水煎服。

肠痈一百十九大肠手阳明，小肠手太阳

医　论

丹溪云：作湿热积治，入风难治。

《千金》谓：妄治必杀人，其病小腹重②，强按则痛，小腹似淋，时时汗出，复恶寒，身甲错，腹皮急，如肿，脉数者，微有脓也。又云：脉洪数已有脓，迟紧者未有脓也，甚者腹胀大，转侧有水声，或绕脐生疮，或脓从脐出，若脓从大便出者易愈，或

---

① 半分：《千金要方·卷十七肺脏方·肺痿第六》作"五两"。

② 重：《医学正传·卷之六·疮疡》作"肿"。

大便脓血。问曰：羽林妇①，何以知肠有脓？师曰：脉滑而数，滑则为实，数则为热，滑则为荣，数则为卫，卫数下降，荣滑上升，荣卫相干，血为败浊，小腹坚满，小便或涩，或自汗，或恶寒，脓为已成。设脉迟紧，则为瘀血，血下则安。

《要略》治以薏苡仁附子败酱散，《千金》以大黄牡丹汤，《三因》以薏苡汤治之。

医　案

丹溪治一女，腹痛，百方不治，脉滑数，时作热，腹微急。曰：痛病脉当沉细，今滑数，此肠痈也。以云母膏一两，丸桐子大，以牛皮胶溶入酒中，并水下之，饷时服，下脓血安。

李生治一人，肠中痛甚，大便自小便出。曰：芤脉见于肠部，此肠痈也。以云母膏作百十丸，黄芪汤下，利脓数升，愈。

附　方

薏苡仁附子败酱散《要略》

薏苡仁九分　附子二分　败酱

为末，每方寸匕，水二升煎至一升，顿服，小便当下。

大黄牡丹汤

肠痈者，小腹肿痞，按之即痛，如淋，小便似调，时时发热，自汗，后复恶寒。脉迟紧者，脓未成，可下，当有血。脉洪数者，脓已成，不可下也。

大黄四两　牡丹皮两　桃仁五十枚，去皮、尖　瓜子半升　芒硝三合

---

①　羽林妇：《脉经·卷八·平痈肿肠痈金疮侵淫脉证第十六》作"官羽林妇病"。

上剉，水六升，煮取一升，下硝再煎一二沸，服之，有脓下脓，无脓下血。

白芷升麻汤　治大肠痈。

白芷一钱半　升麻　桔梗各一钱　红花　甘草各五分　黄芩炒　黄芪各四钱　生芩三钱

作二贴，酒、水各半煎。

瑞效丸　治肠痈、胃痈。

当归　三棱　槟榔　木鳖子　穿山甲炒，各一钱　牡蛎为末，炒山甲者用　连翘　枳壳各一两半　硇砂焙　琥珀各一两　巴豆廿一粒，去油　麝香

为末，酒糊丸桐子大。每服十丸至三十丸，临卧酒下再服。如利动脏腑，减丸数，大小便有脓血出者，用别药调治。

验方　治小肠痈。

连树叶冬月取皮亦得

捣烂，入姜七片同捣，入白酒汁一大钟，食前温服。

肚痛

九里香草捣碎，酒浸，取汁服之。

又方

蛇头、黄鳝头、地龙头烧灰，酒下，即愈。

灸法

曲两肘头锐骨，灸百壮，下脓血而安。

胃脘痈一百二十

附　方

射干汤《集验》

人迎脉逆，而咳嗽脓血，荣卫不流，热聚胃口。

射干去毛　栀子　赤茯苓　升麻一两　赤芍一两半　白术半两

上剉，水煎，入地黄汁一合、蜜半合，温服。

芍药甘草汤、升麻汤并治。方见《集验》

乳梗一百二十一

医　论

丹溪论：因调养失宜所致。盖乳房阳明所经，乳头厥阴所属，忿怒所逆，郁闷所遏，厚味所酿，以致厥阴之气不行，故窍闭而汁不通，阳明之血沸腾，故热甚而化脓。或因乳子，膈有滞痰，含乳而睡，口气熻热所吹，而生结核。初便①，忍痛揉软，吮令汁透可散，否则结成矣。以青皮疏厥阴之滞，石膏清阳明之热，生甘草节行污浊之血，瓜蒌子消肿导毒，或加没药、青橘叶、皂角刺、金银花、当归，或汤或散，须以少酒佐之。或加艾火二三壮，于肿处尤妙，不可便用针刀。浅者病此，深者为岩，不岩②。

奶岩一百二十二

医　论

奶岩者，始有核，隐结如鳖棋子，不痛不痒，五七年方成疮。初便宜服疏气行血之药，更须情思如意，则可。如成疮之后，则如岩穴之凹，或如人口有唇，流清汁赤脓，胸胁气攻疼痛，用五灰膏、金宝膏去其蠹肉，生新肉，渐渐收敛。此疾多生于中年妇

---

① 便：《医学正传·卷之六·疮疡》作"梗"。
② 岩：疑作"治"。

人。未破者尚可治疗，若成疮终不可治。

橘皮汤　治奶岩。即前乳梗之方加蒲公英。

十六味流气饮

单煮青皮汤　治妇人百不随意，久积忧郁，乳上有核，如棋子状。

青皮四钱

水煎，徐徐服之。

乳痈一百二十三

医　论

乳痈丹溪

蒲公英同忍冬藤，入少酒煎服，随欲睡觉，已安矣。

未溃

青皮、瓜蒌、桃仁、连翘、川芎、橘叶、皂角刺、甘草节

煎。

已溃

参、芪、归、芎、白芍、青皮、连翘、瓜蒌、甘草节

煎服。

医　案

一妇形脉稍实，性躁，难于后姑，乳生隐核。以单味青皮汤，间以加减四物汤，加行经络之剂，服二月而安。

一后生，作劳受风寒，夜发热，左乳痛，有核如掌。脉细涩而数，此阴滞于阳也。询之，已得酒。遂以瓜蒌子、石膏、干葛、台芎、白芷、蜂房、生姜同研，入酒饮之，四贴而安。

附　方

乳痈附方

甘草生　木通各三钱　青皮炒　石膏煅。各一钱　归头　连翘　黄药子　皂角刺各半两

煎，入酒服。

又方

石膏煅　桦皮烧　瓜蒌仁　甘草节　白芷　蜂房　台芎　香附　葛根

上剉，酒、姜汁饮。

乳痈皴裂　治乳头破裂，丁香末敷，以津润之。

囊痈一百二十四

医　论

丹溪云：囊痈者，湿热下注也。有作脓者，此浊气顺下，将流入渗道，因阴道或亏，水道不利而然，脓尽自安，不药可也，惟在善于调摄耳。又有因腹肿渐流入囊，肿甚而囊自裂开，睾丸悬挂，水出，以辅炭末敷之，外以紫苏叶包裹，仰卧养之。痈疽入囊者，尝治数人，悉以湿热入肝经施治，用补阴佐之。虽脓溃皮脱、睾丸悬挂，皆好。

便毒一百二十五

医　论

丹溪云：便毒是足厥阴湿气，因劳倦而发。一名跨马痈，此奇经冲任为病，而痈见于厥阴之经分野，其经多血，又名血疝。或先有疳疮而

发，皆热袭血聚而成。初发宜疏利则散，溃后用托里内补之药则愈。用射干三寸，生姜煎，食前饮，利二三行，效。射干，紫花是，红花者非。

一方

破故纸、牛蒡子炒、大黄煨，等分为末，每一两，酒下。

已结成脓

大黄　连翘各半两　枳实三钱　厚朴　甘草节各二钱　桃仁二十一枚

上作三服，姜水煎服。

一少年，玉茎挺长，肿而痿，皮塌常润，磨服难行。方见前阴病门。

消毒饮子附方　治便毒初发三四日，可消。

皂角刺　金银花　防风　当归　大黄　甘草节　瓜蒌仁等分

酒水煎服，频提掣顶中发，立效。

破毒饮　治便毒，横痃已成、未成，随即消散，神效。

滑石末，三钱　斑蝥去翅、足，三个，炒

为末，分作三服，空心，一日服毕，少汤送下，毒气从小便中出。如小便痛，煎车前子、木通、灯草、泽泻，顿服即愈。

悬痈一百二十六谷道前后者是

粉草膏附方

横纹大甘草一两，四个切一段

河水一碗，慢火炙，令水尽，剉，酒煎服。或灸百余壮令开，或火针针之。

瘰疬一百二十七

医 论

丹溪云：必起于少阳一经，不守禁忌，延及阳明。大抵食味之厚，郁气之积，曰毒①曰风曰热，皆此二端，拓引变换。须分虚实，实者易治，虚者可虑。以其属胆经，主决断，有火，且气多血少。妇人见此，若月经不作，寒热变生，稍久转为潮热，危矣。自非断欲食淡，神仙不治也。

治法

泻火散结，虚则补元气十宣散，实则泻阴火玉烛散，立效散与瓜蒌散相间服，神效。

本草言夏枯草大治瘰疬，散结气，有补养厥阴血脉之功，而经不言。观其能退寒热，虚者可仗；实者，以行散之药佐之。外以艾灸。

化坚汤 附方

升麻一钱　葛根三钱　漏芦三味行阳明　牡丹皮三钱，去恶血　川归　生地　熟地三钱，和血凉血　连翘一钱，散结　黄芪一钱　芍药二钱　桂一分　柴胡八分　粘子三分　羌活　防风各一钱　独活五分　昆布二分　广术三分　三棱三分　益智　厚朴　麦芽一钱　炒柏三分　人参　陈皮　木香　大黄

上为细末，汤浸蒸饼捻作饼子，日干，杵如米，每三钱，汤下。毋令药多妨其饮食，此治之大法。

一法　治瘰疬，不问痈疽疖毒，皆治。

---

①　曰毒：《医学正传·卷之六·疮疡》无此二字。

蟾酥　麝香　雄黄　血竭　轻粉各一钱　石灰新好，风化者

上好灰一斗淋汁，用铁锅煎至一碗，入前药末调匀，点患处，核自烂，以后药收口：

海螵蛸三钱　赤石脂一两

共为细末，洗净，掺上。

血少马刀瘰疬疮肚泄

四物汤加①炒芍药、牡蛎细末、陈皮、柴胡、甘草、黄连、玄参、神曲炒、桑椹膏。

---

① 汤加：原作"加汤"，据文义乙正。

卷之十一

疗疮一百二十八

医 论

夫疗疮者，以其突起，状如钉①盖，故曰疗疮。按：诸家所因论皆热毒所致，但愚近见因食疫、死猪羊牛马等肉而生者为多，然亦不离于热毒久客于经络脏腑，因触而发。其疮初生一头，四②肿痛，青黄赤黑无复定色，烦躁闷乱，或憎寒头痛，或呕吐心逆，以针刺疮，不痛无血，是其候也。或论：由甘肥过度，不忍房酒，以致邪毒蓄结而生，《经》云膏粱之变，足生疗疮是也。其名虽有十三种：一曰麻子疗，其状肉起头如黍米大，色稍黑，四迮微赤，多痒，忌麻子、油衣③，并入麻田；二曰石疗，状如黑豆，甚硬，刺不入肉，忌砖石之属；三曰雄疗，状疱头黑黡，四畔抑④，疱浆起，有水出色黄，大如钱孔，形高，忌房室；四曰雌疗，状稍黄，向里黡，亦似炙疮，四面疱起浆，心凹色赤如钱孔，忌房室；五曰火疗，状如汤火烧灼，疮头黑黡，四迮有疱浆，有如赤粟者，忌火烧烙；六曰烂疗，疮状色稍黑，有白斑，疮中溃，有脓水流出，疮形大小如匙面，忌沸汤与烂物；七曰三十六疗，状头黑浮起，形如黑豆，四畔起赤色，今日生一，明日生二，若满三十六，药所不治，忌嗔怒愁恨；八曰蛇眼疗，其状疮头黑，皮浮生，形如小豆，状似

---

① 钉：原作"疗"，据文义改。

② 四：《景岳全书·卷之四十六·贤集外科钤下·疗疮四十八》作"凹而"。

③ 忌麻子、油衣：《备急千金要方·卷二十二·疗肿》作"忌食麻子，及衣麻布"。

④ 抑：《医学正传·卷之六·疮疡》作"仰"。

蛇眼，忌毒药；九曰盐肤疔，其状大如匙面，四迄皆赤，有黑粟粒起，忌盐；十曰水洗疔，其状大如钱，形如钱孔，头白里黑黶，汁出中硬，忌饮浆水、水洗、渡河；十一曰刀镰疔，状阔如韭叶，长一寸，肉黑如烧烙，可以药治，不可乱攻；十二曰浮沤疔，状疮体曲圆，小许不合，长而狭，如薤叶，内黄外黑，黑处刺之不痛；十三曰牛拘疔，其状肉色疱起，掐之不破。又有身上肿痛，不见疮头，谓之暗疔。其十三种疔疮初起，疮心先痒后痛，先寒后热，热定则寒，多四肢沉重，心惊眼花，甚者呕逆，为难治。其麻子疔始①末惟痒，凡所忌者若触犯，必难治也。若脊强、疮痛剧甚者，触犯也。治法不甚相远，但疮发于手、足、头、胸、背、骨节间最急，若毒入腹则烦闷，恍惚似醉，眼黑，或见火光，或身冷自汗，呕逆躁喘，狂唱妄语，直视者，皆毒气入内，不可治矣。治之之法，不问诸症，并急用夺命丹，下其毒之锐势，次服化毒丸及内托散、二活散、雄麝汤等，随病所加引经药。如疔已拔去，用金银白芷散、加减十宣散调之，可以渐安。世人不识，视为小疮，忽而不治，及至危殆，纵有良医妙药，亦莫能为也。良可痛哉！

夺命丹附方

巴豆肉一两，煮　黄丹　朱砂三钱　雄黄　乳香　郁金各五钱　大黄一两　轻粉一录　蟾酥不拘多少　飞罗面三两

为末，糊丸，绿豆大。随虚实服之，以下其毒。如无，以雄黄丸代之。

雄黄丸

巴豆十四粒　麝香少许　雄黄　郁金　大黄　皂角　全蝎各一钱　水丸，绿豆大。茶下二十丸。按：此药不用许多，只四五丸足矣。

化毒丸

片脑子五分　麝香五分　硇砂一钱　朱砂　雄黄各二钱　轻粉十

---

① 始：原作"治"，据《备急千金要方·卷二十二·疔肿》改。

贴　蝉蜕二十枚，去土

取蟾酥丸，绿豆大。每一丸，放舌上，取涎。

雄麝丸　急解疔疮毒，神效。

雄黄　朱砂二①味不可无　麝各一钱　绿豆粉二钱　乳香一钱。以上另研　白芷　茜草根　地丁即大蓟根　牡蛎　僵蚕　大黄　牛蒡子　金银花　青木香　栀子　荆芥　朴硝　甘草　胡桃肉一个

上药白芷以后②十四味，剉细，用酒一碗浸少许，擂细，又加水一碗，同煎至半，去渣及浊脚，入前五味，调匀作一服。须审病所加引药。欲利，加大黄、硝。

二活散

羌活　独活③　当归　乌药　芍药　连翘　金银花　天花粉　甘草　白芷七钱半　红花　苏木　荆芥　蝉蜕　干葛各三钱　檀香二钱

为末，苍耳煎汤下。

一法出《丹溪新效方》

救生夺命丹

南星　半夏　巴豆各一钱。去壳不去油　硇砂　砒霜醋煮　黄丹　乳香各半钱　麝一字　斑蝥中形者，十六枚，去翅、足，生用

上九味，另末和匀，以蟾酥为丸，粟米大，阴干。每服，大人十丸或十五丸，十岁前小儿三五丸，酒下，能饮者多些。忌热物、热饮食一日。当觉如醉状是应，仍以针刀刺疮口破，以此丸

---

① 　二：原作"三"，据文义改。《医学正传·卷之六·疮疡》曰："凡解毒，不可无雄黄、朱砂。"

② 　白芷以后：原脱，据《医学正传·卷之六·疮疡》补。

③ 　独活：原脱，据《医学正传·卷之六·疮疡》补。

三五丸研细，稻草心蘸，撚入疮口中，候血出，拭净再撚，日三次，拔出疗毒乃止，端午日合。

茺蔚散 急慢疗疮。

益母草《本草》云茺蔚子①，一名益母草，辛甘微寒无毒。其茎捣敷丁肿，服其汁，使丁肿自消，所在有之，四方梗，对节生叶，叶似荏叶，但背青不同，嗅之略臭，节间生白花，四月采叶，连花用之。

上一味，烧存性，为末。先以小尖刀十字划开疗根，止痛处，令血出；次绕疗根开破，令血出；用刀尽撚去血，拭干，以稻草心蘸药撚入疮口，遍敷到底，良久当有紫血出，撚令血尽，拭干，再撚入药，见红血即止。一日夜撚药三五度，重者二日根烂出，轻者一日出，看疮根盆胀起，即是根将出，以针铫之，根已出，仍敷药生肌易瘥。或根消烂，不自瘥，勿忧之，内服救生夺命丹，如无丹，即服忍冬酒，日夜连进三二剂，急治不可缓也。若得症便发寒热，半身麻木，呕吐不食，痛应心胁者最急，三五日便死，须急用小刀尽去疗根，见血是根尽，未见血再去令尽。若已见疗三四处，只去先生者根，其余不须去，但如前治之。若是阳证形气壮实者，以锋针刺疮四畔，多出血以泄毒气，针刺所属经络而泻之。忌风寒、房室、酒肉、一切毒物。

天疱疮一百二十九

用通圣散及蚯蚓泥略炒，蜜调敷。

从肚皮起者，里热发外，用通圣散或野菊花、枣木根煎汤洗，黄柏、滑石末敷之。

---

① 茺蔚子：应作"茺蔚"。

或光谷剌叶，剪去剌尖，杵细，香油调敷。

恶疮一百三十

治魂丹 治一切恶疮，神效。

血竭　乳香　没药　铜绿　枯矾　穿山甲炒。各一钱　轻粉
蟾酥各五分　麝香少许

为细末，用蜗牛研如泥，和丸，绿豆大。每一丸，重者二丸，
葱白一寸嚼烂裹药，热酒送下，取汗，酒多尤妙。

诸疮一百三十一

诸疮痛不可忍者，用苦寒药加芩、连，详上下，用根、梢及
引经药则可。又云：诸疮以当归、黄连为君，连翘、甘草、黄芩
为佐。若禀受壮盛，宜四物加大承气汤下之。若性急、黑瘦、血
热之人，因疮而痛，四物加芩、连、大力子、甘草，在下焦加黄
柏。肥胖之人乃是温热，宜防风、羌活、荆芥、白芷、苍术、连
翘。又云：禀受弱者，补中益气加苦寒药可也。

臁疮一百三十二

用白胶香、黄柏、石膏各一两，青黛半两，龙骨五分，末，
香油调敷。

又方

香油，入头发如梅大，煎三五沸，去发，入白胶香、黄蜡各
一两，烊化，入生龙骨、赤石脂、血竭炒各一两搅匀，候冷，瓷器
盛，捏作薄片，贴疮口，外以竹箬包之，三日，翻过药，再以活
血药洗之。

又方

箸子剪去两头，以黄柏煮汁，令调和白胶香、草麻同捣成膏，摊箸，糙面折缚，光面贴之，先以清水洗干。

下疳疮一百三十三

用青黛、海蛤粉、密佗僧、黄连，为末敷。

又方

鸡内金烧存性，为末敷。

炉甘石、黄丹、腻粉、柏、轻粉，为末敷。

阴虫蚀

狗脊、连、柏、黄丹、水银、光粉、赤石脂为末，干敷。

头疮一百三十四

用猪油二钱半生半熟，雄黄、水银各二钱半，和匀敷之。

松香一两，研，葱管盛，汤内煮烂，去葱　轻粉五分　飞丹三钱
无名异少　枯矾半两

为末，香油调。

阴胞疮一百三十五

用大甘草浓煎汤，放冷，浸洗之，以海螵蛸末敷。

阴疮，用麝香、杏仁研末，以小袋贮，内阴内。

金丝疮一百三十六

其金丝疮状如绳线，巨细不一，上下行至心即死。于疮头上截经刺之以出血，后嚼萍草根涂之，效。

手痴疮一百三十七

用皂角、枯矾、轻粉、黄连、黄柏末敷。

桵树受风霜处粗皮，炒，为末，清油调敷，又以桵叶煎汤洗之。

砂疮一百三十八

用裌①地藤烧灰敷之。

癌瘭疮一百三十九

用牡蛎煅为末，以玄参膏丸服。

疥疮一百四十

用马鞭草不犯铁取原汁半盏饮，十日效，亦治马疥疮。

一上散 治诸般疥。

吴茱萸三钱 蛇床子炒 雄黄另研 黑狗脊 寒水石另研 白胶香煎，滤过，石片上干，另研。各一两 硫黄二钱半 白矾 黄连各半两 斑蝥十四枚，去翅、足

上为极细末，以香油、桐油调敷。先用苍耳草或羊不食草藤煎汤，洗去痂敷。按：东垣方：吴茱萸、白胶香、白矾、黄连。如痛甚肿，加寒水石一倍；不苦痒，只加狗脊；微痒，加蛇床子；如疮中有虫，加雄黄；如喜火炙汤浴者，加硫黄。

一方 治虫疮。

---

① 裌：《医学正传·卷之六·疮疡》作"塌"。

白矾枯，一两　硫黄一钱

为极细末，用香油些少煎沸，投鸡子清于油中，令熟，取油调敷。先须洗去痂。

白癜风癣一百四十一

紫白癜风

肥皂、生砒、硫黄、枯矾、雄黄为末，以皂捣匀。浴后擦之。

追风丹　治白癜风。

苍术泔浸一宿，焙　何首乌　荆芥穗　苦参各四两

为末，用肥皂角一斤，去皮、弦，熬成膏和丸。酒下。

瘑疮一百四十二

用新蟹黄敷之。

松毛烟熏之。

柳叶煎汤洗之。

芒硝煎汤洗。

猪油熬涂之。或鸡子黄涂，或黄芦木煎汤洗。

无名赤肿一百四十三

拔毒散丹溪　治丹毒流走不定。

寒水石　石膏各四钱　黄柏　甘草各一两

上末，水调敷肿处，外以纸贴之。

水澄膏　治赤毒肿痛。

大黄　黄柏　郁金　白及　南星　朴硝　黄菊　葵花等分

为末，水调，澄，去水，以药扫肿处，纸贴，干以津液润之。

防风羌活散 治流毒。

羌活　柴胡各二钱　荆芥　黍粘子　枳壳　防风　木通　生地
当归　紫草　甘草　赤芍各一两　薄荷

姜水煎服。

凡一切无名赤肿，游走不定，大人名天蛇毒，小儿名赤游肿。
用凤凰退煎汤洗了，拭干，以磕蛇圭烧过，取胆蜈蚣一条去毒矣，
为末，香油调如膏收之。每用如豆大，用醋一盏化开刷之。

小儿赤游肿

用铍针于肿流处出血，次服犀角消毒饮。

樱珠疮一百四十四

樱珠疮，状如樱桃，赤肉努出者，绿矾煅为末敷香油调亦可。
或乌梅肉炒焦，为末，香油调敷。

疮努出如蛇头，长数寸者，以硫黄末敷之。

或乌梅肉捣为饼，贴疮上，又烧灰研细敷之。

脚肚细疮一百四十五

脚肚上细疮如粟，渐大，搔之不已，成片，黄水出，痒不可
忍，久成痼疾，百药煎研，唾津调，逐晕敷。或石榴皮煮汁拂之。

又方

槟榔半两　龙骨一分　轻粉五分　猪屎半两，烧

为末，香油调敷。或猪毛烧灰、雄黄、奄翁窠等分为末，香
油调敷。

癞头一百四十六

用防风通圣散为粗末，酒拌，晒五次，再为末，茶清下二钱。疮用腊月猪脂煎胡荽子，去渣，以油敷。

或芙蓉根为末，香油调敷。须先用松毛、柳枝煎汤洗。

疮疡附方

黄连消毒散

治痈发于脑、项或背太阳经分，肿势外散，热毒焮发。麻木不痛者，宜先灸之。

炒连　羌活各一钱　黄芩　酒柏各五分　生地　知母　独活防风　归尾　连翘各四分　藁本　防己　桔梗各五分　黄芪　苏木陈皮　泽泻各二分　人参　甘草二分

上剉，水煎服。

内托复煎散　托里健胃。

黄芩　地骨皮　茯苓　白芍　人参　黄芪　白术　桂　甘草防己　当归各一两　防风三两

上剉，先以苍术一斤，水五升煎至三升，去术，入前十二味，再煎至三四盏，取清汁，分三四次，终日饮之，渣如前再煎。

防风败毒散

防风　人参　赤茯　甘草　前胡　川芎　羌活　独活　桔梗枳壳等分

上剉，葱头、姜、枣水煎。冬月加木香。

五香连翘汤

沉香　丁香　乳香　木香　麝香　连翘　独活　升麻　木通桑寄生等分　大黄随实虚用

为粗末，每三钱，水煎服。

单煮大黄汤

大黄一味

酒水煎。以利为度。

小五香汤

沉香　木香　乳香　藿香　连翘各二钱　麝香

为末，每二钱，水一盏，煎七分，温服。

托里散　治一切恶疮、发背、疔疽、便毒始发，脉洪弦实，欲作脓者，三服消尽。

大黄　牡蛎　瓜蒌根　朴硝　皂角刺　连翘各三钱　川归　金银花　赤芍　黄芩各一钱

上剉，每服半两，水、酒各半，煎服。

又，托里散

黄芪　忍冬草各五两　当归一两　甘草八钱

为末，每半两，酒煎服。

夺命散　治一切痈疽恶疮。

天花粉　防风各半两　川归　乳香各一钱　穿山甲六钱，用轻粉炒黄　皂角针烧　金银花　陈皮各三钱　贝母一钱　赤芍　甘草节各六钱　没药二钱

每服一两，无灰酒一大碗煎至半碗，随病上下服。

乌金散　治痈疽丁肿、时毒、附骨疽、诸恶疮等证，若疮黑陷，如石坚，四肢冷，脉细，或时昏冒，谵语循衣，烦渴，危笃者服此，汗之则愈。

苍耳头　小草乌头　火麻头　木贼去节　蛤蟆头　桦皮节炙麻根节去根节

上等分，入瓷器内，盐泥固济，炭火内从早煅至申时，如黑
焰色为度，研末，每服二钱，重者三钱，热酒下，未汗再服，后
以解毒散利之。

万全散

绿豆末一两　乳香末半两

甘草汤下一钱。

神仙追毒丸

五倍去虫　山慈菇去皮　续随子去壳、心，取霜，一两　大戟一两
半　麝香三钱。一方加辰砂、雄黄

上三味为末，入续随子、麝香令匀，糯米糊丸，分作四十粒。
每服一粒，井花水下。

紫葛汤

紫葛即五叶藤　忍冬藤　天荞麦　金丝草等分

上剉，煎汤温洗。色黑者加米醋一盏。

正铁箍散

贝母五两，去心　白芷二两　金丝草灰二两，醋拌，晒干

或加龙骨些少，为末，凉水调，贴疮上，香油调尤妙。

大铁箍散

芙蓉叶四两　猪卷皮　木鳖子各四两　白芷　柏　寒水石　赤
小豆　白蔹　贝母各二两　大黄　白及　紫荆皮①各一②两　防风半
两　真地青　羌活

为细末，凉水调，围痈疽四畔。如肉脱，去白及、白蔹，加

---

① 紫荆皮：原作"紫金皮"，据《医学正传·卷之六·疮疡》引《疮
疡集》改。

② 一：原脱，据《医学正传·卷之六·疮疡》引《疮疡集》补。

生地、地榆，巴焦油调敷。

三消散　退热极证，赤肿㱊开。

朴硝　焰硝　大黄　栀子炒　寒水石炒黑　南星等分

为末，生地黄汁调涂，茶清亦可。

乌金散　围贴阴证痈疽，缩退赤肿。

草乌半两　大黄　糯米　赤小豆　皂角　五倍　白及　白蔹

贝母　露蜂房各半两　山甲二钱半

为末，醋调，围贴肿处。

老皮散

千年冷　密佗僧　贝母　白石脂　石膏煅　龙骨些少

为末，干敷，外以铁箍散贴之。

追毒膏

松香四两　血竭一钱　乳香一钱半　轻粉十录　没药一钱半

上将蓖麻肉、松香、没药随时加减，捣成膏，火熬得所，次入后四件和匀，摊贴。如蠹肉不溃，以雄黄末敷之，外贴此药。

替针丹

信一钱　蟾酥　硇砂　轻粉　雄黄　乳香　黄丹各五分　江子十五粒　寒食面三钱。如无，以飞罗面代之

上末，滴水丸如槟榔样小麦大。先以针拨疽顶，令见少血，次敷。

十宣散

人参　黄芪　当归各二两　川芎　桂各一两　厚朴　桔梗各半两防风　白芷　甘草各一两

为末，每三钱，酒下，木香汤亦可。

猪蹄汤

白芷　甘草　羌活　黄芩　蜂房　赤芍药　归头等分

为粗末，每服二两，猪前蹄一只约重半斤，以白水三碗上煮，去油花及下肉汁，将汁煎药，又去药渣澄清，软绵洗之。

生肌散

寒水石煅，二钱　龙骨一钱　白石脂二钱　漂石一钱　黄丹五分

为细末，敷疮口，外以长肉膏贴之。

收疮口

龙骨　白蔹　乳香　没药

末敷。

长肉膏

香油一斤　鼠一枚　黄芪　人参　玄参各半两　血余二两　夜合半两　当归半两

上用香油入诸药煎，柳枝搅，不住手，候油变黑色，发消，滤去，再上火，入黄丹十两，药成，入龙骨末半两、血竭末半两，搅匀，收贮。

又方

黄连　黄芪　防风　归头各一两　桂枝　大黄各七钱　枳壳一两半　白芷　玄参　生地　甘草节各半两　杜牛膝二两半

上剉，用麻油煎，令焦黑浮起为度，去滓，留净油三斤，入黄丹一斤半，煎成熬药，再入阿胶三两，黄蜡一两半，搅匀，瓷器贮。定痛加木香、槟榔。

碧玉膏　治痈疽、肿毒、软疖。

乳香二钱。松香亦可　铜青一钱　蓖麻仁　木鳖各五分

未溃者加巴豆三五粒，为细末，和匀，置石面上，铁斧捶打

一二百下。如硬添蓖麻，软加松香，以得所为度，贴之。

白玉膏 治溃疡，排脓止痛。

乳香末 芸香末各一钱 铅粉二两 蓖麻肉一两

上共安石上，捶打成膏，干湿得所，贴。

白膏子 治顽癣疥癞，一切痒疮，乘痒搔动疮屑，以纸蘸药擦之，不须多，只要擦得入肉。休打入面目，及男女前后阴并奶上，休洗热。

北硫黄二两，另研如粉 砒一钱半，另研 腊月猪脂八两，熬□

上以猪脂重汤顿烊，入二味研末和匀，蜜收。春加柏油，减猪油，夏加灰石灰古郭上取者。

黑膏子 治脓窠疮痛，脓水浸淫不绝。若治头疮，先以温虀汁先去痂，敷之。

麻黄 猪脂各半斤 巴豆去壳，二十一粒 蓖麻肉一百粒 斑蝥十八枚，去翅、足

上同煎令焦，滤去滓，取净油，调大风子细末敷之。

异香膏子 治疥癣癞疮，小儿癞头，脚气下注疮。

黄蜡一两半 斑蝥十枚，去翅、足 草乌 巴豆肉 南星 皂角各一两 麻油一斤 猪脂熬净，半斤 白胶香一名风香。半斤

上以麻油先煎斑蝥、巴豆、草乌、南星、皂角五味，令焦黑浮起，滤去滓，次入黄蜡、白胶香、猪脂，煎成膏，瓷器盛贮，渐加和后项药末，重汤顿烊用。

吴茱萸 蛇床子 槟榔 雄黄各一两 川椒半两 藜芦 白芷黄柏 剪草 苦参 枯矾 蔺茹各一两

为细末，和入前膏子上。

万应至宝膏 治痈疽诸发，肿痛疮疖，风寒湿气，麻木疼痛，

打扑损伤，闪朒蹼磕，坠高落马，青肿疼痛，追脓生肌，长肉收口。未破者，当中通一窍贴之。

松香　沥青各二斤半　麻油一斤，随时加减

上先以芝油煎熟，次下松香、沥青，以草柴慢火煎，柳枝搅之，候沫消，如油之清亮即止，令软硬得所，布滤入水盆，去渣，众手引拔令色白，可乳水上为度，仍置水中顿，待后药水同煎。

天花粉　贝母　黄连　草乌　黄柏　大黄　赤芍　细辛各二钱半　知母　半夏　白及　威灵仙　马蹄香　马鞭草　杏仁各半两　白芷二两　独活四两　桃柳槐嫩枝各一两，春月不用

上二十味剉，东流水七八碗浸之，冬六日，夏二日，滤去渣，留清汁，渣再煎取清汁，入松香、沥青膏子内，同煎至七八分干，却下生姜、葱汁各半碗，米醋小半碗，巴豆、蓖麻子各四十九粒，研碎，同煎至十分干，方以后项药末细撒下，搅匀，停火，入麝香二钱半，再搅匀，瓷器收藏。

沉香　木香　血竭　当归　天麻　犀角　牛膝　没药　白花蛇或乌蛇，酒炙。各三钱　虎骨　降真香　马勃　五灵脂炒　南星　生地　官桂　乳香　木鳖子　自然铜煅，醋淬七次。各半两　五加皮　蜂房各七钱半

为末，入前膏内。

琥珀膏　治痈疽、发背、疔疮、瘰疬、冷漏，并蛇犬①伤。

归头　黄芪梢　甘草梢　露蜂房　蓖麻　木鳖子　防风梢　枸杞根　川芎　细辛　皂角　升麻　芍药　白蔹　独活　川椒　藁本　菖蒲　降真香　官桂　瓜蒌　苏木　白芷　杏仁　黄连

---

① 犬：原作"大"，据文义改。

槐角各一两　麻油四斤

上剉如芡实大，香油浸七日，下锅煎至焦黑，浮油上为度，滤去渣，再下净羊肉四两、真酥二两、黄丹二斤，慢火熬成膏药，却入后项药末令匀，略煎一沸，瓷器收贮。

甘松香　沉香　木香　零陵香　乳香　朱砂　雄黄　琥珀云母各二钱半　发灰半钱　轻粉　麝香各一钱　枯矾一两

为细末，入前膏内。

云母膏　治一切疮肿伤折等病。

蜀椒闭口者去目，微炒　白芷　没药　赤芍药　肉桂　当归　盐花　菖蒲　麒麟竭　黄芪　白及　芎䓖　木香　龙胆草　白蔹防风　厚朴　麝香　桔梗　柴胡　松脂　人参　苍术　黄芩　夜合皮　乳香　附子　高良姜　茯苓各五钱　硝石　甘草　云母各四两　桑白皮　柏叶　水银以绢另包，待膏成，以手细弹，在上谓之养药母槐枝　柳枝各二两　陈皮一两　清油四十两　黄丹十四两

上除云母、硝石、麒麟竭、没药、麝香、乳香、黄丹、盐花八味另研外，并剉细，入油浸七日，文火煎，以柳篦不住手搅，候匝沸乃下火，沸定又上火，如此三次，以药老黄色为度，去渣再熬，后入丹与八味末，乃不住手搅，将凝又熬，滴水中成珠为度，瓷器收之，候温，将水银弹上。用时先①刮去水银，或服贴随宜用之，其功甚大也。

太乙膏　治一切痈疽疮疖，贴之神效，并可内服，须详证作汤使。

玄参　白芷　当归　肉桂　大黄　赤芍　生地黄各一两

---

①　先：原作"光"，据《医学正传·卷之六·疮疡》改。

上剉，用麻油二斤浸，夏三日，冬十日，去渣，将油熬得所，入黄丹一斤，以滴水中不散为度。

堕伤一百四十七

脉　法

倾仆，内有血，腹胀满，脉坚强者易治，小弱者难治。肝脉抟坚而长，色不青，必堕。若抟血在胁下，令人呕逆。

医　论

丹溪云：因瘀血为病，或痰涎发于上也。又云：倾仆者同中风证，恶血归内，留于肝经，胁痛自汗，治宜破血行经。

损伤，妙在补气血，俗工不知，惟在速效，多用自然铜以接骨。此药必煅方可服，新出火者，其火毒与金毒相扇，挟香热药毒，虽有接骨之功，其燥散之祸甚于刀剑，戒之。

杖打、闪肭疼痛，皆血滞证，可下之。忍痛则伤血故也。

治法

苏木活血，黄连降火，白术和中，童便煎服。在下者可下瘀血，但先须补托。在上者宜饮韭汁，或和粥吃，切不可饮冷水，血见寒则凝，但一系血入心即死。

医案

一老人坠马，腰痛不可转侧。脉散大，重取则弦小而长。予谓：恶血虽有，不可驱逐，宜补接为先。用苏木、参、芪、芎、归、陈皮、甘草，服半月，脉散渐收，食进。以前药调下自然铜等药，一月而愈。

附　方

复元活血汤　治从高坠下，恶血留于胁下，疼痛不可忍。

大黄酒浸，一两　柴胡半两　瓜蒌根　穿山甲炮　川归各三钱　红花　甘草各二钱　桃仁五十五个，去皮、尖

酒水煎服，以利为度。

乳香应痛丸　治痛不可忍。

乳香　没药　黑豆二十粒　桑科粟各一两　破故纸炒，二两　麝少

每五钱，醋一盏煮，温服。

紫金丹　治骨节折伤疼痛。

川乌炮　草乌炮。各一两　五灵脂半钱　木鳖子　黑丑各半两　威灵仙　骨碎补　麝香　没药　金毛狗脊　红娘子各二钱半　自然铜炮，淬　地龙　禹余粮碎，四两　乌药　青皮　陈皮

醋糊丸，桐子大。酒下十丸。

元戎和味四物汤　治虚人不可下者。

四物汤加穿山甲。

三因鸡鸣散　治一切损伤瘀血凝滞，疼痛欲死。

大黄一两，酒浸　杏仁三七粒，去皮、尖

上研细，酒一碗，煎六分，鸡鸣时服，至晚取下瘀血即愈。若取药不及者，急以热小便灌之。

闪肭脱臼一百四十八_附

麻痹散　治跌蹼损肭脱臼，手足偏歪。

木香一钱　赤芍　防风各半两　枳壳　无名异　白芷各一两　没药　乳香各二钱　紫金皮一两　草乌一枚，去皮　川归　甘草各半两　麝一钱

为末，酒下一钱。

二粉膏　治闪肭脱臼赤肿，青黑肿痛。

黍米粉半斤。如无，以绿豆代　麸浆粉半斤

上用葱一斤同炒成黑炭十两，和匀，好醋调贴三次后，水调入少醋。骨折处亦用此敷。

骨折一百四十九_附

接骨一字散

凡骨折，先须捏整筋骨端正。如臼，冬用绵包杉木夹定，夏用杨树皮夹之。在手臂及足胫用三片。足上、股，编如帘状，绵绳缚定。次服此。

自然铜半两，淬七次，或只火煅，经年无火毒　乳香　没药各半两，另研　麝一字

为末，酒下一字。

合欢散　接骨后服此。

生地　赤芍　川归　苏木　木香　降真草①　松根路上人踏者
合欢叶　甘草

上剉，每七钱，水二盏，入童便半盏、酒少许服。一方有防风、荆芥。

经验方　治打擞折骨损断，服此药，自顶心寻病至下，遇病处则飒飒有声，觉药力习习往来则愈。

自然铜制同前，一两　川乌去皮、尖　松明节　乳香　血竭三钱
龙骨　地龙　水蛭各半两。炒　没药　苏木　降真香　土狗十个，酒

---

①　降真草：疑为"降真香"之误。

浸炒熟

上末，每五钱，酒下。

紫金丹 定痛接骨。方见堕伤门。

金疮一百五十

脉 法

出血多，脉沉细微者生，浮大数实或急疾者死。瘀血留内，两胁肿胀，不能食者死。去血后，脉弦者生，沉者死。

医 论

金疮血出过多者，四物加参、芪服之。《集验》云：凡兵器伤，血出者，必渴甚，不可以水饮之，只食干食肥腻之物不妨，但解渴而已。若食薄粥，则血沸而出，必死。所当忌者，犯之多不救矣。夫不可治者有九焉：一曰伤脑，二曰伤天窗，三曰伤鼻①中跳脉，四曰伤髀透阴股，五曰伤心，六曰伤乳，七曰伤鸠尾，八曰伤小肠，九曰伤五脏。凡此九者，皆不可伤也。又不可治者四焉：一曰脑破髓出；二曰②喉中沸声，二目直视；三曰痛不在疮，痛不在疮伤经也；四曰血出不止，前赤后黑，或自肌肉腐臭、寒冷坚硬③。疮难愈，此四者皆不可疗也。

附 方

方

急以石炭厚敷之，裹。如疮深，不宜速合者，加滑石末。

---

① 鼻：《虎钤经·卷十·金疮统论第一百三》作"臂"。

② 二曰：《虎钤经·卷十·金疮统论第一百三》此后有"脑破"二字。

③ 坚硬：原书自此后"疮难愈，此四者皆不可疗也"至"用新砖一片平放，四围"365字置于"手将令极软，于破处轻重，隐"句后，据文义调整顺序。

又方

老杉树皮为末敷之。

又方

松香末敷，加琥珀尤妙。

制石灰二两　松香　白石脂　瓦松洗　地松　石膏煅。各半两
青苔半两　胡椒　飞丹各二两半　为细末，敷伤处。久者，加乳香、龙
骨、赤石脂。

立应散　治血不止。

寒水石煅，一两半　花蕊石　黄丹　没药各半两　黄药子七钱半。
一方加白及、乳香、轻粉

为末敷，生肌定痛最妙。

金疮内漏

凡金疮通内，血出者，为内漏。二胁胀，不能食者，死。若
有瘀血抟在腹内，宜桃仁丸去其瘀血，脉弦生，沉者死。

桃仁丸

虻虫三十个，去翅、足　水蛭三十个，炒　大黄三两，煨　桂一两
半　桃仁三十枚，去皮、尖

为细末，蜜丸，弹子大。每服一丸，水一盏煎三沸，食前服。

铁精木散　治金疮，肠胃突出。

磁石醋煅七次　滑石　铁精木各三两

为末，粉于肠上，外用补缝其皮，后另以煅子磁石细末粥饮
下一钱匕，日三服。补缝之法，用新取桑白皮作线缝之。

伤经砍断血筒，血出如涌泉者是

铜末敷之。又用葱一斤炒，乘热熨之。

续筋

凡为兵器所砍断筋者，用新砖一片平放，四围堆起火城，中间放水蛭炙干，每用一条，研末，用水调，捻作小绳样，接断处，用赤白石脂，蜜调，护患处。如断多日，断处略刮去二边断处黑筋，令见血，方用药，仍用厚桑白皮夹定，留孔出水，用山茱萸叶汤洗，再敷药。

出箭头一百五十一

蜣螂膏　治箭入内。

蜣螂十枚，自死者　土狗子三枚　血余少许

先将蜣螂去壳，取胁下白肉与三味同研如块，生香油调贴，候内微痒，即以二手蹙之，其箭头自出。

又方

巴豆肉　蜣螂肉

同捣涂上，微痒，其箭自出。

雌黄散　治箭头入骨，不问远年自出。

蜣螂肉　雌黄　威灵仙各二钱三　不灰木牛屎火烧赤色，一钱朝生花即牛粪上菌，一钱

为末，以活鼠一个，取血，丸如粟米大。用一丸内疮口，其箭自出。

杖疮一百五十二

鬼代丹　受杖不痛。

麻花一两　白芷炒　木耳炒。各半两

蜜丸，弹子大。先用葱细切，临期嚼一撮，酒下，先服苏合

香丸二丸，次服此二丸，酒下。未打，又再服。

又方 治杖疮。

真绿豆粉略炒，为末

鸡子清调，刷之。重者以人溺和酒饮之。

凡杖疮，先用草纸三十张，手将令极软，于破处轻重，隐约赶去皮肉及令细血条，频频换纸，直至纸上绝无血水碎肉，净了，不要经水，以绯绢一方，比疮阔二三分，周围剪开些少，以防贴上急迫，用飞罗面、井花水调成稠膏，放下一壁，先以芍药细细匀掺疮上，令一服药末皆尽，却以面膏薄摊绯帛上，便可行百许步，实时不疼，冷应如冰，一二日间，周围干起，逐渐剪去，只一服收功。忌生姜、鸡、鱼、椒料等毒物，房室尤戒。

汤火油伤一百五十三

治汤火油伤

桐油二分、水一分搅匀，入黄丹、软石膏末，敷之。

大黄煨、石膏研细、桐油二分、水一分拌抹上。

淹灰渣敷亦良。

寒水石，油调敷，或加大黄、黄柏。

寒水石、牡蛎、朴硝、青黛、轻粉，水调或油调。

先用凉酒洗，次以老松树皮或柿树皮烧灰，香油调敷。

凡汤火伤，皮红未破烂者，不可用大寒凉之药调之，反用酒扫，拔其热毒出外，则不烂矣。

蛇咬一百五十四

治蛇咬

急以麻缚咬处上下，于无风处，重者以刀剜其伤肉，小便洗净，铁物烙之，然后填以蚯蚓泥、古①石灰末，绢片系札之。轻者针刺疮口并四畔出血，小便洗净，以蒜切如钱厚，着咬处，灸三五壮，用赤脚蜈蚣烧存性、雄黄、白芷各等分，麝少许，为末，酒下二钱，取醉，又以此敷之，亦可后用大青、小青、牛膝汁服之。

野柚木根治蛇咬。

麝香、白芷、马蹄香、青木香酒煎服，用针挑破伤处，用天膏药、藤叶一握捣盦之。

治一切蛇咬

贝母为末，酒调，尽量服之，顷之，酒咬处为水流出，候水尽，却以药渣敷咬处，即愈。

细辛、白芷、雄黄等分，为末，入麝香少许，酒下二钱。或青木香煎服，亦可。

蝎咬一百五十五

先以针刺伤处出血，冷水渍之，水稍温，则易之。或难溃处，以帛浸水塌之，频换。或吴茱萸、生乌头末皆可敷。

---

① 古：《急救良方·卷之一·诸虫蛇伤第六》作"陈年"。

蜂咬一百五十六

用人溺洗，以桑树汁敷之。

生芋梗涂之。

诸物鲠一百五十七

治骨鲠

楮实为末，霜梅肉和丸弹子大，含化。或马屁勃①为末，砂糖丸弹子大，含化。或皂角末吹鼻作嚏出之。或南硼砂涤洗，汲口中，含化。

鱼骨鲠，用威灵仙、青皮、陈皮等分，酒、水各半煎，细细咽之即化。白铅食之亦治。稻芒鲠，取鹅涎灌之，即下。

碎骨并猪毛鲠，用生苎麻拿住尾，余入口嚼烂咽去，渐渐拖之即出。

枣核鲠

以头垢丸，茶下十数丸，遂吐出之。

自缢救法一百五十八

凡自缢高悬者，徐徐抱住解绳，不得截断，上下安脚②卧之。以一人用脚踏其二肩，以手挽其发，常令弦急，勿使缓纵之；人以手按据胸中，数摩动之；一人摩捋臂、胫屈伸之，若以强直，但渐握③之，并按其腹。如此一时顷，须得气从口出，呼吸眼开，

① 马屁勃：亦作"马屁净"，即马勃。
② 脚：《急救良方·卷一·五绝死第一》作"被"，义胜。
③ 握：《急救良方·卷一·五绝死第一》作"屈"，义胜。

仍引按不住。须臾，以少桂汤及粥清灌之，令喉开，渐渐能咽乃止。更令二人以管吹其二耳，此法最好，无不活者。自旦至暮，虽冷，亦可救；暮至旦，阴盛，为难。

一法

须按定其心，勿令截绳，当抱①起解之。其心下尚温者，先用皂角末吹入二鼻，用旧毡一片盖在鼻口，令二人以竹管极吹二鼻②耳，即活。

又法

用梁上尘少许，入四个竹筒，令四人各执一个，齐吹二耳、二鼻，用力极吹，更灸二足大指横纹中各七壮则活。妇人灸二手大指上次二穴。一云大指横纹中二穴。

溺水救法一百五十九

用牛一头，令肚横覆在牛背上两边，用人扶策，徐徐牵牛而行，以出腹中之水如醋，即以苏合香丸之类或老姜擦牙。若无牛，以活人于凳上仰卧，令卧于好人身上，水出即活，后服苏合香丸。

一法

皂角末吹入谷道。如无皂角末，可灸脐中五十壮，则水从谷道中出。经宿者亦可活。若落水冷冻，身强直，口眼闭，尚有微气者，用皂角③一斗炒暖，以布三五重裹热灰，熨其心头，冷则易之，得心头暖气通，自转口开，以稀粥稍稍咽下，仍依前法灸之则愈。

---

① 抱：原脱，据《备急灸法·自缢》补。
② 鼻：《备急灸法·自缢》无此字。
③ 皂角：《备急灸法·溺水》作"灶灰"。

冻死救法一百六十

凡冻将死，有微气者，灰炒暖，以囊盛，熨心头上，冷即易之。若不先温其心便以火灸，则冷气与火争，必死。

魇鬼救法一百六十一

用半夏末少许吹入鼻中，心头温者可治。或灸人中穴，及二脚大拇指内离甲一薤叶许，各灸三五壮，即活。

卒忤死者一百六十二

即俗谓冲恶、鬼打、尸厥是也。急以皂角末吹入二鼻内即活。或灸掌后一寸二筋间各四壮，并人中穴。

凡夜魇者，切忌灯火照之，但令人痛啮其踵及足大拇指即活，后以皂角末吹入两鼻内。又未活，灸二足大指上各七壮。妇人灸间使各十四壮。

马咬一百六十三

凡马咬及踏人，灸疮上并肿处，用妇人月经布，或人粪，或马粪水，或鼠粪，烧为末，和猪脂，但取前一件皆可敷。又，服童便、韭汁亦良。

手足皲裂一百六十四

用沥青二两、黄皮一两共熬搅匀，瓦罐盛贮，先以热汤令皮软，拭干，将药于慢火上略炙，敷之。

手足皲裂春夏不愈者

姜汁、红糟盐、猪脂，研烂炒热，擦入皴内，一时虽痛，少顷使皮软皴合，再用即愈。

又方

头发一大握，桐油一碗，瓦器内熬，候油沸发溶，出火，以瓦器收贮。用时须先用沸汤洗令软，敷上。一云加水粉。

五倍为末，以牛筒骨髓调，填缝内。或白及末，水调敷。

冻疮

茄根浓煎汤，并以雀儿脑髓涂之。

指缝烂疮

鹅掌黄皮焙末掺之。

妇人门一百六十五

脉法

平而虚者，乳子。阴搏阳别者，妊子。搏者近于下，别者出于上，气血和调，阳施阴化也。少阴脉动者，妊子。三部浮沉正等，按之无绝者，妊娠。初时寸微小，五至，尺数滑疾，重手按之散者，并三月，重手按之不散者，五月。又寸微，关滑尺数，流利往来雀啄者，妊。左手沉疾实大，为男，纵者主双。右脉沉实疾大，为女，横者主双。妊三月而渴，脉反迟，欲为水分，复腹痛者，必堕。妊五六月，脉数必坏，脉紧必胞满，脉迟必腹满而喘，脉浮必水坏为肿。妊六七月，脉弦，发热恶寒，其胎逾腹，腹痛，小腹如扇，子脏闭故也，当以附子温之。妊六七月，暴下斗余水，必倚而堕。妊七八月，实大牢强，弦者生，沉细者死。妊月足，身热脉乱者吉。脉浮而紧，半产而堕。阳浮则亡血，绝产，恶寒。

浮而腹痛引腰脊，为欲生。一呼三至，或沉小而滑，或尽脉转急如切绳者，便生也。

微而涩者，少阴大者，皆无孕，气血虚故也。

辨男女

左手沉实为男，右手浮大为女。左右手俱沉实，生二男。左右手俱浮大，生二女。尺脉左偏大为男，右偏大为女。左右尺俱大，产二女。左右尺俱浮，生二男，俱沉生二女。大抵以尺脉为主。

漏血下赤白，日下数升，脉急疾死，迟者或虚小者生，紧者、大者死。

新产，脉沉小缓滑皆生，实大弦紧皆死，沉细附骨生，弦疾不调死。

产前脉细小涩弱，产后脉洪数，皆死。

经水

两尺弱小者，血枯经闭。左寸沉结为结，尺滑肝沉，寸关如故，而尺脉绝者，皆月水不利也。沉紧，为寒气客于血室，血凝结积作病也。

褚氏疗师尼、寡妇别制方，盖有为也。盖此二种寡居，独阴无阳，欲心萌而多不遂，是以阴阳交争，午寒午热，全类温疟，久则为劳。《仓公传》治一女，腰背痛，寒热，众以寒热治。仓公曰：病得之欲男子不可得也。何以知之？诊其肝脉弦出寸口，是以知之。盖男子精盛以思室，女人血盛以怀胎也。

经水一百六十六

医 论

丹溪云：经水者，阴血也。阴必从阳，故其色红，禀火色也。

血为气之配，气热则热，气寒则寒，气升则升，气降则降，气凝则凝，气滞则滞，气清则清，气浊则浊。成块者，气之凝也。将行而痛者，气之滞也。来后作痛者，气血俱虚也。色淡者，亦虚也。错经妄行，气之乱也。紫者，气之热也。黑者，热之甚也。人但见其紫者、黑者、作痛者、成块者，悉指为风冷，而行温热之剂，祸不旋踵矣。良由《病源①》论月水诸病，皆由风冷乘之。宜其相习而成俗也。按：岐伯曰女子七岁，肾气盛，齿更发长；二七而天癸至，经脉通，太冲脉盛，月事以时下。盖天者，天真之气降。癸者，壬癸，水名。故云天癸也。然冲为血海，任主胞胎，肾气全盛，肾脉流通，经血渐盈，应时而下，所以谓之月事者乎？月事者，平和之气当以三旬一见，以像月盈则亏也。

经不通者，或因堕胎及多产伤血，或因久患潮热销血，或因久发盗汗耗血，或因脾胃不和、饮食少进而不生血，宜生血补血、除热调胃②之剂，随证用之。或因七情伤心，心气停结，故血闭而不行，宜调心气、通心经，使血生而自行。

《杂著》云：经脉不行，多有脾胃损伤而致者，不可便认作经闭血死，轻用通经之药。遇有此证，便须审其脾胃如何。若因饮食劳倦，损伤脾胃，少食恶食，泄泻疼痛，或因误服汗下，致克伤其中气，以致血少而不行者，只宜补养，用白术为君，茯苓、芍药为臣，以黄芪、甘草、陈皮、麦芽、归、柴胡等药，脾旺则能生血，而经血自行矣。又有饮食积滞，致损脾胃者，亦宜消积补脾。若脾胃无病，果有血块凝结，方宜行血通经。

经不通，用马鞭草，取汁熬膏为丸，或烧存性为丸，红花、

---

① 源：原作"原"，据文义改。
② 胃：原脱，据《医学正传·卷之七·妇人科上》补。

当归煎汤送下。

血枯经闭者，四物加桃仁、红花。一云用越鞠丸。又云：阴虚经脉久不通者，或小便涩而身体疼痛者，四物加苍术、牛膝、陈皮、甘草。又方：苍莎①丸加苍耳②、酒芍药为丸，煎药送下。又方：治经不行，柴胡、香□、枳壳各半两，取杜牛膝汁半钟，空心调下。

躯脂满，经闭者，导痰汤加黄连、川芎之类，不可服地黄，以其泥膈故也。如用，以姜汁炒过。

肥人痰多，占住血海，因而下多者，目必渐昏，用南星、苍术、川芎、香附，作丸服。肥胖，饮食过度，经水不调者，是湿痰，宜苍术、半夏、滑石、茯苓、香附、芎、归。肥人不及期而来多者，痰多。血虚有热者亦用前丸子，药中更加黄连、白术，丸服。

过期者，血虚也，四物加参、芪、陈皮、白术、升麻之类。若肥白人，是痰多，加南星、苍术、滑石、芎、归、香附。过期作疼，乃虚中有热。过期而色淡者，痰多也，二陈加芎、归。

不及期者，血热也，四物加芩、连之类。肥人亦兼痰治。又云：不及期者，气血俱热，宜柴胡、黄芩、当归、芍药、生地、香附之类。

紫黑色及有块者，血热也，四物加芩、连、香附。

将行作痛者，血实也又云郁滞，有瘀血，桃仁、红花、黄连、香附。临行时腰疼腹痛，此乃郁滞，有瘀血，四物加桃仁、红花、莪术、玄胡、香附、木香。发热加黄芩、柴胡。又云：肚痛者，四物加陈皮、玄胡、牡丹皮、甘草之类。

---

① 莎：原作"沙"，据《丹溪心法·卷五·妇人八十八》改。
② 耳：原作"术"，据《丹溪心法·卷五·妇人八十八》改。

经不调而血水淡白者，宜补气血，参、芪、芎、归、香附、白芍药。腹痛加阿胶、艾叶、玄胡索。

行后作痛者，气血虚也，宜八物。

固经丸 治经水过多不止。

黄芩 龟板 白芍药各一两 樗皮七钱半 炒柏三钱 香附二钱半

酒糊丸服。

又云：三补丸加香附、龟板、金毛狗脊。又云：四物加白术、黄芩。按：《良方》论由损伤经水，冲任虚损所致。盖冲任之脉为经脉之海，手太阳小肠之经、手少阴心之经也，此二经为表里，主下为月水。若劳伤经脉，冲任气虚，故不能约制经血，令月水不断也。凡不止而合阴阳，则冷气上入于脏，令人身体面目痿黄，亦令人绝胎不产也。

医 案

东垣治一夫人，病寒热，月事不至者数年矣，又加喘嗽。医者悉以蛤蚧、桂、附等投之。予曰：不然，夫人病阴为阳所搏，大忌温剂，以凉血和血之药服自愈。果然。

滑伯仁治一妇，年三十，每经水将来三五日前，脐下疗痛如刀刺状，寒热交作，下如黑豆汁，既而水下，因之无娠。脉二尺沉涩欲绝，余部皆弦急，曰：此由下焦寒湿邪气搏于冲任，冲为血海，任主胞胎，为血室，故经事将来，邪与血争而作疗痛，寒气生浊，下如豆汁，宜治下焦。遂以辛散苦温理血之剂，令先经期十日服之，凡三次而邪去经调，是年有孕。

一妇暑月中病，经事沉滞，寒热自汗，咳嗽有痰，体瘦，悴，腹脐刺痛。诊其脉弦数，六至有余，曰：此二阳病也。《经》云二阳之病发心脾，女子得之则不月。二阳，阳明也。阳明为金，为燥化。今所以不月者，因其所遭也。阳明本为燥金，适遭于暑，暑，火也，以火烁金，愈燥矣。血者，水类，金为化源，宜月事沉滞不来也。医用燥热药。予曰：夫血得寒则止，得温则行，得热则搏，搏则燥，复加燥剂，血益干，而病必甚。以柴胡饮子清阳泻水，流湿润燥，三五进而经通，余病亦除。

抱一翁治一女，病腹胀如鼓，四体骨立。众医或以为娠、为虫、为瘵也。翁诊之曰：此气搏血室。彼曰：服芎、归辈积岁月，非血药乎？予曰：失于顺气也。夫气，道也；血，水也。气有一息之不运，则血有一息之不行。《经》曰气血同出而异名，故治血必先顺其气，俾经隧得通而后血可行。乃以苏合香丸投之，三日而腰作痛。翁曰：血欲行矣。急以芒硝、大黄峻逐之，下污血累累如瓜者数十枚，遂愈。翁所以知之者，以六脉弦滑而且数弦为气结，滑为血聚，实邪也，故气行而大下。

吕先生治一女在室，病不月，诸医疗皆不得其状。视之，腹大如娠，求其色脉即怪，固语①之曰：汝病非有异梦，则鬼灵所凭耳。女不答。遂令询之。曰：是夕果梦与男子交，由是感疾，公言诚是也。翁曰：女面色乍赤乍白，鬼也；脉乍大乍小者，祟也。病因与脉色同，虽剧无苦。乃以桃仁煎，下血类豚肝六七枚，俱有窍如鱼目，病已。

经血逆行，或血腥唾血，或吐血，用韭汁服之。

附　方

四物汤　治冲任虚损，月事不调，脐腹疼痛。

川芎　川归　芍药　熟地黄等分

---

① 　语：原作"诒"，据《名医类案·卷十一·经水》改。

水煎。

经候少，渐渐不通，手脚烦疼，渐瘦潮热，脉微数，去芎、地，加泽兰叶三倍、甘草等①分。经候过多，去熟地，加生地、黄芩、白术。身热脉数，头昏，加柴胡、黄芩。微少，或胀，或痛，或肢节疼，加玄胡、没药、白芷等分，为末，醋汤下。心腹疼痛，只服芎、归二味。气冲经脉，故月事频并，脐下多痛，加芍药。经欲行，脐腹疼痛，加玄胡、槟榔、苦楝、炒木香减半。涩少，加葵花、红花。适来适断，或往来寒热，先服小柴胡，后以四物加之。

琥珀汤河间　治经脉壅滞，胁肋肿，脐腹刺痛，及产后恶露不快，血上抢心，迷闷不省欲死，或血气壅滞腹痛。

三棱　莪术　赤芍　刘寄奴　牡丹皮　肉桂　熟地黄　乌药　玄明粉炒　川归各一两。一方加蒲黄、菊花

上用乌豆一升，生姜半斤切作片子，以米醋四升同煮，豆烂为度，焙干，入②后五味，同杵为末，每二钱，酒下。若寻常气血痛者，只一服效。

地黄③丸　治经水不调，气痞血块，腹痛。

生地黄一斤，杵烂，汁和姜滓晒干，为末　老生姜一斤，杵，汁和地黄滓晒干，为末　玄胡索　川归　川芎　白芍各一两　人参　桃仁各一两半　木香　没药各一两　香附子半斤

上末，醋糊丸梧子大。姜汤下七十丸。又名交加地黄丸。

通仙散　治经闭血隔。

---

① 等：《丹溪心法·卷五·妇人八十八》作"半"。
② 入：原脱，据《普济方·卷三百三十四·妇人诸疾门》补。
③ 黄：原作"理"，据《医方类聚》卷二一七引《新效方》改。

大黄一两　瞿麦　茴香　萹蓄各一钱　麦芽四钱

为末，酒下三钱。

琥珀散　治经闭不通，腹中成块。

水蛭石灰炒　虻虫去翅、足，糯米炒　琥珀各五钱　川归酒浸　芫花醋煮，炒干　桂枝　大黄各一两　桃仁去皮、尖，一两

上末，以糯米、醋熬膏丸。苏木汤下三十丸。

通经散　治经候不通，脐腹疼痛，或成血瘀瘕。

川椒　蓬术　干漆炒烟尽　当归一钱半　青皮　干姜　大黄　桃仁炒　川乌炮　桂心各一钱

上为末，将一半用米醋熬成膏子，和余药成剂，丸如梧桐子大，醋汤下五十丸。一方无川乌，有红花。

地黄通经丸　治经不行，结积成块，脐下如覆杯。

熟地黄二两　虻虫去头、足，炒　水蛭糯米炒　桃仁各五十个

上末，炼蜜丸桐子大。酒下五丸，如未，加至七丸。

过期不行

玄胡索一钱　香附　枳壳各五分

为末，取杜牛膝汁半钟，调下。

瘀血为痛

香附四两，醋煮　瓦垄子二两，醋煮一昼夜　牡丹皮　大黄蒸　当归各二两　川芎　红花各半两　桃仁一两

为末，炊饼丸梧子大。酒下五十丸。

治痰伤经，夜则妄语

瓜蒌子　砂仁各两　黄连半两　吴茱萸十粒　桃仁五十枚　红曲二钱　麻祖木

为末，姜汁化炊饼丸，桐子大。汤下一百丸。

当归散 治经脉不通。

当归　穿山甲　蒲黄炒。各半两　辰砂一钱　麝香少许

为末，酒下二钱。

红花当归散 治血脏虚竭，或积瘀血，经候不行，时作腹痛，腰胯重疼，小腹坚硬，及室女经不行。

红花　归尾　紫葳　牛膝　炙甘草　苏木各二两　桂心一两半

赤芍九两九　刘寄奴五两

上为末，空心酒下三钱。

逍遥散 治血虚烦热，月水不调，腹胀痛，潮热，痰嗽。

八物汤减人参、芎、地，加柴胡、薄荷，水煎服。

当归散 治经候不匀，或三四月不行，或一月再至。

四物汤减地黄，加黄芩、白术、山茱萸，为末，酒下二钱。

六合汤 治经事不行，腹中结块疼痛。

四物汤加桂、蓬术等分，水煎服。

崩漏一百六十七

脉　法

洪数而疾，为热。微迟或弦细，为寒。虚小，或滑而迟者，易治。急疾，或紧大实数者，难治。寸口脉微迟，尺脉微弦，微迟为寒在上焦，但吐尔，反脉弦微，如此即小腹痛引腰脊，必下血也。寸口弦而大，弦则为减，大则为芤，减则为寒，芤则为虚，虚寒相搏，脉则为革，必半产漏下。尺急而弦大，风邪入少阴之证。女子赤白漏下日数斗，脉急疾不治，迟者生。尺寸虚者漏血，脉浮，不可治也。

医 论

丹溪云：有虚，有热。热则流通，虚则下溜。东垣有治法，但不言热，而主于寒，学者宜再思之。《经》曰：阴虚阳搏谓之崩。观此可知。按：东垣所论，由脾胃气亏，下陷于肾，与相火相合，湿热下迫而致。若其色紫黑，如腐肉之臭。中有白带者，脉必弦细，寒作于中；中有赤带者，脉洪而疾，为热明矣。若腰痛或脐下痛，先见寒热，或二胁缩急，或脾胃症出，或四肢困热，心烦不眠，或因脱势，心气不足，其火旺于血脉，致脾胃亏，火乘其中，形容似不病者，此心病也，不行于诊①。治当先说恶死之言，使心不动，以大补气血之剂举养脾胃，少加镇坠心火之药治其阴，补阴泻阳，经②自止矣。又或悲哀太甚，则真阴既虚，不能镇守胞络相火，故血走而崩也，脾胃俱不足而生火故也。此皆东垣等论备，言所致病机之详，殆无余蕴，何不言热而主于寒哉。

急则治其标，白芷汤调下百草霜，甚者棕榈灰服，或用猪头骨一作狗头骨烧存性，或加五灵脂半生半炒，俱酒调服。五灵脂忌与人参同用，如并用以致杀人。一云凌宵花末酒下，后以四物加干姜调治。缓则治其本，四物加芩、连、参、芪、香附、干姜之类。

因劳者，参、芪带补药。

因寒者，干姜。

因热者，四物加芩、连。

因血过多者，以五灵脂末一服，当分寒热，盖五灵脂能行能止。

---

① 诊：原作"胗"，据《兰室秘藏·卷中·妇人门·经漏不止有二论》改。

② 经：原作"胫"，据《兰室秘藏·卷中·妇人门·经漏不止有二论》改。

一法：香附、白芷丸服。

崩中、白带，用椒目末，或白芷末，粥丸服。

四物加荆芥穗，止血神妙。一云加发灰，一云单味蒲黄亦妙。

崩漏多因气所使而下七情之火内动，发则数溲血也，以香附末炒黑、归身、白芍药炒、熟地、白术各一钱，川芎、黄芪、蒲黄、地榆、人参各五分，升麻三分，甚者加棕毛灰调服。

妇人血病，宜用当归。若肥白人，与人参同用。瘦人，与生地黄、香附同用。

医 案

一妇堕胎后，血不止，食少中满，倦怠烦躁。脉沉大而数，重取渐弦，予作怒气伤肝，感动胃气。以二陈加川芎、白术、砂仁，二十贴而安。又一条见郁门。

东垣治一妇，时冬，患暴崩不止，先当失血，自后一次缩十日，今次不止。性急而多惊，必因心气不足、饮食不节得之。诊视掌中寒，脉沉细而缓，间而沉数，九窍微不利，四肢无力，上喘，气短促不调，果有心气不足，脾胃虚弱之脘证。胃当心而痛，左胁下缩急，当脐有动气，腹中鸣，下气，大便难，虚证极多。且先治其本，余症可以悉去。安心定志，镇坠其惊，调和脾胃，大益元气，补其血脉，令养其神，以大热之剂，去冬寒凝在皮肤，少加生地黄，去命门相火，不令四肢痿弱。黄连一分，生地黄三分，炒曲、陈皮、桂枝各五分，草豆蔻仁六分，黄芪、人参、麻黄不去节各一钱五分，杏仁五个，一服而愈。胃脘痛者，客寒犯胃也，以草豆蔻丸一十五丸，痛立止，再与肝之积药，除其积之根源，遂愈。

一妇血崩不止，以当归、莲花心、白绵子、红花、茅花各一两，刬细，次以白皮纸裹定，泥固，烧存性，为末，加血竭为引，用酒下。不止，加轻粉一钱。又不止，加麝香为引，酒下。

一妇患崩漏，医莫能效，数其证有四十余种，以调经升麻除湿汤治之愈。又一条见带门。

《杂著》云：一妇患胎漏，忽血崩甚晕去，服童便而醒，少顷复运，急服荆芥，随醒随运，服止血止运之药不效，忽又呕吐，予以其童便药汁满于胸膈也，即以手探吐之，末后吐出饭及菜碗许，询之，适方饭后着恼，少顷遂悟曰：因饱食，胃气不行，故崩甚。血即大崩，胃气益虚而不能运化，宜乎崩运不止而血药无效也，急宜调理脾胃。遂用白术五钱，陈皮、麦芽各二钱，煎，一服晕止，再服，崩止。遂专理脾胃，药服十数服，胃气始完，后加血药服之而安。若不审其食滞，而专用血崩血晕之药，岂不误哉？

附　方

一老妇血崩

萍三两　侧柏一两　血余一两　金毛狗脊二两　茅花

方

川芎　防风　羌活　升麻　柴胡各一钱。升阳散火除湿　生地黄五分　黄连　黄芩　黄柏各三钱。凉血泻相火　川归酒洗，五钱　黄芪和血补血　草豆蔻　神曲治胃脘客寒，当心而痛　人参　白术气虚加之　麻黄　桂枝冬寒加之　附子　肉桂血气俱大寒加之

上刬，水煎。

崩不止

香附炒黑，四两　归尾炒，二两半　五灵脂炒，一两

为末，醋下。紫草煎服，大能止血。

调经升麻除湿汤　治漏下恶血，月事不调，或暴崩不止，或下水浆之物。皆由饮食不节，或劳伤形体，或素心气不足，因饮食劳倦，致心火乘脾。其人必怠惰嗜卧，四肢不收，乏力气短，逆气上冲。其脉缓而弦急，按之洪大，皆中之下得之，脾土受邪也。脾主滋荣周身，心主血，血主脉，二者受邪，病皆在脉。心①者，血之府也；脉者，人之神也。心不主令，胞络代之。故曰心之脉主属心丝。心丝者，胞络命门之脉也，主月事。因脾胃虚而心包乘之，故漏下月水不调也，况脾胃者，血气阴阳之根蒂也。当除湿去热，益风气上伸，以胜其湿。故云火郁则发之也。

川归　独活各五分　蔓荆子七分　防风　炙甘草　升麻　藁本各一钱　柴胡　羌活　苍术　黄芪各钱半

上作一服，水五盏煎至一盏，空心热服，又灸血海二七壮。此乃从权之法，用风胜湿，为胃下陷，而气迫于下，以救其血之暴崩也。并恶血之物住后，必以黄芪、人参、炙甘草、当归之类以补之，于补气升阳汤中加和血药是也。若恶物不绝，尤宜究根源，治其本经，只益脾胃，退心火之亢，乃治其根蒂也。夏月带漏不止②，此方立止。

凉血地黄汤　治肾水阴虚，不能镇守胞络相火故也。

黄芩　荆芥　蔓荆子各一分　黄柏　知母　藁本　细辛　川芎各二分　黄连　羌活　柴胡　升麻　防风各三分　生地黄　当归各五分　甘草　红花少许

---

① 心：《兰室秘藏·卷中·妇人门·经漏不止有二论》作"脉"。

② 止：原脱，据《兰室秘藏·卷中·妇人门·经漏不止有二论》补。

上作一服，水煎，空心热服。

丁香胶艾汤　治崩中不止，心气不足，劳役及饮食不节。二尺脉俱弦紧而洪，按之无力。自觉脐下如冰，常欲厚衣。下白带白滑之物多，间有如屋漏水下时，或有鲜血，右尺脉微洪。

四物汤加丁香、阿胶、生艾叶。

当归芍药汤　治经脉漏下不止，其色鲜红。时处暑，先因劳役，脾胃虚弱，气短气逆，自汗不止，身热闷乱，恶见饮食，倦怠无力，大便时泄，再因心气不足，故下脱。

柴胡二分　炙甘草　生地黄各三分　陈皮　熟地各五分　黄芪一钱半　苍术　当归　白芍药　白术各二钱

上作二服，水煎，空心热服。

小蓟汤　治崩中不止。

小蓟汁一盏　生地汁一盏　白术半两

上件入水一盏，煎服。

荆芥散　治崩中不止。

荆芥穗，于香油灯上烧令焦色，为末，童便下三钱。

如圣散　治血山崩。

棕榈灰　乌梅各一钱　干姜炮，一钱半

为末，每服二钱，乌梅酒调下。

莲蓬烧灰，米饮下，最治血崩。

一方

川归　川芎为君　桃仁　红花　黄芩　紫苏　防风　羌活　荆芥　甘草　干姜

上水煎。有块者尤妙。

求嗣一百六十八

脉 法

微弱而涩，为无子，为精气清冷。微而涩者，少阴大者，皆无孕。气血虚故也。

医 论

丹溪曰：尝阅东垣论云，经水断后一二日，血海始尽，精胜其血，感者成男；四五日后，血脉已旺，精不胜血，感者成女，此确论也。《易》曰：乾道成男，坤道成女。夫乾坤，阴阳之性情也；左右，阴阳之道路也；男女，阴阳之仪象也。父精母血，因感而会，精之施也。血能摄精成其子，此万物资始于乾元也；血成其胞，此万物资生于坤元也。阴阳交媾，胎孕乃成，所藏之处，名曰子宫。一系①在下，上有两歧，一达于左，一达于右。精胜其血，则阳为之主，受气于左子宫，而男形成矣；精不胜血，则阴为之主，受气于右子宫，而女形成矣。夫妇人之无子者，悉由血少不足以摄精也。血之少也，固非一端，然欲得子者，必须补其阴血，使无亏欠，乃可推其有余以成胎孕。举世何乃轻用秦桂丸等热剂，煎熬脏腑，血气沸腾，祸不旋踵。有服艾者，不知艾性至热，灸则下行，食则上行，多服致毒，咎将谁执？昔建平王问求男之道，褚澄对曰：合男女必当其年。男虽十六岁而精通，必三十而娶。女虽十四而天癸至，必二十而嫁。皆欲阴阳气充实而后交合，则交而孕，孕而育，育而为子，坚壮强寿。况今之世，风俗日沦，资禀日薄。未笄之女，天癸始至，已近男色，阴气早泄，未完而伤，未实而动，是以交而不孕，孕而不育，

---

① 系：原作"丝"，据《格致余论·受胎论》改。

育而子脆不寿，此王之所以无子也。然妇人有所产皆女者，有所产皆男者，诚能访求多男妇人于宫府，有男之道也。王曰：善。未期生六男。夫老阳遇少阴，老阴遇少阳，亦有子之道也。

瘦怯妇人，子宫干涩，不能摄受精华，宜滋阴养血①，以四物加黄芩、香附之类。按：东垣有六味地黄丸，治妇人阴血不足无子者，服之能使胎孕。一云黑瘦性急之人，经水不调，不成胎者，为子宫干涩，不能摄受精华。用凉血降火补血，不可用辛燥之药。

服盛者，或饮食素厚，乃躯脂满溢，闭塞子宫。宜行②湿燥痰，南星、半夏、川芎、滑石、防风、羌活，或导痰之类。

医　案

东垣治叔和，娶得子，至二岁后，身主红丝瘤不救，屡三四子，皆病瘤而死，问何由而致。予细思而得之。乃父肾中伏火，精气中多有红丝，以气相传于子，故有此疾，遇触而动发于肌肉之间，俗云胎瘤是也。今试视之，果如所言。遂以滋肾丸方见淋门数服，以泻肾之火邪，补真阴之不足，忌酒、辛热之物。其妻与六味地黄丸方见虚损，以养阴血。受胎五月之后，以黄芩、白术二味作散，唉五七服。后生子，前证不复作矣。

灸　法

中极　子宫

断孕法一百六十九

妇人生理不顺，怕产者，宜服九龙丹，令脂膜生满子宫，则

---

① 血：原脱，据《医学正传·卷之七·妇人科中》补。
② 行：此后原衍"血"字，据《医学正传·卷之七·妇人科中》删。

不受孕。如后再要孕者，以车前子为末，每一钱，酒调服，脂膜目开，又再孕矣。

枸杞子　金樱子　山子　佛座须　熟地黄　芡实　莲肉　白茯苓　川归等分

为末，酒糊丸。每三五十丸，或酒或盐汤下。男子服之，亦精清体健。

断孕丸

黄芩半斤，炒黑

为末，用水银三钱，研匀，水糊丸，茶清下。

一法

白面一升，无灰酒五升，作糊，煮至一半，滤去渣，分作三服。经水至，前日晚、次早五更及天明各吃一服，经即行，终身无子矣。

欲堕一百七十

欲堕方附

肉桂　牛膝各一两　瞿麦半两　瓜蒌根一两二钱

一法

蚕布纸一尺烧灰，醋汤下，永不产也。

去胎散

有孕二三个月欲去者，服之。

鬼箭羽　独活　牡丹皮　赤芍　苏木　干漆　川牛膝　红花等分

上水煎，入虻虫、水蛭各一钱，炒为末，空心服之，即下。若四个月后决不可服，恐损母也。

产前一百七十一

脉法 见前妇人门

丹溪云：产前当清热养血。凡产前有病，先以白术、黄芩安胎为主，然后用治本病之药。如肌热者，以参、芪、芩、连。腹痛，以白芍药、甘草。有气，加宿砂、香附，或枳壳。食少，加神曲、麦芽。感冒，虽用解利，必用补养为主。《机要》云：胎产之病，从厥阴经论之，无犯胃气及上二焦，谓之三禁，不可汗，不可下，不可利小便。发汗者，同伤寒下早之证，利大便则已动于脾，利小便则内亡津液，胃中枯燥。制药之法，虽①不犯三禁，则荣卫自和，而寒热止矣。产病天行从增损柴胡，杂产从增损四物是也。妊娠所忌之药，详见伤寒门。

堕胎一百七十二

医 论

丹溪云：乃气血虚损，不足荣养而堕，犹枝枯则果落，藤痿则花堕；又有劳恐伤情，内火便动，亦能堕胎，犹憾风其木，人折其枝也。火能销物，造化自然。《病源》乃谓风冷伤于子脏，此未得病情也。大抵因于内热而虚者，于理为多。盖孕至三月，正属相火，所以易堕。不然，何以黄芩、熟艾、阿胶为安胎妙药耶？又方见产后门。

一妇有胎即堕，其脉左大无力，重取则涩，乃血少也。以其妙年，只补中气，使血自荣。浓煎白术汤，调黄芩末一钱服之，至三四两，得保全安而生。又见崩漏门。

---

① 虽：《玉机微义·卷四十九·妇人门》作"能"。

　　《杂著》云：半产多在三个及五月、七月，除跌扑损伤外，若前次三个月而堕，则下必如期复然。盖先于此时受伤，故后至期必应，乘其虚也。半产者，产后须多服养气血、固胎元之药，以补其虚损。下次有胎，先于二个半月后，即服固胎药十数服，以防三月之堕；至四个半月，再服八九贴，防过五月；又至六个半月后，服数贴以防七月；及至九个月内，服达生①散十数贴，可保无虞。其有连堕数次，胎元损甚者，服药须多，久则可以留。用四物加参、术、陈皮、茯苓、甘草、阿胶、条芩、艾叶，多气加香附、宿砂，有痰加姜制半夏。调理妊娠，在于清热养血，条芩乃安胎圣药，清热故也，暑月宜加用之。养胎全在脾胃，譬如钟悬于梁，折则堕矣，故白术补脾，为安胎君药。若因气恼致胎不安，宜川芎、陈皮、茯苓、甘草，多加宿砂，少佐木香以行气。

固胎一百七十三

丹溪方

以八物汤减茯苓，加陈皮、桑树上羊见藤七叶圆者，少加黄连、黄柏，糯米煎服。血虚不安加阿胶。痛加宿砂。

安胎一百七十四

安胎饮

治孕成之后，觉胎气不安，或腹微痛，或腰间作疼，或饮食不美者服之，或五六个月常服数服。

---

　　①　生：此后原衍"产"，据《明医杂著·卷之三·妇人半产》删。

四物汤加白术、人参、陈皮、黄芩、甘草、砂仁、紫苏，姜水煎。

又方

白术、黄芩、炒神曲，粥丸服。白术补脾，黄芩降火下行故也。

天行不息，所以生生而不穷。茺蔚子活血行气，有补阴之妙，命名益母，以其行中有补也。故曰胎前无滞，产后无虚。黄芩、白术乃安胎之圣药，俗以黄芩为寒而不敢用，反谓温热药能养胎，殊不知胎孕宜清热凉血，使血循经而不妄行，乃能养胎。黄芩安胎，乃上中二焦药，降火下行也，必取细挺放水中，沉者用之。宿砂八九个月内不宜多服安胎治痛，行气故也。

胎因火动，逆上作喘者，急用条芩、香附之类为末，酒下。

胎动不安

芎　归　艾叶　阿胶各二两　甘草一两

水煎服。

附　方

白术散　安胎。

白术　川芎　黄芩　牡蛎

为末，酒下二钱。

胎不动一百七十五

立效散　治胎不动下坠，腹冷如冰。

川芎　川归等分

水煎服。

胎漏一百七十六_{妊娠而漏下也}

丹溪云：胎漏属气虚、血虚、有热。陈氏云：妇人有子之后，血蓄以养胎矣，岂可复能散动耶？所以然者，有妊则月事每至，是亦未必因血盛也。若荣经有风，则经血喜动，以其风胜故也。《保命集》治胎漏因事下血，用枳壳、黄芩各五钱，白术一两，水煎服。又方：生熟地黄为末，白术枳壳汤下。或以四物加阿胶、艾叶。或只以芎、归二味煎服。有因事下血，胎干不动，奔上抢心，腹中急迫者。有因□胎避而下者，有血气虚不能升举者，以四物加参、术、升麻，痰者加二陈等药。可见胎漏之因，非止一端，学者宜扩充焉。

胎痛一百七十七

因血少，四物加香附，为末，紫苏汤下。许学士云：妊娠妇人惟在抑阳助阴。盖此等药甚多，然胎前惟恶群队，若阴阳交差，别生他症。惟枳壳散所以抑阳，抑阳所以助阴故尔。然枳壳散若寒药，单服之恐有胎寒则痛之患，以内补丸佐之，则阳不至强，阴不致弱，而阴阳调停，有益胎嗣，此前人未之论也。古方有地黄当归汤治胎痛，以川归一两，熟地黄二两，为末，水煎服，或蜜丸服，名内补丸，服哉之尤妙。

恶阻一百七十八

医　论

丹溪云：恶阻乃有孕，而恶心或吐，阻其饮食也，多从痰治。一云痰血相搏也。治用二陈汤之类，或白术丸服。又云：肥人是痰，瘦人是热。

怀妊爱物，乃一脏之虚也。如爱酸物，乃肝脏正①能养胎而虚也。

一妇孕二月，呕吐头眩，医以参、术、川芎、陈皮、茯苓，服之愈重。脉弦，左为甚，此恶阻病，必怒气所激。问之，果然。肝气既逆，又挟胎气，参、术之补，大非所宜，以茯苓汤下抑青丸廿五粒，五服稍安。脉略数，口干苦，食则口酸，意其膈间滞气未尽行，以川芎、陈皮、山栀、生姜、茯苓煎汤，下抑青丸十五丸而愈。但口酸易干，此肝热未平，以热汤下抑青丸二十粒，愈。后两手脉平和，而右甚弱，其胎必堕，此时肝气既平，可用参、术以防之，服之一日，而胎果自堕矣。

附　方

茯苓半夏汤《千金》　治恶阻，心闷吐逆，头眩，四肢怠惰烦疼，痰逆呕恶，自汗恶寒，黄瘦。

半夏泡七次，炒黄　生姜五两　茯苓　熟地各三两　橘红　细辛　人参　芍药　紫苏　川芎各二两　苦梗　甘草各半两

上剉，每服四钱，水煎服。

参橘散　治恶阻。

陈皮　茯苓各一两　麦门冬　白术　厚朴　甘草炙。各半两

水煎。一方有人参、竹茹。

妊娠血块一百七十九

丹溪治妊娠血块如盘

香附四两，醋煮　桃仁两，去皮、尖　海石二两，醋煮　白术二两

---

① 正：《医学正传·卷之七·妇人科中》作"止"。

上为末，神曲糊丸。

转胞妊娠而小便不通也一百八十

附　方

八味丸　治转胞。方见虚损门，又淋秘。

胎肿一百八十一

丹溪云：有孕而手足或头面、通身浮肿者是也，属湿多。用山栀子一合（炒），为末，米饮下。丸服亦可。

三因鲤鱼汤　治妊娠水气。

白术散　亦治。

白术一两　大腹皮　陈皮　白茯苓各半两

上为末，每二钱，米饮下。一方有桑白皮。

一妇人年三十八，妊娠水肿，以鲤鱼汤加五苓散、人参，湿加苍术一钱，厚朴、陈皮五分，萝卜子、炒车前子、滑石各一钱，作一贴。若喘急，加苦葶苈；小便不利，加牵牛；甚者，车前子、浚川散，其湿毒自消。防己治腰以下湿热肿，如内伤胃弱者，不可用也。

子气一百八十二

附　方

天仙藤散　治成胎之后，自脚面渐肿并腿膝，及喘闷，饮食不美，状如水气，或脚诸指间有黄水出者，名曰子气。

天仙藤洗，炒　香附米炒　陈皮　甘草　乌药等分

上剉，每服三钱，姜三片，木瓜三片，紫苏三叶，空心食前服，日三次，肿消止药。

寒热一百八十三

附　方

小柴胡　云：半夏治胎妇寒热。

血虚加四物，气虚加参、术。

胎妇心痛一百八十四

附方　治胎妇心痛，因宿寒搏血，血凝其气，故痛。

五灵脂　蒲黄炒

为末，醋下。又医案见心痛门。

子烦一百八十五

子烦心惊胆怯，终日烦闷，为子烦

因二火为之病，则苦烦闷。

茯苓　麦门冬　黄芩　防风　竹叶

水煎。

竹叶汤

白茯苓四两　防风　麦门冬　黄芩各三两

上剉，每四钱，竹叶五片煎。一方见知母、竹沥，无竹叶。

子痫一百八十六

附　方

子痫

妊娠中风，头项强直，筋脉挛急，言语蹇涩，痰涎不利，或时发搐，不省人事，名曰子痫。

羚羊散

羚羊角镑　独活　酸枣仁炒　薏苡仁　五加皮五分　防风　当归　川芎　茯神　杏仁各四分　木香　甘草各三分

上作一贴，姜水煎服。

子淋一百八十七

附　方

安荣散　治妊娠小便涩少，名曰子淋。

麦门冬　通草　滑石各三钱　当归　灯心　甘草各半两　人参　细辛各一钱

为末，麦门冬汤下二钱。

妊娠痢一百八十八

医案详见痢门

子悬一百八十九

附　方

紫苏饮　治胎气不和，凑上心腹，胀满疼痛，为子悬。

大腹皮制见后　川芎　白芍药　陈皮　苏叶　当归各一两　人参　甘草各半两

姜水煎。

胎死作喘一百九十

吕元膺治经历哈散侍人，病喘不得卧。众作肺受风邪治之。吕诊之，气口盛于人迎一倍，厥阴弦动而疾，二尺短而离经，告曰：病盖得之毒药动血，以致胎死不下，奔迫而上冲，非风寒也。乃以催生汤倍芎、归，煮二三升服之，夜半下一死胎，喘止。哈散密嘱曰：病妾①诚有怀，以室人见嫉，故药去之，众所不知也。众惭而去。

下死胎

桂二钱　麝香当门子一个

为末，酒调服。

又方

芎归汤调以麝香当门子三粒、大黄一碗，瓦上焙虻虫、水蛭末服之。

又方

朴硝半两

童便下。

胎损不安一百九十一

胎损伤不安，腰痛腹满，抢心短气者。

---

① 妾：原作"毒"，据《名医类案·卷十一·胎死作喘》改。

阿胶散

即四物汤加艾、阿胶、黄芪、甘草、姜、枣，水煎。

妊娠调理一百九十二

妊娠常服

四物去地黄，加黄芩、白术，为末，酒下。

又宜随症加减用之可也。

知母饮　治心脾壅热，咽渴，烦闷，多惊。

赤茯苓　黄芩　黄芪各三两　知母　麦门冬　甘草各二两　桑白皮

每服四钱，水煎，加竹沥服之。

束胎丸

七八个月服：

黄芩炒，夏一两，春秋七钱半，冬半两　白术二两　茯苓七钱半　陈皮三两，忌火

上末，粥丸，桐子大。汤下四十丸。

九个月服：

黄芩怯弱者减半　白术各一两　滑石　枳壳各七钱半

上为末，粥丸。汤下。一云八九个月必用顺气，枳壳、紫苏梗。

达音脱**生散**

八九个月服数贴，甚妙。

白术　当归各一钱　大腹皮三钱。《纂要》云此药不宜用许多，三钱字恐误，今用一钱足矣。孙真人云谓鸩鸟多栖此树，宜先以酒洗，仍以乌豆汁洗，方可用。今人多不依此制。尝见一妇服之即下血而死，其可忽诸？

人参　陈皮　紫苏茎叶各五分　白芍药各一钱　炙甘草二钱

上作一贴，入黄杨脑七个、葱五叶，煎服。夏加黄芩或黄连、五味，春加川芎、防风，秋加泽泻，冬加宿砂，或通加枳壳、宿砂。胎动加金银、苎根，气上加紫苏、地黄，胎上逼身亦同，性急加柴胡，多怒加黄芩，食少加宿砂，渴加麦门冬、黄芩，能食加黄杨脑，有痰加黄芩、半夏。

临月服

当归　川芎　黄芩　陈皮　白术　香附各一钱　白芷五分　甘草三分

上剉，水煎，调益元散一钱，虚加人参一钱。

胎热将临月

三补丸加香附炒、白芍药，蒸饼丸服。

胎肥壅隘难产，临月服之

炙甘草一两　枳壳炒，二两

一方加川归二两，木香二两，一方加川归二两，木香二两，一方加香附一两，为末，每二钱，汤点。

催生一百九十三

益母丸　安胎顺气，及横生逆产，胎前产后一切等证。

益母草即野生天麻。五月五日采，阴干，不可犯铁器，杵为末，炼蜜丸弹子大，每一丸或二丸。临产，童便和酒下，或熬膏白汤下。加油蜜、童便和匀，治难产。

催生散

白芷炒焦　百草霜　滑石

为末，芎归汤下。

红苋与马齿苋下胎甚妙，临产煮食之。

无忧散 治胎肥气逆，或瘦人血少，胎弱难产。

当归 川芎 白芍各一两 枳壳半两 乳香三钱 木香一钱半

血余炭二钱 甘草

为末，每二钱，水煎服。

催生如意散 临产腰疼方可服。

人参 乳香各一钱 辰砂半钱

研细，临产用鸡清一个调之，再用姜汁调，冷服，治横生倒产者，服之自顺。

催生丹 治生理不顺，或横或逆。

兔脑髓腊月取，去皮、膜，研如泥 乳香另研，五分 母丁香二钱①半 麝香五分半，另研

为末，以兔脑和丸，如鸡头大，阴干，油纸裹。每一丸，水下即产。

乳香膏

滴乳为末，猪心血丸桐子大，朱砂为衣。每一丸，面东酒下。如胎未下，再服。若胎干，先与四物汤。

补脾丸加润下丸，可作催生用，服此必无产难。见脾胃与痰门。

难产一百九十四

脉 法

细匀，易产。大、浮、缓，气散，难产。

医 论

丹溪云：难产多是气血虚，亦有气血凝滞，不能转运者，亦

---

① 钱：原脱，据《太平惠民和剂局方·卷之九·治妇人诸疾》补。

有八九个月内不谨者。

难产作膏，地黄膏、牛膝膏。天麻熬膏亦妙。

难产多见于郁闷安逸之人、富贵奉养之家，其贫贱辛苦者少有也。古方瘦胎饮，一论为湖阳公主作也，实非极至之言，何者？见有此方，其难自若。予族妹苦于难产，后遇胎孕则触而去之，予甚悯焉。视其形肥而勤于针指，构思旬日，忽悟曰：正与湖阳公主相反，彼奉养之人，其气必实，耗其气使和平，故易产。今形肥知其气虚，久坐知其气不运而愈弱，久坐胞胎因母气弱，不能自运耳。当补其母之气归，儿健而易产。今其有孕至五六个月，遂以大全方紫苏饮加补气药，与十数贴，因得男而甚快。后遂以此方随母之形色性禀，参以时令加减与之，无不应者，因名其方曰大达生散。方见前。

大全方中别有方，可选用。兹以繁要论方补于其下。

附　方

治难产

宿砂　香附　枳壳　甘草　滑石

为末，汤下。又一条在下。

益母草为末，以香油、蜜、小便各半盏，和匀调下。

天麻丸即前益母丸易产，除产百病。

如圣散

黄蜀葵花焙干

为末，汤下二钱，神妙。或漏血胎下，难产痛剧者，并进三服，良久腹中气宽胎滑，实时产下。如无花，以子研小半合，酒下妙。

损伤死胎不下，煎红花，或酒调下。一云蜀葵子四十九粒，研细，酒下。

难产

蛇蜕一条，全　蚕布纸一张

入新瓦中，盐泥固济，烧存性，为末，煎榆白汤下。

难产并胞衣不下并死胎

草麻子七粒，去壳

研膏涂脚心，胞衣即下。若下，急洗去，否则肠下。

一方

腊月兔头一枚，烧灰

为末，葱白煎汤下二钱，立生。

验胎死一百九十五

其证，产母舌青黑，及胎上冷，或指甲青，舌青胀闷，甚者口中作屎臭，此皆胎已死也。

先以平胃散一贴，酒、水各一盏，煎至一盏，却投朴硝半两，再煎数沸，温服，胎化血水而下。

鹿角散　治因热病胎死腹中。

鹿角屑一两　葱白五茎　豆豉半合

水煎服。

当归汤　治胎死不下。

当归三两　川芎二两

为末，酒、水各半，调下四钱。未下再服。

香桂散　下死胎。

麝香五分　桂心三钱

作一服，酒下。

一方

朴硝二钱

童便调下。又一胞衣①。

下胎丸

半夏生　白蔹各半两

为细末，姜汁水丸，桐子大。食后，半夏汤下二三丸，渐加至五七丸。如未效，须广大其药，榆白皮散主之，又不效，以大圣散主之。宿热人，宜人参荆芥散。

硇砂散　下死胎。

硇砂研细　当归各一两

为细末，分二服，酒下，如重车行五里。不下，再进一服。

一云：难产者，乃败血裹其子，以麝香一钱、盐豉一两青布裹烧红，为末，以秤锤烧红淬水下二钱。

又方

百草霜　白芷　伏龙肝

为末，童便调醋下。未下再服。

盘肠产一百九十六

或曰：有盘肠产者，临产则子肠先出，而后产子，产子之后，其肠不收，医莫能治。其法以醋半盏，冷水七分碗调停，喷妇面，每噀一缩，三噀收尽，此良法也。

一法

半夏末搐鼻中即收。

---

① 又一胞衣：《仁术便览·卷四·产前》作"亦治胞衣不下"，义胜。

或大纸捻，以麻油润了，点灯起灭，以烟熏鼻中即止。

胞衣不下一百九十七

古方论胞衣不下者，由先时用力太过，体已疲惫，不能更用力，产胞经停之间，而外冷气乘之，则血道干涩，故胞衣不出，须急治之，不害于儿也。又曰：多由生子后，流血入衣中，衣为血所胀，故不得下。治之稍缓，胀满腹中，上冲心胸，疼痛喘急者，急服夺命丹，以去衣中之血，血散胀消，胎衣自下。更用牛膝汤亦效。

胎衣不下

朴硝三钱

童便下，热饮立下。

夺命丹

附子半两，炮　牡丹皮一两　干漆一两，炒烟尽

为末，以醋一升，大黄末一两熬成膏，和丸如桐子大。酒下七丸。

牛膝汤　治胞衣不出，腹脐坚胀急痛，即杀人，服此胞即烂下，亦下死胎。

牛膝　瞿麦各四两　当归三两　通草六两　滑石八两　葵子五两

水九升煮三升，分二服。

胞衣不下，或子死腹中，或血冲上昏闷，或血暴下，及胞干而不散者，名半夏汤

半夏曲一两半　桂七钱半　大黄半两　桃仁三十个，去皮、尖

为末，先以四物汤三二服，次以此药三钱，姜水煎服。未效，次服下胎丸见前。

卷之十二

产后一百九十八

脉法见前

黑气起及衄者，危。发喘者，不治。血入肺故也。

丹溪云：产后当大补气血，虽有他证，以末治之。新产之妇气血尤虚，脾胃亦弱，忌食鸡子、火盐及诸肉味、生冷、干硬难化之物，只与热菜、白粥将理半月之后，以石首鲞①□煮食之，或鸡子亦须豁开淡煮，些少食之，可以养胃。如有他病，必以补气血之药为主，治杂病之药兼而用之可也。产后不可用芍药，以其酸寒，伐发生之气也。

补虚

用人参、白术、黄芩、归身尾、陈皮、川芎、炙甘草。如发热轻，则加茯苓，淡渗其热；重加干姜。或曰：大热用干姜，何也？曰：此热非有余之邪，乃阴虚生内热耳。干姜能于肺分，利肺气，入肝分，引血药生血，必与补阴药同用，此造化之妙，非天下之至神，其孰能与于此？一又云：有热加生姜一片，黄芩一钱。

产后发热恶寒一百九十九

丹溪云：产后发热恶寒，皆是气血虚甚。左手脉不足，多用补血药；右手脉不足，多用补气药。切不可发表。如腹痛者，当

---

① 石首鲞（xiǎng 想）：为石首鱼科动物大黄鱼或小黄鱼的干制品。鲞，干鱼。

去恶血。若腹满者，非恶血也。《杂著》云：产后阴血虚，阳无所依，故多发热。治法以四物汤补阴血，而以炙干姜之苦温从治，收[①]其浮散，使阳依于阴。然产后脾胃虚，多因过餐饮食，伤滞而发热者，误作血虚则不效矣。须审问有无饮食伤积，如胸膈饱闷、嗳气、恶食、泄泻等症，只作伤食治之。若发热而饮食自调者，方可补血正治。尝见世俗但遇产后发热恶寒，便作伤寒，妄施汗下，因而不救者多矣，良可哀闵。

产后血运二百

丹溪云：血运因气血俱虚，有痰火泛上又云有瘀血随气上冲作运，二陈、导痰随气血加减。朱砂安神丸亦可服，临卧以麦门冬汤下。一法：用韭叶细切，盛于有嘴瓶中，以热醋沃之，急封瓶口，以瓶嘴纳产妇鼻中。又方：鹿角烧灰，出火毒，为末，酒调灌下即醒，行血极快。或论曰：此由股血流入肝经，眼见黑花，头目眩晕，不省人事，谓之血运。其由有三：有用心使力过多者，有下血多者，有下血少者。如血多而运者，但昏闷烦乱而已，宜补血清心；血少而晕者，乃恶血不行，上抢于心，心下满急，神昏口噤，绝不知人，宜破血行血之剂；用心使力过多者，此气虚也，宜补气生血之剂。治各不同，宜详审焉。

一妇面白形长，心郁，半夜生产，侵晨运厥。急灸气海十五壮而苏，后参、术等药，二月而安。

附　方

川归汤　治下血过多，运烦不省。

当归　芎?等分

上剉，每半两，水煎。腹痛加桂。

---

① 收：原作"散"，据《明医杂著·卷之一·产后发热》改。

清魂散　治血运。

先以漆器于床前烧熏之，频置醋炭，更服此药。

人参　泽兰叶各一两　荆芥四两　川芎二两。一方无芎，有甘草、川归

为末，每服二钱，汤下。

牡丹散　治血运闷绝。

牡丹皮　芒硝　大黄各一两　冬瓜子　桃仁三七粒，去皮、尖

每服五钱，水煎。

近效丸　治血运，恶血不尽，腹中绞痛。

红花一两

为末，作二服，每服用酒二盏、童便二盏煎一半，分二服。

一方　治血运。

益母草汁三合　生地黄汁二合　童便一合　鸡子清三枚

上煎三四沸，后入鸡清搅，分作二服。

产后怔忡二百一

心虚怔忡不定，言语错乱附

人参　甘草　山药　川归各一钱　生姜　远志　茯神　桂　麦门冬各五分　大枣

水煎服。

产后血块二百二

消血块

滑石　没药　血竭

醋糊丸服。

又方

五灵脂为末，神曲糊丸，白术陈皮汤下。

又方

香附君　滑石臣　甘草佐　桃仁佐

姜一片，顺流水擂细，煎滚服。

产后中风二百三

丹溪云：产后中风及口眼歪斜等证，不可作风治，必大补气血，然后治痰。有败血迷心窍不语者，宜以瘀血治之。

附　方

愈风汤　治产后中风，亦治血运。

荆芥穗略炒，为末

豆淋酒下三钱。一方加川归。

血气汤　治产后诸风，痿挛无力。

秦艽　羌活　防风　白芷　川芎　芍药　白术　当归　地黄
茯苓　半夏　黄芪等分

为末，一半蜜丸，桐子大，酒下五七十丸，一半为末，酒下。

产后浮肿二百四

浮肿，有败血化水者，有血虚气滞者，有胎前宿有冷湿者。茯苓、白术、芍药、川归、陈皮、鲤鱼如法制，煎煮。或曰：败血乘虚停积于五脏，循经流入四肢，留淫日深，却还不得，腐坏如水下，可专作水气治也。临病之际宜审之。

小调经散　治败血化肿胀。

没药　琥珀　桂心　芍药　当归各一钱　细辛　麝香各五分

为细末，每服半钱匕，姜汤下，或加温酒送下。

产后腹痛二百五

产后恶露不尽，小腹作疼

五灵脂、香附为末，醋糊丸。甚者加留尖桃仁。一云：五灵脂为末，神曲糊丸，陈皮、白术煎汤下。

抵圣散附　治腹胁满闷呕逆。

半夏　赤芍　陈皮　泽兰叶　人参各一钱　甘草一钱

姜水煎服。

血刺痛

用当归，乃是和血之法。若因积血而刺痛者，宜桃仁、红花、当归头。

心腹绞痛欲死及儿枕痛

蒲黄炒　五灵脂等分

为末，醋调二钱，熬成膏，汤化服之。

三圣散　治儿枕痛。

当归　桂　延胡索

每二钱，热酒或童便下。

产后血块痛

四物加炒蒲黄。

产后腹痛

芍药二钱　罂粟壳去筋膜，蜜炒，三钱

作一贴，水煎。

儿枕痛《保命集》

乌金石烧红、醋浸七次　寒水石存性

等分，为末，每二钱，水饮下，痛即止。

产后自利二百六

以补脾、补血药下青绿丸。

产后泄泻二百七

用川芎、白术、茯苓、黄芩、干姜、滑石、陈皮、白芍、炙甘草，水煎。

因惊恐发寒热，呕逆吐痰，汗出，以八物加芪。腹痛加桂。

胞损二百八

丹溪云：因收生者不谨，以致破损，而得淋沥证。一妇壮年得此，诊其脉虚甚。夫难产之人，多是气虚；难产之后，血气尤虚。因思肌肉伤在外者且可补完，胞虽在腹，恐不①可治，遂用峻补。以参术膏煎以猪羊胞汤，极饥时与之，每剂用一两，服一月而安。

又方

人参二钱半　白术二钱　桃仁　陈皮各一钱　黄芪一钱半　茯苓一钱　炙甘草半钱

上作一服，水煎，又煎猪羊胞汤，入药同服。

产后汗二百九

汗多不止因阴虚

黄芪二钱　白术　防风　熟地黄　牡蛎　白茯苓　麦门　炙甘

---

① 不：《格致余论·难产胞损淋沥论》作"亦"。

草各五分

上㕮咀，每钱，水煎服。

乳汁不通二百十_附

方

通草七分　瞿麦　柴胡　天花粉各一钱　桔梗二钱　青皮　白
芷　木通　赤芍药　连翘　甘草各五分

作一服，水煎，食后徐徐服，更摩乳房。

涌泉散

瞿麦　麦门冬　王不留行　龙骨　山甲等分

为末，酒下一钱。又宜猪蹄作羹食之。

又方

天花粉五钱，酒、水煎服。

下乳汁

宜食猪肉面羹，又以粥饮调益元散四钱。

一法

木通半斤　猪蹄一只

同煮食之。

消乳二百十一

如无子食乳，乳不消散，令人恶寒发热。

麦芽二两炒，为末，作四服，汤下。一云乳硬加滑石、瓜蒌、
甘草。

阴户脱二百十二

丹溪治一妇，阴户一物如帕垂下，或有角，或二歧，俗名产

癫，宜大补气以升提之。以人参、白术、黄芪各一钱，升麻五分，后用川归、芍药、甘草、陈皮调之。

附　方

治产户突出，以四物入龙骨末少许，煎服。

又方

当归　黄芩　牡蛎各一两　芍药一两　猬皮烧存性，半两

为末，米饮或酒下。忌登高举重。

又方

鳖头二斤，阴干　葛根一两

为末，酒下方寸匕。

又方

白矾煎汤，浸亦良。

又方

老鸦蒜煎汤，用草坐不开孔，终熏一半，稍温下手洗，并肢效①。

又方

四物汤　猬皮烧，半两　牡蛎煅　黄芩一两。或加升麻饮下　蛇床子布裹熨　硫黄　乌贼鱼　五倍子

为末掺之。

子肠不收

全蝎炒，为末

口噙水，鼻中搐之，立效。

---

　　①　终熏一半……并肢效：《普济方·卷三百五十五·产后诸疾门》作"才熏收一半，稍温下手洗，并收入而安"。

又方

蛇床子　韶脑　胡芦巴　紫梢花等分

为末，每一两，水半碗，淋洗二三次效。

半产二百十三附

脉　法

浮而紧，半产而堕。

医　论

东垣论半产，分娩漏下，甚至昏冒，瞋目无知，因血暴亡，心神失养，阴血既脱，相火无制，禁用寒凉之药。本气不病，是暴去其血，宜补而升举之。治以：

全生活血汤

红花三分　蔓荆子　细辛各五分　生地夏月多加　熟地各一钱
藁本　川芎各一钱半　羌活　防风诸阳既陷，何以知之，血下脱故也
独活　甘草　柴胡　归身　葛根各二钱　白芍　升麻各三钱

水煎，热服。

半产后血来，百药不止，小羊蹄焙黄色，为末，饮下三钱。

乳母但觉小水短少，即是病生，便须服药调理。盖儿饮母乳，母安则儿安，防患未形，善之善者也。

医　案

丹溪治一妇，产二日，产户下一物如帕，有尖，约重一斤。予曰：此胎前因劳役伤气，成肝痿所致，却喜血不尽虚。急要黄芪、白术、升麻各五分，参、归各一钱，连与三贴，即收上，得汗，其粘席冻干者落一片，约五六两，盖脂膜也。脉涩，左略弦，

形实，与白术、芍药、当归各一钱半，陈皮一钱，姜一片，二三贴养之。

一妇产后阴户下一物，如合钵状，有二歧，此子宫也，因气血弱而下。用升麻、当归、黄芪，大剂服二次后，觉一响而收入，但经宿着席，破落一片如掌，心甚忧惧。予曰：非肠胃比也，肌肉尚可复完。以四物加人参数十贴，三年复生一子。

一妇左脚、左手发搐，气喘，面起黑气。脉浮弦而沉涩，右为甚。予意其受湿，询之，产后喜羹汤茶水。遂以黄芩、荆芥、木香、滑石、苍术、白术、槟榔、陈皮、川芎、甘草、芍药，四服后加桃仁，又四服而漉漉有声，大下水晶块大小如鸡子黄与蝌蚪者数十而愈。乃去荆芥、槟榔、滑石，加当归、茯苓调理而安。

滑伯仁治一产妇，恶露不行，腹痛头疼，身寒热。众皆以感寒湿治，以姜、附益热，手足搐搦，语谵目撺。予视之，脉弦而洪数，面赤目闭，语喃喃不可辨，舌黑始焐，燥无津液，胸腹按之不胜手。盖燥剂搏之内，热积而风生，血蓄而为痛也。予曰：此产后热入血室，因而生风。先与清热降火、治风凉血二服，继以琥珀、牛黄等，稍醒，复以三和散行血破瘀，四五服，恶露大下如初，时产已下十余日矣，于是诸证平。

愚尝闻一妇寒月中产后腹大痛，觉有块，百方不治。一人教以羊肉四两、熟地黄二两、生姜一两水煎服之，二三次而愈矣。

小儿门二百十四

脉法附

乱者不治，弦急气不和，沉缓伤食，促急虚惊，浮为风，沉细为冷。四五岁，脉八至，细数者，平；九至，伤；十至，困。

小儿脉多雀斗，要三部为主。紧者风痫，沉者乳不消，弦急客忤气。小儿是其日数变蒸之时，身热脉乱，汗不出，不欲食，食辄吐哯者，脉乱无苦也。沉而数者，骨间有热，欲以腹按冷清也。大便赤，青瓣，飧泄，脉小，手足寒，难已；脉小，手足温，易已。病困，汗出如珠，着身不流者死。头毛上①逆者死。耳间青脉起者，瘛痛。病而囟陷，口唇干，目皮反，口中气出冷，手足四垂，其卧如缚，掌中冷，死。六七至为平和，八九至为发热，五至为内寒。弦为风痫。大小不调为鬼祟。浮大数为风热。伏结为物聚。单细为疳劳。凡②肠痛，多喘呕，洪为有虫；浮③而迟，潮热，胃寒也。

小儿三岁以前有患，须看虎口脉。次指表节为命关，次气关，次风关。初得风关病，犹可传入气，命定难痊。

歌曰：紫风红伤寒，青惊白色疳。黑时因中恶，黄即困脾端。又曰：虎口乱纹多，须知气不和。色青惊积聚④，下乱泻如何。青黑慢惊发，入掌内吊多。三关忽通度，此候必沉疴。又曰：小儿脉大多风热，沉细原因乳食结。弦长多是膈肝风，紧数惊风四肢掣。浮洪胃口似火烧，沉紧腹中痛不歇。虚濡有气兼风惊，脉芤多利大便血。前大后小童脉顺，前小后大必气噎。九至洪⑤来苦烦满，沉小腹中疼切切。滑主露湿冷所伤，弦长客忤分明说。五至夜甚浮大昼，六至夜细浮昼别。息数平和八九至，此是前人之妙诀。

---

① 上：原作"工"，据《灵枢·论疾诊尺篇第七十四》改。
② 凡：原作"风"，据《证治准绳·幼科·集之一·初生门》改。
③ 浮：《证治准绳·幼科·集之一·初生门》作"沉"。
④ 聚：原作"众"，据《医方集宜·卷之八小儿门·看纹歌诀》改。
⑤ 九至洪：原作"四至疼"，据《医方集宜·卷之八小儿门·诊脉口诀》改。

死候

太冲无脉，直视看人，鱼口自动，忽作鸦声若时复一声，死。若气急作声者，不死，满口黏涎，时时恶叫，身上黑斑，五心凸①肿，舌出②虚搐舌出不动者不死，或缩生疮，伏热不退，喉中空响，泻出黑血，面黑狂躁，吐泻不止，两眼半开，惊叫咬人，指甲青黑，走马落齿，囟肿或塌，泻止又泻，丹毒遍身，鸣膈声咽，鱼际不匀，阳病得之脉反细，阴病得之脉反洪。以上形候，若病犯五七候，十无一生也。

不治证

目赤脉贯瞳人赤脉属心，瞳人属肾，心火胜肾水，水干不能生肝木，故肾肝皆绝也，囟肿及陷囟，顶门也。诸阳会于首，外生风邪而乘诸阳，所以肿起。风冷乘于阳，阳极则散，散则绝，故死，鼻干黑鼻乃肺之窍，黑燥而干，是肺绝也，鱼口气急口为脾之窍，气乃肺所主，脾败而现鱼口，肺绝而气喘不息，吐虫不定虫生于脾胃之间，全藉谷气以养，胃气既绝，谷气不入，虫无所养，故逆上而出于口也，泻不定脾败，大渴不定，止之又渴脾败，吹鼻不喷肺败，病重口干不睡胃绝，肾干。时气，唇上③青黑点脾败，颊深赤如涂胭脂心属火，色尚赤，面戴诸阳所聚，心气既虚败，阳气绝散，故□④其□⑤于面，鼻开张肺败则鼻干槁而口开张也，喘急不

---

① 凸：原作"昌"，据《幼幼新书·卷第三（病源形色）凡一十门·病证形候第八》改。
② 出：原作"上"，据《幼幼新书·卷第三（病源形色）凡一十门·病证形候第八》改。
③ 时气，唇上：原作"嗔气"，据《小儿药证直诀·卷上·不治证》改。
④ □：原刻模糊不清，疑作"泄"字。
⑤ □：原刻模糊不清，疑作"色"字。

定肺主气，□①既败绝则气逆上，有出而无入也。以上证现，皆不可治也。

医 论

丹溪云：小儿初生，未经食乳，急取甘草一寸，炙熟，细切，出火毒，用水一盏煎取三之一，去滓，绵蘸儿口中令咽尽，须臾吐痰及瘀血，方与乳食，年长智睿无病。

大率有四，曰惊、疳、吐、泻。因有二，曰饱，曰暖。

肝与脾病多，肝只有余，肾只不足，大人亦然。

十六岁以前，阴气未成，不可不养。盖下体属阴，得寒凉则阴易长，得温暖则阴暗消，是以不宜过与温暖，故曰衣不裘帛襦袴，恐伤阴气也。又肠胃尚脆而窄，凡鱼肉果面、稠黏干硬、酸咸甜辣、烧炙煨炒，但是发热难化之物，皆宜禁止，只与熟菜、白粥，可以养胃。妇人无知，惟务姑息，无所不与。至于乳而尤宜谨节，饮食失宜，应乳而病，儿得此乳，而病立至。病之初来，其尿必少，便须询问调治，母安亦安，可消患于未形也。钱氏方乃小儿方之祖，其立例极好，无不验。

治小儿药品与大人同，但剂料少耳。

痘疹二百十五

医 论

丹溪云：痘疹之论，钱氏为详，历举源流经络，分明脏腑虚实，开陈治法，可谓无穷之用也。近因《局方》之教行，皆喜温

---

① □：原刻模糊不清，疑作"肺"字。

而恶寒，得陈氏方论，例用燥热补剂，欢然从之，遂以钱为不及。夫陈氏之意，盖归重于太阴一经，以手太阴肺主皮毛，足太阴脾主肌肉，肺恶寒，脾恶湿，故用丁香、官桂治肺之寒，附、术、半夏治脾之湿。使果有寒湿，量而与之可也。今觉见疮之出迟，身热泄泻，惊悸喘渴者，不问寒热虚实，悉投①木香散、异攻散，固有中而获效者，苟误投之，祸不旋踵。若钱氏固素未尝废细辛、丁香，然悉有监制辅佐之法，而未尝专于温补也。予尝会诸家之粹，求其意而用之，屡效。至正甲中，邑间痘疮大发，悉用陈氏方，死者无数。噫！人事未尽，气数云乎哉。

刘、张多用凉药，陈氏多用温药，专门不通者偏用之，立见杀人。田氏《保婴》，庶几近理。夫婴儿之甫成胚也，必实胎养得以成其形。多缘母失节慎，受其脏毒之气，藏于脏腑而致。夫东垣论云：儿之降生，口中常有恶血，啼声一发，随吸而下，复归于命门胞中，僻于一隅，伏而不发，或为乘气所为，或因内伤乳食，湿热之气下合于肾中，二火交攻，致荣气不从，逆于肉理，痘疹由是而生。因其所受浅深，而为之轻重多寡也。按：此云钱氏为详，田氏近理，考之二书，亦略而不备，然亦互有得失。我丹溪先生发明痘疮论治，可谓明且备矣。但世俗悉用陈氏之法，然其药多用温热而主于寒，遂为一偏之术，学者能扩而充之，可为无穷之用也。窃尝论之，当随其寒热二存而分治之，庶无执一之弊。若其症虚怯，淡白色，身体静，不红绽，口不渴，足胫冷，腹虚胀，粪色青，面㿠白，呕乳食，目睛青，四肢冷，脉沉细，时令寒，以上之候，宜陈氏之法，温补为主。若发热壮盛，齐勇媺发，红紫色，躁痒，足胫热，两腮红，大便秘，小便涩，渴不止，上气急，脉洪数，时值炎暑，此为热毒，宜刘、张、钱氏、丹溪等法，凉血解毒为主。况俗医不分寒热虚实，一概用陈氏之法，杀人多矣。仁者鉴此，岂

①　投：原作"报"，据《格致余论·痘疮陈氏方论》改。

不痛哉！且小儿脾胃脆弱，难任非常之热，亦不胜非常之冷。热药太过，轻则咽痛目赤，重则热极生风，遂成斑烂痈毒。寒药太过，轻则吐利腹胀，重则陷伏倒靥等症作矣。是宜寒温适中可也，宜审其寒热虚实之异，时令气运之殊，会诸家之旨，参而用之，不可偏废，然后为无弊也。

论治 王氏序次

疮疹大抵与伤寒相似，发热烦躁，脸赤唇红，身痛头疼，乍寒乍热，喷嚏呵欠，喘嗽痰涎。始发之时，有因伤风、伤寒而得，有时气传染而得，有因伤食呕吐而得，有因跌扑①惊恐而蓄得血。或为窜眼惊搐如风之候，或口舌、咽喉、肚腹疼痛，或烦躁狂闷昏睡，或自汗，或下利，或发热，或不发热，证候多端，卒未易辨，亦须以耳冷、骶②冷、足冷验之。盖疮属阳，肾脏无证，耳与骶、足俱属于肾，故肾之部独冷。又不若视其耳后，有红脉赤簇为真，于此可以稽验矣。调护之法，首尾俱不可汗下，但温凉之剂兼而济之，解毒和中安表而已。虚者益之，实者损之，冷者温之，热者平之，是为权度。借喻而言，亦如庖人笼蒸之法，但欲其松耳。盖毒发于表，如苟妄汗，则荣卫一虚，重令开泄，转增疮烂，由是风邪乘间，变证者有矣。毒根于里，如苟妄下，则内气一虚，毒不能出而反入焉，由是土不胜水，变黑归肾，身体振寒，耳骶反热，眼合肚胀，其疮黑陷，十无一生。汗下二说，古人深戒。以此观之，疮疹症状，虽与伤寒相似，而其治法，实与伤寒不同。伤寒从表入里，疮疹所发从里出表故也。如欲解肌，干葛、紫苏可也。其或气实烦躁热炽，大便秘结，则与犀角地黄汤或人参败毒散，又或紫草饮多服亦能利之。故书云大便不通者，

---

① 扑：原作"蹼"，据《丹溪心法·卷五·痘疮九十五》改。
② 骶：《医学正传·卷之八·小儿科·痘疹》作"尻"。

少与大黄，尤宜仔细斟酌之。小便赤少者，分利之，则热气有所渗而出。凡热不可骤遏，但轻解之。若无热，则疮又不能发也。

凡疮疹，春夏为顺，秋冬为逆。

疮疹分人清浊，就形气上取勇怯。

凡已发未发，并与紫草饮，但觉身热，症似伤寒，若未见疮，见疑似未明，且先与惺惺散、参苏饮，或人参、羌活辈。热甚则与升麻葛根汤、人参败毒散。若一见红点，便忌葛根汤，恐发得表虚故也。凡痘疮初欲出时，身发热，鼻尖冷，呵欠，咳嗽，面赤，方是痘出之候，便宜服升麻葛根汤加山楂①、大力子，其疮稀疏而易愈。

凡痘初出时，或未见时，宜以丝瓜近蒂三寸，连瓜子皮烧灰存性，为末，砂糖拌吃，入朱砂末亦可。又方：朱砂为末，蜜水调服，多者可减少，少者可无。

凡痘疮初出之时，便以恶实子为末，蜜调贴囟门上，免害眼之疾。

凡初出之际，须看胸前，若稠密，急宜消毒饮加山楂②、黄芩酒洗、紫草。食少，加人参。

初出色白者，便大补气血，参、术、芪、芎、升③麻、干葛、甘草、木香、丁香、当归、白芍药。若泻，加诃子、肉豆蔻。

初起时自汗不妨，盖湿热熏蒸而然也。

有初起烦躁谵语，狂渴引饮，若饮水则后靥不齐，急以凉药解其标，如益元散之类亦可用。

---

① 楂：原脱，据《医学正传·卷之八·小儿科·痘疹》补。
② 楂：原脱，据《医学正传·卷之八·小儿科·痘疹》补。
③ 升：原脱，据《医学正传·卷之八·小儿科·痘疹》补。

凡疮已出，可少与化毒汤。

出不快者，加味四圣散、紫草饮子、紫草①木香汤、紫草木通汤，或快斑散、丝瓜汤。

出太甚者，人参败毒散、犀角地黄汤。

疏则无毒，密则有毒，宜凉药解之，虽数贴亦不妨，无害眼之患。

炉灰色白静者，作寒看。

齐涌②者，燥者，焮发者，作热看。黑属血热，凉血为主。

白属气虚，补气为主。

中黑陷而外白，起得迟者，则相兼而治。

凡痘疮，分表里、虚实。吐泻、少食为里虚，不吐泻、能食为里实。里实而补，则结痈毒。陷伏倒靥为表虚，灰白者亦表虚。或用烧人屎③。红活绽凸为表实，表实而复补表，则要溃烂不结痂。

痘疮分气虚、血虚，用补药。气虚，参、术加解毒药。血虚，四物加解毒药。酒炒芩、连，连翘、犀角之类入，解痘毒。

痘疮分气血虚实，多带气血不足。虚则黄芪，生血活血之剂助之，略佐以风药。实则白芍药为君，黄芩亦为君，佐以白芷、连翘、续断之类。

调解之法，活血调气，安表和中，轻清消毒，温凉之剂，兼而治之，二者得兼而已。温如当归、黄芪、木香辈，凉如前胡、

① 紫草：原脱，据《医学正传·卷之八·小儿科·痘疹》补。

② 涌：原作"勇"，据《医学正传·卷之八·小儿科·痘疹》改。

③ 或用烧人屎：《医学正传·卷之八·小儿科·痘疹》作"表虚不发者，或用烧人屎验"。

葛根、升麻辈，佐以川芎、白芍药、枳壳、桔梗、羌活、木通、紫草之属，则可以调适矣。

黑陷二种，因气虚而毒气不能尽出，酒炒黄芪、紫苏、人参辈。

黑陷甚者亦用烧人屎，蜜水调服。出子和方。

痒塌者，于形色脉上分虚实，实①脉有力，气壮；虚则无力。虚痒，以实表之剂，加凉血之药；实痒，如大便不通者，以大黄寒凉之药少与之，下其结粪。

气怯轻者，用淡蜜水调滑石末，以羽润疮上。

疮干者宜退火，只用轻剂，荆芥、升麻、葛根之类。

湿者用泻湿，乃肌表间湿，宜用风药，白芷、防风之类。

上引，用升麻、葛根。下引，用槟榔、牛膝，助以贝母、忍冬草、白芷、瓜蒌之类。

若咽喉痛，大如圣散、鼠粘子汤。

喘满气壅者，麻黄黄芩汤。烦渴者，甘草散、乌梅汤。

下利呕逆者，木香理中汤。

颜色正者，如上治。将成欲就，却色淡者，宜助血药，用当归、川芎、酒芍药之类，或加红花。

将成就之际，却紫色者，属热，用凉药解其毒，升麻、葛根、酒炒芩连及连翘之类，甚者犀角大解痘毒。

金白色，将靥时如豆壳者，盖因初起时饮水多，其靥不齐，俗呼倒靥，不好，但服实表之剂，消息他大小便。如大便秘，通大便；小便秘，通小便。

---

① 实：原脱，据《医学正传·卷之八·小儿科·痘疹》补。

小便赤涩者，大连翘汤、甘露饮。

大便秘结，内烦外热者，小柴胡加枳壳最当，或少少四顺清凉。

疮疹用药固有权度，大小二便不可不通。其大便自所下黄黑，则毒气已成，不必多与汤剂，但少用化毒汤可也，或不用亦可。若大小便一或秘焉，则肠胃壅遏，脉结凝滞，毒气无从发泄，眼闭声哑，肌肉黧黑，不旋踵而变矣。陷入者，加味四圣散，更以胡荽酒薄敷其身，厚敷其足，喷其衣服，并以厚绵盖之。若犹未也，独圣散入木香煎汤。若其疮已黑，乃可用钱氏宣风散加青皮主之。钱氏云：黑陷青紫者，百祥丸下之，不黑，谨勿下。予知其所下者，泻膀胱之邪也。又云：下后身热气温、欲饮水者，可治，水谷不消或寒战者，为逆。予知其脾强者，土可以制水也。百祥丸太峻，当以宣风散代之。泻后温脾，则用人参、茯苓、白术等分，厚朴、木香、甘草各半为妙。盖疮发肌肉，阳明主之，脾土一温，胃气随畅，犹不可消胜已泄之肾水乎？此钱氏不刊之秘旨也。

其坏疮者，一曰内虚泄泻，二曰外伤风冷，三曰变黑归肾。

近时小儿痘疮，只宗陈文中木香散、异攻散，殊不知彼立方之时，为运气在寒水司天，时令又值严冬大寒，为因寒郁遏，痘疮不红绽，故用辛热之剂发之。今人不分时令寒热，一概施治，误人多矣。时值温热，山野农家贫贱之人，其或偶中也。

丹溪痘疮治法最为明备，近世通用陈文中木香、异攻等方，乃一偏之术。若痘疮虚怯，淡白色，痒塌，此属虚寒，宜用陈文中方。若发热壮盛，齐勇，红紫色，躁痒，此为热毒，急宜凉血解毒。自陈文中方盛行后，属虚寒者率得生，属热毒者悉不救。

痘是胎毒，古人治法只解毒，然气血虚则送毒气不出，及不能成就，故陈文中之法亦千载妙诀，补前人之未备者。但温补之法既行，而解毒之旨遂隐，故救得一边，又害了一边。今必详究丹溪二法通用，斯无弊也。

痘疮属虚寒者，直可延至十数日后方死。属毒盛转紫色者，不过七八日。盖痘是胎毒，自内出外，一二三日方出齐，毒气尚在内，出至六日则当尽发于表，七八九日成脓而结痂矣。若每气盛不能尽出，过六日毒反内入脏腑。故须于六日以前毒气该出之时，急服凉血解毒之药以驱出之。六日以后，医无及矣，故其死最急。若虚弱，毒气少者，只是气血不足，不能贯脓成就，故绵延日久而后死。此虚实轻重之分也。

痘疮多者，是毒气多，便先宜解毒。然多则恐气血周贯不足，故随后亦宜兼补药，以助成脓血。

医 案

丹溪治从子，七岁，痘疮发热，微渴自利。一医用木香散加丁香。予以出迟，故因自利气弱也，所下皆臭滞陈积，乃肠胃热蒸而下也。以黄连解毒汤加白术，与十余贴，利止疮出。后肌热，手足生痛，与凉剂调补而安。

一少年，发热而昏，耳目不闻。见脉豁大而略数，知其为劳伤矣。以人参、黄芪、当归、白术、陈皮大料浓煎，与十余贴，疮始发。又二十余贴，成脓疱，无完肤。或谓合用陈氏全方。予曰：虚耳，无寒也。又数十贴而安。后询其先数日劳力甚，出汗多。若用陈氏方，宁无后悔？

钱仲阳治一王子，疮疹，始用李医，又召视之，以抱龙三服，李又以药下之，其疮稠密。钱曰：若非转下，则为逆病。王：李已药下之。钱曰：疮疹始出，未有他证，不可下也。如疮三日不出，或出不快，则微发之，发之不出则加药，加药不出则大发之。如大发，身凉及脉平无证者，此疮本稀，不可更发也。有大热，当以五苓散利小便。小热者，当消毒散以解毒。若出快，勿发勿下，故用抱龙丸治之。疮痂若起，能食者，大黄下之，泻一二行则止。今先下一日，痘疹未能出尽而稠密，则难治，此误也。纵得安，其病有三：一者疥，二者痈，三者目赤。经三者黑陷。予曰：幸不发寒，而病未困也。遂用百祥丸，以牛李膏为助，各一大服，至五日间，疮复红活，七日而愈。盖黑者归肾也，肾旺胜脾，土不克水，故脾虚寒战则难治。所用百祥丸，以泻膀胱之腑，腑若不实，脏自不病也。何以不泻肾？曰：肾主虚不受泻，故二服不效，则加寒而死矣。

陈文中治一女子，三岁，痘疮始出，泄泻，以木香散下豆蔻丸，一服泻止。至八九日，闻其疮不肥满，根窠不红，咬牙喘渴。彼以热毒在里，痘疮不靥，欲与清凉饮。予曰：若服清凉饮则耗真气，必致喘渴而死，宜木香散加丁香四十枚、官桂一钱。二服，又异攻散一服。至十日，其疮苍腊色，咬牙喘渴皆止。至十三日，疮痂不落，痒甚，足指冷，咬牙喘渴不已，以异攻散加丁香半钱、桂一钱，连二服而愈。

一小儿七岁，痘疮七日，痒塌，寒战咬牙，饮水。予视之，欲以异攻散，次与木香散。彼畏热，不肯服。予曰：其疮痒塌，寒战咬牙，饮水，是脾胃肌肉虚也，如与水饮，则转渴不已而死矣，当用木香、异攻散急救表里。三日各三服，至半月愈。

一小儿三岁，痘疮八日，发热腹胀，足指冷，咬牙饮水，痒塌，搔之血出成坑。予曰：发热腹胀，足指冷者，脾胃虚也；痒塌者，肌肉虚；咬牙饮水者，津液衰也；若热去则死矣。《经》云阴虚则发热，宜木香散加丁香三十粒、桂一钱服之可也。彼曰：如何更加丁香、桂？予曰：丁香攻里，官桂发表，其表里俱实，则不致痒塌喘渴。木香散连二服，又异攻散三服而愈。

一小儿三岁，痘疮七日，如粟谷状。问曰：如何细碎不长？予曰：为表虚，不壮热也，宜异攻散。彼畏药热，予曰：热则气血和畅，自然出快。以异攻散加附子三片、桂五分，服之，愈。

一女九岁，痘疮，十四日不成痂，脓水不干，咬牙饮水。予曰：气血衰则咬牙，内虚则烦渴，宜木香散加丁香二十枚、桂五分。日三服而愈。

一小儿，痘疮十一日，误食柑子，因发热痒渴。予曰：柑子味酸，收敛津液，故发热痒渴。用人参麦门冬汤，三服而安。

一进士十三岁，痘疮，身温喜水，疮细碎。予曰：是肌肉虚、津液少也。以木香散加丁香二十枚、桂五分，日夜三服，疮出，根红快透。至十一日，痂不落，又以木香散加木香五分、桂一钱，连二服，愈。

一小儿痘疮始出，自利二次，疮细碎不光泽，不起发。以木香散加丁香、官桂，二服泻止，疮出快透。至十三日不结痂，秕塌，脓水粘衣，身痒不眠。予曰：痘始出时泻，今乃痒塌不靥，是内虚也。木香散加木香、官桂各五分，连二服，仍以败草散敷之后愈。

一小儿二岁，发热惊搐，足冷，痘欲出不出，用异攻散三服，共加丁香四十五枚、附子一钱，次日以木香散加丁香、附子、木香、官桂各五分，连二服，搐止足暖疮出而愈。

附　方

论方

内外因辨集次见保和奇效等分

凡疮欲出而未出，因发搐者，是外感风寒而内发心热也，宜惺惺散，或升麻葛根汤、木香参苏饮。

凡疮欲出未出而吐利者，是胃中停寒，或挟宿食也，宜四君子加宿砂、陈皮，或和中散。如挟宿食，用紫霜丸。

形气病辨

如疮出，出而声不变者，形病也。未出而声变者，气病也，宜补胎散加生黄芪。疮出而声不出者，形气俱病也。形病身温者，解毒防风汤。大便秘者，当归丸。形气俱病，素病者，预服十奇散，倍归、芪，少加木香。

初末①形证辨

微者，其邪在腑，发为细疹，状如蚊喙所螫，点点赤色，俗名麸疮。甚者，其邪在脏，发为痘疮。状如豌豆，根赤头白，次②出脓水，俗名疱疮。二三日始见，微微欲出，如粟，或如绿豆，或如水珠，光泽明净者佳。

四日五日，大小不等，根窠红，光泽者，轻。如稠密，陷顶，渴泻者，重。六日七日，疮形微红，花泽者，轻。如身热气喘，口干腹胀，足冷者，重。八日九日，长足肥满，苍腊色者，轻。如寒战闷乱，腹胀烦渴，气急咬牙者，重。十日十一日，当靥，痂欲落之时，为愈也。若当靥而不靥，为逆。身热者，稍利也，

---

① 末：原作"木"，据《医学正传·卷之八·小儿科·痘疹》改。
② 次：《医学正传·卷之八·小儿科·痘疹》作"穴"。

以防余毒。身不壮热，或腹胀，或泻，宜异攻散。

痘出不快有五辨：

一、天时严寒，为寒所折，不能发生，宜散寒温表。冬三月寒甚，红斑初见，宜五积散、正气散、参苏饮、木香散。

二、炎暑火盛，烦渴昏迷而出不快，用辰砂五苓散煎生地黄麦门冬汤。热甚者，小柴胡加生地。烦渴而便实者，白虎加人参汤。轻者，人参竹叶汤加生地。

三、服凉药伤损脾胃，或胃虚吐利，宜温中益气，理中汤。吐利甚者，或加附子、异攻散、木香散、豆蔻丸。

四、或成血疱，一半尚是红点，此毒气发越不透，必不能食。大便如常者，宜半温里半助养之剂，宜四圣散加减，及紫草木香汤、丝瓜汤、万全散、安斑汤。

五、有内实之人，皮肤厚，肉腠密，毒气难以发泄，因出不快，宜消毒饮、透肌散。如大便秘，加大黄、栀子仁。出太稠，以犀角地黄汤、解毒防风汤。气血不足，十奇散。咽嗌不利，如圣汤加薄荷、枳壳。口中气热，咽痛，口舌生疮，甘露饮子。惊风搐搦，抱龙丸。烦渴者，独参汤、黄芪六一汤。

痘疹辨

《良方》云：脏腑不同，表里有异，是以疮痘与肤疹分浅深也。腑属阳，有热则易出，一出如痱疮细疱，于肌皮之上，出而便没，其所受气浅，故易出也。脏属阴，有热则难出，其疮痘在肌肉血脉间，必先出红斑而后生成，故名疮痘，其所受气深，是以难出也。暴热而便出者为疹，久热而难出者为痘疮也。

疮后余毒辨

毒气流于脾经，则疡发四肢手腕，并膝膑肿痛，消毒饮。重者十六味流气饮减附子加大黄，并必胜膏、蚬子水。

毒流于肺经，则臑内并手腕赤肿，消毒饮、如圣汤、五福化毒丹、雄黄解毒丸利之。虚者，十补汤加桔梗、枳壳、犀角。咽喉不利，肿痛者，薄荷如圣汤。

毒气流入大肠，则便脓血，或下肠垢，或大便秘结，犀角地黄汤。身热烦渴，黄连解毒汤。热势盛者，小承气汤。下利者，黄连解毒汤、阿胶丸、驻车丸。

毒气入眼，决明散、密蒙花散、拨云散、蛤粉散。

毒气流于三阳之经，则腮项结核肿痛，荆防败毒散、宣风散、十补汤减桂，或消毒饮倍忍冬草。

杨氏云：诸热不可骤去，宜轻解之。盖痘无热则不起发，比之种豆，值天时暄暖则易生。

黑陷倒靥有五辨

一、变坏归肾，黑陷，钱氏以百祥丸、宣风散。

二、外感风寒所致，冬月五积散减麻黄，加桂心、紫草。春时，不换金正气散加川芎、白芷、防风。或风邪所袭，消风散加紫草。

三、乳食所伤，内气壅遏，调解散，或四君子加宿砂、木香、川芎、紫草。自利，宜附子理中汤。

四、因犯房事、月水、腋气秽浊所致，辟秽丹熏之，并胡荽酒喷帷帐及悬床中。甚者，以胡荽汤化苏合香丸服之，兼涂熏，又再苏散亦妙。

五、毒入里，黑陷者，猪尾膏。

痘疮一出，便密①如穄秕者，合清表，连翘升麻汤。或未出而先发搐，是外感风寒，宜汤下解毒丸，及犀角地黄汤。疮出不快，清便自调，知其在表，当微发表升麻葛根汤。

暑热大炽，适疮大发，烦渴，大便实者，玉露散、甘露饮。或昏瞀不知人，时作搐搦，倒靥黑陷者，猪心龙脑膏。

三阳证

足胫热，两腮红，大便秘，小便涩，渴不止，上气急，脉洪数，以上证忌热药。

三阴证

足胫冷，腹虚胀，粪色青，面㿠白，呕乳食，目睛清，脉沉细，以上忌寒。

气血不足

自汗，声不出，疮顶陷塌，不绽肥，此气虚也。灰白色，根窠不红，不光泽，此血虚也。

表里虚实

陷伏倒靥，灰白色，为表虚。红活绽凸，为表实。吐泻食少，为里虚。不吐泻，能食，为里实。

轻重辨

轻者作三次出，大小不一，头面稀②少，眼中无根，窠红肥满光泽。

重者一齐并出，如蚕种布，灰白色，泻渴，身温，腹胀，头温足冷。轻者不须服药，重者虽服药难保全安。

---

① 密：原作"蜜"，据《医学正传·卷之八·小儿科·痘疹》改。

② 稀：原作"心"，据《医学正传·卷之八·小儿科·痘疹》改。

不治证

痒塌，寒战咬牙，渴不止。紫黑色，喘渴不宁。灰白色，陷顶，腹胀。头温足冷，闷乱饮水。气促，泄泻，烦渴。以上证见，多难治也。

疑似辨

男体重面黄，女面赤喘急，憎寒，口中气热，呵欠烦闷，项急，此伤寒也。

腮赤燥，多喷嚏，悸动，昏倦①，四肢冷，鼻尖、耳尖、尻皆冷，耳后有红脉赤缕，此痘疮也。

宜下

青干黑陷，身不大热，大小便涩，此热蓄于内，宜大黄汤下宣风散。若表大热者，不可下。黑陷甚者，百祥丸。疮已发稠密，微喘，渴欲饮水，宜微下之，当归丸、地黄膏，并黄柏膏涂面。

庞安常云：冬苦温暖，至春必出痘疮，预服三豆饮子以解利之。又云：预防传染，煎茜根汁解服之。《千金》云：人之初生，便服生地黄汁数匙，下其黑粪，则无疮疹矣。

阴伏紫黑辨以下并《奇效方》

有胃寒荣卫气虚而陷伏者，则肌肤漫疮，斑皆白，不欲食，或呕，大便溏，小便清白者，宜温之，活血散、人齿散、胃爱散。虚寒甚而自利者，虽附子理中、豆蔻亦可少用，疮出为期。有毒气内外壅遏，热蓄结聚不散，毒气壅于肌肤，急出不得，遂致倒靥黑色。盖血活如朱砂，如鸡冠色，若毒秽血聚则黑色。又如蚊

---

① 倦：原作"健"，《小儿药证直诀·卷上·脉证治法·伤寒疮疹同异》改。

蚤所咬者，由毒气暴出，瘀热搏之，故血凝而不得出，为黑靥，其证最恶。其大小便秘，腹胀喘满，喘急烦躁者，宜山栀子汤、宜毒膏。治黑疮子，无比散。毒气内攻，紫黑色，出不快者，宜獖猪①血调脑子佳。

当下当救里

疮子半出半不出，此毒气半在里而出不尽故也。或盛出，大便不通，小便赤涩，喘粗腹胀而齿唇干，口燥引饮，谵语者，当急下之。此由毒气弥盛而内②皆热。若大便里急后重者，当令大便润过，内不燥。不里急后重，腹不胀者，宜利其小便。又有疮子半出半不出，下利，四肢厥逆，腹胀呃逆，此里寒，毒气不能出，宜姜、附、理中等温之。一则言当下者，恐毒气复入故也。一则言当温者，恐无胃阳以行荣卫，虚实③之势剧也。

误下论

伤寒身热在表，固不可下，疮疹热亦在表，尤不可转下者，盖热毒而在表故也。或云：小儿身热，耳冷，尻冷，咳嗽，辄用利药，必毒气入里，则杀人。盖热在表，则表实而里虚，故身虽热，里无可下之证，而便下之，则里无以应表，至于陷伏而死者多矣。大抵疮疹，气血顺，脾胃温，则易发。若里无热，而误于疏转，则令气弱血涩，荣卫无以运化，而毒气难泄，立见危殆。若鼻寒唇焦，内伏热也。脉细，面色痿黄，或青色，皮肤又慢，口吐清涎者，此误下证也。或服凉药太过，里无热滞，不可下也。

---

① 獖（fén 汾）猪：阉割过的猪。

② 内：《奇效良方·疮疹论卷之六十五·论痘疹已出证第二》作"内外"。

③ 虚实：原脱，据《奇效良方·疮疹论卷之六十五·论杂病第二》补。

痘痈论

痘痈者，疮疹毒气当出而不得出，毒气壅遏于肌肤，故使肌虚偏盛而成痘痈。又有疮疹既平，失于解利，致毒气不散，外不得泄于肌肤，内无由入于脏腑，滞于肢体，则为痘痈，或为肿毒，令头项胸胁肢内赤肿。大抵疮疹结痂疕痂疕，音加比之后，便以消毒散、升麻汤、五香散、连翘散、犀角地黄汤选而解之，失此则毒发。未成脓者，小柴胡加生地黄。又有禀受怯弱者，病后面青，不能饮食，自利倦怠，无热证者，且与调平之药安养之，令①其里实。如面赤，大便秘，或发渴咳嗽，睡中惊叫，小便赤涩，可解利之。但今人不知虚实，若虚者为害尤甚。

痘疹愈后，忽遍身或青或黑，手足厥冷，口噤，涎潮如锯，或微搐者，此由体虚感受外邪。宜消风散二钱、蝉蜕二钱，作三服，生姜、薄荷汁、酒各数滴，温汤浸服，立苏。或少出汗，或再出疹而解。

脓汁不干

痘疹脓汁水黏，不可着席，疼痛者，用黄土细末敷之便干。欲不成瘢者，以燥牛粪炼成粉，用绵扑之，以麦麸簟卧将息最好。

疮疹发热，口干烦渴，不可与冷水、蜜水、水果、清凉等药物，恐寒凉伤胃，而疮不能起发故也。

痘疮发渴，或腹胀泄泻，足冷惊悸，身温，面㿠白色，寒战咬牙，饮水转渴等证，皆脾胃虚弱，津液衰少，非热也，忌寒凉之药，宜木香散。

---

① 令：原作"食"，据《奇效良方·疮疹论卷之六十五·论杂病第四》改。

妊娠发痘疹，罩胎散。胎动，宜独圣散、安胎饮。身热甚，宜木香参苏饮。疮稠，十金饮倍芍药、当归，减桂，加香附、乌药。

升麻葛根汤　治小儿才觉伤风身热，未明是与不是，便宜服此。若见红点即不可服。

芍药　升麻　炙甘草　葛根等分

为粗散，每三钱，水煎，热服。

惺惺散　治小儿风热疮疹，时气头痛，壮热咳嗽。

桔梗　细辛　人参　甘草　茯苓　川芎　白术等分

加姜、薄荷，水煎。

参苏饮　治小儿时气，伤风伤寒，发热，疑似之间，服此稳当。

前胡　人参　紫苏　干葛　半夏　茯苓　枳壳　陈皮　甘草桔梗各三分

姜枣水煎。加木香，名木香参苏饮。

异攻散　治风湿痹，调顺阴阳，滋养血气，使其易出易靥，不致痒塌，善救表虚。

木香　官桂　当归　人参　茯苓　陈皮　厚朴　丁香　肉豆蔻各二钱半　半夏一钱半　白术二钱　附子一钱半

为粗末，每三钱，水一盏、姜三片、枣二枚煎六分，空心温服。三岁儿作三度，五岁作二次服，量意。加减用之，不可孟浪。

木香散　救里虚，腹胀泻渴，和表里，行津液，清上实下。

木香　大腹皮　人参　桂心　甘草　赤茯苓　青皮　前胡诃子　半夏　丁香等分

为粗散，每三钱，姜水煎。服法如前，不可孟浪。

肉豆蔻丸　治里虚泄泻。

木香　宿砂　龙骨　诃子　肉豆蔻各半两　赤石脂　枯白矾各七钱半

为末，糊面丸黍米大。周岁儿三五十丸，三岁儿百丸，米汤下。

四圣散　治痘疮出不快，既见红点之后，不能起发，当作血疱而不作，或倒靥，当作脓窠而不作，或心腹满，小便赤色，余热不除，但无他证，宜服此。

紫苏　木通　炙甘草　黄芪　枳壳等分

水煎。

水痘

麦门冬汤　麻黄去节　大黄煨　知母　羌活　甜葶苈炒　人参各一①分　滑石　地骨皮　炙甘草

上加小麦七粒，水煎服。

托里散一名内托散，又名十宣散　治痘疮毒根在里，或气血虚弱，或风邪秽毒冲触，使疮毒内陷，伏而不出，或出不匀快。

人参　当归　黄芪各二两　川芎　防风　桔梗　白芷　生甘草厚朴各一两　肉桂三钱

上为细末，木香紫草汤下半钱。

快斑散　治痘出不快。

紫草　蝉蜕　人参　芍药各□钱②　木通一钱　甘草五分

入糯米五十粒，水煎。

---

① 一：原脱，据《保婴撮要·卷十八·水痘麻痘》补。
② □钱：《丹溪心法·卷五·痘疮九十五》作"一分"。

四君子汤　治痘已出未愈之间，保脾土，进饮食，温血气，不至痒塌，及归肾黑陷之变。虽无诸证，亦宜常服。

四物汤　治痘疮或出不快，不红润，光泽不透者，血涩故也。此药活血，调和荣卫，无如此妙。以上二方并见虚损门。

活血散　治痘痛甚。

赤芍药为末，酒下半钱。紫草汤亦可。

犀角地黄汤　治痘出太盛，或蓄血面黄，粪青黑。方见血门。

人牙散　治痘不起胀，毒气陷伏。

人牙烧灰，研

酒调，入浓猪血三五滴，温服。

独圣散　治倒靥黑陷。

穿山甲，取嘴上及前足者烧为末，木香汤或紫草汤入少酒调服，即愈。若闭目无靥者，不治。

周天散　治疮黑陷，项强，目直视，腹胀喘急，发搐。

蝉蜕半两　地龙一两

为末，乳香汤下一钱。

无比散　治疮恶候及黑疮子。

朱砂一钱　牛黄如无，以牛胆南星代之　龙脑　麝香各半钱

为末，一岁儿一字，大儿半钱，猿猪尾上血三二滴，汤下，取下如烂鱼肠、葡萄穗之类，愈。

百祥丸钱氏　治痘紫黑色陷，寒战噤牙，身黄紫肿。

红牙大戟，以浆水煮软，去骨，晒干，复原汁中煮，汁焙燥为末，水丸黍米大。赤芝麻汤下二十丸。恐峻，以宣风散代之。

宣风散　治痘盛出，壮热烦渴，腹胀气喘，大小便秘涩，面赤闷乱，及气肿水肿，并逐脾间风。

槟榔　陈皮　甘草各半两。炙　牵牛四两，半生半炒

为末，幼年半钱，壮者一钱，蜜汤下。

消毒散　治痘未靥已靥，壮热，大便实，或口舌生疮，咽痛。

牛蒡子炒，四两　荆芥　甘草炙。各二钱

上末，煎服。或云加桔梗。

三豆汤　疏解热毒，未出之先预服之，痘或不生，纵出亦少。

赤小豆　黑豆　绿豆各半升　炙甘草一两

煮熟，与儿饮汁食豆。

甘草散　预解胎毒，使痘稀少。

炙甘草为末，食后汤下半钱。

不换金正气散　治痘正出之时，被天气寒冷所折，内为乳食所伤，气血壅遏，荣卫不和，毒气反复而不出。

甘草　陈皮　厚朴　藿香　半夏

姜枣水煎。加紫草、糯米尤良。

罩胎散　治妊娠出痘。

八物汤减地黄，加北柴胡、干葛、桔梗、黄芩、防风、陈皮、荆芥、枳壳、紫草、阿胶、糯米、白芷、宿砂。

安胎散

八物去地黄，加大腹皮、陈皮、香附、砂仁、紫苏、糯米。

天光散　治痘后失音。

天花粉　桔梗　白茯苓　诃子　菖蒲　甘草

为末，水调半匙在碗内，以小竹七茎、小黄荆七茎作一束，点火在碗内，煎服。

前胡枳壳汤　治欲靥未靥，壮热痰实，烦闷，大便坚实，卧则喘急。若头温足冷，腹胀泻，咬牙者，不可服。

前胡—两　枳壳　赤茯苓　大黄　甘草炙。各半两

每服三钱，水煎。脉微者不可服。

变蒸二百十六

小儿变蒸，是胎毒散也。

惊风二百十七

医　论

丹溪云：惊风有二。慢惊属脾虚，所主多死，宜温补。一云当养脾，用朱砂安神丸，参术汤下，更于血药中求之。急惊属痰热，宜凉泻。一云用降火下痰丸，养血药作汤下。世以一药通治之，甚妄。按钱氏所论，急惊者，小儿平常无事，忽发壮热，手足搐搦，眼目戴上，涎潮壅塞，牙关紧急，身热面赤，或因闻大声，或大惊而发搐，发过则如故，此无阴也，或因素热，或食生冷油腻，膈实有痰，肝有风热而致，宜凉惊丸下之。慢惊者，面青白，身无热，口中气冷，多啼不寐，目睛上视，项背强直，牙关紧急，呕涎潮，或自汗，多因病后，或吐泻，脾胃虚损，通身冷，口鼻气出亦冷，手足时瘈疭，昏睡露睛，此无阳也，宜温白丸等药治之。凡急慢惊，阴阳异证，切宜辨之。急惊属阳，合凉泻。慢惊属阴，合温补。尝见世俗不分阴阳寒热，悉以抱龙丸治之，误人多矣，故云甚谬。大抵急惊者，本因热生于心，身热面赤，引饮，口中气热，大小便黄赤，剧则搐也。盖热甚则生风，风属肝，此阳盛阴虚也。故用利惊丸，以除其痰热，不可与巴豆及温药大下①之，恐搐，虚热不消也。小儿热痰客于心胃，因声闻非常，则动而惊搐矣。若热极，虽不因闻声及惊，亦自发搐。慢惊者，或伤于风冷，病吐泻，医谓脾虚，以温补之；不已，复以凉药治之；又不能已，谓之本伤风，医乱

---

① 下：原作"小"，据《小儿药证直诀·卷上脉证治法·急惊》改。

攻之。因脾气即虚，内不能散，外不能解。至十余日，其证多睡露睛，身温。风在脾胃，故大便不聚而为泻。当以宣风散，去脾间之风，风退则利止。后以使君子丸、白术散补其胃。亦有吐利久不差者，脾虚生风，而成慢惊之候，可不审哉。

急慢惊风，发热口疮，手心伏热，痰嗽痰喘，并用涌法。重剂用瓜蒂，轻剂用苦参、赤小豆末，须用酸齑汁调服之。稍定，用通圣散蜜丸服之。间以桑树上桑牛，阴干，为末，调服，以平其风。原注云：桑牛比杨牛，则色黄白者是。又方：北薄荷叶、寒水石一两，青黛、白僵蚕、蚕沙各一钱，全蝎二枚炒，猪牙皂角、槐角各半钱，为末，灯心汤和乳汁灌下。

惊而泻

参、芩、芍药、白术、姜夏，加连、甘草、竹叶，水煎。

无故忽大叫者，必死。是火大发，其气虚甚故也。

角弓反张，目直视，因惊而致。南星、半夏、竹沥、姜汁灌之，更灸印堂。

惊风，子母俱服四君子合二陈，加薄荷、天麻、细辛、全蝎，煎服。

频泻利，将成慢惊，用钱氏白术散加山药、扁豆、豆蔻，姜一片，煎服。若慢惊已作，加细辛、天麻、全蝎、白附子。

惊风，用母丁香一粒嚼。人中白，以母中指取血调，擦牙上，即苏。又方：白乌骨雄鸡血，抹唇上即醒。又方：蟛蛤土窠一个，麝香少许，以蜜和匀，于口内遏子上沫定化。又方：治惊，大蝙蝠一个，成块朱砂三钱装入肚内，新瓦盛，煅法烧铫，炒令皮焦酥为度，候冷，研细，空心调服，每一个作四服，禀弱与幼少者作五服。

附　方

利惊丸

天竺黄二钱　轻粉　青黛各一钱　黑丑半两，生

上研，蜜丸豌豆大。一岁一丸，食后薄荷水下。

朱砂安神丸方见怔忡、滚痰丸方见痰门，治急惊泻、食积痰妙。

抱龙丸　治风痰壅盛，惊痫昏睡。

雄黄水飞　辰砂　天竺黄各四钱　麝香一钱　牛胆南星八钱，入

腊月牛胆中，阴干，百日用。如无，以上者水浸二日，焙干用

为末，煮甘草糊丸，皂子大。岁儿薄荷水下一丸。

白术散　治慢惊。

四君子加木香、藿香、干葛。泄利加山药、扁豆、豆蔻。

四君子汤加附子，治慢惊妙。

礞石丸又名夺命散　大能利痰，涎潮盛，塞于咽喉，其响如潮，药不能过咽，先用此药，痰即坠下。

青礞石一两，捶碎，以焰硝一两同入窝子，铁线缚之，泥固济，炭火煅，令烟尽，如金色为度，为细末

急惊，风痰壅上，身热，用薄荷汁入蜜调服，良久，其药自裹痰坠下，随大便过，痰涎与药夹和，如稠涕膏黏，乃药之验也。次服退热、祛风、截惊等药。或稀糊丸如绿豆大，每服二钱，薄荷荆芥汤下。

脐中汁出二百十八

脐中汁出并痛

枯矾末敷之，或黄柏末敷。

夜啼二百十九

夜啼

人参　黄连姜汁炒。各钱半　甘草五分　竹叶二十片

姜一片煎。一本无人参。

钓藤散

钓藤　茯神　茯苓　川芎　川归　木香　甘草炙

姜枣水煎。

或灯心烧灰，涂乳上与吃。

疳病二百二十

胡黄连丸　治疳积或腹大。

胡黄连去果积　阿魏醋浸。各五分。去肉积　神曲炒。去食积　黄

连炒，二钱。去热积　麝香四粒

为末，以猪胆汁丸，麻子大。每服三十丸，白术汤下。一本有

芦荟。

又方

黄连　白术　山楂肉①各半两　胡黄连　芦荟各三钱　芜荑二钱

半　神曲四钱

为末，猪胆丸，粟米大。

吐泻二百二十一

小儿吐泻，钱氏五补五泻之药俱可用。

---

①　楂肉：原脱，据《医学正传·卷之八·小儿科·诸疳证》补。

吐泻黄疸

三棱　莪术　青皮　陈皮　神曲　麦芽　黄连　甘草　白术　茯苓

为末，温水调服。伤乳食吐泻，加山①。时气吐泻，加滑石。发热，加薄荷。一云用益元散。

吐泻调脾

平胃散入熟蜜，加苏合香丸，名万安膏，饮化下。

腹胀二百二十二

用萝卜子、紫苏梗、干葛、陈皮、甘草煎服。食少加白术。

腹痛二百二十三

小儿腹痛多是饮食所伤

白术、陈皮、青皮、山楂、神曲、麦芽、砂仁、甘草。寒加藿香、茱萸，热加芩。

好食粽或腹痛

黄连、白芍药为末，服之。

风痰二百二十四

用南星半两切片，以白矾末水泡浸晒干，白附子二两，为末，面糊丸芡实大。姜蜜薄荷汤化下一丸。

解颅二百二十五

因母气虚与热，宜四君子、四物，有热加黄连、甘草煎服，

---

① 山：此后脱文。

以帛紧束白蔹末敷之。

吃泥二百二十六

因胃气热也。用软石膏、黄芩、陈皮、茯苓、白术煎服。一本有甘草。又方：腻粉，以砂糖和丸，如麻子大，米饮下一丸，泻出立愈。一本有陈皮。若身黄腹大，食土者，为脾疳，以益黄散补脾而愈。

玉田隐者治一女，忽嗜食河中污泥，日食三碗许。以壁间土调水。饮之愈。

口糜二百二十七

用江茶、粉草为末敷之。又方：苦参、黄丹、五倍、青黛末敷。

木舌重舌二百二十八

用百草霜、滑石、芒硝为末，酒调敷。

脱囊二百二十九

用木通、甘草、黄连、当归、黄芩煎服。

囊肿大，坠下不收，以紫苏茎叶为末，水调敷，外以荷叶包之。一云：野白苏叶为末，湿即干敷，干则香油调敷，虽皮溃、子坠皆效，此用紫苏，未知孰是。

赤瘤二百三十

用生地黄、木通、荆芥苦寒发表之药，外以芒硝浓煎汤洗之，以芭蕉油涂之，或青桑叶捣烂敷。

尾骨痛二百三十一

尾骨痛医煎灌尽处，太阳所过于此，属阴虚有痰。阴虚，补血四物加炒柏、酒知母，少桂为引，或以前胡、木香为引。痛不止，加乳、没。痰，二陈加知母、黄柏、泽泻，必用前胡、木香为引，阴虚故痰盛也。痛不止，亦加乳、没。二法必先以玉烛散，或通经散痰，小胃丹大下后用之，或神佑丸、十枣汤亦可，与治带同。

校注后记

《新刊医学集成》为明代医家傅滋辑。傅滋（约1450—?），字时泽，号浚川，乌伤（今浙江义乌）人。《古今医统大全》称其"敏颖博学，下问谦恭，医术甚精，且不自足，活人不伐"。傅氏除辑本书外，尚著有《医学权舆》（佚）一书。

傅滋年轻时罹疾，经虞抟治愈，后拜虞为师。虞氏私淑丹溪，故傅氏对丹溪之学颇为推崇，认为丹溪"力救偏门之弊，以订千古之讹，皆发前人所未发，开后学之盲聩"。其见丹溪手稿"简帙散漫，得脉则忘其论，又失其方"，故"以丹溪所著诸书为主，参以诸家之说"，积30余年编成此书。书成于正德五年（1510），刊刻于正德十一年（1516）。

一、关于书名中"新刊"一词的考证

"新刊"一词一般是指原有旧刊本，而此次重新刊刻者，但经课题组反复调研，《新刊医学集成》历史上只刊过一次，即明正德十一年（1516）刊本，别无他本。

其实，书中既多次使用"新刊医学集成"之名，也经常使用"医学集成"一名，可见其书名并不一致。具体使用情况见下表。

《新刊医学集成》与《医学集成》书名使用情况表

书名	出现的位置
《新刊医学集成》	封面，内封，卷一首、末，卷二首、末，卷三首、末，卷四首，卷五首，卷十首，卷十一首、末，卷十二首

书名	出现的位置
《医学集成》	刘莅之序，目录前，目录后，书口，卷五末，卷六首、末，卷七首、末，卷八首、末，卷九首、末

　　金华府知府刘莅在其序中提到，傅滋在拜见他时"持所辑《医学集成》四册"，傅滋在自序中提到"书成计凡十二卷"，说明原书即为 4 册，计 12 卷。"新刊"二字作为书名的修饰语，加在书名前面，可能是刊刻者为了达到便于推销、以广招徕的目的而为之。值得注意的是，"新刊"一词在古书中虽多为重刊（复刻）时所加，但也有用于初刻本者。如明·孙一奎 1541 年撰《医家必用》初刊本自序之首即记以"新刊医家必用序"；再如明·陈实功 1617 年撰《外科正宗》的初刊本自序之首也记以"新刊外科正宗自序"。所以本书书名中虽有"新刊"二字，但并非重刊，而属初刊。而且在这部著作中，"医学集成"与"新刊医学集成"常混杂使用，说明在初刊本书时即已使用了"新刊"二字。

　　鉴于古医籍中已有《医学集成》（清·刘清廉撰）一书，为便于区别，故此次整理仍沿用《新刊医学集成》一名。

　　二、版本调研

　　《中国中医古籍总目》记载了该书的版本情况：明正德十一年丙子（1516）刻本，藏于上海图书馆；1995 年中医古籍出版社据明正德十一年刻本影印中医古籍孤本大全本。课题组曾前往中国中医科学院图书馆、中国国家图书馆、中国科学院图书馆、上海图书馆等国内多家大型图书馆实地考察，其结果为：《新刊医学集成》明正德十一年版本只有上海图书馆独家收藏，属珍稀善本。

该版本除中医古籍出版社影印本外，未见有其他版本流传。故本次整理以上海图书馆所藏明正德十一年刻本为底本，并参考有关资料校注而成。由于该版本属善本，上海图书馆按规定不能提供原书，只提供数码照片在电脑上阅读。据中医古籍出版社影印本记载，原书版框"高一百六十毫米，宽一百〇二毫米"。该版本半页 10 行，每行 20 字，双行小字为 40 字，黑口，四周双边，双顺黑鱼尾。

三、编纂体例与所载疾病数

《新刊医学集成》"凡例"中的"惟务详明"，体现了此书的著述风格，主要着眼于读者的易学易用。傅滋在自序中指出，丹溪著作"之行于世者，虽皆先生手稿，他如《心法》《钩玄》之类未必，约后人附以己意者，且简帙散漫。得脉则忘其论，又失其方，难以取辨仓卒，兼之诸贤所长或未尽释"。所以，傅氏在著此书时"以丹溪所著诸书为主，参以诸家之说，精别校雠。诸证皆定脉于先，附论于次，医按与方则续其后，且加之以注释。"即在论述各科病证时，先谈脉法，次针对所述病证，选取丹溪及诸贤精论，另以小字加按语、发挥，使之易于理解。又次为医案，征集丹溪及后世名医诊治案例。后为附方，精选历代名方，有些选方并附加减用法。对某些病证，如中风、咳嗽等，复于方治后，增列"针灸法"，多摘自明以前针灸典籍，并在穴名下注以所在部位、针刺深浅及刺法，灸法则注明其施治之壮数。又如对各种伤寒，傅氏除选取仲景及后世有关名方外，再附以葱熨、火攻、水攻等法，详述其适应证和禁忌证，丰富了治疗方法。不足之处是，由于著书时间过长，全书编纂体例前后不太一致。许多病证有内容而无项名，或各项之间的内容互有混淆，如"医论"项中夹有

"医案"或"附方"的内容，"医案"项中杂有"医论"或"附方"内容，"附方"项中杂有"医论"内容等，不一而足。

原书目录及正文记载疾病条目 229 个，但原书中多处记载有误，有的顺序数重复，如卷六"脚气五十八"与卷七"诸气五十八"，卷十一"妊娠血块百七十八"与"转胞百七十八"；有的顺序错乱颠倒，如卷十一"金疮一百四十九""出箭头一百五十三""杖疮百五十二""汤火油伤一百五十二"等。经课题组核查，该书共载疾病条目 231 个，此外，有些疾病后附另外一种疾病，如"咳逆嗽十五"后附"肺痿"，"吞酸二十八"后附"吐酸、吐清水、嘈气"，"头痛四十三"后附"胸痛"等，若连同附加病证，则本书共载疾病 243 种。

四、作者的学术主张

傅滋的学术思想主宗丹溪。他在自序中提到"迄我丹溪朱彦修先生复出，集群贤之大成而折衷之，然后《内经》之旨粲然复明于世。观其所论阳有余阴不足、湿热相火、痰火、阴虚火动为病，制神阴丸等方，力救偏门之弊，以订千古之讹，皆发前人所未发，开后学之盲聩，岂不大有功于世也哉。"可见傅氏对丹溪的学术思想颇为推崇。在其论述疾病时不乏"丹溪云""丹溪多用之""采丹溪之法"等语。如郁病的论述即采用丹溪"气血冲和，百病不生。一有怫郁，诸病生焉"的理论，分为气、血、湿、热、痰、食六郁。再如痰证，列"丹溪云：诸病寻痰火，痰火生异症。痰之为物，随气升降，无处不到"来阐述因痰致病的特点，将痰证分为热痰、湿痰、食积痰、风痰、老痰、寒痰，治法上热痰则清之，湿痰则燥之，风痰则散之，郁痰则开之，顽痰则软之，食积则消之。这些均是对丹溪学术思想的继承与发挥。

本书虽多为汇编前贤诸论之作，但也有傅氏个人观点。如傅氏在论述"风"时，认为"风乃天之贼邪"，并将人与风的关系形象地比喻为鱼与水的关系，"人居其中，犹鱼在水，水淡则鱼瘦，气乖则人病"，其见解颇为独特；傅氏临证重视脉学，故论病必以脉法为先，并以此判断疾病可治与不可治、易治与难治等；傅氏重视八纲辨证，他将仲景治伤寒三百九十七法总结归纳为"表里虚实阴阳寒热八者"。傅氏虽推崇丹溪学说，但也不完全盲从。如丹溪认为东垣论治血崩"不言热，其主在寒"，而傅氏则认为东垣"言所致病机之详，殆无余蕴，何不言热而主于寒哉"，并不同意丹溪对东垣的批评。

方名索引

六 画

七 画

总 书 目

I

伤寒论类方　　　　　　脉义简摩

伤寒论特解　　　　　　脉诀汇辨

伤寒论集注（徐赤）　　脉学辑要

伤寒论集注（熊寿试）　脉经直指

伤寒微旨论　　　　　　脉理正义

伤寒溯源集　　　　　　脉理存真

订正医圣全集　　　　　脉理宗经

伤寒启蒙集稿　　　　　脉镜须知

伤寒尚论辨似　　　　　察病指南

伤寒兼证析义　　　　　崔真人脉诀

张卿子伤寒论　　　　　四诊脉鉴大全

金匮要略正义　　　　　删注脉诀规正

金匮要略直解　　　　　图注脉诀辨真

高注金匮要略　　　　　脉诀刊误集解

伤寒论大方图解　　　　重订诊家直诀

伤寒论辨证广注　　　　人元脉影归指图说

伤寒活人指掌图　　　　脉诀指掌病式图说

张仲景金匮要略　　　　脉学注释汇参证治

伤寒六书纂要辨疑

伤寒六经辨证治法　　　**针灸推拿**

伤寒类书活人总括　　　针灸节要

张仲景伤寒原文点精　　针灸全生

伤寒活人指掌补注辨疑　针灸逢源

　　　诊　　法　　　备急灸法

脉微　　　　　　　　　神灸经纶

玉函经　　　　　　　　传悟灵济录

外诊法　　　　　　　　小儿推拿广意

舌鉴辨正　　　　　　　小儿推拿秘诀

医学辑要　　　　　　　太乙神针心法

　　　　　　　　　　　杨敬斋针灸全书

本　草

淑景堂改订注释寒热温平药性赋

方　书

医便

卫生编

袖珍方

仁术便览

古方汇精

圣济总录

众妙仙方

李氏医鉴

医方丛话

医方约说

医方便览

乾坤生意

悬袖便方

救急易方

程氏释方

集古良方

摄生总论

摄生秘剖

辨症良方

活人心法（朱权）

卫生家宝方

见心斋药录

寿世简便集

医方大成论

医方考绳愆

鸡峰普济方

饲鹤亭集方

临症经验方

思济堂方书

济世碎金方

揣摩有得集

亟斋急应奇方

乾坤生意秘韫

简易普济良方

内外验方秘传

名方类证医书大全

新编南北经验医方大成

临证综合

医级

医悟

丹台玉案

玉机辨症

古今医诗

本草权度

弄丸心法

医林绳墨

医学碎金

医学粹精

医宗备要

医宗宝镜

医宗撮精

医经小学

医垒元戎

证治要义

松厓医径

扁鹊心书

素仙简要

慎斋遗书

折肱漫录

济众新编

丹溪心法附余

方氏脉症正宗

世医通变要法

医林绳墨大全

医林纂要探源

普济内外全书

医方一盘珠全集

医林口谱六治秘书

温　病

伤暑论

温证指归

瘟疫发源

医寄伏阴论

温热论笺正

温热病指南集

寒瘟条辨摘要

内　科

医镜

内科摘录

证因通考

解围元薮

燥气总论

医法征验录

医略十三篇

琅嬛青囊要

医林类证集要

林氏活人录汇编

罗太无口授三法

芷园素社痎疟论疏

女　科

广生编

仁寿镜

树蕙编

女科指掌

女科撮要

广嗣全诀

广嗣要语

广嗣须知

孕育玄机

妇科玉尺

妇科百辨

妇科良方

妇科备考

妇科宝案

妇科指归

求嗣指源

坤元是保

坤中之要

祈嗣真诠

种子心法

济阴近编

济阴宝筏

秘传女科